W0208433

# Erste Hilfe
# durch Homöopathie

# Erste Hilfe durch Homöopathie

## In der Praxis, in der Freizeit und auf Reisen

von

Dr. Manuel Mateu i Ratera

aus dem Spanischen von
Peter Billaudelle
Übersetzung der englischen Quellen
durch Peter Vint

**Hahnemann Institut**®
Privatinstitut für homöopathische
Dokumentation GmbH

Die Deutsche Bibliothek - Nationales ISBN-Zentrum

Erste Hilfe durch Homöopathie: In der Praxis, in der Freizeit und auf Reisen.
Dr. Manuel Mateu i Ratera. Aus dem Spanischen übertragen von Peter Billaudelle.
Greifenberg: Hahnemann Institut - Privatinstitut für homöopathische Dokumentation GmbH, 1997

Titel der spanischen Originalausgabe:
Primeros Auxilios con Homeopatía: Accidentes doméstico, laborales, deportivos y lesiones por causas externas.

© Copyright 1997 Hahnemann Institut - Privatinstitut für homöopathische Dokumentation GmbH, 86926 Greifenberg
Der Abdruck der Abbildungen erfolgte mit freundlicher Genehmigung des Verlages Editorial Kairós, Barcelona.

Alle Rechte, einschließlich auszugsweiser oder photomechanischer Wiedergabe, vorbehalten. Kein Teil dieses Buches darf ohne schriftliche Genehmigung des Verlages in irgendeiner Form - durch Photokopie, Microfilm oder irgendein anderes Verfahren reproduziert oder in eine von Maschinen, insbesondere Datenverarbeitungsmaschinen, verwendbare Sprache übertragen oder übersetzt werden.

Satz und Gestaltung: Peter Vint
Druck und Herstellung: EOS Verlag, Erzabtei St. Ottilien
Verlags-Nr.: 929271 - ISBN 3-929271-10-9

# Inhaltsverzeichnis

# Editiorische Notiz des Herausgebers

## *Allgemeine Hinweise zur Ersten Hilfe*

Dieses Buch beschreibt ausführlich, in welchen Situationen und bei welchen Beschwerden und Erkrankungen die Homöopathie zu helfen im Stande ist, wobei es sich sowohl an den homöopathischen Laien, wie an homöopathisch Geschulte wendet.

Die Behandlung von Erkrankungen ist eine verantwortungsvolle Aufgabe, gilt es doch, Leiden zu mindern und gegebenenfalls gar lebensgefährliche Situationen abzuwenden. Daher möchten wir hier betonen, daß es - wie hilfreich die Homöopathie auch immer sein kann - vor jedem Einsatz homöopathischer Arzneimittel genau abzuwägen gilt, was im gegebenen Augenblick für den Erkrankten bzw. Verletzten das Beste ist. Folgende Fragen dienen als *Orientierungshilfe* bei der Entscheidung, was zu tun ist:

- Wie lebensgefährlich ist die Situation?
- Wie chronisch ist eine Beschwerde? (z.B. Spätfolgen von Verletzungen)
- Wie genau kann ich die Situation beurteilen?
- Wie schnell müssen *geeignete Maßnahmen* wirksam werden? Wie viel Zeit steht zur Verfügung?
- Wie groß ist das Risiko, *ein ungeeignetes Arzneimittel* zu geben? Finde ich in dem Buch *ein genau passendes Arzneimittel beschrieben?*
- Bin ich der Situation gewachsen oder sollte besser *ein Fachmann* (Notarzt, Homöopath etc.) herangezogen werden?

**Wenden Sie sich immer an einen Fachmann, wenn Sie Zweifel haben, ob Ihre Kenntnisse ausreichen, dem Betroffenen in geeigneter Weise zu helfen.** !

**Achten Sie auf die Warnhinweise und Ratschläge im Buch! (Sie erkennen sie am Ausrufezeichen am Rand.)** !

### *Fall Sie noch nicht mit der Homöopathie vertraut sind*

Am Ende des Buches finden Sie das Kapitel „Einleitende Bemerkungen zur Homöopathie". Wir empfehlen, nach der Einleitung des Autors „Wie alles begann" zunächst dieses Kapitel zu lesen. Hier finden Sie die Grundlagen der Homöopathie beschrieben.

### *Zum Aufbau des Buches*

Das Buch besteht aus fünf Teilen:

- *Teil 1: Unfälle und Krankheiten.* Hier werden die verschiedenen Beschwerden und die in Frage kommenden Maßnahmen und homöopathischen Arzneimittel beschrieben.
- *Teil 2: Die homööopathische Reiseapotheke* und ihr Inhalt. Hier finden Sie Zusammenstellungen der Arznei- und Hilfsmittel, die in einer Reiseapotheke enthalten sein sollten, je nach dem, ob Sie „Fachmann" sind oder nicht und entsprechend dem Einsatzbereich (z.B. für Expeditionen).
- *Teil 3: Die homöopathische Materia medica.* Die Beschreibungen der einzelnen Arzneimittel und ihrer Anwendungsgebiete.
- *Teil 4: Die Schnellübersicht.* Hier finden Sie Kurzbeschreibungen des im *Teil 1* Gesagten zum schnellen Nachschlagen.
- *Teil 5: Einleitende Bemerkungen zur Homöopathie.* Wie bereits gesagt: eine Einführung in die Homöopathie.

### *Zur Gestaltung*

- Listen von Arzneimitteln und Maßnahmen beginnen immer (wie hier) mit einem Punkt.
- In Frage kommende Arzneimittel sind **fett** gedruckt.
- Zitate sind in etwas kleinerer Schrift dargestellt.
- Lagen deutsche Übersetzungen der Quellen vor, so wurden sie übernommen, englische Quellen wurden gegebenenfalls von Peter Vint übersetzt.

**!** **Besonders wichtige Stellen sind mit einem großen „!" gekennzeichnet.**

## Wie alles begann...

Als mein Freund Dr. Salvador Cabré eines Tages bei mir zu Hause anfing, mir eine neue medizinische Methode namens *Homöopathie* zu erläutern, wurde ich neugierig. Meine starr vorgefertigte medizinische Universitätsausbildung machte mich aber auch skeptisch. Trotz allem setzte sich aber die Neugier gegenüber der Skepsis durch und ich schickte mich an, herauszufinden, ob all das, was ich gehört hatte, der Wahrheit entsprach oder nur auf Spekulationen beruhte. Damit begann mein Interesse für diese für mich damals neue, homöopathische Medizin. Das war zu Anfang der achtziger Jahre.

Verzweifelt suchten wir zu der Zeit nach einem Mittel zur Behandlung der immer wieder auftretenden Angina unseres zweijährigen Sohnes *Marc*. Sogar Antibiotika hatte man ihm in beträchtlichen Mengen verabreicht. Ohne Erfolg. Enttäuscht von diesen wiederholten Rückschlägen beschlossen meine Frau *Pilar* und ich, es mit einer homöopathischen Behandlung zu versuchen. So gelangten wir schließlich in die Praxis von Dr. Isidre Lara in Girona (Katalonien). Nach einer ausführlichen Krankengeschichte verschrieb Dr. Lara unserem Sohn ein Mittel namens *Silicea*; es war äußerst niedrig, also homöopathisch dosiert. Ich weiß noch, wie ich damals zu mir selbst sagte: „Das kann doch gar nichts nützen", denn in meiner eigenen Praxis arbeitete ich mit deutlich höheren Dosierungen, nach dem Prinzip „je höher die Dosis, desto größer die Wirkung", bzw. „je niedriger die Dosis, desto geringer die Wirkung".

Im Laufe der folgenden Tage aber zeigten sich überraschende Wendungen: am nächsten Morgen hatte *Marc* Fieber, klagte wieder über Halsschmerzen, doch gegen Abend setzte eine Besserung ein. Zwei Tage später war er fieberfrei und hatte wieder Appetit. Ab dann besserte sich sein Zustand zusehends, bis hin zu einer viermonatigen Phase ohne die geringsten Anzeichen von Angina. Danach hatte er kurzzeitig wieder Temperatur, die aber durch die erneute Anwendung von *Silicea* auf höchstens zwölf Stunden beschränkt blieb. Dann war er wieder gesund, konnte auch wieder mit den anderen spielen. Ich war verblüfft! Anscheinend war im Abwehrsystem meines Sohnes wirklich eine Veränderung eingetreten. Sein Immunsystem war positiv beeinflußt worden, und das konnte kein reiner Zufall sein. Welche wundersame Wirkung hatte diese winzigkleine Dosis *Silicea* nun auf meinen kleinen Sohn ausgeübt?

Meine Neugier verwandelte sich in den festen Vorsatz, ja die moralische Verpflichtung, diesen Fragen weiter nachzugehen. Als Arzt mußte ich einfach herausfinden, wie die Medizin funktionierte, die die Tendenz meines Sohnes zum Erkranken derart verändert hatte.

Wenn ich heute an diese Zeit denke, wird mir klar, daß Veränderungen im Leben nicht bloßer Zufall sind, sondern in entscheidenden Phasen eintreten, in denen wir für neue Lebenserfahrungen reif und offen sind. So begann ich meine homöopathischen Studien an der „*Academia Médico Homeopática*" in Barcelona, wo ich das Glück hatte, von Dr. Tomás Pablo Pachero aus Argentinien und Dr. Proceso Sánchez Ortega aus Mexiko unterrichtet zu werden; beide sind Förderer und herausragende Vertreter der homöopathischen Schulen ihrer Heimatländer. Ich kam mit den von Jacques Imberechts geleiteten Forschungsgruppen von „*Homeopatía Europea*" in Kontakt und konnte später ein Postgraduiertenstudium an der *Homöopathischen Fakultät London* durchführen.

Um das Jahr 1983 wurde ich während eines Seminars der „Homeopatía Europea" auf eine Reihe homöopathischer Mittel aufmerksam, die als „ausgezeichnet und hochwirksam" für die Behandlung von Traumata, Unfallverletzungen, Verbrennungen und anderen Verletzungen galten. Damit begann mein Interesse an der homöopathischen Behandlung von Unfallverletzungen.

Nach und nach begriff ich die vollkommen andere Behandlungsweise der Homöopathie im Vergleich zur Schulmedizin: während letztere versucht herauszufinden, in welcher mikroskopisch kleinen Veränderung die Krankheit des Patienten liegt, strebt die Homöopathie nach einer ganzheitlichen Erfassung seiner Lage, sieht ihn als Menschen in einem spezifischen Umfeld, ohne darüber sein spezifisches körperliches Leiden, seine Gefühle und seine funktionellen Charakteristiken zu vernachlässigen. Während die Schulmedizin Medikamente zur Beseitigung der Symptome einsetzt und dabei zahlreiche, manchmal sogar gefährliche Nebenwirkungen in Kauf nimmt, arbeitet die Homöopathie mit kleinen Dosierungen von Mitteln, die die Abwehrkraft des Organismus anregen. Nebenwirkungen treten nicht auf. Homöopathische Arzneimittel sind damit nicht nur wesentlich ökonomischer in der Anwendung, sondern regen den Organismus durch einen tiefgreifenden und dynamischen Prozeß erfolgreich zur Selbstheilung an. Dieser Vorgang läßt sich mit einer „maßgeschneiderten“ Impfung vergleichen.

So begann ich in meiner täglichen Praxis in der Abteilung für Innere Medizin im Krankenhaus von Igualada, nahe Barcelona, selbst mit der Verschreibung homöopathischer Arzneimittel. Die Ergebnisse waren so positiv, daß ich immer mehr über homöopathische Mittel und Anwendungsverfahren wissen wollte. Hier drei besonders überraschende Fälle:

„Francisco, 28, ein junger Homosexueller, wurde mit Hepatitis C (damals nannte man sie „Non-A-Non-B-Hepatitits“) in unser Krankenhaus eingeliefert. Das Bilirubin und die Transaminasen lagen ein Zehnfaches über dem Normalwert. Neben den üblichen Symptomen - Müdigkeit, Appetitlosigkeit, erhöhte Temperatur, Gewichtsverlust, der bekannten Gelbfärbung der Haut (Gelbsucht) und dunklem Harn - war Francisco sehr aufgewühlt, schlecht gelaunt und neigte zu Gefühlsausbrüchen mit auffälliger Gestik. Beim geringsten Widerspruch wetterte er gegen Angehörige und Freunde, drohte mit Flucht aus dem Krankenhaus. Dann wieder saß er oft reglos da und zupfte an seinem Bettbezug. Auf mein Nachfragen gestand er mir, eine Enttäuschung in Liebesdingen erlebt zu haben. Aus Eifersucht hatte er heftig mit seinem Freund gestritten. Dieses Gefühl, so Francisco, mache ihn rasend. Bei Betrachtung dieser besonderen Symptome kam nur ein Mittel in Frage: *Hyoscyamus.* Eine einzige Gabe davon veränderte sein Krankheitsbild von Grund auf: Am folgenden Tag war er wesentlich ruhiger, dachte nicht mehr an Flucht und unterließ auch das auffällige Falten des Bettbezuges. Nach einer Woche waren die Transaminasen und das Bilirubin auf das Zweifache des Normalwertes gesunken und nach einem Monat, drei Wochen nach seiner Entlassung, war der Normalzustand wieder erreicht."

Dieser Fall hat mich tief beeindruckt, doch leider verlor ich den Patienten aus den Augen. So konnte ich nicht erfahren, ob die Besserung nachhaltig war, er einen Rückfall erlitten hatte und was sonst aus ihm wurde. Acht Jahre später begegnete ich ihm zu meiner Überraschung wieder: er arbeitete als Kellner und sah blendend aus. Er erklärte mir, daß er seitdem beschwerdefrei sei und war mit einer neuerlichen Untersuchung der Leberfunktion einverstanden. Die Transaminasen, der biologische Indikator für den Grad der Leberschädigung, waren nach wie vor normal. Seitdem konnte ich bei allen von mir behandelten Fällen von Hepatitis zu meiner großen Zufriedenheit eine deutliche Besserung der Zustandes des Kranken bis hin zur völligen Normalisierung der Transaminasewerte feststellen.

„Der zweite und der dritte Fall, von dem ich hier berichten möchte, ereigneten sich in einem Sommer. Als Berater für Innere Medizin der psychiatrischen Abteilung des Krankenhauses hatte ich bei Abwesenheit des diensthabenden Psychiaters dessen Patienten gelegentlich auch direkt zu betreuen. Da konsultierte mich einer unserer Gynäkologen. Eine im achten Monat schwangere Frau hatte versucht, sich in der Toilette durch Erhängen das Leben zu nehmen. Der Fall war klar: durch *schwere Schwangerschaftsdepression* ausgelöster *Selbstmordversuch.* Nachdem man die Patientin mit Erfolg wiederbelebt hatte, verabreichte man ihr Antidepressiva, was aber während der nächsten zwei Tage zu keiner Besserung führte. Ich analysierte den Fall in Absprache mit

dem Kollegen und verschrieb der Patientin das homöopathische Mittel *Sepia* in der üblichen Dosierung (die Antidepressiva waren zuvor abgesetzt worden). Am folgenden Tag überraschte uns die Patientin mit deutlich besserer Laune. Sie war gesprächsbereiter, ruhiger und begann allmählich, sich der Gefährlichkeit ihrer früheren Situation bewußt zu werden. Der Fötus befand sich nun aber noch in Steißlage, also mit dem Gesäß voraus. Eine Woche später konnte die Frau entlassen werden. Nach Ablauf des neunten Monats wurde sie dann ins Krankenhaus eingeliefert und brachte ein gesundes Kind zur Welt. Noch im letzten Schwangerschaftsmonat hatte sich das Kind im Mutterleib gedreht und wurde mit dem Kopf voraus geboren, was in dieser späten Phase nicht oft vorkommt.
Während der folgenden zehn Jahre erlitt die Patientin nie wieder eine solche Krise und erinnert sich dankbar an den behandelnden Arzt und an das Umdenken, das diese Episode bei ihr bewirkte. Ein Wandel des Gesundheitszustandes und der Prognose wie er bei dieser Patientin erfolgte, rechtfertigt schon alle Anstrengungen und alle Mühen des Arztberufes."

„Der dritte Fall ereignete sich im selben Sommer. Wieder handelte es sich um eine Frau im achten Monat, die gegen ihren Willen vom Notarzt hatte eingeliefert werden müssen. Diagnose: *Beginnende Psychose mit Verfolgungswahn*. Die ungewöhnlich aggressive Patientin ließ niemanden zu Wort kommen und behauptete unaufhörlich, sie würde verfolgt und ihr Mann versuche, sie zu vergiften. Freilich verweigerte sie auch jegliche Einnahme von Medikamenten, ob oral oder intravenös, und man hatte sie nur nach langem Zureden einliefern können. Derselbe Gynäkologe bat mich, auch ihr das am geeignetsten Erscheinende zu verschreiben. Wir weihten die Krankenschwestern ein und lösten das homöopathische Mittel *Lachesis* in einer Flasche Wasser auf, die man der Patientin ans Nachtkästchen gestellt hatte. Diese befand sich in einem Zustand solcher Verwirrung, daß sie ihre Gefühle nur schwer zügeln konnte, trank jedoch mehrere Male vom Wasser aus jener Flasche. Am folgenden Tag war sie deutlich ruhiger und zumindest kurzzeitig einem Gespräch zugänglich, verlor aber nach wie vor die Beherrschung, wenn die Rede auf das Verfolgtwerden kam. Nach zwei Tagen jedoch hatte sich die Lage deutlich gebessert. Bei der Visite fand ich sie mit ihrer Tochter beim Zeichnen vor. Sie strahlte eine Ruhe aus, die bis vor kurzem bei ihr schwer vorstellbar gewesen wäre. Wenige Tage später wurde sie aus dem Krankenhaus entlassen und wartete nun zu Hause auf den Tag der Entbindung.

Ein paar Jahre nach diesen Erlebnissen half ich meinem Freund Dr. Anton Rañé bei der Zusammenstellung der Reiseapotheke der *katalanischen Mount-Everest-Expedition* des Jahres 1987. Im Laufe der Expedition wurde eine Untersuchung über die Wirksamkeit von *Coca* in homöopathischen Dosierungen zur Bekämpfung der Höhenkrankheit durchgeführt. Die Ergebnisse waren sehr aufschlußreich - in 70% der Fälle trat eine Besserung ein. Noch erstaunlicher war aber etwas anderes: nachdem die andere Reisapotheke auf dem Flughafen verlorengegangen war, standen *Anton* während der Expedition lediglich die *homöopathische Reisapotheke* und die von mir gegebenen Anweisungen zur Verfügung. Solchermaßen vor vollendete Tatsachen gestellt, beschloß er, es mit der einzigen noch verbleibenden Reiseapotheke zu versuchen. Er fing also an, die Mittel unter genauer Befolgung der Anwendungsvorschriften einzusetzen und erzielte - zu seiner eigenen Überraschung und der der anderen - großartige Erfolge. Prellungen, Zerrungen, gequetschte Finger und andere Verletzungen besserten sich rasch durch Einnahme von Mitteln wie *Arnica*, *Rhus toxicodendron*, *Ruta*, *Hypericum* u.a. Eine mit *Calendula* durchgeführte Wundreinigung bewährte sich stets und zog niemals weitere Infektionen nach sich. Am verwunderlichsten jedoch war die Sache mit den Flöhen.

Nach einer Übernachtung in einem Pferch erwachte die Mannschaft eines Morgens mit furchtbarem Juckreiz. Klarer Fall: hier wimmelte es von Flöhen. *Anton* verteilte *Urtica urens*, was zu rascher, dauerhafter Besserung führte: sowohl Juckreiz als auch Entzündung waren nach wenigen Stunden verschwunden. Die kleine Fraktion von Expeditionsteilenehmern, die den Juckreiz mit Antihistaminika aus der persönlichen Reiseapotheke bekämpfte, kratzte sich noch am folgenden Tag. Einige von ihnen baten nun die anderen hinter vorgehaltener Hand um etwas *Urtica*, um dem Jucken endlich ein Ende zu bereiten.

Die *Schulmedizin* hat sich im Laufe der letzten 50 Jahre ohne Zweifel stark weiterentwickelt, doch ist die Bereitstellung hochwirksamer und schnellwirkender Medikamente für ganz bestimmte Zwecke (seien es nun Antibiotika und Analgetika) nur ein Scheinerfolg, weil dadurch nach wie vor keine nachhaltige Besserung des grundlegenden Gesundheitszustandes des Patienten herbeigeführt wird. Mit diesen Arzneimitteln erreicht man lediglich ein vorübergehendes Niederhalten des Schmerzes oder hält Infektionen für wenige Tage oder Wochen auf. Das rettet dem Patienten oft das Leben, beeinflußt seine körpereigene Abwehr und sein Immunsystem jedoch in keinster Weise. Wohlbekannt ist diese Situationen bei der Tuberkulose: Der Bazillus ist gegen die alten Antibiotika resistent geworden, die neuen Mittel sind genauso oder noch giftiger als die früheren, gleichzeitig aber greift die Krankheit weiter um sich. Antibiotika stärken die Abwehrkräfte gegen den Bazillus nicht; sie entfalten nur ihre toxische Wirkung und eliminieren ihn sozusagen portionsweise, mit allen schädlichen Nebenwirkungen auf den übrigen Organismus.

Auch die korrektive oder ersetzende *Chirurgie* (Herzkranzgefäße und Herzklappen; Gehirn; Orthopädie), die *Dialyse* bei Niereninsuffizienz und die *Hormonersatztherapie* (Diabetes, Schilddrüsenunterfunktion etc.) haben eine erstaunliche Entwicklung durchgemacht. Das Leben eines schwer oder unheilbar kranken Patienten kann mit Hilfe dieser Techniken verlängert werden, die ein Weiterleben bei oft sogar recht annehmbarer Lebensqualität sichern. Die Fortschritte im Bereich der Bilddiagnostik (Elektronenmikroskopie, Computertomographie, Kernspintomographie, Echographie, u.a.) sind gewiß bedeutende Schritte auf dem Weg zu einer besseren technischen Erfassung der anatomischen und biologischen Funktionen des Menschen.

Was der Schulmedizin aber fehlt, ist die ganzheitliche Sichtweise des Patienten, ist die Anerkennung der angeborenen Fähigkeit aller Lebewesen zur Selbstheilung, ist die Annahme der homöopathischen Verschreibungspraxis auf der Grundlage von Wirkstoffen, die zu einer tatsächlichen Wiederherstellung der Gesundheit beitragen und das Gefühlsleben und die Körperfunktionen auf einer tieferen Ebene wieder ins Gleichgewicht bringen. Ein herkömmliches Medikament ist so konzipiert, daß es die Auswirkungen der Krankheit in der Gestalt ihrer Symptome beseitigt; dahinter verbirgt sich die Vorstellung, daß die Krankheit verschwunden ist, wenn sie nicht mehr offenkundig zu sehen ist. Ein homöopathisches Mittel hingegen ist so beschaffen, daß es dem Patienten die durch die allgemeine Erkrankung beeinträchtigte Fähigkeit zur Selbstheilung wiedergibt. Auf diesem Weg zurück zum Gleichgewicht wird der ganzheitliche Blick auf den individuellen Patienten - Körper, Denken, Gefühlsleben und Geist - stets beibehalten.

*Was hat dies mit einem Buch über Unfallbehandlung zu tun?* Ziemlich viel. Gerade Unfallverletzungen werden häufig als einzeln dastehende oder „zufällige" Ereignisse im Leben des Patienten betrachtet. Die Symptome werden durch eine schnell erscheinende Behandlung beseitigt, mit stark wirkenden Schmerzmitteln, entzündungshemmenden Medikamenten oder Kortison. So verstummen die Symptome, doch die Behandlung schwächt den Körper an einzelnen Stellen. Wieder bleibt der Patient als Ganzes unberücksichtigt, genauso wie die eventuell auftretenden Nebenwirkungen. Die Fähigkeit des Patienten zu rascher, wirksamer Wiederherstellung seiner vollen Gesundheit wird auch hier übersehen.

Erinnern wir uns an den holländischen Nationalspieler *Ronald Koeman*, dessen Achillessehne wiederholt mit Kortison und Schmerzmitteln behandelt wurde, weil man glaubte, man würde so ein Maximum an Leistungsfähigkeit aus dem Spieler herausholen. Tatsächlich aber hatte diese Strategie bei Koeman einen *Achillessehnenriß* zur Folge. Immer mehr Spieler meiden jetzt solche aggressiven Methoden und wählen stattdessen, auch aufgrund der raschen und guten Behandlungserfolge, gesundheitsschonende Formen der Medizin wie Homöopathie, Osteopathie oder Akupunktur.

Das moderne Leben und der machtvolle Einfluß des *American way of life* hat die Europäer zu einem zunehmend hektischen Alltag geführt, einem alltäglichen Rennen gegen die Uhr mit dem Ziel, möglichst viel zu leisten, effizient zu sein, um zu möglichst vielen Annehmlichkeiten, sozialem Ansehen und Geld zu gelangen. Die ganze Plackerei führt aber auch zu einer immer größeren inneren Leere; die wiederum wird mit immer geschäftigerem Treiben ausgefüllt, und wenn endlich Krankheitssymptome Alarm schlagen, fällt uns nichts anderes ein, als sie zum Schweigen zu bringen, ihnen sozusagen den Mund zu verbieten, um unseren alltäglichen Privatkrieg gegen uns selbst ungehindert fortführen zu können. So dramatisch einfach ist die Lage.

Wenn eine Verletzung, ein Unfall oder ein Symptom auftreten und dadurch eine Erkrankung ankündigen, sollte man innehalten und auf die darin enthaltene Botschaft hören. Ein Unfall stellt eine Warnung dar, die uns dazu mahnt, auf unserem aberwitzigen Rennen in Richtung persönlicher Zerstörung innezuhalten. Wir aber fordern eine Blitzbehandlung zur raschen Wiederherstellung der Tauglichkeit für das Alltagsleben und legen die alleinige Verantwortung für die Heilung in die Hände eines Spezialisten, der seine Aufgabe so effizient wie möglich zu erfüllen hat. „Machen Sie mich sofort wieder gesund, ich muß weiter volle Leistung bringen!", sagen wir oft voller Ungeduld, während man gerade jetzt auf die Stimme des eigenen Körpers und unserer Gefühle hören sollte. Jetzt könnten wir einmal überprüfen, wie es in Wahrheit um uns steht - ich meine nicht nur im Hinblick auf unsere Verletzungen, sondern auch den Stand unserer inneren Harmonie, den Grad unserer Anpassungsfähigkeit und unserer persönlichen Zufriedenheit.

Treten Krankheit oder ein Unfall ein, so heißt das: „Achtung, es geht so nicht weiter!" Jetzt sollten wir Innenschau halten und begreifen, daß diese Erkrankung der Weg zum Gesundwerden ist, wie Dethlefsen und Dahlke es meisterhaft formuliert haben:

> „Der Kranke ist nicht unschuldiges Opfer der Irrtümer der Natur, sondern sein eigener Henker. ... Das Symptom ist Hinweis darauf, daß etwas fehlt. ... Wenn wir den Mut finden, auf die Symptome zu achten und uns mit ihnen auseinanderzusetzen, werden sie zum untrüglichen Leitfaden auf dem Weg zur wahren Gesundheit. ... Die Krankheit ist kein Hindernis, das uns den Weg versperrt, sondern sie ist selbst der Weg, auf dem jeder Einzelne zur Heilung finden kann. Je bewußter wir den Weg betrachten, desto besser vermag dieser seinen Zweck zu erfüllen. Unsere Absicht liegt nicht in der Bekämpfung der Krankheit, sondern wir wollen sie uns zunutze machen; um dies zu ereichen, müssen wir unseren eigenen Horizont erweitern."[2]

*Symptome* sind also wie Warnlichter, die aufblinken, um uns anzuzeigen, daß etwas nicht stimmt. Wenn wir das Problem „beheben" wollen, indem wir das Lämpchen aus der Fassung herausdrehen, damit wir so weitermachen können wie bisher, besteht das Problem doch ungelöst im Verborgenen solange weiter, bis das Funktionieren unseres Körpers und vielleicht sogar unser ganzes Leben gefährdet ist.

An dieser Stelle auch ein paar Worte zum *sportlichen Masochismus*, der heute so viele Anhänger hat. Nicht wenige Sportler, die sich verletzen oder krank werden, sind auf sich selbst böse, überhören standhaft die Stimme des Schmerzes und fahren mit ihrem harten Training fort, ohne sich selbst Ruhe zu gönnen, ohne auf sich und das Symptom zu hören, die ja eigentlich klar und deutlich signalisieren, daß Ruhe und Erholung dringend angezeigt wären. So sind viele Menschen heute unfähig, sich selbst dann eine Atempause zu gönnen, wenn ihr Körper buchstäblich danach schreit. Sie

(2) Thorwald Dethlefsen, Rüdiger Dahlke, *Krankheit als Weg*. München, Bertelsmann, 1983

sind nicht imstande, die schlichte Lektion zu begreifen, die jede Krankheit, jeder Unfall uns vermitteln möchten. Eine Lektion, die ganz einfach nur besagt, daß man den Druck gegen sich selbst lockern soll, aufhören soll, gegen sich selbst zu kämpfen und sich gestatten, ab jetzt sein eigener Verbündeter zu sein, der sich selbst heilt. Der Körper selbst überhört die Stimme der Symptome nicht und legt sie auch im richtigen Sinne aus.

Gelernt haben wir die *Lektion*, wenn wir begreifen, daß das Ausweichen, ja die Flucht vor unseren eigenen Problemen in den Sport oder in den Ehrgeiz des Immer-mehr-Wollens eigentlich nur der Versuch ist, die eigenen Fehler nicht sehen zu müssen und uns im Grunde ärmer macht. Sport sollte uns vielmehr dabei helfen, das Leben mehr zu genießen. Verdrängt man hartnäckig die eigenen Probleme und Gefühle durch eine Flucht in den Sport, so treten früher oder später unweigerlich wieder Alarmsymptome auf. Dies widerfuhr beispielsweise einem 65-jährigen Langstreckenläufer, der beim Laufen einen *Herzinfarkt* erlitt. Der Fall stammt aus der Praxis eines italienischen Kollegen. Der besagte Patient hatte sein Leben lang Sport getrieben, rauchte nicht, hatte keinen Bluthochdruck, normale Cholesterinwerte und keiner seiner Angehörigen hatte Probleme mit den Herzkranzgefäßen gehabt. Er gehörte also zu keiner der üblichen Risikogruppen. Als sein Arzt ihn eingehend untersuchte, stellte er aber fest, daß der Mann einen glühenden sportlichen Ehrgeiz besaß und versuchte, den leidvollen Erfahrungen seines enttäuschungsreichen Lebens im Sport zu entfliehen. Er bemühte sich, unter allen anderen hervorzustechen und verlangte sich mit eisernem Willen Höchstleistungen ab. Der Infarkt hatte ihn an den Rand des Grabes gebracht - jetzt mußte er seine Lebensweise neu überdenken.

*Sport soll dazu beitragen, das eigene Leben besser zu meistern*, er soll den Menschen dem eigenen Innersten näherbringen. Man sollte sich aber davor hüten, alle Energien und Kraftreserven beim Sport aufzubrauchen. Beispiel Jogging: Wem es hier gelingt, sich vom Joch der Stoppuhr freizumachen, der beginnt allmählich, sich harmonisch auf die innere Stimme einzuschwingen. Spontane Ideen, auf die man sonst nie gekommen wäre, bahnen sich ihren Weg ins Bewußtsein, die Klarheit der Gedanken steigt zusehends, man gelangt zu einem Zustand, der sich Frieden und innerer Gelassenheit immer mehr annähert. Hier liegt der tiefgreifende Nutzen sportlicher Betätigung. Hierin liegt im Grunde auch ein Ziel unseres ganzen Lebens: in einem Zustand der Gefaßtheit, der Entspannung, des Ganz-bei-sich-Seins, in dem unsere Bewegungen, unsere Atmung und unsere Gedanken einem natürlichen, harmonischen Rhythmus unterliegen, einem Rhythmus, der sich für Augenblicke an das Nirwana der Asiaten, an die Glückseligkeit höchsten Wohlbefindens und innerer Ausgeglichenheit annähert.

Wenn in solchen Augenblicken etwas nicht funktioniert, wenn Schmerzen auftreten oder bestimmte Gedanken regelmäßig wiederkehren, sollten wir diesen Hinweisen die gebührende Aufmerksamkeit schenken, denn sie können uns zurückführen zu Gleichgewicht und innerer Harmonie. Unser Organismus besitzt eine erstaunliche Fähigkeit zur Eigenregulierung und zur Wiedererlangung dieses Gleichgewichts - man muß nur lernen, (wieder) auf seine Stimme zu hören.

Die folgenden Seiten sollen den Leser den Umgang mit den Auswirkungen von Unfallverletzungen lehren. Sie sollen auch dazu beitragen, das Innerste unseres Wesens, unseres Körpers und uns selbst besser zu verstehen und mehr zu schätzen. Die Bandbreite möglicher Unfälle reicht dabei von Verletzungen im Haushalt bis hin zu komplexeren und gefährlicheren Problemen wie sie während einer Expedition in die fernsten und verlassensten Winkel der Erde auftreten können. Dieses Buch dient als Einführung und zur Vertiefung der Kenntnisse in Erster Hilfe und homöopathischer Unfallmedizin, wobei Wirksamkeit der Anwendung und die Achtung vor der Selbstheilungskraft unseres Organismus an erster Stelle stehen. Wenn dieses Buch in dieser Hinsicht von Nutzen ist, wenn es dazu beiträgt, eigenes und fremdes Leiden zu lindern und gleichzeitig zu einer nachhaltigen Steigerung der Gesundheit seiner Leser beitragen kann, hat es sein Ziel erreicht.

M.M.R.

# 1. Unfallverletzungen

## 1. 1. Schlagverletzungen und Prellungen

Jede von Schmerz und Schwellung begleitete Schlagverletzung an der weichen oder harten Körperteile kann als Erstmaßnahme bedenkenlos mit *Arnica* behandelt werden. Dieses eignet sich bestens und ist höchst wirkungsvoll für die Anfangsbehandlung jeder Schlagverletzung.

- **Arnica montana** (C 6-30, alle1-8 Std., je nach Schweregrad). *Arnica* ist angezeigt zur Behandlung von Schlagverletzungen und Prellungen der Muskeln und Weichteile, die mit Schmerzen, Blutergüssen und Schwierigkeiten beim Bewegen des betroffenen Körperteils einhergehen. Die Schmerzen verschlimmern sich bei Bewegung, die Folge ist Überempfindlichkeit und Angst vor dem Berührtwerden. *Arnica* ist das wichtigste und vielseitigste Mittel zur Behandlung leichter Schlagverletzungen bis zu Zuständen von Bewußtlosigkeit, traumatischen Schocks und ein durch Unfälle mit traumatischer Einwirkung ausgelöstes Koma. Es ist als Erstmaßnahme bei allen Traumata einzusetzen, vor allem während der ersten 24 Stunden, zur Behandlung des Schocks und zur Vorbeugung von Komplikationen. Danach muß abgewogen werden, ob eine Weiterbehandlung mit *Arnica* sinnvoll ist oder ein anderes Mittel eingesetzt wird.

  *Arnica* ist das geeignete Mittel, wenn durch Traumata oder Überanstrengung Muskel- oder Gelenkschmerzen, Steifheit, Unruhe, blaue oder dunkelviolette Flecken auftreten und der Betroffene zwar übermüdet, aber unruhig ist und von Schlaflosigkeit heimgesucht wird. Es ist auch angezeigt, wenn ein starkes Gefühlserlebnis zu Muskelschmerzen führt, die durch Bewegung stärker werden und Unruhe, Schlaflosigkeit und eine gewisse geistige Benommenheit auslösen. Wie es BOERICKE[2] in seiner *Materia Medica* ausdrückt:

„Es ist besonders für Fälle geeignet, wenn Unfälle, wie weit sie auch zurückliegen mögen, die gegenwärtigen Probleme verursacht zu haben scheinen. Nach traumatischen Verletzungen, Überanstrengungen irgeneines Organes, Zerrungen... Ein Muskeltonikum. Traumatisierung durch Kummer, Reue oder plötzliche Erkenntnis von finanziellem Verlust. Die Glieder und der Körper schmerzen wie geschlagen; die Gelenke wie verstaucht. Das Bett fühlt sich zu hart an... Es beeinflußt das venöse System, indem es Stase hervorruft. Ekchymosen und Hämorrhagien. Erschlaffte Blutgefäße, schwarze und blaue Flecken."

Wie die klinische Praxis zeigt, läßt sich *Arnica* sehr niedrig bis sehr hoch potenziert wirkungsvoll einsetzen. Wie aus einer weiter unten beschriebenen Studie von CAMPBELL hervorgeht, ist *Arnica* 10M wirksamer ist als die C 30. PIERRE SCHMIDT (*Athletic Injuries*[3]) empfiehlt bei Traumata mit schmerzhaften Zerrungen die Verabreichung von *Arnica* C 30 oder C 200: drei Globuli alle halbe Stunde bis zur Schmerzlinderung; gegen den alle Unfälle begleitenden Schock rät SCHMIDT *Arnica* 200M und 10M in einem Abstand von sechs Stunden. Hier nun einige Fälle, in denen *Arnica* bei der Behandlung von Traumata zur Anwendung gelangte:

(Den Anfang macht ein Bericht von DR. DOROTHY SHEPHERD, Leiterin der chirurgischen Abteilung eines englischen Universitätsklinikums im Jahr 1945; DR. SHEPHERD war bereits im Ersten Weltkrieg in der Chirurgie tätig gewesen.)[4]

„Vor einigen Jahren versorgten wir einen alten Mann mit schlimmer Gehirnerschütterung und einer großflächigen lazerierten Verletzung der Kopfhaut. Die Wunde wurde nach gründlicher-

(2) Boericke, William, *Handbuch der homöopathischen Materia medica*, Heidelberg, 1992, S. 91f.
(3) Schmidt, P. Athletic Injuries. *J Am Inst Hom*, März/April 1964. Reprint in *Hahnemanian Homoeopathic Sandesh* 1988; 12: 115-23.
(4) Shepherd, D. *Homoeopathy for the First-Aider*, Saffron Walden: Health Science Press, 1953, S. 9.

Reinigung mit sechs Stichen genäht, wobei der der Patient in solch tiefer Bewußtlosigkeit blieb, daß seine Pupillen nicht auf Licht reagierten. Dann legte man ihm eine Gabe *Arnica* trocken auf die Zunge, und noch bevor ich damit fertig war, alle Instrumente zu sterilisieren, kam der Patient zu sich und wollte wissen, wo er sei. Es war, als habe man ihn unter Narkose gesetzt und als sei die Wirkung derselben vergangen. *Arnica* wurde alle vier Stunden wiederholt und nach zwölf Stunden aß er eine gute Portion und hatte keine Probleme mehr."

Den folgenden Fall konnte ich in meiner eigenen Praxis beobachten[5]:

„Ein junger, 32-jähriger Mann war in einen Verkehrsunfall verwickelt gewesen, bei dem ein Lkw bei Regen auf die Gegenfahrbahn geraten war. Er erlitt eine Gehirnerschütterung und wurde vom Notarzt eingeliefert. Man stellte Bewußtlosigkeit und eine Verletzung der Kopfhaut an der Vorderseite des Schädels fest. Die Röntgenuntersuchung ergab keinen Verdacht auf eine Fraktur. Erst drei Stunden nach seiner Einlieferung kam er wieder zu sich; nachdem die Wunde genäht war, blieb er auf Beobachtung in der Klinik. Eine Stunde nach der Wiedererlangung des Bewußtseins klagte er über immer stärker werdende Schmerzen am ganzen Körper, vor allem an Nacken, Kopf und Schultern. Er konnte sich nicht bewegen, war starr und wie gelähmt. Eine Nakkenkrause wurde angelegt. Er erfuhr, daß es ihm am nächsten Tag noch schlechter gehen werde und die Schmerzen zwischen drei und vier Tagen anhalten würden. In Absprache mit dem Traumatologen gab ich ihm statt der üblichen entzündungshemmenden Mittel die ganze Nacht lang alle halbe Stunde in Wasser gelöstes *Arnica* C 30. Am nächsten Morgen ging es ihm sichtlich besser, die Schmerzen im Nacken und das allgemeine Unwohlsein hatten deutlich nachgelassen. Er konnte selbst auf die Toilette gehen, die Halskrause wurde abgenommen. Drei Tage später konnte er in gutem Allgemeinzustand und völlig schmerzfrei entlassen werden."

(5) Bericht aus der eigenen Praxis des Verfassers. 38-jähriger Patient, der am 19. Dezember 1987 in die Abteilung für Orthopädische Chirurgie und Traumatologie des Kreiskrankenhauses von Igualada in der spanischen Provinz Barcelona eingeliefert wurde.

Von dem Bergsteiger *Andy Watkins*, der beim Besteigen der Westwand des Srikanta (Himalaya) stürzte, berichtet EMLYN THOMAS[6]:

„*Andy Watkins* kletterte gerade im oberen Teil eines Kamins, als er etwa zwölf Meter in die Tiefe stürzte. Er prallte mit dem Rükken gegen eine Wand des Schachtes als er am Seil hin und her schwang, aber abgesehen davon, daß er kräftig durchgeschüttelt wurde, hatte er sich nicht ernsthaft verletzt. Ganz vorsichtig trugen wir ihn wieder zum Lager am Gletscher hinunter. Ich machte mir Sorgen. Selbst eine geringe Verletzung kann in solch abgelegenen Orten sehr ernste Folgen haben. Besonders Schocks. Das Wetter verschlechtere sich. Alle beobachteten *Andy* genau. Gleich nach dem Sturz hatte ich ihm *Arnica* 10M gegeben und eine weitere Gabe als wir im Lager ankamen. Wegen des schlechten Wetters mußten wir für zwei Tage ins Basiscamp zurückkehren. Vier Tage später stand *Andy* nach vierzehnstündigem Aufstieg auf dem Gipfel des Srikanta. In jener Nacht biwakierte er auf 6100 Meter auf einem Eisvorsprung und kam am folgenden Tag ins Lager zurück. Als ich zwei Tage nach dem Sturz seinen Rücken untersuchte, fand sich keine einzige Prellung. So viel zur magischen Wirkung von *Arnica*."

### Doppelblindversuch zur Wirksamkeit von Arnica bei Traumata[7]

Die Nummer 21 des Mitteilungsblattes der *British Homoeopathic Research Group* enthält eine Untersuchung über die Wirksamkeit von *Arnica* bei akuten Traumata. Darin wird festgestellt, daß der Heilungsprozeß von Patienten mit akutem Trauma durch *Arnica* 30 rascher verläuft. Arnica wirkt sich in 92,5% (!) der Fälle positiv auf Schmerzen, Steifheit und Unruhe aus, während dieselbe Untersuchung unter Placebo nur bei 57,5% zu einer „Besserung" führte.

(6) Thomas, E., Homoeopathy at Altitude, *Homoeopath*, Winter 1986; 6, (2): S. 106.
(7) Gibson, J., Haslam, Y., Laurenson, I, Newman, P., Pitt, R., Robins, M., Double blind trial of Arnica in acute trauma patients. *British Homoeopathic Reasearch*. Communication 21: 34-38.

### *Arnica C 30 und Arnica 10 M Korsakow im Vergleich*

Um die Wirkung von Arnica im Vergleich zu Placebo zu beurteilen, wurden zwei verschiedene Untersuchungen durchgeführt (CAMPBELL[8]), bei denen eine Testverletzung des Armes freiwilliger Versuchspersonen einmal mit einer Potenz von C 30 und dann mit *Arnica* 10 M behandelt wurde. Die Ergebnisse der Studie mit *Arnica 10M* zeigten, daß diese Potenz eine höhere Wirksamkeit auf die Testverletzungen hat. Das Ergebnis jedenfalls „steht im Einklang mit der homöopathischen Theorie, derzufolge höhere Potenzen für gewöhnlich stärkere Wirkungen zeigen als niedrige."

### Traumata von Weichteilen oder durch Unterkühlung:

- **Bellis perennis** (C 6 - C 30, alle 1-8 Std., je nach Schweregrad). Margerite (*Bellis perennis*), Ringelblume (*Calendula off.*) und Arnika (*Arnica montana*) - diese drei zu den Korbblütlern gehörenden Kräuter besitzen große Wundheilkraft, und jede von ihnen hat andere spezifische Eigenschaften. *Bellis* entfaltet homöopathische Wirkung vor allem bei Verletzungen der Muskeln, Drüsen und von vielen Nervenbahnen durchgezogenen Körperstellen (ebenso *Hypericum*), wenn diese schmerzen, sehr empfindlich auf Berührung reagieren, sich unter starker Schwellung und mit großem Blutandrang in den Venen entzünden und richtiggehende Geschwulste ausbilden. *Bellis* und *Arnica* unterscheiden sich aber im Hinblick auf die Umstände des Traumas. *Bellis* ist vor allem bei jähen Verletzungen während der Bewegung angezeigt, wenn der aufgewärmte Körper plötzlich durch einen Unfall abkühlt (Sturz ins Wasser, Schnee, Feuchtigkeit; auch bei kaltem Wind oder Trinken kalter oder eiskalter Getränke). Ebenfalls angezeigt, wenn durch Schlafen auf zu hartem oder kaltem Untergrund ein Hexenschuß auf Ausflügen, Trek-

(8) Campbell, A., Two pilot controlled trials of Arnica montana. *Br Hom J* 1976; 65: 154-158.

kingtouren oder ähnlichem eintritt. Oder wenn die Verletzung von Drüsen (Brustwarzen, Hoden, usw.) eine schmerzhafte und stärker berührungsempfindliche Geschwulstbildung verursacht als in jenen Fällen, in denen eher *Conium* angezeigt ist.

FOUBISTER widmet den Eigenschaften von *Bellis perennis* ein ganzes Kapitel seiner Schrift *Tutorials on Homoeopathy*. Zur Behandlung der Weichteile übertrifft seiner Praxis zufolge die Heilwirkung von *Bellis* sogar noch die von *Arnica*. Deshalb hat er sie zusammen mit *Staphysagria* zur Behandlung von Schmerzen nach verschiedenen chirurgischen Eingriffen eingesetzt.

BURNETT[9], auf den wir später noch zurückkommen werden, stellt fest, daß *Bellis perennis* nicht nur bei Geschwulstbildungen nach Schlägen auf Weichteile und Brust angezeigt ist, sondern ihr Hauptcharakteristikum in „Schmerz und Schwellung“ liegt sowie bei

> „Verletzung von tiefliegendem weichen oder Muskelgewebe und es wirkt auch wie *Hypericum* auf Gewebe, deren Nervenbahnen geprellt oder verletzt wurden. Es ist häufig das am besten angezeigte Mittel zur Behandlung von Verletzungen von stark durchblutetem Gewebe. Die Hauptmodalitäten von *Bellis* sind: Besserung bei örtlichem Druck und durch Verbände; Verschlechterung durch Hitze, wie lokal angewandte heiße Kompressen oder Bettwärme, aber auch bei kaltem Wind oder Gewittern.“

## Alte Schlagverletzungen mit großflächigen Blutergüssen

- **Ledum palustre** (C 30, alle 12-24 Std., 3-4 Tage lang). *Ledum* ist angezeigt bei einige Tage oder Wochen zuvor erlittenen Schlagverletzungen, bei denen *Arnica* keine Wirksamkeit mehr zeigt. Schlagverletzungen, die auf *Ledum* ansprechen, weisen *großflächige Blutergüsse* auf, *bei denen die Haut sich kalt anfühlt.* Örtliche Erwärmung wird

(9) Burnett, J.C., *Fifty Reasons for being a Homeopath*, Insight Edition, 1985, S. 197-204.

schlecht vertragen, bei kalten Verbänden tritt seltsamerweise Besserung ein. Bei schweren Zerrungen und Quetschungen, bei denen Blut ins Gewebe austritt und bei Blutergüssen (z.B. einem „Veilchen" am Auge), die *Arnica* nicht völlig zu reabsorbieren vermag. Hier wieder ein Fall aus der Praxis von Dr. Shepherd[10]:

„Während der Bombenangriffe 1940 besuchten wir eine Frau, die durch die Wucht einer Bombendetonation die Kellertreppe heruntergeschleudert worden war, was eine großflächige Prellung des Beines und kleine Schnitt- und Schürfwunden und Gehirnerschütterung zur Folge hatte, weswegen sie mehr als zwei Wochen lang im Krankenhaus gewesen war. Als ich sie nach ihrer Entlassung zuhause aufsuchte, war das verletzte Bein noch immer geschwollen und vom Fußknöchel bis zum Knie doppelt so dick wie das andere. Es glänzte und war violett. Man konnte meinen, das Blut würde jeden Moment durch die Haut heraustreten. Sie konnte nicht gehen und hatte auch Angst davor. Der einzige Rat, den das Krankenhaus geben konnte, war Ruhe, was ihr aber aufgrund ihrer häuslichen Pflichten unmöglich war. Über drei Tage wurde dreimal täglich *Arnica* verabreicht, ohne irgendwelche Wirkung auf die Größe, die Farbe oder die Schmerzen des Beines. Dann wurde *Ledum*, dreimal täglich, verschrieben und nach drei Tagen war der Schmerz beträchtlich erträglicher, sie konnte schlafen und die Schwellung war zurück gegangen. Nachdem *Ledum* noch ein paar Tage lang weiter genommen wurde, hatte das Bein wieder normale Größe und Farbe. Sieben Tage nach der ersten Einnahme des Mittels konnte die Frau wieder ohne irgendwelche Beschwerden gehen und war sogar bereits zwei Tage lang auf der Suche nach einer neuen Wohnung herumgelaufen."

- **Sulphuricum acidum** (C 30, alle 12-24 Std., 3-4 Tage lang). *Sulphuricum acidum* ist nach *Arnica* bei Schlagverletzungen angezeigt, die lang anhaltende dunkelviolette Blutergüsse, Schmerzen und ein Ziehen mit sich bringen und sich im Gegensatz zu *Ledum* bei örtlicher Wärmebehandlung bessern. Konkreter gesprochen, bei geschwäch-

(10) Shepherd, D. *Homoeopathy for the First-Aider*, Saffron Walden: Health Science Press 1953, S. 13-14.

ten Personen - vor allem älteren Frauen - die einen Unfall erlitten haben und deren Müdigkeit und starke Erschöpfung im Widerspruch zur Aufgeregtheit des betroffenen Patienten steht. *Erschöpfung* und *Zittern* sind die Hauptmerkmale von Patienten, deren Verletzungen zur Gangrän neigen. Wenn der Schmerz also nach einigen Tagen noch immer nicht nachgelassen hat und Blutergüsse zu beobachten sind, dürfte *Sulphuricum acidum* das geeignete Mittel sein.

- **Hamamelis virginica** (C 5-30, alle 6-8 Std., 1-2 Tage lang). *Hamamelis* eignet sich gut zur Behandlung von Schlagverletzungen der Weichteile, die, obgleich nicht schwerwiegend, großflächige Blutergüsse und heftigen Schmerzen zur Folge haben. Es gilt als das Mittel schlechthin bei Venenprellungen mit Blutergüssen und akuten oder chronischen Venenentzündungen infolge von Traumata. Es wirkt heilend bei Schlägen und Schnitten mit Blutergüssen und Gefäßschmerzen, bei denen es die Blutung und den Schmerz stillt und die Vernarbung fördert. Bei Rißwunden, Verbrennungen mit großem Blutandrang und starken Schmerzen. Nach Traumata am Kopf und im Gesicht mit großflächigen Ekchymosen [blutunterlaufene Hautpartien] sowie bei „Veilchen" am Auge[11]. Immer dann, wenn der Bluterguß von einer sehr berührungs-, druck- und stoßempfindlichen und stark schmerzenden Gefäßentzündung begleitet ist. Hier ein Fall aus der Praxis von Dr. F. Gamby (*Cahiers Hahnemanniens*[12]):

„Die 36-jährige Verónica hat Schmerzen an der Wade. Sie war vor zehn Tagen im Supermarkt gegen einen Einkaufswagen gestoßen. Obwohl der Schlag nicht stark war, ist ein schmerzhafter Bluterguß festzustellen. Die Schmerzen nehmen zu, wenn das Bein gestreckt wird, ebenso nachts. Die Patientin hatte mehrmals

(11) Hering, C. *The Guiding Symptoms of Our Materia Medica.* Philadelphia, 1887, Vol. 5: S. 523.
(12) Gamby F. Hamamelis virginica. *Cahiers du Groupement Hahnemannien* 1992, 29. Jg.: 78-80.

ohne Erfolg *Arnica* eingenommen. Ihre Mutter hatte sich in diesem Jahr eine akute Phlebitis zugezogen.
Bei der Untersuchung ergeben sich Schmerzen beim Abtasten der Kniekehle im oberen Bereich der linken Wade; die Adern des Unterschenkels sind äußerst empfindlich.
Über sieben Tage hinweg zweimal täglich verabreichte *Hamamelis* C 5 (jeweils 3 Globuli) führen sofort zu einer spürbaren Besserung. Nach ein paar Tagen ist der Schmerz völlig verschwunden. Dann aber tauchen Schmerzen im linken Arm auf. Diese verschwinden nach einigen Tagen schlagartig wieder - es handelte sich um ein durch übermäßige Gabe des Mittels ausgelöstes Prüfungssymptom.
*Hamamelis* gehört zu diesen kleinen aber feinen Mitteln, die innerhalb weniger Tage ein altes und hartnäckig schmerzendes Gefäßleiden heilen können."

Eine weiteres interessantes Anwendungsgebiet von *Hamamelis* sind Operationen der Krampfadern, als vorbeugende Maßnahme gegen Komplikationen (ein oder zwei Tage vor dem Eingriff) oder zur Behandlung des Traumas, das die chirurgische Entfernung der Krampfader mit sich bringt, am Tag der Operation oder einige Tage danach. Solchermaßen behandelte Patienten benötigen keinerlei Beruhigungsmittel und der Heilungsverlauf ist günstig, wie ich sowohl in meiner eigenen Praxis als auch bei Kollegen beobachten konnten.

### Traumata von Drüsen und Weichteilen (Brüste, Hoden, ...)

- **Conium maculatum** (C 30, alle 12-24 Std., 3-4 Tage lang). Angezeigt bei Verletzungen durch einen Schlag auf die Brüste, Stellen mit Lymphknoten, Hoden oder Genitalien. Der Schlag läßt das Drüsengewebe *verhärten*, anschwellen und stark schmerzen. Die dadurch ausgelösten Geschwulstbildungen oder Verhärtungen können - im Gegensatz zu jenen Fällen wo eher *Bellis* angezeigt ist - wenig bis gar nicht von Schmerzen begleitet sein.

- **Bellis perennis** (C 30, alle 12-24 Std., 3-4 Tage lang). Bei Schlägen auf die Brüste, die *äußerst schmerzhaften* Blutandrang und Verhärtung nach sich ziehen, die sich bei Kälteeinwirkung verschlimmern, aber auch bei plötzlicher Kälteeinwirkung, wenn der Körper sehr erwärmt ist. Hier ein Fall aus meiner eigenen Praxis:

  „Eine 34-jährige Frau war von ihrem Ehemann, einem Alkoholiker, schwer verprügelt worden. Er hatte sie heftig in die Brust getreten, auf den Kopf und den übrigen Körper geschlagen; rein äußerlich war aber keine Verletzung festzustellen. Nachdem die Möglichkeit von Frakturen ausgeschlossen worden war, riet man ihr im Krankenhaus zur Schmerzlinderung zu entzündungshemmenden Mitteln. Zehn Tage später suchte sie mich auf. An ihrer rechten Brust war außen eine verhärtete und äußerst schmerzhafte Stelle zu tasten; äußere Anzeichen für eine Verletzung waren aber kaum festzustellen. Da sich der Schmerz auf eine Drüse konzentrierte, verschrieb ich ihr *Bellis perennis* C 30; die Gaben wurden alle drei Stunden in Wasser gelöst wiederholt, die entzündungshemmenden Zäpfchen abgesetzt, da die Patientin darauf mit Reizdurchfall reagierte. 24 Stunden später waren die Entzündung und die Schmerzen deutlich abgeklungen, eine Woche später schmerzte die Brust gar nicht mehr, die verhärtete Stelle war auf eine haselnußgroße Schwellung zurückgegangen. Gleichzeitig besserten sich aber auch die übrigen Verletzungen sehr rasch, wenn auch nicht in so verblüffender Weise wie die Schwellung an der Brust. Einen Monat später war die verhärtete Stelle an der Brust völlig zurückgegangen."

  Der bekannte schottische Homöopath Dr. J. Compton Burnett, Herausgeber der angesehenen Zeitschrift *The Homoeopathic World*, erzählt in seinem Buch *Fifty Reasons for Being a Homoeopath*[13] einen sehr interssanten Fall, bei dem *Bellis* die durch ein Trauma ausgelöste Geschwulstbildung an der rechten Brust eines 13-jährigen Mädchens rasch und wirkungsvoll zurückgehen ließ, obwohl die Stel-

(13) Burnett, J.C., *Fifty Reasons for being a Homeopath*, Insight Edition, 1985, S. 202 f.

le zuvor so schmerzhaft entzündet war, daß die Patientin nicht auf der rechten Seite liegen konnte.

„... die rechte Brust war im Vergleich zur linken deutlich größer, war angeschwollen und empfindlich.
Ich dachte mir, dies sei ein sehr gut geeigneter Fall, um die antitraumatischen Eigenschaften der alten *Wundwurz* [alter Name für *Bellis perennis*] zu testen und daher verschrieb ich ihr *Bellis perennis* D 3, 4 mal täglich drei Tropfen in Wasser.
Das Ergebnis war ein schnelles Verschwinden der Schmerzen und der Schwellung, und nach zwei Wochen konnte die Patientin wieder auf der rechten Seite liegen. Eine Untersuchung wenige Tage später zeigte, daß die Schwellung völlig verschwunden war."

- **Hamamelis** (C 30, alle 12-24 Std., 3-4 Tage lang): bei Schlagverletzungen der Hoden mit schmerzhaftem Blutandrang (Orchitis) und inneren Blutergüssen (Hämatozele). Einzusetzen bei Traumata mit großem schmerzhaftem Blutandrang und Blutergußbildung.

## Sehr schmerzhafte Traumata (an empfindlichen Körperstellen)

- **Hypericum** (C 30; während der ersten 2-4 Stunden alle 30-60 min.; danach 1-2 Tage lang alle 8 Stunden). Sind sehr empfindliche Körperstellen von einer Verletzung betroffen und die Schmerzen unerträglich, so ist *Hypericum* das geeignetste Mittel. Besonders wenn Finger in der Tür eingeklemmt wurden oder so empfindliche Körperteile wie Kopf, Wirbelsäule oder Steißbein durch Schläge verletzt wurden, ebenso bei anderen traumatischen Verletzungen, bei denen die Schmerzempfindung im Vordergrund steht. Steißbeinverletzungen bei der Geburt (im allgemeinen sehr schmerzhaft). Hier zwei Fälle aus eigener Praxis:

„Unmittelbar nach ihrer zweiten, sehr anstrengenden und schweren Entbindung, litt eine 27-jährige Frau an heftigen Steißbeinschmerzen. Die übermäßige Krümmung des Steißbeins hatte den

Durchgang des Kindes erschwert. Sie konnte sich nur seitlich setzen, und selbst dann war der Schmerz noch sehr heftig, von großer Unruhe und sogar einer gewissen Verzweiflung begleitet. Die Verabreichung von *Hypericum* C 30 (während der ersten sechs Stunden in halbstündigen Abständen) verringerte die Schmerzen nach Einschätzung der Patientin um die Hälfte. 24 Stunden später hatte der Schmerz beträchtlich nachgelassen, die Patientin konnte sich im Bett aufsetzen, auf einen Stuhl setzen und so ihr Kind besser versorgen."

„Ein sechsjähriger Junge hatte sich in der Schule die Finger der rechten Hand in einer Tür eingeklemmt und wurde vor Schmerz verzweifelt weinend ins Krankenhaus eingeliefert. Nachdem die Finger ruhiggestellt worden waren und durch eine Röntgenuntersuchung sichergestellt worden war, daß keine Knochenverletzung vorlag, zog man mich wegen der nachhaltig starken Schmerzen des jungen Patienten zu Rate. Ich verschrieb ihm gleich eine Gabe *Hypericum* C 30, das er während der ersten zwei bis drei Stunden alle 10-15 Minuten einnehmen mußte. Noch in jener Nacht konnte das Kind wieder ruhig schlafen, und die Gabe wurde nur noch zweimal wiederholt, als er mit Beschwerden aufwachte. Am darauffolgenden Tag waren die Schmerzen deutlich zurückgegangen. Ich legte einen keimfreien Gazeverband an, der mit physiologischer Kochsalzlösung getränkt war, in der *Hypericum* C 30 (3 Globuli) aufgelöst war."

Eine mit physiologischer *Hypericum* C 30-Lösung (2-3 Globuli) getränkte Kompresse kann also auch *lokal angewendet* werden, um die innere Wirkung des Medikamentes zu unterstützen und zu beschleunigter Schmerzstillung beizutragen. Eine genauso wie *Hypericum* dosierte *Calendula*-Lösung kann in solchen Fällen ebenfalls gute Wirkung tun, besonders auch bei offenen Wunden.

Bei heftigen Schmerzen und größeren Verletzungen kann *Hypericum* 10 M wirksamer und schneller in der Anwendung sein: die erste Gabe gibt man unmittelbar nach der Verletzung, die weiteren in 30-60 minütigen Abständen, besonders wenn im Moment keine ärztliche Hilfe verfügbar ist.

## Schlagverletzungen an Knochen (Knochenhaut)

Verletzungen oder Schläge von Körperstellen, an denen Knochen hervorstehen - vor allem dort, wo diese nicht durch Muskel- oder Fettgewebe geschützt sind - sprechen wesentlich besser auf *Ruta* als auf *Arnica* an.

- **Ruta** (C 15-30 oder C 200 *Korsakow*, alle 1-2, bzw. 8-24 Std.). Schlagverletzungen am Schienbein bei Fußball- oder Hockeyspielern, zur Beschleunigung der Wundheilung und um zu vermeiden, daß sich später subkutane Knötchen bilden. Auch angezeigt bei Überbeinen, die aufgrund der andauernden Reibung der überstehenden Knochen Schmerzen verursachen. In derselben Dosierung kann zur Behandlung sehr schmerzhafter Verletzungen auch *Hypericum* erwogen werden.

  Zwei von Dr. J. M. García[14] behandelte Fälle belegen die Wirkungsweise und die Heilkraft von *Ruta* bei Verletzungen der Knochenhaut und der die Gelenke umgebenden Bänder.

„Bei einem Fußballspiel bekam ein Kollege einen Fußtritt gegen den rechten Schienbeinkante. Einige Stunden später war die Stelle angeschwollen, hart, uneben und reagierte empfindlich auf Druck. Die Verabreichung von *Ruta* C 15 brachte den Schmerz binnen von 24 Stunden zum Verschwinden, die Schwellung ging innerhalb von zwei Tagen zurück.“

„Ein Tennisspieler stürzte, schlug mit der Schulter auf den Boden und verletzte sich dadurch an den Bereich der Knochen und Bänder des entsprechenden Gelenkes. Die Radiologie blieb ohne Befund, man diagnostizierte eine Zerrung der das Gelenk umgebenden Sehnen mit Knochenprellung. Knochen und Bänder der betroffenen Stelle schmerzten, reagierten sehr empfindlich auf Druck und wurden daher ruhiggestellt. Als mich der Patient aufsuchte, verschrieb ich ihm *Ruta* C 15 alle drei bis vier Stunden. Am folgenden Tag ging es ihm deutlich besser. Zwei Tage später

(14) Persönliche Mitteilung von *Dr. J.M. García*, Professor an der *Acadèmia Medico Homeopatica* von Barcelona.

konnte er den Verband ablegen und das Training beinahe ohne Beschwerden fortsetzen."

Im Kapitel über *Komplikationen nach Unfällen und chirurgischen Eingriffen* finden sich Anwendungen von *Ruta* in der orthopädischen Chirurgie mit Beispielen aus der Praxis (S. 135).

## Verletzungen von Gesicht und Jochbein

Neben dem bereits erwähnten *Ruta* kann sich auch *Symphytum* bei Verletzungen harter Körperstellen wie den hervorstehenden Knochenwülsten unter den Augenbrauen oder an den Jochbeinen als wirksam erweisen.

- **Symphytum** (C 15-30, alle 8-24 Std., 3-4 Tage lang). Bei Gesichtsverletzungen durch frontale Stürze mit über das gesamte Gesicht verteilten Quetschungen, Abschürfungen und Blutergüssen, deren Abheilung sich ohne entsprechende Behandlung über mehrere Wochen hinziehen kann. Bei Verletzungen der Knochen unterhalb der Augenbrauen oder des Jochbeins. SHEPHERD[15] berichtet von zwei Fällen:

  „Ein Sturz aufs Gesicht verursacht ausgedehnte Prellungen, Blutergüsse und Verfärbung des Gesichtes. [...] Ich erinnere mich an zwei Fälle mit dieser Art von Verletzung. Einer wurde nur mit *Arnica* behandelt, wobei die Prellung und die Verfärbung erst nach etwa drei Wochen verschwanden; der zweite bekam 24 Stunden lang *Arnica* und dann *Symphytum*, hier verschwand die Verfärbung in weniger als einer Woche."

## Traumata in Herznähe

Quetschungen des Brustraumes, wie sie oft aus Verkehrsunfällen resultieren, können den Brustkorb unmittelbar in Mitleidenschaft ziehen und starke Schmerzen nach sich ziehen. Ist die Lage des Patienten besorgniserregend ernst, sind folgende Sofortmaßnahmen zu ergreifen:

---

(15) Shepherd, D. *Homoeopathy for the First-Aider*, Saffron Walden: Health Science Press 1953, S. 21.

- **Arnica** C 200: alle fünf Minuten unter die Zunge legen, außerdem kalte, mit *Arnica* getränkte Kompressen anlegen (10 Tropfen auf einen Eßlöffel kalten Wassers). Reicht dies nicht aus, gebe man:
- **Cactus** C 200 (alle 30 Minuten): *Cactus* ergänzt *Arnica* gut in der Anwendung, besonders wenn *Arnica* keine ausreichende Wirksamkeit zeigt. Dazu sollte man sich die Symptome von *Cactus* in Erinnerung rufen: „heftiges Gefühl der Einschnürung im Brustkorb mit Atembeschwerden und Todesangst".

## Blutergüsse unter den Fingernägeln

Unfallbedingte Blutergüsse unter den Fingernägeln führen durch den Druck des Blutes innerhalb des abgeschlossenen Raumes zwischen Nagel und Knochen zu heftigen Schmerzen. Bei entsprechender Blutmenge und Größe des Hämatoms ist es daher ratsam, das durch den Schlag auf den Finger angesammelte Blut zu dränieren.

- Bei einer schmerzhaften Schlagverletzung mit kleinem Bluterguß gebe man **Arnica**. Hält der Schmerz an, wechsle man zu **Hypericum**.
- Angestautes Blut unter dem Fingernagel entleert man durch *Einführen eines rotglühenden Drahtstückchens in den Bluterguß*. Diese Maßnahme mag furchterregend wirken, ist aber ganz schmerzlos. Man hält ein am Ende stumpfes Stück Draht (z.B. eine Büroklammer) in eine Kerzen- oder Feuerzeugflamme, erhitzt es und drückt dann den rotglühenden Draht senkrecht auf den Nagel, überhalb der Mitte des Blutergusses. Hierbei muß man leicht drücken, damit der Draht in den Nagel eindringen kann. Ist er zum Bluterguß gelangt, tritt das Blut unter starkem Druck heraus, was dem Patienten sofort Erleichterung verschafft. Hat man lediglich eine Nadel zur Verfügung, ist beim Drücken mit größerer Vorsicht zu Werke zu gehen, damit kein Gewebe jenseits des Blutergusses verletzt wird.

# 1. 2. Wundbehandlung

## Vorbeugende Maßnahmen gegen Wundstarrkrampf - Tetanusprophylaxe

### Wundbehandlung

Die lokale Wundbehandlung beginnt mit dem Auswaschen der Wunde mit physiologischer Kochsalzlösung unter Druck (Spritze) oder mit keimfreier Gaze. So beseitigt man den Schmutz, der Ursache einer späteren Infektion sein könnte. Mit Fett verunreinigte Wunden müssen mit fließendem Wasser und Seife ausgewaschen werden. Ist die Wunde gereinigt, kann man ein höchst wirksames homöopathisches Mittel einsetzen, das sowohl die Vernarbung fördert als auch Infektionen vorbeugt: *Calendula*, das sowohl in lokaler als auch oraler Anwendung die Versorgung aller Arten von Wunden sicher und rasch unterstützt. Dieses Arzneimittel ist denn auch eines der absolut unerläßlichen Mittel unserer Notfall-Reiseapotheke und sollte keinesfalls vergessen werden!

- **Calendula officinalis** (örtlich angewandt oder oral). In lokaler Anwendung setzt man eine 1%ige Lösung (20 Tropfen auf 100 ml physiologisches Serum) auf keimfreier Gaze zum Säubern der Wunde ein und legt dann einen Schutzverband aus Gaze an. Die lokale Wirkung kann durch die Verabreichung einer Potenz von *C 15-30* spürbar unterstützt werden; *C 200* ist für großflächige und schlecht heilende Wunden reserviert.

  *Calendula officinalis*-Lösung hat ausgezeichnete antiseptische und vernarbungsfördernde Eigenschaften, da sie die Immunkraft und die Regeneration der Zellen im Inneren der Wunde anregt. Wer diese Wirksamkeit erfahren hat, wird bald ganz auf die so oft eingesetzte Jodtinktur verzichten. Jod wirkt stark antiseptisch auf Keime, verfärbt und verbrennt die Zellen jedoch und bringt sie dadurch zum Absterben. *Calendula* hingegen wirkt nicht unmittelbar antiseptisch auf die Keime, sondern auf die Zellimmunität des Organismus selbst. Bei der Anwendung vermehren sich die Keime nicht weiter. Infektiöse Wunden werden gereinigt, der charakteristische Eitergeruch wird rasch beseitigt.

Die örtliche Behandlung von Wunden mit *Calendula* hat lange Tradition. Die *Materia Medica* von CLARKE[16] erwähnt die Erfahrung von JAHR, der bei den revolutionären Unruhen in Paris im Jahr 1848 zahlreiche vor allem durch Pistolen mit Schießpulver verursachte *Schußwunden* behandelte. Die Wunden waren von oft kleinen Frakturen begleitet, die betroffenen Extremitäten konnten jedoch durch die Anwendung von *Calendula* vor der Amputation bewahrt werden. Auch der Wundeiterung und -infektion wurde damit vorgebeugt. CLARKE zufolge leistet *Calendula* auch in der Geburtshilfe gute Dienste: Durch das Auflegen einer Kompresse mit warmer *Calendula*-Lösung nach der Geburt können die Schmerzen der Wöchnerin beträchtlich gemindert werden. Nach CLARKES Auffassung sind warme *Calendula*-Lösungen den kalten vorzuziehen, da sie ein Absterben des Gewebes der verletzten Körperstellen verhindern. *Calendula* ist darüber hinaus ein ausgezeichnetes Mittel zum Stillen der Wundblutung (Hämostatikum).

Alle in meiner eigenen Praxis mit *Calendula* behandelten Verletzungen verliefen günstig und ohne Infektionen oder Blutungen. Wie bereits erwähnt, ist eine Kombination aus oralen *Calendula*-Gaben und örtlicher Anwendung (1%ige Lösung) besonders empfehlenswert.

**Bei der Wundversorgung geht man erfahrungsgemäß wie folgt vor:** !

(16) Clarke, J. H., *Der Neue Clarke*, Bielefeld, 1991, Bd. 2, S. 915-919.

- wenn die Wunde verschmutzt ist, diese mit Wasser und Seife auswaschen;
- mit Fett verunreinigte Wundränder gegebenenfalls mit geeignetem Fettlösemittel reinigen;
- Wundreinigung von der Mitte der Wunde in Außenrichtung durchführen, um keine Verunreinigungen ins Wundinnere gelangen zu lassen;
- ist die Wunde gereinigt, einen *keimfreien Gazeverband* mit 1%iger *Calendula*-Lösung auflegen. Dieser Deckverband ist alle 24 Stunden zu wechseln. Von einem allzu häufigen Wechsel des Verbands wird abgeraten, da der Heilungsprozeß durch ein unbeabsichtigtes Mitentfernen des sich bildenden Granulationsgewebes negativ beeinträchtigt werden könnte. Die Wunde sollte besser feucht gehalten und, falls eingetrocknet, erneut mit *Calendula* beträufelt werden. Wie bereits erwähnt, empfiehlt CLARKE bei tiefen Wunden das gelegentliche Auflegen warmer Kompressen; dadurch wird einem Absterben der verletzten Gewebsstellen vorgebeugt.

### Schmerzende Wunden mit Blutandrang

- **Hamamelis virginica** (C 30, alle 6-8 Std., 1-2 Tage lang). *Hamamelis* ist ein weiteres hervorragendes Mittel zur Wundversorgung. Angezeigt bei Schnitt- und Kratzwunden sowie Prellungen. Es stoppt die Blutung, lindert den Schmerz und regt die Vernarbung an. Vor allem einzusetzen bei stark schmerzenden Wunden (mit Krämpfen, Brennen und nachhaltigen Schmerzen) mit großen Blutergüssen und Blutandrang, die passiv viel venöses und nicht gerinnungsfähiges Blut abgeben.[17]

### Stark blutende Wunden

- **Millefolium** (C 30, während der ersten zwei Stunden alle 30 Minuten). Bei heftig blutenden Wunden, wenn das

(17) Hering, C., *The Guiding Symptoms of Our Materia Medica*, Philadelhia, 1887, Vol. 5: S. 523.

Blut flüssig ist, in großen Mengen austritt und eine kräftige Rotfärbung aufweist (siehe auch unter „Blutungen").

Blutet die Wunde stark, sollte ein mit *Calendula*-Lösung getränkter Mullverband aufgedrückt werden. Die Blutung wird so schneller gestillt (siehe auch Abschnitt „1. 3. Traumatische Blutungen" S. 38).

**Der Patient muß in ein Krankenhaus, wenn** !

- die Wunde stark verschmutzt ist,
- die Wunde abgestorbene Gewebspartikel enthält,
- eine chirurgische Wundreinigung unerläßlich ist (komplizierte, stark verschmutzte Verletzung, in die Hautfetzen hineinragen).

## Blasen und oberflächliche Schürfwunden

Gegen Wasserblasen, die durch andauerndes Reiben des Schuhs oder eines anderen Kleidungsstückes gegen die Haut (beim Gehen, Laufen oder langen Wegstrecken) entstehen, schützen oft zwei oder drei Streifen *Heftpflaster* an der von der Reibung betroffenen Hautstelle. Solche Blasen darf man nicht drücken, bis sie aufplatzen, noch viel weniger darf man sie einfach wegschneiden - man sollte sie zum Teil oder ganz mit einer sterilisierten Injektions- oder Nähnadel entleeren.

Ist die Haut schon gereizt oder hat sich bereits eine Blase gebildet, so können verschiedene Mittel in Frage kommen, je nach Art der Verletzung und der Person:

- **Calendula officinalis** (1%ige Lösung), lokal, als Erste-Hilfe-Maßnahme.
- **Urtica urens** (1%ige Lösung), lokal oder oral (C 15-30), alle 4-6 Std., 1-2 Tage lang. Bei brennender und juckender Haut. Blasen an den Füßen, die sich durch die ständige Reibung eines Stiefels oder Turnschuhs während eines längeren Fußmarsches oder eines Langstreckenlaufes bilden, sind dem Verletzungstyp nach brennenden und druckempfindlichen Verbrennungen ähnlich (hier bietet sich *Urtica* an). Vorbeugen läßt sich an empfindlichen Stellen

wie gesagt durch zwei bis drei möglichst glatt übereinandergeklebte Pflasterstreifen.

- **Allium cepa** C 30, alle 6-8 Std.: Eines der wirksamsten Mittel zur Behandlung von Blasen, die durch langes Laufen in Stiefeln oder Schuhen entstanden sind. Nach Aussage von Dr. Carlo Solerio aus dem italienischen San Remo führt die Verabreichung einiger Gaben *Allium cepa* zu einer raschen Reabsorption der Blase und einer beschleunigten Vernarbung. Der Pierre-Schmidt-Schüler Solerio ist neben seiner Tätigkeit als Homöopath auch ein erfahrener Bergsteiger und Kletterer. Er konnte wiederholt die günstige Wirkung von *Allium cepa* auf solche unangenehmen Blasen überprüfen. Ich konnte später selbst eigene Erfahrungen mit *Allium cepa* sammeln und feststellen, daß es bei den schmerzhafteren Blasen - mit stechendem Gefühl und Brennen - am günstigsten wirkt.
- **Borax** ist angezeigt bei eiternden Geschwüren an der Ferse, die durch die Reibung am Schuh entstehen. Das Geschwür ist ebenfalls schmerzhaft, brennt und sticht aber nicht so sehr wie bei *Allium cepa*; ebenfalls angezeigt bei Wunden, die zur Eiterung und zur Ausbildung von Geschwüren neigen und schwer vernarben.
- **Causticum** (oral: C 30, alle 12 Std., 2-3 Tage lang; lokale Anwendung: 2 Globuli C 30 in 150-220 ml Wasser auflösen). Wie *Urtica* ist auch *Causticum* ein geeignetes Mittel gegen Verbrennungen; Wunden, bei denen *Causticum* bessere Wirksamkeit entfaltet, jucken weniger, brennen dafür stärker, so als hätte man eine Verbrennung erlitten. Man hat das Gefühl, als würde das Fleisch buchstäblich „bloßliegen".
- **Hypericum:** 1%ige Lösung bei örtlicher Anwendung, oral als C 30 ein bis zwei Tage lang alle 4-6 Stunden bei stark schmerzenden Blasen.
- **Calcarea carbonica:** C 30, alle 12-24 Std., 1-2 Tage lang. Bei fettleibigen, kälteempfindlichen Personen mit wenig straffem Gewebe, die bei der geringsten Anstrengung

schwitzen und aufgeben wollen. Die Füße der Betreffenden fühlen sich bis aufs Fleisch aufgescheuert an und sondern einen sauren, aggressiven Schweiß ab. Im gegebenen Fall als konstitutionelles Mittel eingesetzt, kann *Calcarea* die Neigung der Haut zum reibungsbedingten Aufscheuern beträchtlich verringern. Sowohl als Präventiv- als auch als Heilmittel einsetzbar.

Handelt es sich um ein *Wundscheuern der Oberschenkel* durch wiederholtes Reiben eines Beines gegen das andere, greife man zu *Graphites* und *Sulphur*.

- **Graphites:** oral: C 30, alle 8-12 Std., 2-3 Tage lang; lokal: 2 Globuli C 30 in 150-200 ml Wasser auflösen. Wenn die wunde Stelle brennt wie bei einer tatsächlichen Verbrennung, die Haut aufreißt und Risse bekommt; wenn das Gewebe ein dickes, zähflüssiges, honigartiges Serum abscheidet, das beim Abtrocknen einen Schorf bildet. Eher angezeigt bei fettleibiger, aber zu großer Kältempfindlichkeit neigender Konstitution.
- **Sulphur:** oral: C 30, alle 8-12 Std., 2-3 Tage lang; lokal: 2 Globuli C 30 in 150-200 ml Wasser auflösen (wie *Graphites*). Wenn die wunde Stelle gleichzeitig brennt und sticht und starker Blutandrang mit besorgniserregend intensiver Rötung zu beobachten ist. Bei fettleibigen, hitzigen Personen und solchen mit Neigung zu Ausschlag auf Haut und den Schleimhäuten.
- Clarke schließlich empfiehlt **Ruta** für „leichtes Wundwerden, besonders beim Reiten, oder bei Kindern, beim Gehen."[18]

### Aufgeplatzte oder tief ins Gewebe reichende Blasen

Ist eine Blase aufgeplatzt, können die zwei folgenden Mittel gegeben werden:

(18) Clarke, J. H., *Der Neue Clarke*, Bielefeld, 1994, Bd. 8, S. 4896.

- **Calendula** (1%ige Lösung, örtlich, auf keimfreiem Gaseverband), wenn eine geplatzte Blase nicht stark brennt, aber heftig schmerzt.
- **Causticum** (C 30, unter die Zunge gelegt, alle 8 Std., 2-3 Tage lang), wenn die Blase stark brennt und schmerzt und die Verletzung tief geht (wie eine Verbrennung zweiten oder dritten Grades).

### Bißwunden, Kratzwunden, Schürfwunden

Solche Wunden sind komplexer Natur und potentiell sehr gefährlich, denn um eine einwandfreie Vernarbung zu gewährleisten, müssen sie bis in die Tiefe gereinigt und das abgestorbene Gewebe chirurgisch entfernt werden. Die wichtigsten Mittel sind hier *Calendula*, *Carbolicum acidum*, *Hypericum* und *Hamamelis*.

- **Calendula** (C 30, alle 3-4 Std., 3-4 Tage lang; örtlich 1%ige Lösung). Von den Charakteristiken und der Nützlichkeit des Mittels war schon eingangs die Rede. Nochmals sei betont: *Calendula* ist bei Verletzungen sowohl örtlich als auch bei Einnahme *das* Mittel schlechthin.
- **Carbolicum acidum** (C 30, alle 3-4 Std., 3-4 Tage lang; örtlich: 2 Globuli C 6 in physiologischem Serum aufgelöst): Pierre Schmidt empfiehlt und verwendet dieses Mittel bei ausgeprägten Kratzwunden, bei denen viel abgestorbenes Gewebe festzustellen ist und die daher stark zu Infektionsbildung neigen; bei Verletzungen durch stumpfe Gegenstände; bei offenen Frakturen durch das Einquetschen eines Körperteils und solchen mit Splittern, die von Nekrosen und fauligem und übelriechendem Eiter gefolgt sind. Ganz besonders angezeigt bei infizierten, komplizierten und tiefgehenden Wunden. Die Umgebung der Wunde kann entzündet sein, stechen, jucken und angeschwollen sein, im Wundinneren können sich kurzzeitig immer wieder stechende und brennende Schmerzen bemerkbar machen.

- **Hypericum** (örtlich: 1%ige Lösung; oral: C 30, alle 1-8 Std., 1-2 Tage lang). Bei stark schmerzenden Wunden an sehr empfindlichen Haut- und Körperstellen ist sowohl zur lokalen Anwendung als auch zum Einnehmen eher *Hypericum* angezeigt. *Hypericum* und *Calendula* weisen beide hervorragende Wundheilungseigenschaften auf, ersteres ist jedoch eher bei sehr schmerzhaften Wunden angezeigt, wenngleich es dieselbe antiseptische Wirkung wie *Calendula* besitzt.
- **Hamamelis** (C 30, alle 3-4 Std., 3-4 Tage lang): Angezeigt als Wundmittel bei Kratz- und Rißwunden, die von großen Blutergüssen und Neigung zu Blutungen begleitet sind. Besonders angezeigt zur Reabsorption von traumatisch bedingten Blutungen im Augeninneren und bei chronischen Folgeerscheinungen traumatischer Verletzungen (Blutandrang, Verhärtung und Schmerzen in den betroffenen Gewebspartien).

### Stark septische Wunden und traumatische Nagelgeschwüre (Panaritien)

Infizierte Wunden fordern eine besondere Wundversorgung und täglich ärztliche Überwachung. In der Behandlung dieser Art von Komplikationen ragen drei Mittel heraus: *Hypericum*, *Silicea* und *Ledum*.

- **Hypericum:** 1%ige Lösung (örtlich) und C 30: 2-3 Tage lang, alle 1-8 Stunden, unter die Zunge gelegt verabreichen. *Hypericum*-Lösung ist *Calendula* vorzuziehen, wenn es sich um stark septische Wunden handelt, bei Nagelgeschwüren und -infektionen, Cellulitis, gangränösen Fingern, septischen und schmerzhaften Geschwüren, besonders wenn der Schmerz stark zunimmt, die Wunde „klopft" und sich ins Innere des betroffenen Körperteils ausweitet. Die oralen Gaben sollten mit der örtlichen Behandlung kombiniert werden.

! **Tägliche Überwachung durch einen Facharzt oder in der Ambulanz eines Krankenhauses wird dringend angeraten!**

Hier ein klassischer Fall aus der Praxis von SHEPHERD:[19]

„Ich erinnere mich an den Fall eines Pferdepflegers... der von einem widerspenstigen Pferd gebissen worden war und der ins Krankenhaus kam, nachdem die gewöhnlichen heißen Breiumschläge eine Woche lang angewandt worden waren und nicht geholfen hatten. Sein Daumen war verfärbt und geschwollen, und die Sepsis hatte sich entlang der Hohlhandfaszie den Arm hinauf ausgebreitet. Die Achsellymphknoten waren vergrößert und empfindlich. Der Patient hatte 38,9 °C Fieber, die Zunge war dick belegt, und er war in hohem Grade vergiftet. Seine Hand wurde eine halbe Stunde lang in ein *Hypericum*-Bad getaucht, danach wurden lauwarme *Hypricum*-Umschläge aufgelegt und ihm wurde jede halbe Stunde *Hypericum* verabreicht. Die äußerliche Anwendung wurde alle vier Stunden wiederholt. Die Besserung war groß und schnell; die Temperatur war nach 24 Stunden normal; die Blutvergiftung verschwand und es kam zu reichlicher Absonderung aus dem Daumen. Nach einer Woche waren die gesamte Erkrankung verschwunden, es kam weder zu einer Versteifung von Muskeln noch zu einem Verlust der Funktionsfähigkeit."

Bei schwer heilenden und chronisch eiternden Wunden besonders der Füße kann man auf folgende Mittel zurückgreifen:

- **Silicea** (10 M *Korsakow*, einmalige Gabe). Besonders angezeigt bei abgestorben aussehendem Gewebe und chronisch offenen Eiterwunden. Auch bei Verletzungen der Finger durch spitze Gegenstände und Nägel, mit Infektionen und Nagelgeschwüren. Bei traumatischen Nagelgeschwüren läßt sich ebenfalls denken an:
- **Ledum** (C 200 oder *Korsakow*, einmalige Gabe). *Ledum* ist das spezifische Mittel bei Verletzungen, die sich kalt anfühlen, stark schmerzen, örtliche Wärme nicht vertragen und bei kalten Anwendungen Besserung zeigen. Angezeigt

(19) Shepherd D., *Homoeopathy for the First-Aider*, Saffron Walden: Health Science Press 1953, S. 16.

bei besorgniserregend aussehenden Wunden mit Neigung zur Gangrän (Wundbrand).

## Wunden durch Stichwaffen und chirurgische Eingriffe

Zur Behandlung der heftigen Schmerzen bei Wunden durch Glas, Messer, oder Skalpellschnitte hat sich *Staphysagria* als eines der nützlichsten Mittel bewährt:

- **Staphysagria** (C 30, alle 4-6 Stunden, 2 Tage lang). Über die örtliche Wundbehandlung hinaus (siehe die Abschnitte zu *Calendula* und *Hypericum*), ist *Staphysagria* bei Schnittwunden durch scharfkantige Gegenstände und Materialien wie Glas, Blech (Dosenränder) oder den Wunden aus chirurgischen Eingriffen an Körperstellen mit sehr empfindlicher Haut einzusetzen, besonders wenn die Schmerzen auch nach dem Nähen fortbestehen.

**Bei tiefen Wunden ist ein Arzt zu Rate zu ziehen! Er allein kann beurteilen, ob auch Sehnen, Nerven oder Gefäße in Mitleidenschaft gezogen wurden.** !

## Amputationen und Schmerzen nach der Amputation

- **Calendula officinalis:** 1%ige Lösung (örtlich) bzw. C 30 (unter die Zunge gelegt), als Erste-Hilfe- und Vorbeugemaßnahme gegen neuralgische Beschwerden wie sie nach traumatischen oder chirurgischen Amputationen eintreten können.
- **Hypericum:** 1%ige Lösung (örtlich) bzw. C 30 (unter die Zunge gelegt), alle 1-4 Stunden, 1-2 Tage lang. *Hypericum* unmittelbar nach der Amputation verabreichen - das lindert die starken Schmerzen, die durch die Reizung der Nervenenden ausgelöst werden. Diese Schmerzen sind äußerst schwer zu kontrollieren und können bis zum sogenannten Phantomschmerz führen [bei dem der Patient paradoxerweise Schmerzen am bereits amputierten Körperteil empfindet].

- **Allium cepa** (C 30, alle 3-6 Stunden, 2-3 Tage lang). *Allium cepa* gibt man bei traumatischen Nervenentzündungen nach Amputationen, die mit anhaltend heftigen und kräftezehrenden Schmerzen einhergehen.
- **Phosphoricum acidum** (C 30, alle 3-6 Stunden, 2-3 Tage lang). Amputationsschmerzen, die gut auf *Phosphoricumum acidum* ansprechen, bessern sich bei tiefem Einatmen und betreffen eher die äußere Schutzhülle des Knochens (Knochenhaut) als die Nerven. Die Schmerzen sind sehr heftig und konkret, „wie Schaben mit einem Messer auf der Knochenhaut aller Knochen“[20].
- **Staphysagria** (C 30, alle 3-6 Stunden, 2-3 Tage lang). Bereits erwähnt für die Behandlung von Schmerzen durch chirurgische Eingriffe oder sehr scharfkantige Gegenstände, die von großer Empfindlichkeit begleitet sind.
- Schließlich läßt sich auch noch an ein Mittel denken, das bei Neuralgien nach der Amputation eines Körpergliedes oder Phantomschmerzen (siehe oben, *Hypericum*) angezeigt ist: **Asa foetida** (C 30, alle 3-6 Stunden, 2-3 Tage lang). Besonders geeignet für sehr nervöse und sensible Patienten mit Neigung zu hysterischen Reaktionen und Komplikationen im Bereich der Knochen: Entzündungen des Knochenmarks, heftige Eiterungen und Hautreizungen, mit nachts auftretenden Schmerzen wie sie für Beschwerden tief im Knocheninneren typisch sind.

### Stichwunden und tiefe Wunden

Verletzungen durch Nägel, Nadeln, Dorne, Messer und andere spitze Gegenstände (hierzu zählen auch Tierbisse von Hund, Fuchs, Wolf, Pferd, Katze oder Ratte) weisen kleinflächige, oft harmlos wirkende Einstichstellen auf, können aber bis tief ins Gewebe reichen und dorthin Keime tragen, die zu schweren (anaeroben) Infektionen mit Wundbrand oder sogar Tetanus (Wundstarrkrampf) führen können.

(20) Clarke, J. H., *Der Neue Clarke*, Bielefeld, 1994, Bd. 7, S. 4177.

**Die Möglichkeit, daß auch innere Organe oder tiefliegende Blutgefäße verletzt worden sein könnten, macht eine Kontrolle durch einen Facharzt nötig!** **!**

Als Ergänzung zur chirugischen Wundversorgung sind die homöopathischen Mittel *Ledum*, *Hypericum*, *Apis* und *Nitricum acidum* angezeigt.

- **Ledum** (C 30, alle 3-4 Stunden während der ersten 12-24 Stunden. Danach je nach Verlauf bis zu drei Tage lang alle 8 Stunden. *Ledum* ist angezeigt bei Verletzungen mit kalter und geschwollener Haut, die sich bei Wärmeeinwirkung verschlechtern und sich bei kalten Anwendungen und in Berührung mit kühler Luft bessern. Die entsprechenden Wunden haben eine dunkle Färbung; die Schmerzen können ins Innere des betroffenen Körperteils abstrahlen.
- **Hypericum** C 30: Dosierung wie oben (*Ledum*). Wenn die Verletzung wesentlich schmerzhafter und berührungsempfindlicher wird als die Wunde rein äußerlich vermuten läßt (*Ledum* ist nicht so extrem empfindlich wie *Hypericum*) und sich bei Einwirkung kalter Luft verschlechtert.

  Pierre Schmidt (*Athletic Injuries*[21]) berichtet von einem Zahnarzt, der eine sehr schmerzhafte Neuritis erlitt, nachdem er sich mit einem seiner Instrumente in die Fingerspitze gestochen hatte. Mit *Hypericum* trat Besserung ein.

  „Er hatte eine schmerzhafte Neuritis, gegen die nichts half. Eine Gabe *Hypericum* reichte aus!... Sind die Fingerspitzen abgeschürft und schmerzen die Nervenbahnen, geben wir eine Gabe *Hypericum* XM, oder noch besser ein paar Tage lang morgens und abends eine Gabe C 30. Wenn das Nervensystem in Mitleidenschaft gezogen ist, haben höhere Potenzen den beste Erfolg."

  Einen anderen Fall schildert Prof. Dr. J. M. García von der Acadèmia Medico Homeopática in Barcelona:[22]

(21) Schmidt, P. Athletic Injuries, *Hahnemanian Homoeopathic Sandesh* 1988; 12: 115 u. 117.

„Ich trat einmal auf einen Seeigel. Zehn Stacheln konnten entfernt werden, weitere acht waren noch tiefer im Gewebe vorhanden. Tags darauf erwachte ich mit einem Kribbeln vom rechten Unterarm bis zu den Fingerspitzen. Es hielt mehrere Stunden an und verlagerte sich dann auf die rechte Hand. Ich nahm nun in Abständen von zwei Stunden drei Gaben *Hypericum* C 30 ein. Sieben Stunden nach der ersten Gabe ist das Kribbeln völlig verschwunden, gleichzeitig besserten sich die ursprünglichen Beschwerden in der Fußsohle. Sechs Tage danach nehme ich eine Einzelgabe *Silicea* C 30: die Stacheln kamen dann zusammen mit Abszessen - eine normale Begleitreaktion - zum Vorschein. Nach Entfernung der Verwachsungen lassen sich die Stacheln herausziehen, wobei es zu einer Absonderung kommt, die nach ranzigem Käse riecht; damit waren sämtliche Beschwerden vorüber."

Dieser Fall zeigt die Charakteristiken und positiven Eigenschaften von *Silicea* (zur Entfernung von Fremdkörpern aus dem Gewebe) und *Hypericum* (bei Nervenschmerzen nach tiefgehenden Stichverletzungen) sowie ein Reflexsymptom des Nervensystems, nämlich das Auftauchen eines kribbelnden Gefühls im rechten Arm nach einer Stichverletzung der Fußsohle, welches sich gerade durch *Hypericum* heilen läßt.

Die Verabreichung von *Hypericum* und *Ledum* kann der Entstehung einer Tetanusinfektion vorbeugen, da sie positiv auf die Immunität von Körpersäften und Zellen im verletzten Bereich einwirkt.

Bei tiefgehenden Wunden läßt sich auch an zwei weitere Mittel denken, nämlich *Apis* und *Nitricum acidum* (in der üblichen Dosierung).

- **Apis mellifica:** Wenn die Wunde schmerzhaft ist, sticht, ödematös angeschwollen, heiß und gerötet ist und bei kalten Anwendungen Besserung eintritt.
- **Nitricum acidum:** Bei Verletzungen durch Schußwaffen, Messerstichen, Splitter- oder sehr tiefgehende Wunden,

(22) Persönliche Mitteilung von Prof. Josep María García von der Academia Médico Homeopática in Barcelona.

die mit stechendem Schmerz einhergehen, intensiv bluten und nur allmählich vernarben.

An dieser Stelle sei auch auf die in der Materia Medica beschriebenen Arzneien verwiesen (siehe S. 328 ff.). Zur Auswahl des geeignetsten Mittels ist der Zustand der Wunde und neben den beschriebenen Symptomen auch die Konstitution des Patienten zu berücksichtigen.

## Risse in den Brustwarzen

Diese in der Stillzeit so häufig auftretenden Beschwerden können so unangenehm und schmerzhaft werden, daß ein Weiterstillen des Kindes vorläufig unmöglich ist. Sie verlangen eine spezifische Behandlung; in erster Linie sind konstitutionelle Mittel wie *Graphites*, *Causticum*, *Silicea* und *Sulphur* in Betracht zu ziehen. Andere Mittel wie *Castor equi*, *Phytolacca* und *Rathania* sind zwar nicht konstitutionell, können je nach momentaner Symptomenlage aber ebenfalls angezeigt sein.

- **Calendula officinalis** (lokal: 1%ige Lösung; unter der Zunge gelegt: C 15-30): Beginnen wir mit *Calendula*, das sich als Antiseptikum und Vernarbungsmittel generell bei allen Verletzungen anwenden läßt. Es lindert die Schmerzen und hilft bei der Vernarbung der Hautrisse, vor allem wenn diese zu Eiterung neigen.
- **Castor equi:** Eines der meistverwendeten Mittel zur Behandlung von Rissen in Brustwarzen sowie bei komplizierteren Verletzungen (Geschwürsbildung). Verletzungen, die gut auf *Castor* ansprechen, sind sehr schmerzhaft, die Brustwarzen sind so empfindlich, daß selbst ein sanftes Reiben am Stoff als unangenehm empfunden wird. Die Brustwarzen eitern und bluten leicht. Der Warzenhof ist gerötet, die Brüste entzündet und sie schmerzen bei ruckartigen Bewegungen, z.B. beim Treppensteigen. Die genannten Beschwerden können von heftigem, fast unerträglichem Jucken begleitet sein.

- **Graphites:** Das Mittel für Risse in der Haut und den Brustwarzen mit Ekzem, die ein gelbliches, dickflüssiges und klebriges Eitersekret absondern. *Graphites* hat ein breites Anwendungsspektrum, tiefe und konstitutionelle Wirkung und paßt gut bei fettleibigen, kälteempfindlichen Personen mit Neigung zu Verstopfung. Die Risse selbst sind ebenfalls schmerzhaft und können von kleinen Bläschen voll beißender Eiterflüssigkeit umgeben sein. Es besteht Neigung zur Verstopfung und Verhärtung der Warzendrüsen, mit stark verhärteten Narben nach Abszeßbildung an den Brustwarzen.
- **Phytolacca:** Das Mittel bei Drüsenentzündungen, angezeigt bei Mandel- und Brustdrüsenentzündung (Mastitis) und auch geeignet bei besonders schmerzhaften Rissen in den Brustwarzen mit folgender besonderer Symptomatik: Wenn das Kind trinkt, strahlt der Schmerz der Brustwarze auf den übrigen Körper aus. Kann ebenfalls angezeigt sein bei Mastitis und von Abszessen begleiteten Entzündungen der Brust, mit und ohne Rißbildung, aber entzündeten, verhärteten und stark schmerzenden Brüsten. Diese sind dann so empfindlich, daß die ruckartigen Bewegungen beim Treppensteigen unerträglich werden.
- **Rathania peruviana:** Angezeigt bei sehr schmerzhaften Rissen in den Brustwarzen in der Stillzeit, die mit Rissen im After oder Hämorrhoiden einhergehen, mit heftigen Schmerzen im Rektum oder im After während der Darmentleerung, so als befänden sich dort Glassplitter; Schmerzen und Brennen lassen auch Stunden später nicht nach, gleichgültig ob der Stuhl hart oder weich war.

Schließlich beschreiben wir noch die differenziellen Symptome dreier konstitutioneller Mittel, die bei Rissen in den Brustwarzen angezeigt sein können: *Causticum*, *Silicea* und *Sulphur*.

- **Causticum:** Risse und Abschürfungen der Brustwarzen, die begleitet sind von Jucken oder Brennen und dem Gefühl, das Fleisch würde bloßliegen, so als würde Alkohol darübergegossen. Angezeigt bei unruhigen, nervösen, schüchternen und zu Ängstlichkeit neigenden Patientinnen (sie haben Angst vor Hunden, vor der Dunkelheit, vor irgendwelchen Unglücksfällen), die ausgeprägtes Mitleid haben, empfänglich für die Nöte ihrer Mitmenschen sind und bei geringfügigem Anlaß leicht in Tränen ausbrechen. Körperlich können sie zu örtlichen Lähmungserscheinungen (Heiserkeit, Schluckbeschwerden, Zunge, Augenlider, Gesicht, Blase und Extremitäten) sowie Warzenbildung neigen.

- **Silicea:** Wenn die Risse und Hautabschürfungen zu Geschwürsbildung und zu Abszessen um die Brustwarze herum oder auf der Brust neigen, bei denen sich sogar Fisteln bilden können. Die Brüste können die für eine fibrozystische Mastopathie typischen harten Knötchen aufweisen. Bei schüchternen, übergenauen, perfektionistischen, unsicheren, jedoch sehr beharrlichen und starrsinnigen Patientinnen mit empfindlicher und nervöser Konstitution und Neigung zu Verstopfung; Hände und Füße können in beklemmenden Situationen, Augenblicken der Verlegenheit und beim Reden in der Öffentlichkeit heftig schwitzen; schlechte Nägel (brüchig, splittern in Schichten ab, mit weißen Flecken).
- In Fällen, in denen *Silicea* angemessen erscheint, ist auch an ein anderes Mittel zu denken, **Fluoricum acidum**, das *Silicea* in seiner Wirkung auf Haut, Nägel und Knochen sehr ähnelt, sich aber in mancher Hinsicht von ihm unterscheidet. Im Gegensatz zu *Silicea* bessert sich *Fluoricum acidum* bei kalten Anwendungen und Bewegung an der frischen Luft so deutlich, daß es in der Materia Medica heißt: „ein ständiges, unwiderstehliches Verlangen, im Freien zu gehen; es ermüdet nicht.“[23] Angezeigt bei schwachen, ausgezehrten und abgemagerten Konstitutionen mit Neigung zu Fisteln sowie breiten, wieder aufbre-

(23) Clarke, J. H., *Der Neue Clarke*, Bielefeld, 1992, Bd. 4, S. 1965.

chenden Narben und schadhaftem Zahnschmelz. Die Frauen können nach außen hin zufrieden, frei von Ängsten und selbstbewußt wirken, der eigenen Familie aber gleichgültig gegenüberstehen; ein von Angstschweiß begleiteter Zustand der Unruhe und Gedächtnisprobleme können folgen.

- **Sulphur:** Brennende und stechende Schmerzen der Risse, vor allem nach dem Stillen, die von heftigem Jucken begleitet sind. Nach dem Stillen sticht und brennt die Brustwarze. Die Risse können von einer Entzündung der Brust begleitet sein, vor allem von Erysipel [Wundrose], bei der sich rote Striche auf der Brustwarze bilden; das Brustgewebe fühlt sich hart und heiß an, die Schmerzen sind stechend. Das Erysipel ist eine Infektionskrankheit, die von einem Keim mit besonderer Tendenz zur Ausbildung von Hautinfektionen und -abszessen ausgelöst wird, dem *Streptocomlus pyrogenes*. *Sulphur* ist angezeigt bei Frauen mit hitziger Konstitution, Neigung zum Schwitzen und zu starkem Durst sowie heftig juckenden Hautausschlägen mit Blutandrang und brennendem Gefühl; besonders angezeigt bei verzögerter Genesung mit Rückfällen.

### Vorbeugende Maßnahmen gegen Wundstarrkrampf

1. Die Vorbeugung gegen Wundstarrkrampf beginnt mit einem sorgfältigen Reinigen der Wunde. Auf ein umfassende und gründliche ärztliche Versorgung von komplizierten, verschmutzten Wunden mit abgestorbenem Gewebe ist unbedingt zu achten. Wie bereits im Abschnitt über Stichwunden erwähnt, kann die Infektion tief im Wundinneren liegen und schwer zugänglich sein.
2. Zur Vorbeugung von Wundstarrkrampf lassen sich von homöopathischer Seite folgende Mittel anwenden:

- **Calendula officinalis:** 1%ige Lösung (örtlich) nach der Wundreinigung, zusammen mit:
- **Arnica 10 M:** Dem Verletzten gleich nach dem Unfall als einmalige Gabe eingeben.

- **Ledum C 200** oder **Hypericum C 200:** danach verabreichen, je nach Art der Verletzung und Verlauf (beschrieben im Abschnitt über Stich- und sehr schmerzhafte Wunden).
- **Tetanotoxin 1 M**, nach einem Vorschlag von Dr. Pierre Schmidt[24]. *Tetanotoxin* ist das isopathische Antidot zu Tetanus und wird aus dem Tetanusgift gewonnen (siehe Materia Medica).
- **Magnesia phosphorica** wurde von Grimmer[25,26] als Spezifikum zur Vorbeugung und Behandlung der Nebenwirkungen von Tetanus als Impfstoff vorgeschlagen.
- In Anbetracht des Risikos, das diese Infektion in sich birgt, sowie der Wirksamkeit der passiven Immunisierung gegen Tetanus, besteht kein Zweifel am prophylaktischen Wert des Immunoglobulins gegen Tetanusinfektionen. Bei auffällig wirkenden Wunden ist also über die beschriebenen homöopathischen Mittel hinaus die Verabreichung von Immunoglobulin anzuraten.
- Angesichts des derzeitigen Kenntnisstandes und wegen mangelnder Daten zur Beurteilung der Nützlichkeit von *Tetanotoxin* bei der Langzeitprohylaxe der Infektion und bei Komplikationen im Krankheitsverlauf ist die *Tetanus-Schutzimpfung* besonders solchen Personen anzuraten, die aufgrund ihrer beruflichen Tätigkeit oder als Ausübende von Risikosportarten besonders verletzungsgefährdet sind.
- Eine homöopathische Vorbeugung mit **Ledum** und **Hypericum** kann äußerst nützlich sein, wenn z.B. bei Expeditionen oder Unfällen in großer Entfernung vom nächsten Krankenhaus kein Immunoglobin in der Notfallapotheke als Tetanusschutz zur Verfügung steht. Hier ein

(24) Schmidt, P., Homoeopathic Prophylaxis. *J Hom Med 1959*; 1:5.
(25) Grimmer, A.H., Homoeopathic Prophylaxis. *Hom.* 1954, in Currim, A. N. (ed.), *The Collected Works of Arthur Hill Grimmer M.D.*, Norwalk CT: Hahnemann International Institute, 1996.
(26) Grimmer, A.H., Homoeopathic Prophylaxis. *50 Mill.* 1970; 2: 207, in Currim, ebd.

Blick auf eine Reihe von Fällen, in denen Tetanus mit homöpathischen Mitteln behandelt wurde. YINGLING[27] schildert folgenden Fall:

„A. J. M., 38 Jahre, trieb sich einen rostigen Nagel nahe dem Boden des Rists durch den linken Fuß, wobei der Nagel an der Innenseite des Fußes herausschaute, ohne durch den Knochen gegangen zu sein. Dies geschah um 17 Uhr. Um 20 Uhr bekam *Yingling* folgenden Bericht: Wenige Augenblicke nach dem Unfall spürte der Patient versteifende Schmerzen im Fuß, die den Oberschenkel hinaufliefen und rapide an Heftigkeit zunahmen. Große Frostigkeit mit Zähneklappern folgte. Der Unterkiefer wurde etwas steif; allgeimeines Frösteln; der Hals fühlte sich steif; „kann es bald nicht mehr aushalten". Dem Patienten wurde *Ledum* 3 x geschickt, und von der ersten Gabe an kam es zu rapider Verbesserung. Außerdem wurde eine Kompresse mit *Calendula* 3 x angelegt und dadurch offensichtlich eine Anfall von Tetanus verhindert."

W. J. GUERNSEY berichtet folgenden Fall:[28]

„Ein neunjähriger Knabe wurde von einer als Haustier gehaltenen Ratte in den Zeigefinger der linken Hand gebissen. Dabei wurde zunächst nichts besonderes beobachtet, doch einige Zeit danach wurde er krank; und als Dr. Guernsey gerufen wurde, war sein Zustand alarmierend. Der Knabe konnte nur mit großen Schwierigkeiten reden; der Kiefer war fest geschlossen; bei Bewußtsein; der Hals war so steif, daß der Kopf kaum bewegt werden konnte. *Die Empfindlichkeit um die Wunde herum war größer, als man nach ihrem Aussehen vermutet hätte.* Demzufolge zog man *Hypericum Ledum* vor. Es wurde um 20 Uhr in der 500. Potenz in Wasser gelöst gegeben; anfangs alle 15 Minuten; später alle zwei Stunden. Um 3 Uhr kam es zur Besserung, er schlief ein und war am nächsten Morgen praktisch genesen."

HERING erwähnt folgenden Fall:

„Eine 40-jährige Frau trat auf ein Nadelheftchen, wobei sich einige Nadeln ziemlich tief in die rechte Fußsohle hineinbohrten.

(27) Clarke, J. H., *Der Neue Clarke*, Bielefeld, 1992, Bd. 5, S. 2915.
(28) Clarke, J. H., *Der Neue Clarke*, Bielefeld, 1992, Bd. 4, S. 2320.

Symptome von Wundstarrkrampf. Danach heftige Schmerzen; Zehen starr, Sprunggelenk steif, Frost am Rücken; Schmerzen laufen das Bein hinauf, durch das Rückgrat hinauf zu Hals und Gesicht; Die Muskeln des Halses und des Kiefers werden ebenfalls steif."[29] (Den weiteren Verlauf und die verwendeten Gaben erwähnt der Autor nicht.)

## Vorsicht Wundbrand!

Besondere Vorsicht ist geboten bei Schußwunden, Rißwunden und komplizierten Frakturen, die ein hohes Infektionsrisiko mit sich bringen und bei denen das Gewebe zerstört wird, abstirbt und die für Wundbrand (Gangrän) typische grau-bläuliche Farbe aufweist.

**Diese Wunden müssen von einem Facharzt, möglichst in einem Krankenhaus, behandelt werden!** !

Wie bereits an anderer Stelle erwähnt, erfolgt die örtliche Versorgung stark septischer Wunden durch:

- **Hypericum:** oral (C 30) und örtlich (1%ige Lösung). Treten Komplikationen mit Gangrän auf, muß auch eine innerliche Einnahme erfolgen, die von *Hypericum* bis zu folgenden Mitteln reichen kann:
- **Lachesis** (C 30, alle 4 Stunden, je nach Verlauf). Angezeigt bei Infektionen, die sich unterhalb der Hautoberfläche weiterentwickeln und bei denen Zyanose [Blausucht] der Haut auftritt. Gangrän oder Karbunkel (Milzbrand) durch Blutvergiftung. Milzbrand ist eine Infektionskrankheit, die bei Tieren vorkommt (v.a. Rindern und Schafen), aber auf den Menschen übertragen werden kann; ihr Erreger ist der *Bacillus anthracis*. Auch bei der traumatischen Gangrän; hier gibt *Lachesis* den abgestorben wirkenden Körperstellen ihre Vitalität zurück und stellt den Blutkreislauf ohne Gewebeveränderungen wieder her. HERING[30] be-

(29) Hering, C., *The Guiding Symptoms of Our Materia Medica*, Philadelphia, 1888, Vol. 6, S. 130 f.

richtet folgende Fälle von Heilung einer Gangrän durch Einsatz von *Lachesis*:

„Zehn Tage nach einer Schußwunde Gangrän an der Hand. - Am fünften Tag nach einer Verletzung durch eine explodierende Pistole. Durch eine Sektionswunde im Finger ist dieser sehr stark angeschwollen, Hand und Unterarm sind stark geschwollen und ödematös; es erstreckte sich eine harte, rote Linie vom Handgelenk zur Achsel; Achseldrüsen geschwollen; Arm und Hand sehr schmerzhaft; die ganze linke Seite ist teilweise gelähmt; extreme Kraftlosigkeit; nachts Delirium mit Schwäche und Murmeln; ausgeprägte Verschlechterung beim Erwachen; es bildeten sich Abszessen unter dem Fasergewebe von Finger und Hand. - Hundebiß (sieben Fälle); bei zwei erwachsenen Männern, die Alkohol tranken, kam es über zwei Jahre hinweg in Abständen von ein paar Wochen zu Schaudern und Hitzewallungen. - Nach einem komplizierten Beinbruch bildeten sich sechs oder acht pfenniggroße gangränöse Stellen, die sich alle durch eine schwarze Blase gekennzeichnet waren, die aufplatzte und kreisförmige gangränöse Stellen offenlegte; die Haut sieht livide aus; Delirium beim Schließen der Augen; Verschlimmerung nach dem Einschlafen."

- Neben einigen anderen ist bei Komplikationen mit Gangrän an folgende, auch für andere Zwecke einsetzbare Mittel zu denken: **Arsenicum**, **Calendula**, **Carbolicum acidum**, **Crotalus horridus** und **Pyrogenium** (siehe Materia medica). Zur Behandlung von Infektionen durch intravenöse Katheter wurde *Pyrogenium* vorgeschlagen und erfolgreich eingesetzt (Eizayaga, Minotti[31]).

### Komplikationen bei der Narbenheilung

- **Wieder aufbrechende Narben:** Je nach Konstitution und Begleitsymptomen als Mittel erster Wahl *Phosphorus* oder *Silicea* verabreichen; in Frage kommen aber auch *Borax*,

(30) Hering, C., *The Guiding Symptoms of Our Materia Medica*, Philadelphia, 1888, Vol. 6: S. 636
(31) Minotti, A.O., *Traumatismos, heridas, complicaciones y secuelas*, Buenos Aires: Albatros 1990, S. 49.

*Carbo animalis*, *Causticum*, *Crotalus horridus*, *Graphites*, *Iodium*, *Lachesis* und *Natrium muriaticum.*

- **Eingesenkte, tiefliegende Narben:** Hier ist vorzugsweise *Kalium bichromicum* einzusetzen.
- **Verhärtete Narben:** *Graphites* verabreichen und je nach Verlauf auch die zur Behandlung übermäßig vergrößerter Narben in Frage kommenden Mittel in Betracht ziehen: *Calcarea fluorica* und *Fluoricum acidum.*
- **Juckende Narben:** *Fluoricum acidum* oder *Iodium.*
- **Schmerzhafte Narben:** Eines der Hauptmittel bei schmerzhaften und empfindlichen Narben ist *Silicea*; dann folgen *Carbolicum acidum*, *Hypericum*, *Lachesis*, *Magnesia muriatica*, *Natrium muriaticum* und *Nitricum acidum.* Letzteres (*Nit-ac.*) ist speziell bei Beschwerden durch Wetterwechsel angezeigt.
- **Bei juckenden und brennenden Narben** läßt sich an Mittel wie *Carbo animalis* und *Graphites* denken.
- **Gerötete Narben** behandelt man mit *Lachesis* sowie *Fluoricum acidum*, *Mercurius* und *Sulphuricum acidum.*
- **Wulstnarben (Keloide):** Diese Beschwerden treten auf, wenn die Narbe sich über ihre ursprüngliche Größe hinaus vergrößert und wulstige Form annimmt; das Gewebe ist gleichzeitig hart und empfindlich, die Farbe ist in der Regel heller als die der übrigen Haut. Die körperlichen Beschwerden sind entsprechend; je nach Lage der Narbe kann damit auch ein ästhetisches Unbehagen einhergehen.

  Als erstes ist hier an **Graphites** zu denken; ein Charakteristikum dieses Mittels ist seine höhere Eignung zur Behandlung aufspringender, schlecht heilender und sich aufgrund von hartem Bindegewebe stark vergrößernder Narben. Danach läßt sich auch an **Fluoricum acidum, Nitricum acidum** und **Silicea** denken (siehe hierzu Materia medica).

# 1. 3. Traumatische Blutungen

## Versorgung kleinerer Blutungen

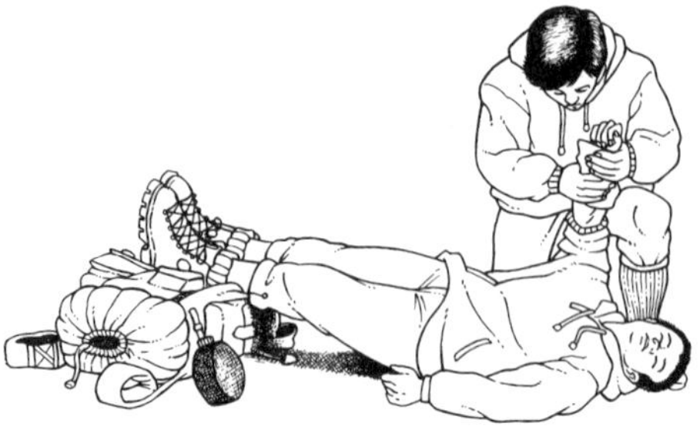

Bei anhaltendem Bluten aus einer oberflächlichen Wunde ist ein breiter Kompressenverband aus steriler Gaze mit gut anliegenden Binden für gewöhnlich ausreichend. Das Auftragen von *Calendula*-Tinktur (falls vorhanden) beschleunigt die Wundheilung zusätzlich.

- **Calendula** (Tinktur in 60%igem Alkohol): eine kaum bekannte, aber erstaunlich wirksame Methode zum Stillen von Blutungen bei traumatischen Verletzungen besteht ganz einfach im Auftragen von ein paar Tropfen Urtinktur *Calendula* auf die blutende Stelle. Damit kann man auch Zahnfleischbluten nach Zahnextraktionen gut Einhalt gebieten. Hier ein paar Fälle aus der Praxis von SHEPHERD[32,33]:

„Ein Bauarbeiter, der in der Nähe unseres Krankenhauses bei Abrißarbeiten tätig war, kam mit einer Kapillarblutung des Handrückens zu uns. Er hatte sich die Haut an einem Stein abgeschürft. Seine Kollegen hatten ohne die geringste Wirkung als übliche Erste-Hilfe-Maßnahme eine halbe Stunde lang eine örtlichen Kompresse angelegt. Der Verband war jedesmal sofort blutdurchtränkt, obwohl man dick Watte und Binden aufgelegt

(32) Shepherd, D., *Homoeopathy for the First-Aider*, Saffron Walden: Health Science Press 1953, S. 31.
(33) ebd. S. 31-32.

hatte. Als man den Patienten schließlich zu mir ins Behandlungszimmer brachte, griff ich nach der Flasche mit *Calendula*-Tinktur und sah zu meiner Bestürzung, daß sie bis auf wenige kleine Tropfen leer war. Diese kostbaren Tropfen träufelte ich über den blutenden Handrücken und hoffte und betete, daß dies ausreichen würde. Die Wirkung trat sofort ein. Wie durch einen Zauberspruch kam die Blutung zum Stillstand. Ich beobachtete etwa zehn Minuten, und da kein Blut mehr heraustrat, legte ich einen festen, trockenen Verband über der wunden Stelle an, den ich mit Bandagen fixierte. Es kam zu keinen weiteren Problemen. Seitdem verwendet das Pflegepersonal bei allen Fällen von äußeren Blutungen immer reine *Calendula*-Tinktur und es wirkt immer."

„Eines Tages kam ein Junge mit einer stark blutenden, großen, dreieckigen Schnittwunde an einem Fingerrücken. Verschiedene Personen hatten eine Stunde lang versucht, die Blutung zu stoppen, aber ohne jeden Erfolg. Er sah blaß und erschrocken aus. Die Schwester versuchte ihm Mut zu machen, indem sie ihm versicherte, sie könne die Blutung sofort zum Stillstand bringen, er solle sich einfach das Wunder anschauen. Sie tupfte reines *Calendula* auf, nur ein oder zwei Tropfen. Der Junge schaute darauf und konnte seinen Augen kaum glauben, als - hoppla - die Blutung aufhörte... Dann legte sie einen *trockenen* Gazeverband an und bandagierte den Finger fest. Als ich mir die Wunde am nächsten Tag ansah, war sie völlig geheilt; es waren keine Anzeichen einer starken Blutung oder einer Sepsis zu erkennen und gab keine weiteren Probleme."

Neben *Calendula* sollte man auch andere Mittel zur Versorgung stark blutender Wunden oder schwer gerinnbarer Blutungen der Körperöffnungen kennen, ob deren Ursache traumatischer Natur ist oder nicht. *Millefolium* und *Ficus religiosa* sind solche Mittel; wenig bekannt, aber hochwirksam bei Blutungen.

- **Millefolium:** Diese Pflanze gehört wie auch *Arnica*, *Calendula* und *Bellis perennis* zu den Korbblütlern und entfaltet ihre Heilwirkung auch bei Wunden, Quetschungen und Zerrungen, vor allem aber bei stark blutenden Wunden mit flüssigem und kräftig rotem Blut. Die Blutung kann nach anstrengenden körperlichen Tätigkeiten, einem Trauma oder schwerem Heben eintreten. Die Behandlung erfolgt oral und muß in kurzen Abständen wiederholt werden (C 15-30, während der ersten Stunde alle 15-20 Minuten). Besonders angezeigt bei älteren und atonischen Patienten, Frauen und Kindern.

- **Ficus religiosa:** Dieses Mittel wurde von Dr. Sarat Chandra aus Midnapur eingeführt und erprobt, der entdeckte, daß es verschiedene Arten von Blutungen auszulösen und zu heilen vermochte: Nasenbluten, blutende Hämorrhoiden, Blutbrechen (Hämatemesis) sowie Ruhr (bei der mit Blut, Schleim und Eiter vermischter Durchfall auftritt). Nach Aussage von Vijnovsky[34] ist *Ficus* sehr gut geeignet, um Blutungen zu stillen, besonders bei:

  „Blutungen mit kräftig rotem Blut, bei denen die Wirkung [von *Ficus*] schon fast an Magie grenzt und in vielen Fällen schlagartig eintritt, besonders bei Blutungen der Körperöffnungen. Die Dosierung erfolgt tropfenweise (1-5) als Tinktur oder potenziert in der 3 D. Wurde bei stark blutenden Wunden in örtlicher Anwendung ebenfalls mit Erfolg eingesetzt."

- Andere Mittel wie **Bothrops** und **Crotalus horridus** (beide aus Schlangengift gewonnen) sind bei Organblutungen angezeigt; diese Mittel sind bei Blutern von besonderer Bedeutung, werden hier aber nicht besprochen, da wir uns im Rahmen dieses Buches auf die traumatischen Blutungen beschränken wollen.

## Zahnfleischbluten

(Siehe auch Abschnitt „Verletzungen der Zähne" S. 78ff.)

- **Calendula:** 1%ige Lösung (Mundspülungen) oder in alkoholischer Tinktur (örtlich). Tropfenweise auf die Wunde aufgetragen oder in 2%iger Spülung angewandt (10 Trop-

(34) Vijnovsky, B., *Tratamiento homeopático de las afecciones y enfermedades agudas*, Buenos Aires, 1979, S. 112.

fen auf 50 ml Wasser), kann unverdünnte *Calendula*-Tinktur durch Zahnextraktion hervorgerufene Blutungen, bei denen örtliche Kompressen keine Wirkung mehr zeigen, erstaunlich rasch zum Stillstand bringen.

- **Phosphorus** (C 30, 1-2 Gaben innerhalb 30 Minuten). Unter die Zunge gelegt, ist *Phosphorus* eines der wichtigsten blutstillenden Mittel; bei anhaltend heftigen, schwer stillbaren Blutungen mit rot glänzendem Blut.

Bei heftigen Blutungen nach Zahnextraktionen kann darüber hinaus auch die Anwendung anderer Mittel wie *Arnica* und *Lachesis* sowie *Hamamelis, Kreosotum* und *Millefolium* erwogen werden.

- **Arnica:** Nach besonders traumatischen und schmerzhaften Zahnextraktionen.
- **Lachesis:** Wenn die Wunde ohne übermäßig großes Trauma anhaltend heftig und unstillbar blutet, das Blut im Gegensatz zu *Phosphorus* jedoch venös und dunkel ist (vor allem wenn die Konstitution des Patienten dies noch begünstigt).
- **Hamamelis:** Bei passiver Blutung mit venösem, dunklem, wäßrig aussehendem und nicht gerinnungsfähigem Blut, bei älteren, geschwächten und kraftlos wirkenden Patienten. Sowie schließlich
- **Kreosotum:** Wenn bei kleinen Wunden heftige Blutungen eintreten, mit Neigung zu Fäulnis und Reizung der umliegenden Schleimhaut, Brennen und üblem Geruch.
- **Millefolium:** Bei Blutungen mit flüssigem, kräftig rotem Blut, die spontan, durch Traumata oder Zahnextraktionen auftreten. Auch geeignet zur Vorbeugung von Blutungen, nicht nur bei Zahnextraktionen, sondern auch vor Entbindungen oder chirurgischen Eingriffen.

### Nasenbluten

Zu den nützlichsten Mitteln gehören:

- **Calendula** (in örtlicher Anwendung auf den Verbandmull geträufelt), für Druckverbände, zusammen mit:

- **Phosphorus** (C 30, alle 5 Minuten bis zum Stillstand der Blutung). Bei häufigem und starkem Nasenbluten mit kräftig rotem Blut, das von heftigem Schwitzen begleitet ist; bei körperlicher Anstrengung; frühmorgens; bei großen schlanken Mädchen vor der Pubertät; häufig beim Schneuzen; aber auch:
- **Vipera** (C 30, alle 5 Minuten bis zum Stillstand der Blutung). Bei sehr flüssigem Nasenbluten, das regelmäßig wiederkehrt, stoppt es selbst hartnäckigste Blutungen.
- **Arnica** (C 30, 1-2 Gaben innerhalb von 10 Minuten): Gut geeignet für traumatische Blutungen, nach Schlägen auf die Nase, heftigem Schneuzen oder zu kraftvollem Aufdrücken beim Waschen des Gesichts mit kaltem Wasser.
- **Ferrum phosphoricum:** Ein paar Tropfen C 6 in physiologischem Kochsalzlösung aufgelöst (2-3 Globuli auf 50 ml), zusammen mit einer oralen Gabe C 30.
  Wenn die Blutung durch die vorgenannten Mittel nicht zu beseitigen ist sowie bei Nasenbluten durch Schlageinwirkung. Nach PIERRE SCHMIDT das beste Mittel gegen Nasenbluten durch Schläge oder einen Zusammenprall bei Mannschaftssportarten; durch Verabreichung von *Ferrum phosphoricum* kann der Betroffene weiterspielen.
- **Millefolium** (C 30, alle 5 Minuten bis zum Stillstand der Blutung). Bei heftigem Nasenbluten durch Schlageinwirkung mit flüssigem, rotem Blut.

### Passive Blutungen bei Krampfadern

*Die Patientin flach auf den Boden legen, die Beine im 30 Grad Winkel angebeugt* und beide Seiten der Wunde mit einem gewissen Druck verbinden.

- **Hamamelis** (12 CH, alle 15-30 Minuten bis zum Stillstand der Blutung): Bei schwer gerinnenden Verletzungen von Krampfadern unter dünner Haut mit starkem lokalem Blutandrang, entsprechender Blutung und brennend-stechenden Schmerzen. Auch bei Schnitt-, Kratz- oder Quetschwunden.

- **Secale** (C 12-30, alle 15-30 Minuten): Eher angezeigt bei älteren, schlanken und abgemagerten Personen, mit dunklen, fast schwarzen und stark wäßrigen, passiven Blutungen, die nicht gerinnen; der Patient braucht Luft, möchte nicht zugedeckt werden und Arme und Beine ausstrecken; die Haut fühlt sich kalt an.

### Wäßrige Blutungen durch Blutegelbisse

Der Biß eines Blutegels (lat. *Hirudo medicinalis*) ruft eine anhaltende, wäßrige Blutung hervor. Im Mund des Tieres gelegene Drüsen produzieren nämlich Hirudin, einen Stoff, der die Blutgerinnung verhindert.

Blutegel dürfen nie einfach abgerissen, sondern können leicht mit Hilfe von Salz, Tabak oder durch eine Feuerzeugflamme vom Körper entfernt werden. Weiteren Schutz bietet das Einreiben der Beine bzw. der sonst betroffenen Körperstelle mit feuchtem Tabak oder einem Tabakaufguß.

- **Hirudo medicinalis** (C 15-30, eine orale Gabe), zusammen mit der örtlichen Anwendung von *Calendula.*

### Nagelhämatome (schwarze Nägel)

Diese Verletzung ist in der Regel nicht schmerzhaft und wird durch Traumata oder wiederholte Schläge auf Zehen- oder Fingernägel mit Hämmern oder ähnlichen Schlagwerkzeugen hervorgerufen.

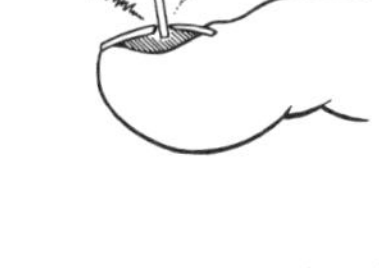

- Rührt die Verletzung von einem heftigen Schlag her und ist sie von Schmerzen begleitet, muß der Nagel mit Hilfe einer auf Rotglut erhitzten Nadel entleert werden. Das den Schmerz hervorrufende, angestaute Blut tritt dann unter großem Druck aus der Wunde, der Patient verspürt sofort Erleichterung. **Arnica**-Gaben bringen das Krankheitsbild gänzlich zum Verschwinden.

- Bei kaum oder gar nicht schmerzenden Verletzungen, die durch wiederholte, kleine Erschütterungen ausgelöst wurden (z.B. durch weites Gehen oder Laufen in zu engen Stiefeln oder Turnschuhen, Benutzung von Steigeisen oder Beanspruchung der Stiefelspitzen beim Aufstieg in Gletscherspalten) ist **Ledum** das nützlichste und am besten geeignete Mittel.

# 1. 4. Zerrungen, Verstauchungen, Verrenkungen

## Zerrungen

Zu Zerrungen kommt es am häufigsten an den Fußknöcheln und am Knie. Bei Zerrungen können Bänder, Sehnen und sogar die das Gelenk umgebenden Muskeln in Mitleidenschaft gezogen werden. Je nach Schwere der Verletzung kann dies von einer Verstauchung bis hin zum völligen Riß der betroffenen Strukturen reichen. Die Begleiterscheinungen sind Schmerzen, Entzündungen mit Bluterguß und Schwierigkeiten beim Bewegen des Gelenks.

**Bei diesen Verletzungen ist erhöhte Vorsicht geboten, vor allem wenn sie durch Stürze ausgelöst wurden, da hier die Möglichkeit verborgener Frakturen besteht. Nur eine Röntgenuntersuchung kann volle Gewißheit geben.** !

In einem solchen Fall ist wie folgt vorzugehen:

- Betroffene Stelle provisorisch ruhigstellen und, sofern möglich, radiologisch untersuchen lassen.
- **Arnica** (C 30, während der ersten sechs Stunden stündlich), sowie:
- **Rhus toxicodendron** (15-30, alle 8-12 Stunden, 3 oder 4 Tage lang). Von Pierre Schmidt stammt der Vorschlag, in 4-Stunden-Abständen nacheinander *Rhus toxicodendron* 30, 200 und 1000 zu verabreichen.
  Warmwassermassagen mit Seife mit kreisenden Bewegungen um das Gelenk und an den Rändern haben sich zur beschleunigten Auflösung der Verletzung ebenfalls als sehr wirksam erwiesen. Hilfreich ist auch eine Massage mit Alkohol sowie einigen Tropfen verdünnter *Rhus toxicodendron*-Lösung (C 6-30, 2-3 Globuli auf 100 ml Wasser).
  *Rhus toxicodendron* eignet sich für Gelenkschmerzen, Muskelrheuma, Zerrungen, Fibrositis und andere rheumatische Beschwerden mit folgenden Hauptcharakteristiken: Unbeweglichkeit und Gelenkschmerzen zu Anfang, aber Besserung beim fortgesetzter Bewegung (Warmwerden)

und durch äußere Wärmeeinwirkung, Verschlechterung durch Ruhen, Kälte und Wetterwechsel, besonders bei kaltem und feuchtem Wetter. SHEPHERD erläutert die bei diesem Verletzungstyp angebrachte Vorgehensweise[35]:

„Ich kenne Fälle von mittelschwer verstauchten Fußknöcheln, bei denen täglich Massagen mit Seifenwasser angewandt wurden, wobei ein oder zwei Stunden nach dem Unfall damit begonnen wurde; und bei denen zuerst *Arnica* und danach *Rhus toxicodendron* verabreicht wurde. Innerhalb von drei bis vier Tagen genasen die Patienten, und zwar so gut, daß die Betroffenen in weniger als zehn Tagen 15-16 Kilometer lange Fußmärsche unternehmen konnten, ohne danach unter rheumatischen Beschwerden oder an Wetterfühligkeit des Gelenkes zu leiden. Diese schnelle Genesung ist nicht Vorrecht der Jugend, wie sich das kritische Personen meinen könnten, denn ich erinnere mich an einen Fall, bei dem vor vielen Jahren eine über sechzigjährige Frau von einem Auto angefahren wurde, was eine Zerrung des Fußknöchels, eine Quetschung des Fußes, den Bruch von ein oder zwei Mittelfußknochen zur Folge hatte, sowie eine leichte Gehirnerschütterung. Sobald sie aus der Bewußtlosigkeit erwacht war, bestand sie darauf, das Krankenhaus zu verlassen, um wieder nach Hause zu gehen, wo ich sie gleich darauf besuchte. Gegen den Schock gab ich ihr wiederholt *Arnica* und verordnete täglich Massagen mit Seifenwasser, gefolgt von *Rhus toxicodendron*, dreimal täglich, und hielt sie zehn Tage im Bett und weitere drei, vier Tage im Zimmer. Ihr erster Gang war dann der zum Radiologen, wo sie ihren Fuß röntgen ließ. Der sagte ihr, ihr Fuß werde für den Rest ihres Lebens empfindlich auf Wetterwechsel reagieren, obwohl das Gelenk und die Mittelfußknochen völlig genesen waren. Die Zeit erwies die Unrichtigkeit dieser Prophezeiung, denn es entwickelte sich nie irgendeine Wetterempfindlichkeit und ich hatte viele Jahre lang engen Kontakt, daher weiß ich, daß dies stimmt."

- **Ledum palustre** (C 30 oder C 200, alle 8-12 Stunden, 3-4 Tage lang): Wenn die Verletzung im Gegensatz zu *Rhus to-*

(35) Shepherd, D., *Homoeopathy for the First-Aider*, Saffron Walden: Health Science Press, 1953, S. 22 f.

*xicodendron* bei Kälteeinwirkung, kaltem und feuchtem Wetter Besserung zeigt. Angezeigt bei Knöchelverletzungen, mit Schmerzgefühl (als wäre das Gelenk ausgerenkt), das sich beim Gehen deutlich verschlechtert und schließlich unerträglich wird. Die Haut fühlt sich kalt an, verträgt aber keine Wärme. Anwendungen mit kaltem Wasser lindern den Schmerz. Bei Patienten, die zu Zerrungen an Fuß und Fußknöcheln neigen.

### Sehnen: Risse und chronische Verletzungen (Sehnenentzündungen, Epikondylitis, „Tennisarm")

Durch eine Zerrung am Knochenansatz teilweise angerissene Sehnen und chronische Sehnenverletzungen wie der sogenannte „Tennisarm" sprechen je nach Modalität gut auf folgende Mittel an:

- **Ruta** (C 30, alle 8-12 Stunden, 3-4 Tage lang, nach anfänglichen *Arnica*-Gaben). *Ruta* wirkt sehr gut bei Verletzungen der Knochenhaut (Periost), der Bänder und Knorpel sowie bei Sehnenzerrungen vor allem an den Beugemuskeln, mit beunruhigendem Schmerz, der sich aber nicht wie bei *Rhus toxicodendron* bei Bewegung bessert. Gleichzeitig verbessert sich auch das Gefühl von Kraftlosigkeit und die rasche Ermüdung (Hinken, Fallenlassen von Gegenständen bei körperlicher Anstrengung, Unfähigkeit zum richtigen Dosieren der eigenen Kraft) wie sie bei Sehnenverletzungen häufig auftreten. Wie *Rhus toxicodendron* verschlechtert sich *Ruta* bei Ruhe und feuchter Kälte, bessert sich bei Bewegung aber nicht (siehe oben).

  *Ruta* ist demnach angezeigt bei Sehnenverletzungen, die die Knochenhaut betreffen und diese durch Verletzung des Gelenks oder des Bandes gezerrt oder angerissen ist; der Schmerz ist an einer ganz bestimmten Stelle lokalisiert, es ist ein isolierter Schmerz, wie es in der Medizinersprache heißt; vor allem an Hand- und Fußgelenk, bei Gelenk- oder Bänderverletzungen; der Betroffene verspürt ein Schwäche- und Schmerzgefühl, so als wäre das Gelenk ausgerenkt. Ebenfalls angezeigt bei Schwächegefühl und bei nach einer Zerrung vor allem der Fuß- und Handgelenke auftretenden zurückbleibenden Schmerzen. Hier ein Fall, bei dem sich ein Langstreckenläufer beim Training auf einem Bergpfad das Fußgelenk verletzte:[36]

„Ein 27-jähriger Sportler trainierte für einen Berglauf im katalanischen Montserrat. Plötzlich zerrte er sich das rechte Fußgelenk. Der Schmerz war so stark, daß er zu Boden ging und fünf Minuten lang bewegungslos ausharren mußte. Langsam gingen die Schmerzen zurück, und nach zehn Minuten konnte er - mehr humpelnd als gehend - zum Ausgangspunkt seines Laufs zurückkehren. Als er unser Krankenhaus in Igualada aufsuchte, lautete die Diagnose auf Verstauchung des Fußgelenks mit partiellem Bänderriß (del Ligamentum talofibulare [das Waden- und Sprungbein verbindet]). Die Stelle war entzündet, schmerzte, der Patient konnte nur mit Mühe gehen. Das Gelenk wurde ruhiggestellt, man verschrieb ihm Ruhe und entzündungshemmende Medikamente.
Am nächsten Morgen kam er zu mir, denn die erste Gabe des entzündungshemmenden Mittels hatte ihm Sodbrennen verursacht. Er spürte in direkter Nähe des Knochenansatzes einen isolierten Schmerz am betroffenen Band. Ich gab ihm eine Gabe *Arnica* C 200 und verschrieb ihm ab dem folgenden Morgen *Ruta* C 30. Innerhalb von 24 Stunden war die Entzündung beträchtlich zurückgegangen, der Schmerz war nurmehr halb so stark. Am Ende der ersten Woche schmerzte die Verletzung fast gar nicht mehr, die Schwellung war verschwunden. Zwei Wochen später konnte er das Training wieder aufnehmen."

- **Rhus toxicodendron** (C 30, alle 6-12 Stunden, 3-6 Tage lang). Wie bereits gesagt, ist *Rhus toxicodendron* bei allen Verletzungen und Schmerzen angezeigt, die sich bei Bewegung und Wärmeeinwirkung bessern und bei Ruhe, Kälteeinwirkung, Feuchtigkeit und vor Gewittern Verschlechterung zeigen.

(36) Persönliche Mitteilung von J. B., 1992.

Die als „Tennisarm“ (Epikondylitis) weithin bekannte Sehnenverletzung behandelte Pierre Schmidt in seiner Praxis mit *Rhus toxicodendron* 10 M sowie Akupunktur und konnte auf diese Weise alle Fälle mit Erfolg behandeln. Im folgenden möchte ich den Fall einer Skiläuferin schildern, deren Knieverletzung die typischen Symptome von *Rhus toxicodendron* aufweist[37]:

„Ein 18-jähriges Mädchen stürzte beim Skilaufen in Andorra beim Schußfahren. Da die Bindung nicht aufging, verletzte sie sich das linke Knie. Die Schmerzen waren nicht sonderlich stark, und so stieg sie gleich wieder auf die Ski, um die Abfahrt fortzusetzen. Den ganzen Tag lang fuhr sie mit geringen Schmerzen weiter. Während des Essens kühlten die Muskeln ab, und als sie wieder aufstehen wollte, fühlte sich das Knie geschwollen an und schmerzte so stark, daß sie sich kaum bewegen konnte. Sie versuchte unter Mühen ein wenig zu gehen, und nach einigen Minuten ließ der Schmerz tatsächlich nach. Skifahren konnte sie aber nicht mehr. Auf der Rückfahrt saß sie mehr als eine Stunde lang im Auto und hielt an, um einen Kaffee zu trinken: Wiederum waren die Schmerzen jetzt wesentlich heftiger.
Am selben Abend stellte man im Krankenhaus fest, daß sie sich das Knie-Innenband angerissen hatte. Das Knie wurde ruhiggestellt. Schließlich suchte mich das Mädchen wegen eines beunruhigenden Schmerzes im Knie auf, der vor allem in Ruhestellung auftritt und sie nicht schlafen läßt. Ich verabreiche ihr sechsstündlich *Rhus toxicodendron* C 30. Am folgenden Tag war der Schmerz verflogen. Drei Wochen später, als der Verband abgenommen wird, klagte sie über Beschwerden beim Aufstehen vom Stuhl und beim Hinabsteigen von Treppen, die aber nach längerem Gehen verschwinden. Eine weitere Gabe *Rhus toxicodendron* C 200 unterstützt die erneute Kräftigung des Bandes, die Schmerzen verschwinden.

- **Symphytum:** An dieses Mittel ist zu denken, wenn die Zerrung das Band so in Mitleidenschaft zieht, daß an der verletzten Stelle ein Knochenstück mit abgerissen wird (der entsprechende Nachweis ist durch Röntgenuntersu-

(37) Persönliche Mitteilung von M. A. S., 1985.

chung möglich). In solchen Fällen sind die Schmerzen äußerst heftig, und *Symphytum* erweist sich gleichzeitig als optimales Schmerzmittel und regeneriert ebenso die Verletzung des Knochens. Dosierung: C 15-30, einmal täglich, 10-15 Tage lang.

- **Rhododendrum** (C 30, alle 8-12 Stunden, 3-4 Tage lang). *Rhododendrum* ist *Rhus toxicodendron* ziemlich ähnlich, bei Sehnen- und Gelenkschmerzen, die sich in Ruhelage verschlechtern, bei den ersten Bewegungen jedoch Besserung zeigen (diese sind bei *Rhus toxicodendron* noch wesentlich schmerzhafter). Im Vergleich zu *Rhus toxicodendron* vor Gewittern wesentlich höhere Empfindlichkeit und deutliche Verschlechterung.
- **Arnica:** Nach wie vor das erste nach einem Trauma zu verabreichende Mittel. Aus dem folgenden von Dr. Minotti geschilderten Fall[38] läßt sich erkennen, wie nützlich die vorzeitige Verabreichung von *Arnica* bei der Operation eines Achillessehnenrisses ist:

  „Ein 32-jähriger Patient mit Abriß der Achillessehne bei einem Fußballspiel. Da sich die Sehne zusammenzieht, muß schnellstmöglich operiert werden. Ich verordnete ihm rasch *Arnica 30* in 3-Stunden-Abständen, 10 Globuli nahm er bereits eine Stunde nach dem Unfall ein. Er wurde innerhalb von 24 Stunden operiert, wobei dem Operationsteam das völlige Fehlen von Blut und Exsudaten (entzündlichen Ausschwitzungen) um die verletzte Sehne herum auffiel. Dies ist normalerweise nie der Fall und erleichterte sowohl die Operation als auch das Einsetzen des Transplantats ganz erheblich."

- In einigen Fällen wurden die Mittel *Agaricus* und *Ambra grisea* erfolgreich zur Behandlung von Epikondylitis („Tennisarm") eingesetzt.
- **Agaricus:** Hat sich bei einigen Formen chronischer Sehnenentzündung mit stechenden, kälteempfindlichen

(38) Minotti, A.O., *Traumatismos, heridas, complicaciones y secuelas*, Buenos Aires: Albatros 1990, S. 51.

Schmerzen als wirksam erwiesen. Sehnenentzündung des Ellbogens bei Tennisspielern durch Muskel- und Sehnenzerrung aufgrund von Überbeanspruchung. Nach Meinung von GRANDGEORGE setzt sich der betreffende Sportler zu hohe Ziele, seine innere Energie übertrifft seine Muskelkapazität, was zwangsläufig zur Verletzung führt. Hier ein Fall wie ihn GRANDGEORGE schildert[39]:

„Joël, 38, ein vielbeschäftigter Freiberufler. Zum Ausgleich spielt er Tennis, und hat es auf eine gute Spielstärke gebracht. Seit zwei Jahren jedoch hält ihn eine Sehnenentzündung am Ellbogen („Tennisarm") davon ab, seinem geliebten Freizeitvergnügen weiter nachzugehen. Verschiedene Behandlungsmethoden blieben allesamt erfolglos. Joël ist niedergeschlagen. Eines Tages rate ich ihm zu einer Gabe Agaricus C 15. Acht Tage später ruft er mich gutgelaunt an und teilt mir mit, daß er wieder Tennis spielt ... Außerdem hat er seiner Frau eingestanden, daß er erkannt hat, daß er sich in allen Bereichen zu hohe, nicht erreichbare Ziele steckt."

- **Ambra grisea:** In mancher Hinsicht *Agaricus* ähnlich, weil es sich um Patienten handelt, die sich unbewußt andauernd übermäßig hohen Belastungen aussetzen, weil sie nicht imstande sind, den Ansprüchen der Anderen Grenzen zu setzen und gleichzeitig Angst davor haben, von ihrer Umwelt vereinnahmt und völlig in Beschlag genommen zu werden. Sportler mit einer solchen Haltung laufen Gefahr, sich durch Überanstrengung chronische Sehnenverletzungen zuzuziehen.

## Sehnenentzündungen nach Trauma

Gelenkschmerzen und -entzündungen nach einem Trauma sind allgemein schwer zu heilen und zwingen den Aktiven zu einer schwer annehmbaren Ruhepause. Wird der vorgeschriebene Erholungszeitraum nicht eingehalten, treten die Beschwerden für gewöhnlich erneut auf. Entzündungen dieses Typs sprechen je nach Symptomenlage gut an auf:

(39) Dr. Grandgeorge, *El remedio homeopático*, Barcelona: Editorial Kairós, 1994.

- **Ruta** (C 30, alle 12-24 Stunden, 3-4 Tage lang; siehe die oben erwähnten Modalitäten).
- **Rhus toxicodendron** (C 30, alle 12-24 Stunden, 3-4 Tage lang; siehe die oben erwähnten Modalitäten).
- **Anacardium** (C 30-200, alle 12 Stunden, 2-3 Tage lang). Durch akute oder wiederholte kleinere Traumata ausgelöste Sehnenverletzungen wie sie für Hochleistungssport und bei Profispielern typisch sind, sprechen gut auf *Anacardium* an. Bei Fällen, bei denen *Rhus toxicodendron* keine Wirkung zeigt.
- **Strontium carbonicum:** Von Pierre Schmidt (*Athletic Injuries*) empfohlenes Mittel zur Behandlung von Folgeerscheinungen bei Verletzungen der Bänder und Sehnen, die sich durch in Schüben wieder auftretende Schmerzen, Entzündungen und häufige Rückfälle manifestieren; Pierre Schmidt empfiehlt über drei Tage hinweg eine stufenweise Dosierung von C 30, C 200 und C 1000.

Wie deutlich geworden ist, ist die homöopathische Behandlung dieses Verletzungstypus komplexer und hängt unter anderem davon ab, wie der Einzelne auf die Behandlung anspricht.

! **Hier sollte auch ein erfahrener Facharzt zu Rate gezogen werden.**

### Wenn sich die Schmerzen bei der geringsten Bewegung verschlimmern

Traumatische Verletzungen der Gelenke, die sich bei der geringsten Bewegung verschlimmern und in Ruhelage Besserung zeigen, sprechen weder auf *Ruta* noch auf *Rhus toxicodendron* an, sondern sind mit *Bryonia* zu behandeln:

- **Bryonia** (C 30, alle 8-12 Stunden, je nach Verlauf 3-4 Tage lang): *Bryonia* ist ein hochwirksames Arzneimittel und gut geeignet zur Behandlung von Entzündungen der Gelenke, allerdings mit umgekehrter Symptomatik wie *Rhus toxicodendron*: Während *Rhus toxicodendron* sich bei Bewegung bessert und in Ruhe verschlechtert, bessert sich *Bryonia* in völliger Ruhe und verschlechtert sich bei der geringsten Bewegung.

### Bei sich kalt anfühlenden Blutergüssen

- **Ledum** (C 30, alle 8-24 Stunden, 3-4 Tage lang). *Ledum palustre* ist bei Verletzungen mit großflächigen Blutergüssen zu verabreichen, die sich durch *Arnica* nicht reabsorbieren lassen oder wenn wenige Tage nach der Verletzung die charakteristische, sich kalt anfühlende, dunkel glänzende Haut auftritt, bei der die Stelle des Blutergusses mehr oder weniger stark gespannt, geschwollen und berührungsempfindlich ist, die Verletzung sich an der frischen Luft und bei kalten Anwendungen bessert und unter Wärmeeinwirkung verschlechtert. (Ausführliche Anmerkungen zu *Ledum* finden sich im Abschnitt „1. 1. Schlagverletzungen und Prellungen" S. 6f.)

### Verrenkungen

**Die Einrichtung von Verrenkungen muß einem Fachmann überlassen werden!** **!**

Unüberlegte und unsachgemäß ausgeführte Behandlungsversuche können schwere Nerven- und Gefäßverletzungen und sogar Frakturen zur Folge haben, bei denen der Betroffene große Schmerzen auszustehen hat und Gefahr läuft, dauernde Schäden davonzutragen. Allenfalls ergänzend zur Behandlung kann man folgende Maßnahmen treffen:

- **Arnica** C 30 verabreichen.
- Betroffene Extremitäten *ruhigstellen.*
- Den Verletzten zur Behandlung in ein **Krankenhaus** bringen.
- Ist die Verrenkung wieder eingerichtet, alle 12 Stunden 3-4 Tage lang (je nach Verlauf) **Rhus toxicodendron** C 30 geben.

Renkt sich jemand in großer Entfernung vom nächsten Krankenhaus das Schultergelenk aus, kann dieses von entsprechend geschulten Personen während der ersten 10-15 Minuten nach dem Unfall ohne große Schwierigkeiten und ohne Betäubung wieder eingerenkt werden.

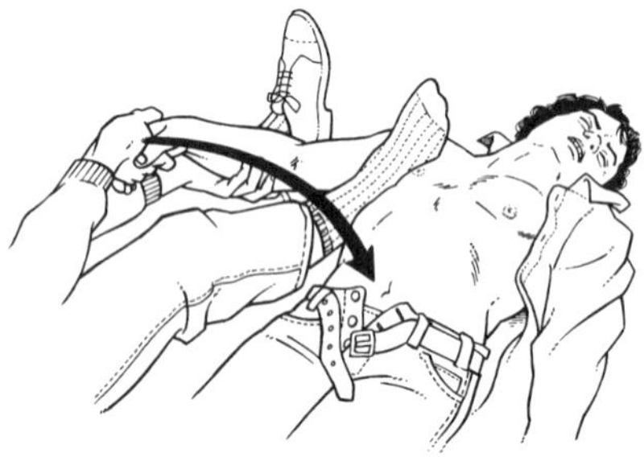

Hierfür gibt es verschiedene Methoden - eine davon ist der *Hippokrates-Griff* (siehe Abb.): Der Helfer setzt seine Ferse an die Achsel des Verletzten und zieht sanft und anhaltend an seinem Arm; das Gelenk ist eingerenkt, wenn der Kopf des Oberarmknochens wieder in das Schultergelenk einrastet. Anzeichen dafür ist ein Geräusch und die Ruckbewegung des Oberarmknochens beim Einrasten in die ursprüngliche Stelle.

! **Wichtig: Gefahr der Gefäß- und Nervenverletzung!**[40]

Rezidive Verrenkungen (d.h. solche, die wiederholt an derselben Stelle auftreten) müssen unter Beurteilung des Gesamtbildes des Patienten behandelt werden.

! **Nötigenfalls sind das homöopathische Repertorium und ein Facharzt zu Rate zu ziehen.**

Das Repertorium nennt als häufigste Mittel bei wiederholtem Ausrenken der Hüfte *Colocynthis*, *Rhus toxicodendron* und *Thuja*. Den Einzelfall unter Heranziehung der Materia medica behandeln.

(40) Anm. des Herausgebers.

## Schmerzhafte Einwärtsdrehung der Hand (Pronation, v.a. Subluxation des Speichenkopfes)

Zu dieser Verletzung kommt es sehr häufig bei Kindern unter fünf Jahren, besonders bei Mädchen. Sie kann eintreten, wenn ein Erwachsener das Kind an der Hand greift, um es hochzuheben, aber auch, wenn das Kind an der Hand einer älteren Person geht und diese es ruckartig an der Hand vom Boden hochzieht, um es vor einem Sturz zu bewahren oder ihm beim Treppensteigen zu helfen. Das Kind reagiert natürlich mit Weinen und hält seine Hand mit der anderen fest, um den Schmerz abzuwenden. Der Arm wird halb abgebeugt, ruhig und am Körper anliegend, die Hand wird nach innen verdreht (Pronation).

*Röntgenuntersuchungen* nützen hier im allgemeinen wenig. Bei älteren Kindern kann der Abstand zwischen dem Speichenkopf und dem Humerus (im Speichenkopf lagerndes Gelenkende des Oberarmknochens) im Vergleich zur nicht verletzten Seite jedoch vergrößert sein.

- **Einrichtung:** Die Hand des Kindes nehmen, nach außen drehen und dabei sanft anziehen (Supination). Dann Ellbogen so anwinkeln, daß der Unterarm am Oberarm anliegt. Bei erfolgreichem Einrenken ist ein leichtes Knacken zu hören (zur besseren Wahrnehmung kann der Helfer seinen Daumen auf den Speichenkopf am Vorderende des Ellbogens auflegen).
- **Medikation:** Der Schmerz verschwindet im allgemeinen von selbst und macht Medikamente unnötig. Sollte dies aber nicht der Fall sein, ist **Cuprum** zu empfehlen, das in solchen Fällen am häufigsten angewandte Arzneimittel (vgl. auch *Plumbum* S. 464).

## Muskelrisse und -zerrungen

Ein Muskelriß führt zu plötzlichen, äußerst heftigen Schmerzen, vergleichbar etwa mit einem Peitschenhieb. Zu den bei Sportlern häufigsten Muskelrissen gehört der Riß des zwischen den Zwillingswadenmuskeln befindlichen Musculus plantaris. Bei Sehnenrissen, z.B. an der Achillesssehne, ist der Schmerz noch deutlich heftiger, in seiner Art den hier beschriebenen Verletzungen aber ähnlich. Auch hier ist der Betroffene wie blockiert, bewegungsunfähig, kann keinen weiteren Schritt mehr gehen. Das Einzige, was man in einem solchen Fall tun kann, ist bewegungslos bleiben und, falls vorhanden, folgende homöopathische Arzneimittel geben:

- **Bryonia** (C 30, während der ersten Stunde alle 10 Minuten): Zur Behandlung der Nachwirkungen von Muskelrissen.
- **Calendula officinalis** (C 15-30, alle 8 Stunden, 3 Tage lang): *Calendula* ist nicht nur zur Behandlung äußerer Verletzungen mit Gewebsverletzungen angezeigt, sondern auch bei Muskelrissen, denn es fördert die Vernarbung, wirkt stark schmerzlindernd und verkürzt den Heilungsprozeß. Hier ein Fall aus der Praxis von Dr. J. M. García:

  „Ein 38-jähriger Patient suchte mich wegen Schmerzen im rechten Arm mit Funktionsbeeinträchtigung auf. Die Beschwerden waren nach mehreren hintereinander gespielten Tennismatches aufgetreten. Die Diagnose lautete auf Muskelzerrung. Ich verschrieb ihm *Calendula* C 15, drei Gaben im Abstand von zwei Stunden. Zwei Tage später konnte der Mann ohne Probleme wieder Tennis spielen.“

# 1. 5. Brüche

## Einfache Brüche: Diagnose und Erste-Hilfe-Maßnahmen

Anzeichen und Symptome eines möglichen Bruches sind:

- Schmerzen,
- Kraftverlust,
- eine Entzündung,
- Verformung des betroffenen Körperteils,
- über den gewohnten Rahmen hinausgehende Beweglichkeit,
- gesteigerte Berührungsempfindlichkeit sowie
- Verkürzung einer Extremität, vor allem bei Oberschenkelbrüchen.

Klagt ein von einem Unfall Betroffener über Schmerzen in einer Extremität und sind Schocksymptome festzustellen, sollte man zunächst durch sanftes Abtasten der entsprechenden Stelle die Möglichkeit eines Bruches überprüfen.

**Als Erstmaßnahme vor dem Tasten den Patienten genau befragen und beobachten!** !

Ein zu grobes Abtasten kann den Bruch verschlimmern. Wird bei entsprechend vorsichtigem systematischem Abtasten entlang eines Knochens eine besonders schmerzhafte Stelle festgestellt, könnte ein Bruch vorliegen. Im Zweifelsfalle - vor allem in unwegsamem Gelände und in großer Entfernung vom nächsten Krankenhaus - die Verletzung als Bruch ansehen und ruhigstellen.

**Bei Verdacht auf Bruchverletzung der Wirbelsäule darf der Verletzte nicht bewegt werden, bis fachkundige Hilfe eintrifft.** !

Der Transport in ein Krankenhaus erfolgt dann auf einer starren Bahre oder Vakuummatratze. Anders durchgeführte Transportmaßnahmen können zu Knochenmarksverletzungen mit nicht mehr rückgängig zu machender

Lähmung von der Hüfte abwärts führen. Liegt der Verletzte auf der Fahrbahn oder an einer anderen gefährlichen Stelle (mit Steinschlag- oder Lawinengefahr, im Schnee oder im Feuchten) muß er von mindestens vier Personen mit großer Vorsicht an einen sicheren Ort getragen werden, wobei unbedingt darauf zu achten ist, daß dabei das Rückgrat nicht verdreht oder abgeknickt wird.

## Wie behandelt man Brüche?

Man geht im allgemeinen wie folgt vor:

- **Vorläufiges Ruhigstellen**, mit improvisierten Mitteln oder einer aufblasbaren oder starren Schiene oder einer Vakuumschiene. Bei jedem Berühren der betroffenen Extremität muß von den beiden dem Bruch benachbarten Gelenken nach außen hin gezogen werden.

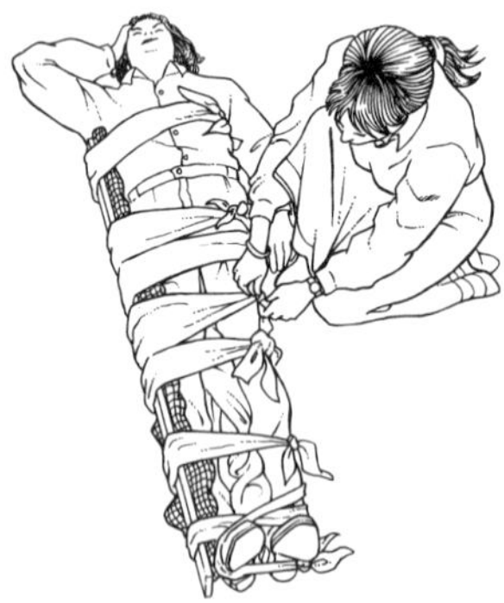

**Vorläufiges Ruhigstellen**

- **Arnica** C 30, während der ersten 3-4 Stunden alle 10-20 Minuten, danach 24 Stunden lang alle 1-2 Stunden. Die erste Gabe gleich beim ersten Kontakt mit dem Verletzten verabreichen, die folgenden zwei Tage weiterhin alle 6-8 Stunden. *Arnica* sollte man nicht länger als 3-4 Tage verabreichen, vor allem wenn der Bruch ruhiggestellt und der Schmerz verschwunden ist. Dann nämlich können zu häufige *Arnica*-Gaben zum erneuten Auftreten von Schmerzen und einer Schwellung führen.

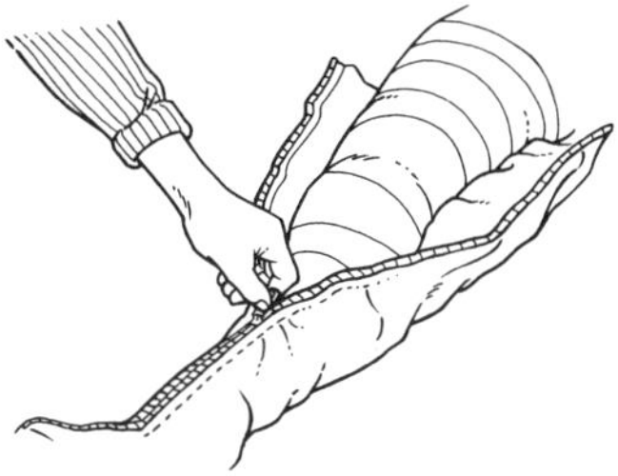

**Ruhigstellen mit einer aufblasbaren Schiene**

Wie bereits im Abschnitt über Prellungen erwähnt (S. 1), ist *Arnica* ein bewährtes Schmerzmittel nach einem Trauma. Es fördert die Reabsorption von Blutergüssen, die Rückbildung der Entzündung an der Fraktur und die raschere Auflösung des Traumas. Als Mittel erster Wahl ist es vor allem dann zu verabreichen, wenn der Bruch von einem großen, meist bläulich gefärbten Bluterguß begleitet ist, der Patient aufgrund seiner Schmerzen und der Schwellung Angst davor hat, daß man sich ihm nähert und die Schmerzen bei der geringsten Berührung oder Ruckbewegung heftiger werden.

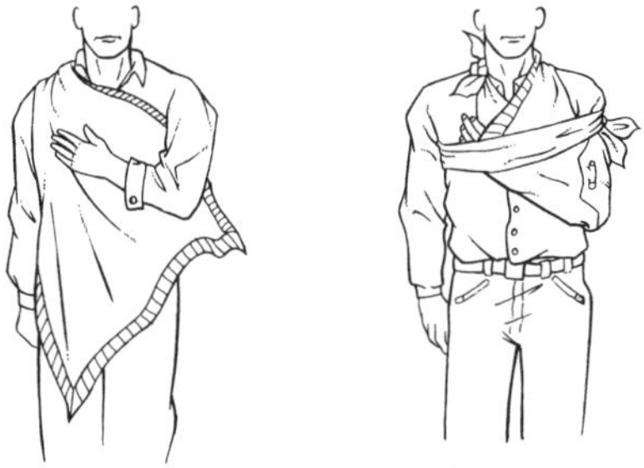

**Provisorisches Ruhigstellen des Armes mit einem Wollschal**

**Den Patienten so rasch wie möglich zur Röntgenuntersuchung und zum Einrichten des Bruches (orthopädische Behandlung) in ein Krankenhaus bringen!** !

Dort wird der Bruch in die richtige Lage gebracht, eingerichtet und endgültig ruhiggestellt. Je eher der Knochen wieder in seine natürliche Lage gebracht wird, desto besser stehen die Genesungschancen; auch der Gesundungsverlauf und die Schmerzen des Patienten werden positiv beeinflußt.

In Courmayeur, am Fuße des Mont Blanc, praktizierte ich eine Zeitlang zusammen mit meinem Kollegen *Dr. Bassi* und konnte Erfahrungen in Notfallmedizin sammeln. Die Patienten waren vor allem Skifahrer, Bergsteiger und Opfer schwerer Verkehrsunfälle. *Dr. Bassi*, ein Experte für Traumatologie, hatte einen medizinischen Hilfsdienst mit Diagnostik und einem Ärzteteam eingerichtet, der es ihm gestattete, Brüche aufgrund von Skiunfällen sofort zu behandeln, wobei verschiedene Techniken des Einrichtens und des Streckens zur Anwendung gelangten. Wie ich vor Ort selbst erleben konnte, *ist der Verlauf von Brüchen und Verrenkungen umso günstiger, je schneller sie eingerichtet werden.* Der Heilungsprozeß wird beschleunigt, der Verletzte kann noch am selben Abend wieder zurück ins Hotel oder auf die Hütte und muß nicht unnötig lange Zeit im Krankenhaus verbringen. Von *Dr. Bassi* selbst oder anderen Traumatologen in Aosta, Turin oder Mailand durchgeführte Nachuntersuchungen bestätigten den äußerst günstigen Heilungsverlauf.

Nachdem der Bruch einmal ruhiggestellt ist, kann man dem Patienten ab dem dritten Tag Mittel zur Behandlung anderer Symptome geben oder die Heilung des gebrochenen Knochens zusätzlich unterstützen. Dies erfolgt mit:

- **Ruta** (30-C 200, alle 12-24 Stunden, 2-3 Tage lang). Nach *Arnica*, wenn die Symptome auf Reizung der Knochenhaut zurückzuführen sind, der Patient unruhig ist, die betreffende Stelle brennt und beim Hängenlasssen des verletzten Armes oder Beines Verschlechterung eintritt. Die Schmerzen werden beim Gehen oder bei Kälteeinwirkung stärker, der Patient ist vor allem nachts unruhig, was bis zur Schlaflosigkeit führen kann. In solchen Fällen ist *Arnica* unwirksam und man muß auf *Ruta* zurückgreifen. In einem späteren Abschnitt über chirurgische Eingriffe wird ein für diese Charakteristik typischer klinischer Fall beschrieben (S. 135).

- **Symphytum** (C 30, alle 12-24 Stunden, noch weitere 12-15 Tage lang). Unterstützt die Heilung der Fraktur und beugt einer Schwäche (sog. Pseudarthrose) vor. Der zeitige Einsatz von *Symphytum* führt nach PIERRE SCHMIDT gerade bei Frakturen der Hand zu beschleunigter Heilung. CROSERIO, einer der ersten, der *Symphytum* in homöopathischen Potenzen zur Heilung von Brüchen einsetzte, schreibt in seinem Buch *Connection of Homoeopathy with Surgery*:[41] „Verletzungen der Knochen werden mit *Symphytum* 30, einmal täglich innerlich verabreicht, äußerst schnell geheilt". Hier einige Fälle, bei denen Frakturen mit *Symphytum* behandelt wurden: CLARKE[42] zitiert zwei Fälle aus der Praxis von WELLS:

„Ein 14jähriger Knabe brach sich zwei Jahren zuvor den Unterarmknochen an der Grenze zwischen dem mittleren und dem unteren Drittel. Durch leichte Stürze kam es zweifach erneut zu diesem Bruch. Die Enden sind nun etwas gegeneinander beweglich, kann den Arm kaum einsetzen. Drei Gaben *Symphytum* führten zu perfekter Heilung. Der Knabe wurde robust und ist bei bessserer Gesundheit als je zuvor."

„Ein 8jähriger Knabe brach sich den Oberarmknochen nahe der der Verbindung von Knorpel und Knochenschaft. *Arnica* 30 brachte die krampfhaften Rucke der Muskeln des verletzten Armes sofort zum Stillstand. *Arnica* wurde noch drei weitere Tage verabreicht. Während dieser Zeit hatte sich das Wundfieber gelegt. *Symphytum* D 3, ein Tropfen in einem halben Glas Wasser; einen Teelöffel morgens und abends. Die Schiene wurde am neunten Tag entfernt und der Knochen hatte sich konsolidiert. Die Heilung fand völlig ohne Schmerzen statt."

(41) zitiert in Clarke, J. H., *Der Neue Clarke*, Bielefeld, 1995, Bd. 9, S. 5735.
(42) ebd. S. 5736.

Hering berichtet auch noch folgenden Fall:[43]

„Ein Mann litt seit der Kindheit an spontaner Luxation des Oberschenkels, stürzte und erlitt eine Fraktur des betroffenen Oberschenkels; nach zwei Monaten waren die Fragmente [noch] ziemlich verschiebbar, und man zweifelte, ob es zu einer Vereinigung der Bruchstellen kommen würde. Es wurde ein Apparat hergestellt, der es ihm ermöglichte, tagsüber im Stuhl zu sitzen. *Symphytum* D 4, vier Globulie alle sechs Stunden führte zu einer vollständigen Vereinigung in 20 Tagen."

Zu Hinweisen auf Studien über die klinische Wirksamkeit von *Symphytum* siehe die Bibliographie in der Fußnote[44].

- **Ledum** (C 30, alle 8-12 Stunden). Wenn nach dem dritten Tag trotz *Arnica*-Gaben noch ein großer Bluterguß vorhanden ist. *Ledum* (zwei- bis dreimal täglich, 2-3 Tage lang) wirkt sich günstig auf die Reabsorption von ins Gewebe ausgetretenem Blut aus.

  Die Verabreichung von *Ledum* oder *Symphytum* kann als Präventiv- oder Vorbeugemaßnahme gegen die erwähnten Komplikationen erfolgen. Bei jungen, gesunden Patienten kann man zunächst darauf verzichten, die genannten Mittel jedoch dann verabreichen, wenn die Symptomenlage oder radiologische Anzeichen auf eine verzögerte Reabsorption des Blutergusses (*Ledum*) bzw. eine verlangsamte Heilung des Bruches (*Symphytum*) hindeuten.

**Konstitutionelle Behandlung:** Wie bereits in der Einführung bemerkt, ist es wichtig, bei der Wahl des zu verschreibenden Arzneimittels möglichst das sog. konstitutionelle Mittel zu finden, also dasjenige, das sich so gut als möglich an die Reaktionsweise, den Charakter und die Konstitution der von einem Unfall oder einem Bruch betroffenen Person

(43) Hering, C., *The Guiding Symptoms of Our Materia Medica*, Philadelphia, 1891, Vol. 10: S. 210 Übersetzung in Clarke, J. H., *Der Neue Clarke*, Bielefeld, 1995, Bd. 9, S. 5739.
(44) Zeeden, H., Symphytum officinale in fractures. Kurzbericht in *Brit Hom J*, 1992, 81: S. 110. Vollständiger Text in: *AHZ,* 1992; 237: 16-23.

anpaßt. Nach den zur Behandlung akuter Symptome angezeigten Mitteln (vor allem *Arnica*) kann der Heilungsprozeß je nach Konstitution und Disposition zu Erkrankungen von Patient zu Patient unterschiedlich verlaufen. Man muß daher genau beobachten und den Krankheitsverlauf und die Symptome jedes einzelnen Patienten zu deuten wissen. Nur so läßt sich das konstitutionelle Mittel finden, also das zur positiven Beeinflussung der Folgen eines Traumas oder eines Bruches für den Einzelnen am besten geeignete.

## Offene Brüche mit Nervenverletzungen

Brüche, die sich verschieben und dabei Nerven, Blutbahnen, Muskeln und andere benachbarte Gewebestrukturen verletzen, bezeichnet man als offene oder komplizierte Brüche. Sie bedürfen besonders sorgfältiger Behandlung. Anders als bei geschlossenen, sich nicht verschiebenden Frakturen kommt hier die Gefahr von Blutungen und Infektionen als zusätzlicher Risikofaktor hinzu. Bei stark blutenden, offenen Brüchen ist ein steriler Mullverband und eine Aderpresse aufzulegen und das Ganze zu beobachten, andernfalls wird die Blutung durch das Zusammenpressen der Ader an der Arm- oder Beinwurzel verstärkt. Stets saubere, sterile Mullbinden und sterilisierte Instrumente verwenden. Das Risiko einer tiefgehenden Verletzung ist sehr hoch, das Auftauchen von Sekundärinfektionen (z.B. Knochenmarkentzündung) kann schwerwiegende und schwer zu behandelnde Komplikationen mit sich bringen. Unfallmedizinisch geht man wie folgt vor:

- **Aconitum** C 200, zur Behandlung des traumatischen und emotionalen Schocks und der nach dem Unfall auftretenden Angst. Später (nach 20-30 Minuten)
- **Hypericum** C 30, das bis zum Nachlassen der Schmerzen alle 10-20 Minuten gegeben wird. *Hypericum* ist angezeigt bei Nervenverletzungen mit sehr starken, unerträglichen Schmerzen, besonders wenn die betroffene Körperstelle

von vielen Nervenleitungen durchzogen ist (z.B. Hände, Gesicht oder Wirbelsäule).

- **Stillen der Blutung:** örtliche Kompressen der Arterie oder Aderpresse auflegen und beobachten oder von einem Arzt durchführen lassen.
- **Örtliche Behandlung** mit *Calendula*-Lösung (1%ig; 20 Tropfen auf 100 ml Kochsalzlösung oder keimfreies Wasser). Keimfreie, mit Lösung getränkte Mullbinden sanft auf die verletzte Stelle aufdrücken. *Calendula*-Lösung regt die Vitalität und Immunkraft des verletzten Gewebes bei Wunden und offenen Brüchen an. Es ist außerdem ein hervorragendes Antiseptikum, das die Granulation und die Vernarbung von Wunden beschleunigt; diese bleiben so frei von Keimen und Infektionen. Den Verband sollte man stets feucht halten. Nachdem der Schmerz durch *Hypericum* gelindert wurde, kann *Calendula* oral verabreicht werden (C 30, alle 8-12 Stunden, bei offenen Brüchen während der ersten 2-3 Tage).
- **Wundreinigung unter Druck** mit einer Spritze und Kochsalzlösung. Dadurch werden Schmutz sowie Knochen-, Gewebs- und Kleidungsreste aus der Wunde gespült. Nur durchführen, wenn die entsprechenden Geräte vorhanden sind und der Verunreinigungsgrad der Wunde dies nötig macht.
- **Provisorisches Ruhigstellen** mit aufblasbarer Schiene oder improvisierten Mitteln. Niemals versuchen, den Bruch vor Ort einzurichten - dies kann weitere Nerven- und Gefäßverletzungen hervorrufen und das Krankheitsbild zusätzlich verkomplizieren.
- **Einlieferung in ein Krankenhaus.**

### *Andere homöopathische Mittel zur Behandlung offener Brüche:*

- **Arnica** (C 30, 24 Stunden lang alle 4 Stunden). Wenn nach *Hypericum* weiterhin ein Bluterguß und das Gefühl einer schmerzhaften Quetschung bestehen, mit dem für

*Arnica* typischen Symptom der Angst vor der Annäherung anderer Personen aufgrund der Verschlechterung durch unsanfte Berührung und ruckartige Bewegungen. Ist *Calendula* zur oralen Verabreichung nicht vorhanden, kann *Arnica* für die Behandlung während der ersten Tage ein guter Ersatz sein.

- **Symphytum** (C 30, alle 8 Stunden, während der nächsten 4-6 Tage). Lindert rasch die bei Brüchen so heftigen Schmerzen, vor allem wenn Knochenenden aneinander reiben und die Knochenhaut in Mitleidenschaft gezogen wurde; beschleunigt gleichzeitig die Heilung des Bruches (vgl. im Abschnitt über einfache Brüche S. 61).
  Alle mit *Symphytum* behandelten Brüche zeigten einen positiven, vor allem jedoch schmerzfreien Verlauf und rasche Besserung. Gute Wirkung konnte ich auch bei chirurgisch-orthopädischen Behandlungen feststellen, z.B. bei instabilen Hüftprothesen älterer Patienten mit fortgeschrittener Osteoporose: Auf die Verabreichung von *Symphytum* nach dem Eingriff folgt eine gute Regeneration des Knochens, der Oberschenkelknochen verwächst besser mit der eingesetzten Prothese, was sich durch zwei Wochen später durchgeführte Röntgenuntersuchungen nachweisen läßt.
- **Ruta:** Der Indikation nach *Symphytum* sehr ähnlich - bei nur langsam verheilenden Knochenbrüchen mit Schmerzen der Knochenhaut, vor allem jedoch wenn der Patient unruhig ist, die Körperstellen, auf die er sich aufstützt, schmerzen, die Knochenhaut entzündet ist (Periostitis) und die Beschwerden beim Sitzen und Liegen zu häufigem Verändern der Lage zwingen.
- **Carbolicum acidum:** Angezeigt bei Wunden durch stumpfe Gegenstände, einem Gefühl der Erwärmung in den Knochen sowie gesplitterten Knochen mit Infektionsgefahr (Hering). Die Materia medica zu Rate ziehen und die anderen allgemeinen Symptome mit berücksichtigen (Kollaps mit großem Kräfteverlust, Funktionsschwäche

von Organen mit Neigung zu Infektionen und Eiterung etc.).

- **Ledum** (C 30, alle 4-8 Stunden): Bei anhaltendem Bluterguß, nach *Arnica* (vgl. im Abschnitt über einfache Brüche S. 62).

### Alte Brüche mit Entzündung, Schmerz und Funktionsbeeinträchtigung

- **Ruta:** Alte, nur schwer heilende Brüche, die an der Bruchstelle schmerzhafte Entzündungen ausbilden (z.B. am Handgelenk), mit einem brennenden Gefühl und Kraftverlust bei den üblichen Bewegungen sowie Verschlechterung beim Hängenlassen des betroffenen Körpergliedes reagieren gut auf *Ruta.*
- Wenn der Schmerz im Ruhezustand minimal ist und bei Bewegung stark zunimmt, ist in derselben Dosierung **Bryonia** zu verabreichen.

### Langsam heilende Brüche

Zur Behandlung von verzögert oder mangelhaft ausheilenden Brüchen gibt es vier Hauptmittel: *Calcarea carbonica, Calcarea phosphorica, Ruta* und *Symphytum.* Der Patient muß stets im Gesamtbild betrachtet werden und man sollte versuchen, jeweils das konstitutionelle Mittel anzuwenden, wobei freilich die Mittel im Vordergrund stehen, die sich bei Problemen der Knochenbildung, der Zahnung sowie verzögertem Schließen von Fontanellen und Bruchstellen bewährt haben.

- **Calcarea carbonica:** Angezeigt bei phlegmatischen Konstitutionen, kälteempfindlichen Erwachsenen und Kindern mit Neigung zu Fettleibigkeit mit schwachem Gewebe, die langsam wachsen und zahnen sowie zu Unruhe, Furchtsamkeit und Starrsinn neigen; die Haut ist hell, wachsartig und kalt, heftige Schweißausbrüche an ganz bestimmten Stellen (Hände, Füße und Gesicht). Bei verzögertem Zusammenwachsen von Fontanellen. Diese Patienten können eventuell einen besonderen Appetit auf

Eierspeisen entwickeln. *Calcarea* wirkt als ausgeprägt konstitutionelles Mittel.

- **Calcarea phosphorica:** Eines der meistverwendeten Mittel zur Behandlung und Vorbeugung langsamer oder verzögerter Ausheilung von Brüchen. Besonders angezeigt bei Kindern, am besten geeignet für Konstitutionen mit unzureichender Knochenbildung und mageren Personen mit schlaffem Gewebe, offenen Fontanellen (sowohl der vorderen als auch der hinteren; bei *Calcarea carbonica* überwiegt hingegen die Öffnung der vorderen), weichem und schmalem Schädel, der beim Aufdrücken wie Papier knistert; bei langsamer Zahnung mit rasch auftretender Karies, Skoliose (seitliche Verkrümmung der Wirbelsäule); wenn das Kind erst spät Laufen lernt. Der Patient ist eher mager (im Gegensatz zu *Calcarea carbonica*, bei dem die Patienten eher dick sind), schätzt salzige Speisen, geräuchertes Fleisch und Räucherspeck.
- **Ruta** und *Symphytum* wurden bereits weiter oben beschrieben. Hier soll auf ihre spezifischen Merkmale eingegangen werden. *Ruta* wirkt vor allem auf Knochenhaut, Sehnen und Knorpel und weist ein charakteristisches Symptom auf: Der Schmerz wird stärker, wenn man die betroffene Extremität herabhängen läßt, zeigt dafür beim Anheben und Hochlagern Besserung. Außerdem Verschlechterung bei Kälteeinwirkung, Feuchtigkeit und Regenwetter sowie nach dem Gehen, vor allem aber beim Aufstützen auf die verletzte Stelle; sehr unruhig, besonders nachts im Bett, das sich hart anfühlt (dasselbe Gefühl tritt auch auf bei *Arnica*, *Baptisia* und *Pyrogenium*, Mitteln zur Behandlung typhusartiger Fieberzustände). Die Schmerzen können als brennend, ziehend oder einschnürend empfunden werden, die betroffene Stelle fühlt sich bei manchen Patienten geschwächt an.
- **Symphytum** hingegen wirkt zwar auch auf Knochenhaut und auf Weichteile, vor allem aber auf den Knochen, bei heftigen Schmerzen durch Erschütterungen, Neuralgien

nach Amputationen, Ostitis (Knochenentzündung) und Knochen-Nekrose.

Es gibt noch weitere wichtige Mittel zur konstitutionellen Behandlung verzögert heilender Knochenbrüche, und zwar *Silicea*, *Mezereum*, *Phosphoricum acidum*, *Thyroidinum* und *Calcarea fluorica* (letzteres ist vor allem bei Kindern angezeigt).

- **Silicea:** Sehr langsames Heilen mit Anzeichen von Knochen- und Knochenhautentzündung, hohe Berührungs- und Druckempfindlichkeit, Neigung zu Eiterung und Ausbildung von Fisteln; die Eiterung wird chronisch und dadurch sehr schwer auszuheilen. Manchmal stößt die Wunde abgestorbene Knochenfragmente (Sequester) ab.
- **Mezereum:** Bei sehr schmerzhaften, nur langsam heilenden Brüchen (vor allem der unteren Extremitäten); bei starken Neuralgien mit Schlaflosigkeit und gelegentlichem Herpesausschlag.
- **Phosphoricum acidum:** Bei Brüchen mit sich nur langsam sich bildendem Knochenkallus [junges Knochengewebe] und den typischen, nach Amputationen auftretenden Schmerzen: die Wunde fühlt sich wie gerissen an, brennt oder man hat das Gefühl, es würde mit einem scharfen Messer an der Knochenhaut entlanggefahren.
- **Thyroideum:** Wenn der Patient mehr oder minder deutliche Anzeichen von Schilddrüsenüberfunktion aufweist und der Bruch nicht heilen will. *Thyroideum* kann zur Wiederherstellung des hormonellen Gleichgewichts beitragen und sich entsprechend günstig auf die Heilung des Bruchs auswirken.
- **Calcarea fluorica:** Dieses Salz ist als wichtiger Bestandteil in unseren Knochen und Zähnen enthalten. Es wurde auch zur Behandlung verzögerter Heilung von Brüchen bei Kindern mit Neigung zu Fistelbildung, Geschwürsbildung an den Knochen, großem Kopf und problematischem Zahnschmelz eingesetzt (wie *Silicea*).

- Von Vijnovsky[45] stammt der Vorschlag, **Fluoricum acidum** zur Behandlung von Frakturen mit ungewöhnlich langer Heilungsdauer einzusetzen, besonders „bei Neigung zu Nekrosen an den Knochenenden, vor allem der langen Knochen; manchmal mit Fistelbindung, Abstoßen abgestorbener Knochenteile und Abscheidung von wundmachendem und übelriechendem Eiter."

(45) Vijnovsky, B., *Tratamiento homeopático de las afecciones y enfermedades agudas*, Buenos Aires, 1979, S. 99.

# 1. 6. Kopf- und Wirbelsäulenverletzungen

## Erste-Hilfe-Maßnahmen bei Kopfverletzungen

- **Den Verletzten in die stabile Seitenlage bringen.** In dieser Lage wird einem Ersticken durch Aspiration z.B. von Erbrochenem oder Blut in die Lunge vorgebeugt.

! **Wichtige Ausnahme: Bei Verdacht auf Wirbelsäulenverletzung darf der Verletzte keinesfalls in diese Position gebracht werden!**

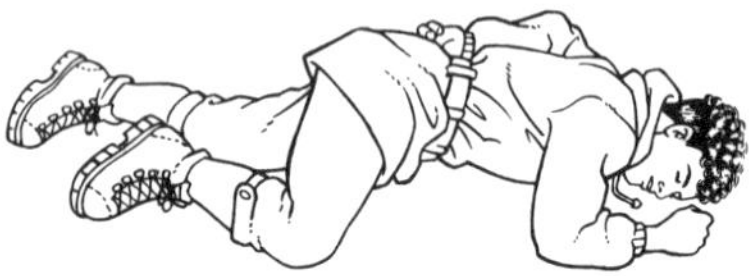

- **Arnica 10 M**, sofort unter die Zunge geben und alle halbe Stunde wiederholen, auch wenn der Patient bewußtlos ist.
- **Patienten** zur neurologischen Untersuchung **in ein Krankenhaus bringen**. Hier ist er unter ärztlicher Überwachung, wodurch dem Risiko einer posttraumatischen Gehirnblutung während der wachen Momente vorgebeugt werden kann.

## Wenn der Patient wieder zu Bewußtsein kommt

Dann können folgende Mittel zum Einsatz kommen:

- **Cicuta** (C 30, bis zu 2 Stunden lang alle 10 Minuten): bei Zuckungen, bis diese nachlassen. *Cicuta* ist angezeigt bei Anzeichen einer Gehirnreizung mit Versteifung der Genickmuskulatur (Meningismus), Pupillenerweitung, Krämpfen oder Muskelkontraktionen und geistiger Verwirrung.
- **Gelsemium** (C 30, bis zu 2 Stunden lang alle 10 Minuten): Wenn der Schmerz auf den Hinterkopf konzentriert ist, die Augenlider schwer sind, Arme und Beine zittern.

- **Hypericum** (C 30, bis zu 2 Stunden lang alle 10 Minuten): Wenn ein klopfender Kopfschmerz vorherrscht, bei Herabsetzung der Nervenfunktionen und Starrkrampf der Rückenmuskulatur, bei dem der Rumpf bogenförmig nach hinten überstreckt ist (Opisthotonus). Ebenfalls angezeigt, wenn Kinder nach kleineren Verletzungen unter Krämpfen leiden.
- **Natrium sulphuricum** (200 C *Korsakow* und 1 M *Korsakow*, nach 24 und 48 Stunden): Zur Vorbeugung von Folgeerscheinungen von Gehirnerschütterung und -prellung.

### Wunden und Schlagverletzungen am Kopf und deren Folgen

(vgl. auch den Abschnitt „Komplikationen nach Unfällen und chirurgischen Eingriffen“ S. 117ff.)

Patienten mit Schädeltrauma leiden häufig unmittelbar oder kurze Zeit nach dem Unfall unter Kopfschmerzen, Schwindelgefühl, Gedächtnisverlust, vorübergehender Zerstreutheit oder geistiger Abwesenheit, epilepsieartigen Zukkungen oder anderen Konzentrationsstörungen. Diese Störungen können chronisch und dadurch höchst unangenehm werden. Geburtstraumata bei Neugeborenen sind größtenteils am Kopf lokalisiert und können unmittelbar zu Bewußtseinsveränderungen oder Zuckungen führen. Die meisten dieser Fälle sprechen sehr gut an auf:

- **Natrium sulphuricum** (C 30 oder 200 C *Korsakow*, als Einzelgabe, die nach 15-30 Tagen wiederholt oder je nach Verlauf nach einigen Wochen auf 1 M und 10 M *Korsakow* gesteigert werden kann.) Hering schildert die Symptome eines mit *Natrium sulphuricum* erfolgreich behandelten Falles:[46]

„Nach einem Schlag auf den Kopf leidet der Patient unter Anfällen, die ihn zur Verzweiflung treiben, er weiß nie, wann sie auf-

(46) Hering, C., *The Guiding Symptoms of Our Materia Medica*, Philadelphia, 1889, Vol. 8: S. 28 & 15.

treten, epileptiform, er ist sehr reizbar, möchte sterben; ständige Kopfschmerzen, starke Photophobie [Lichtscheu]. Niedergeschlagen, weinerlich, lebhafte Musik macht sie traurig."

Der französische Kinderarzt und Homöopath Dr. Didier Grandgeorge beschreibt in seinem Buch *L'esprit du remède homéopathique*[47] einen Fall von Epilepsie bei einem Neugeborenen nach einer traumatischen Geburt, der hier aufgrund seines dokumentarischen Wertes zitiert werden soll:

„Daniels Geburt war äußerst dramatisch gewesen, denn sein Schädelumfang grenzte ziemlich genau an den Umfang des Bekkens seiner Mutter. Nach einer langen und anstrengenden Geburt litt das Kind 24 Stunden lang unter *epileptischen Symptomen* und mußte unter Einsatz aller der modernen Medizin zur Verfügung stehenden Mittel reanimiert werden. Die Untersuchungen ergaben eine Hirnhautblutung. Drei Wochen später verläßt das Kind das Krankenhaus mit starker Antiepileptika-Medikation und sehr beunruhigendem EEG-Befund. Ich verschreibe ihm drei Gaben *Arnica* C 15 und C 30, danach *Natrium sulphuricum* 15, 18, 24 und C 30 (eine Gabe pro Woche).
Als das Kind drei Monate alt ist, hat sich das EEG normalisiert, die Antiepileptika werden abgesetzt. Mit sechs Monaten entwickelt sich das Kind gut und kann bereits ohne größere Probleme sitzen. Mit neun Monaten erscheint auf dem Unterleib ein *Warzenausschlag*, der nach zwei Monaten verschwindet. Daniel ist heute sechs Jahre alt und entwickelt sich völlig normal."

Dr. Joan Mora von der Homöopathischen Akademie in Barcelona schildert den Fall eines zehnjährigen Jungen, der nach einer Schädelverletzung wegen Kopfschmerzen bei ihm in Behandlung ist.

„Enrique wird von seinen Eltern in meine Sprechstunde gebracht und klagt über häufige Kopfschmerzen. Es sind keine alltäglichen Kopfschmerzen - sie hindern ihn am Schulbesuch und zwingen zur Einnahme von Schmerzmitteln. Die Ursache liegt auf der

(47) Grandgeorge, D., *L'esprit du remède homéopathique*. EdiComm 1992.

Hand: der Junge war vor drei Jahren von einer Mauer gefallen und hatte sich dabei eine Gehirnerschütterung zugezogen. Danach setzten immer stärkere Kopfschmerzen ein. Verschiedene neurologische Untersuchungen hatten ergeben, daß keine Gehirnverletzung vorlag, dem Neurologen war somit nur das Verschreiben von Schmerzmitteln geblieben. An drei aufeinanderfolgenden Tagen verabreichtes *Natrium sulphuricum* C 9, 15, 30 brachte eine nachhaltige Besserung von Enriques Kopfschmerzen."

Abschließend ein Fall aus meiner eigenen Praxis[48], bei dem der Patient nach einem Schädeltrauma unter Schwindelgefühl litt.

„Ein 48-jähriger Mann war aus drei Metern Höhe von einem Gerüst gefallen, hatte sich den Kopf aufgeschlagen und sich schwer am Ohr verletzt. Als er nach zehnminütiger Bewußtlosigkeit wieder zu sich kam, konnte er sich nicht an das Geschehene erinnern und fragte sich ständig: „Wo bin ich? Was ist denn passiert...?" Bis zur völligen Wiedererlangung des Gedächtnisses und des Bewußtseins verging ein halber Tag. Die Wunde wurde genäht, 24 Stunden später wurde er aus dem Krankenhaus entlassen. Wenige Tage danach setzte das Schwindelgefühl ein. Er klagte über vermindertes Gedächtnis in bezug auf kurz zurückliegende Ereignisse, vergaß eben gefaßte Vorhaben und mußte sich Fragen stellen wie: „Was wollte ich denn nun eigentlich in diesem Zimmer?" Nach zwei Monaten verschrieb ich ihm eine Gabe *Natrium sulphuricum* C 30; acht Tage später setzte Besserung ein. Zwei Monate darauf war das Schwindelgefühl verschwunden und die Gedächtnisausfälle wurden seltener. Acht Monate später kam es erneut zu Schwindelgefühl und Gleichgewichtsverlust, als er sich im Bett umdrehte. Mit *Natrium sulphuricum* C 200 erholte er sich völlig und blieb bis heute, zwei Jahre danach, beschwerdefrei."

- Wie in Kapitel 1. 12. („Komplikationen nach Unfällen und chirurgischen Eingriffen" S. 117ff.) ausgeführt, kommen auch noch andere Mittel in Frage, u.a. **Helleborus**, das vor allem bei Schädeltraumata mit Gedächtnisverlust und Bewußtseinsveränderungen wie Benommenheit, Be-

(48) Persönliche Mitteilung.

wußtlosigkeit und geistiger Stumpfheit (Torpor) angezeigt ist. Dort finden sich auch Ausführungen über schwerwiegendere Beeinträchtigungen - Zuckungen und andere Veränderungen des Geisteszustandes - aufgrund von Verletzungen an Kopf und Wirbelsäule.

## Verletzungen der Wirbelsäule

### *Transport und Untersuchung*

- Personen, bei denen eine Verletzung der Wirbelsäule vermutet wird, **keinesfalls bewegen**!
- Um Unregelmäßigkeiten an der Wirbelsäule festzustellen, die Hand sehr vorsichtig unter den Verletzten führen und **die Wirbelsäule** ebenso **vorsichtig** auf der Suche nach einer schmerzhaften Stelle **abtasten**.

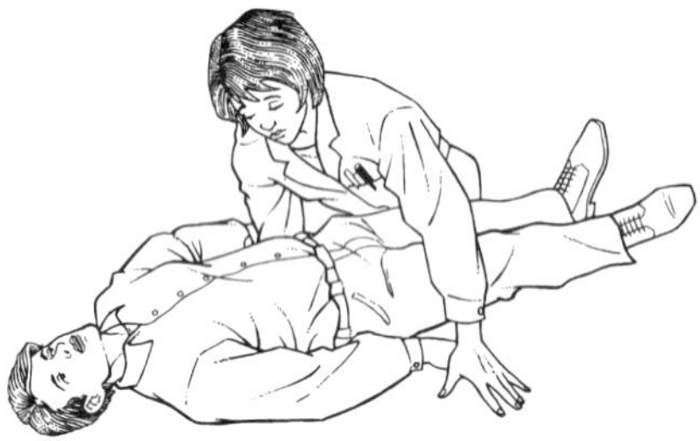

Vorsichtiges Abtasten der Wirbelsäule

- **Überprüfen, ob die Füße bewegt werden können und Empfindung haben** und auf das Eintreffen fachlich geschulter Helfer warten, um den Verletzten in Ruhestellung auf einer starren Bahre oder einer Vakuummatratze zu transportieren.
- Der **Transport** des Verletzten erfolgt **unter Einsatz von mindestens drei Helfern. Die Wirbelsäule muß** dabei **unbedingt gerade gehalten werden**, damit die Verletzun-

gen nicht noch verschlimmert werden oder irreversible Schäden eintreten.

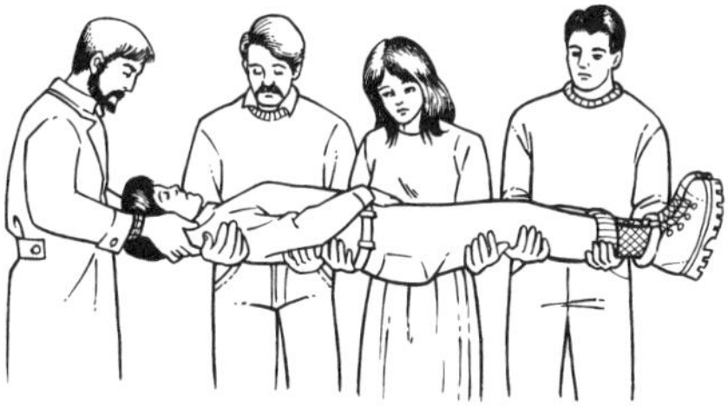

**Transport eines Patienten mit Wirbelsäulenverletzung**

- **Röntgenuntersuchung** durchführen.

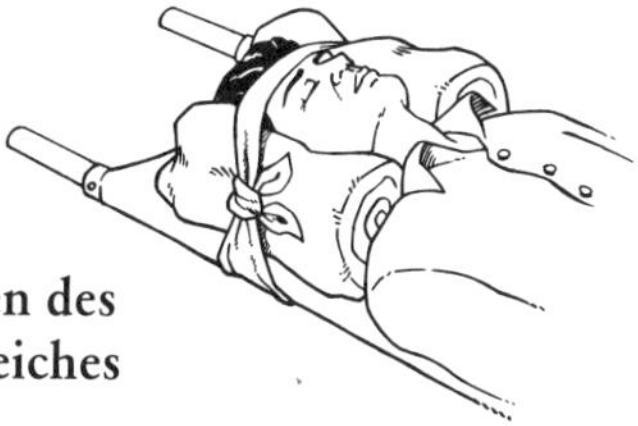

**Ruhigstellen des Genickbereiches**

- **Arnica** (C 30, als Mittel erster Wahl gegen den traumatischen Schock, während der ersten 2-3 Stunden alle 10-30 Minuten. Hier ein Fall aus meiner eigenen Praxis[49]:

„Ein 56-jähriger Maurer fiel bei Restaurierungsarbeiten durch den plötzlichen Einsturz einer Kirchendecke aus fünf Metern Höhe. Seine Kollegen fanden ihn mit Schutt bedeckt auf dem Boden liegend, zwar völlig bewegungslos, aber bei Bewußtsein. Die Arme konnte er gut bewegen, die Beine jedoch nicht. Fünf Minuten nach Eintreffen des Rettungsdienstes stellt man fest, daß er sich wahrscheinlich das Bein gebrochen hatte; die Bewegungsfähigkeit der Zehen ist ebenso wie die Schmerzempfindung eingeschränkt, aber vorhanden. Beim Abtasten des Verletzten

(49) Persönliche Mitteilung.

entdecke ich eine sehr schmerzhafte Stelle am Ende der Wirbelsäule. Der Blutdruck liegt bei 90/60, der Puls ist schwach und schnell (92 Schläge/Minute). Der Verletzte wirkt wie in einem Zustand vor einem Schockzustand: Blässe, kalter Schweiß, eine gewissse Benommenheit. Ich verschreibe ihm Arnica C 30 (alle zehn Minuten), und nach dem Eintreffen der Vakummatratze wird mit dem Ruhigstellen begonnen. Eine Dreiviertelstunde nach dem Unfall kann er mit dem Baukran aus dem Dach heraus zum Krankenwagen gehievt werden. Als er wieder auf dem Boden ist, sind die Schocksymptome deutlich zurückgegangen, der Blutdruck liegt bei 120/70. Die Röntgenuntersuchung ergibt einen Haarriß eines Wirbels, der sich jedoch nicht verschoben hat. Die neurologische Untersuchung in der Notaufnahme bleibt ohne Befund. Er erholte sich ohne Folgeerscheinungen von seiner Knochenmarkerschütterung. Drei Wochen später konnte er wieder arbeiten."

- **Hypericum** (C 30, alle 6-8 Stunden, 3-4 Tage lang), nach *Arnica*. Hering beschreibt folgende mit *Hypericum* behandelte Fälle:[50]

„Ein Eisverkäufer wurde vom vom Wagen geworfen und schlug dabei heftig mit dem Rücken gegen die Bordsteinkante; er spürte vorübergehend einen heftigen Schmerz, der beide Beine hinunter schoß, konnte danach aber aufstehen und die restliche Tour bedienen; nachmittags konnte er den Harn nicht mehr halten, und dieser lief tropfenweise heraus, ohne daß er es merkte; als er am nächsten Morgen versuchte, aufzustehen, fühlte sich die Beine, 'als wäre er betrunken'; schwacher Puls; normale Temperatur; etwas angestrengte Atmung; weder Schmerzen entlang der Wirbelsäule noch irgendwelche krampfhaften Bewegungen; Schließmuskeln teilweise gelähmt; schwankte beim Gehen; Beine fühlten sich an 'wie tot'. Rückenmarkerschütterung."

„Traumatische Hirnhautentzündung. Ein Knabe fiel von einer Hütte, schien sich dabei aber kaum verletzt zu haben; in der darauffolgenden Nacht fing er jedoch an, sich zu übergeben; am morgen lag er in leichtem Delirium, man konnte ihn jedoch

(50) Hering, C., *The Guiding Symptoms of Our Materia Medica*, Philadelphia, 1888, Vol. 6, S. 122 f..

leicht aufwecken damit er auf Fragen antwortete; heftige Schmerzen im Kof und die Wirbelsäule herab, die beim Versuch, die Arme oder Beine zu bewegen, sehr intensiviert wurden; erweiterte Pupillen; gedunsenes, heißes Gesicht; gelblich belegte Zunge; trockener Mund, wollte jedoch kein Wasser trinken, verlangte nach warmer Milch; Puls 140, voll und hart, 40,3 °C Fieber; Verstopfung, wobei der Stuhl aus kleinen, harten Klumpen bestand; dicker, trüber Urin, der nach Bier aussah."

*Hypericum* ist das spezifische Mittel, wenn man mit dem Gesäß auf den Boden oder einen harten Gegenstand fällt, was vor allem zu Steißbeinverletzungen führen kann.

## 1. 7. Verletzungen der Zähne? Schnell zum Zahnarzt!

### Verletzungen

Schläge und Verletzungen im Gesicht können Mund, Zunge und Zähne in Mitleidenschaft ziehen, wobei schwerwiegende Verletzungen vom Facharzt (Kiefer- oder Gesichtschirurgen) behandelt werden müssen. Das homöopathische Arzneibuch enthält sehr hilfreiche Mittel zur lokalen Wundbehandlung, zur Schmerzlinderung und zur Behandlung von Blutungen bei Zahnverletzungen.

- Die lokale Wundversorgung sollte mit 2%iger **Calendula officinalis**-Lösung erfolgen, die konstitutionelle Behandlung von Schmerzen und Entzündung entweder durch *Arnica montana*, *Hypericum* oder *Aconitum napellus*.
- **Arnica montana** (C 15-30, alle 1-3 Stunden, 2 Tage lang): Bei Verletzungen von Weichteilen, Knochen oder Zähnen mit Schmerzen, Quetschungsgefühl und Blutergüssen. Der Patient hat Angst, wenn man sich ihm nähert, weil dies mit Schmerz verbunden sein kann. *Arnica montana* reabsorbiert Blutergüsse, bringt eine beträchtliche Linderung der Schmerzen und läßt die Entzündung der Verletzung zurückgehen. Auch zum Stillen von Blutungen trägt es bei.
- **Hypericum** (C 15-30, alle 1-3 Stunden, 2 Tage lang): Wenn der Zahnnerv verletzt ist und bei abgebrochenen Zähnen mit sehr starken Schmerzen ist *Hypericum* das Mittel erster Wahl.
- **Aconitum napellus** (C 30, während der ersten 2 Stunden alle 10 Minuten): Wenn es durch einen Unfall zu Panik, ausgeprägter Ängstlichkeit und starken Schmerzen kommt. Wenn der Patient nach einem Unfall sehr unruhig und verschreckt ist und von starken Schmerzen geplagt wird. Die Symptome treten unvermittelt auf, es kommt zu

Panik, großer Unruhe und Ängstlichkeit. In entsprechenden Fällen sollte *Aconitum napellus* gegeben werden.

## Rißwunden in der Zunge

Wenn die Verletzung im Mundbereich neben den Zähnen auch die Zunge betrifft und eine Rißwunde oder eine verschiedene Gewebsstellen betreffende Kratzwunde verursacht, ist, vor allem bei starken Schmerzen, *Hypericum* angezeigt. Es fördert die Vernarbung und lindert den Schmerz.

- **Hypericum** (C 30, alle 6 Stunden, 2-3 Tage lang): Ausspülen des Mundes mit Mineralwasser, in dem ein Globulus *Hypericum* (C 6-30) aufgelöst wurde.

## Angst vor dem Zahnarzt und den Schmerzen bei der Behandlung

Dieser weit verbreiteten Angst läßt sich durch Verabreichung homöopathischer Mittel entgegenwirken. Entscheidende Faktoren bei der Auswahl des geeigneten Mittels sind die Art der Angst, die Konstitution und der Charakter des Patienten sowie die Auswirkungen, die die Angst beim jeweiligen Patienten hat. *Gelsemium sempervirens*, *Aconitum napellus*, *Argentum nitricum*, *Calcarea carbonica* und *Phosphorus* sind hier die am häufigsten eingesetzten Mittel.

- **Gelsemium sempervirens** (C 30, eine Gabe am Tag vor dem Zahnarztbesuch sowie eine weitere eine Stunde vor dem Termin): Wenn sich die Angst vor dem Zahnarzt in einer Unruhe äußert, die den Betroffenen lähmt, schwächt und in manchen Fällen Durchfall hervorruft. Der Patient hat keinen Durst, ist so verschreckt, daß er weder sprechen noch handeln kann, befindet sich also fest im Griff einer lähmenden Angst. Angst, Schwächegefühl und Lähmung weisen daraf hin, daß die Verabreichung von *Gelsemium sempervirens* angezeigt ist.
- **Aconitum napellus** (eine Einzelgabe C 30-200 *Korsakow*): Wenn Panik und Unruhe vorherrschend sind bei einem Patienten, der unversehens einen Unfall mit Verletzungen

erlitten hat, die eine zahnärztliche Untersuchung und Behandlung erforderlich machen. Wenn ein Patient während einer Zahnextraktion oder -behandlung schlagartig Schmerzen bekommt, die ihn in solche Panik versetzen, daß er die Praxis verlassen möchte.

- **Argentum nitricum** (C 30, eine Gabe am Tag zuvor sowie eine weitere eine Stunde vor dem Zahnarzttermin): Angst, Ungeduld, Eile und angstbedingter Durchfall sind die vorherrschenden Kennzeichen eines *Argentum nitricum*-Zustandes. *Gelsemium sempervirens* ist wie gelähmt, bleich, unbeweglich, vor Angst wie versteinert, während *Argentum nitricum* am ganzen Leib zittert, unruhig und ängstlich ist, hin und her eilt und häufig kleine Mengen Durchfall entleeren muß. Für *Argentum nitricum* verrinnt die Zeit zu langsam, er möchte es am liebsten schon hinter sich gebracht haben! Es handelt sich mit um die hektischsten, ungeduldigsten und angstvollsten Patienten der gesamten Materia medica.
- **Calcarea carbonica** (eine Gabe in einer Potenzhöhe von mindestens C 30, mindestens eine Woche vor dem Termin): Zur konstitutionellen Behandlung bei ängstlichen, kälteempfindlichen, fettleibigen, apathischen und störrischen Patienten, die auf die klassische Konstitution von *Calcarea carbonica* ansprechen. Es handelt sich um sehr unruhige Patienten, die sich verletzbar fühlen und sich in ihre schützende Schale zurückziehen müssen (das Mittel wird aus der mittleren Lage der Austernschale gewonnen). Diesen Patienten verschafft die Verabreichung von *Calcarea carbonica* Standhaftigkeit und Sicherheit, es senkt ihre Angst vor Angriffen gegen ihre Person und vor dem Aufbruch ins Unbekannte.
- **Phosphorus** (eine Gabe in einer Potenzhöhe von mindestens C 30): Der *Phosphorus*-Patient ist sehr ausdrucksstark, sensibel und ängstlich; es handelt sich um eine Person, die sich von der Stimmung anstecken läßt, die gerade in der Luft liegt, vom Enthusiasmus, aber auch von den Ängsten

anderer Menschen; redselig, ja geschwätzig, fühlt er die Leiden Anderer am eigenen Leib mit und schickt sich an, ihnen zu helfen. Doch mangelt es ihm auch an „Schutzfiltern“ vor dem Leid, und so mag ein solcher Mensch panische Angst vor dem Schmerz bei einem Zahnarztbesuch haben, vor Ärzten allgemein oder vor chirurgischen Eingriffen. Jedwedes Symptom erschreckt ihn zutiefst und führt ihn rasch zum Arzt, wo er sich durch eine Untersuchung Beruhigung verschafft. Es ist aber auch möglich, daß er seine Ängste nicht mitteilt, um seiner Umwelt nicht zur Last zu fallen, und still vor sich hinleidet. Dies ist ein weiterer, subtilerer Aspekt seiner ausgeprägten Sensibilität.

- Weitere Mittel: Zur Behandlung dieser Fälle wurden auch **Magnesia carbonica** und **Tuberculinum** eingesetzt.

## Zahnschmerzen bei sehr nervösen Patienten

Auch wenn einer solchen Situation kein Unfall vorausging, kann sie sich zu einem regelrechten medizinischen Notfall entwickeln. Daher im folgenden einige der wichtigsten Mittel zur Behandlung von Patienten mit entsprechenden Beschwerden:

- **Aconitum napellus**: Panik, plötzliches Auftreten der Symptome, Angst vor dem Sterben und Kälteempfindlichkeit oder Zahnschmerzen durch kalte, trockene Zugluft oder eine Verkühlung. Die Schmerzen können auch infolge eines Kummers oder einer Kränkung auftreten. Nach dem Zubettgehen kann es zu reißenden Schmerzen kommen.
- **Arsenicum album**: Angst, Unruhe und ausgeprägte Nervenschwäche mit Durst, Schlaflosigkeit und Verschlimmerung bei Nacht. Sehr gewissenhafte, detailversessene, perfektionistische und anspruchsvolle Patienten. Die Zahnschmerzen verschlimmern sich durch Kälteeinwirkung, kalte Getränke und Arbeit an feuchten Orten; Besserung durch Wärmeeinwirkung (bei *Chamomilla* und *Coffea cruda* ist es genau anders herum). Die Schmerzen

sind reißend und verschlimmern sich, wenn sich der Betroffene auf die schmerzende Seite legt.

- **Belladonna**: Vor allem bei sehr nervösen Kindern während der Zahnung, wenn die Betroffenen Fieber haben, ohne zu schwitzen, rote, stark erhitzte Haut und großen Durst haben. Im Schlaf oder während im Fieberzustand kann es zum Delirium kommen. Die Schmerzen treten schlagartig auf und verschwinden ebenso plötzlich wieder. Kaffee oder Koffein können zu Verschlimmerung führen. Pulsierende Schmerzen mit Schwellung und starker Entzündung des Zahnfleisches, mit Verschlimmerung durch Zugluft.
- **Chamomilla**: Bei sehr reizbaren, unruhigen und launenhaften Kindern, die während der Zahnschmerzen laut schreien und sich winden. Verschlimmerung bei Nacht, durch Zugluft und jede Situation oder Nachricht, die sie in Aufregung versetzen, besonders wenn sie ausgeschimpft worden sind. Durch intensives Wiegen in den Armen tritt in der Regel Besserung ein; Kinder, die nachts immerzu weinen, ihre Eltern zur Verzweiflung treiben und nur einschlafen, wenn sie im Kinderwagen umhergefahren werden. Durch kaltes Wasser und Essen verschlimmern sich die Zahnschmerzen ebenfalls.
- **Coffea**: Zahnschmerzen bei sehr nervösen Patienten, starken Kaffee- oder Teetrinkern, aber auch bei Personen, deren Zustand sich durch die Erregung durch eine gute Nachricht verschlimmert. Extrem starke Schmerzen, der Patient ist äußerst unruhig und am Rande der Verzweiflung; wie auch bei *Chamomilla* Besserung durch kaltes oder eiskaltes Wasser und Verschlimmerung durch kalte Getränke.
- **Gelsemium sempervirens**: Zahnschmerzen infolge einer Erkältung oder Aufregung. Die Schmerzen von *Gelsemium sempervirens* treten unvermittelt und anfallsartig auf und strahlen wie bei einer Neuralgie auf verschiedene andere Körperregionen aus (Gesicht, Kiefer, Ohr). Wir haben be-

reits gesehen, daß *Gelsemium sempervirens*-Patienten ihre Emotionen sehr intensiv erleben und Angst vor Examen oder Prüfungssituationen haben, auf die sie mit Durchfall, Schwächegefühl und Lähmung reagieren.

- **Magnesia phosphorica**: Neuralgische Beschwerden nachts im Bett, die sich durch Kälte verschlimmern und durch Wärme (Getränke, vor allem aber warme Anwendungen) und Druck bessern (man denke daran, wie sich die Unterleibsschmerzen von *Magnesia phosphorica* durch Druck bessern, ebenso bei *Colocynthis*). Unvermittelt auftretende Schmerzen, die plötzlich erscheinen und wieder verschwinden, ausstrahlen und den Patienten vor Schmerzen schreien lassen. Bei sehr nervösen, unruhigen, sensiblen und impulsiven Personen.
- **Pulsatilla**: Die Schmerzen von *Pulsatilla* treten vorzugsweise nachts nach dem Zubettgehen auf; im Freien und durch Waschen mit kaltem Wasser Besserung, durch Trinken von Kaffee, Kamillentee und Einnahme von Chinin Verschlimmerung; durch kaltes Wasser kann Besserung eintreten, während es durch warme Mahlzeiten zu Verschlimmerung kommen kann; angezeigt bei nervösen Patienten, die durch Bewegung und Spazierengehen an der frischen Luft Besserung zeigen und bei denen in warmen, geschlossenen Räumen Verschlimmerung eintritt.
- **Staphysagria**: Schmerzen während der Nacht; Verschlimmerung nach Mitternacht, durch Zugluft, Zähneputzen, Kaltes aller Art sowie durch zwischen den Zähnen hängengebliebene Brotstückchen; bei nervösen Patienten, die sich einer Zahnbehandlung oder -extraktion unterziehen mußten; empfindlichen Patienten, die sich durch eine Kränkung verletzt fühlen; überempfindlichen Patienten, denen ärztliche Eingriffe oder Zahnbehandlungen unerträglich sind.

## Vor und nach einer Zahnextraktion

Das Ziehen eines Zahnes ist immer eine mehr oder minder traumatische Angelegenheit. Zur Vorbeugung von Schmerzen und Blutungen infolge der Extraktion kann *Arnica montana* verabreicht werden.

- Manche homöopathisch geschulten Zahnärzte verabreichen zur Prophylaxe von Blutungen nach der Extraktion auch **Millefolium**.
- **Arnica montana** C 30, eine Einzelgabe vor und nach der Extraktion, wirkt vorbeugend gegen Blutungen und Schmerzen, vor allem bei schwierigen und traumatischen Zahnextraktionen.
- **Staphysagria** C 30, eine Woche vor der Extraktion und eine weitere Gabe am Vortag, kann zur Senkung der Schmerzüberempfindlichkeit mancher Patienten beitragen, die schon das bei Behandlungsbeginn übliche Spülen der Zähne mit einem kräftigen Wasserstrahl nicht ertragen. Das Mittel kann auch angezeigt sein, wenn nach schmerzhaften, traumatischen Zahnextraktionen Überempfindlichkeit an den Zähnen auftritt.

Zur Behandlung *nach erfolgter Zahnextraktion* gibt es neben den erwähnten Mitteln noch drei weitere, die zur Behandlung nachhaltiger Schmerzen am Zahnfleisch hilfreich sein können:

- **Nux vomica**: Das vielleicht hilfreichste dieser drei Mittel, denn die entsprechenden Schmerzen treten häufiger bei Patienten mit überempfindlicher Konstitution auf. Diese Menschen sind stets in Eile, sehr anspruchsvoll, ehrgeizig, reizbar und können sogar gewalttätig werden, wenn man sich ihnen widersetzt oder sie angreift. Perfektionistische, hingebungsvolle Arbeiter, die unter den Auswirkungen von Schlafmangel, einem Übermaß an Arbeit und dem Mißbrauch von anregenden Mitteln wie Alkohol und Tabak usw. leiden können.

- **Hecla lava**: Das Mittel zur Behandlung von Karies, die zu neuralgischen Schmerzen im Gesicht und dadurch bedingten Infektionen führen können, bei denen es zum Anschwellen der Kiefer kommt. Bei Ausbildung von Abszessen, Schwierigkeiten während der Zahnung und einer ausgeprägten Neigung zu Karies mit Gewebszerstörung (Nekrose) und Infektionen (Abszessen, Sinusitis usw.). Angezeigt, wenn die Zahnextraktion unter den geschilderten Umständen anhaltende Schmerzen hinterläßt.
- **Hypericum**: Wenn die Extraktion den Zahnnerv gereizt hat und nach dem Abklingen des Betäubungsmittels starke, den Patienten zur Verzweiflung treibende Schmerzen nach sich zieht. Die Schmerzen treten anfallsartig auf und verschlimmern sich nachts.

### Patienten, die allgemein überempfindlich auf Zahnbehandlungen reagieren

Angesichts einer solchen Situation sollte man das geeignete Mittel bereits Tage oder Wochen zuvor verabreichen, damit die Empfindlichkeit des Patienten so verändert, d.h. auf Normalmaß herabgesetzt wird, daß er beispielsweise eine vom Zahnarzt durchgeführte Mundspülung ohne weiteres zu ertragen vermag.

- **Antimonium crudum**: Patienten mit Karies, die im Schlaf mit den Zähnen knirschen und so empfindliche Zähne haben, daß ihnen Zahnbehandlungen aller Art unerträglich sind. Es handelt sich um Patienten, die Berührungen und selbst Blicke der Anderen nicht ertragen, oder um Kinder, die nicht gewaschen werden möchten. Übellaunige Kinder, die sich aufregen, wenn man ihnen die geringste Aufmerksamkeit schenkt.
- **Fluoricum acidum**: Patiente mit vorzeitig auftretender, schon in der Kindheit rasch fortschreitender Karies, dunklen Zähnen mit Sordes, Neigung zu Geschwüren an der Zahnwurzel und einer ausgeprägten Empfindlichkeit an den Zähnen, aufgrund derer sie jeglicher Zahnbehandlung

ausweichen, obwohl gerade diese Personen eine solche am nötigsten hätten. Hitzig veranlagte, dominierende Charaktere mit Neigung zu Zügellosigkeit, Materialismus und Selbstzufriedenheit.

- **Ignatia**: Sehr empfindliche Patienten mit hysterischem Temperament, die zahnärztliche Eingriffe nicht ertragen, deren Zahnschmerzen sich seltsamerweise aber beim Essen bessern, zwischen den Mahlzeiten und bei geistiger Betätigung hingegen verschlimmern. Verschlimmerung kann außerdem durch anregende Mittel wie Kaffee, Tee und Tabak eintreten.
- **Magnesia carbonica**: Nächtliche Zahnschmerzen, die sich durch Zugluft und im Bett verschlimmern, sich jedoch durch Bewegung und Gehen bessern; Verschlimmerung durch Benutzung von Fahrzeugen aller Art; bei berührungsempfindlichen Zähnen und einsetzenden Problemen mit den Weisheitszähnen. Besserung durch kaltes Wasser,Verschlimmerung durch die Wärme im Bett und in geschlossenen Räumen. Erneutes Einsetzen der Schmerzen während des Essens sowie noch eine gewisse Zeit danach. Gehässige, bittere Menschen mit empfindsamem Wesen. Sie reagieren empfindlich auf Streit, versuchen stets, Frieden zu stiften. Kinder, die in der Schule beim Lesen- und vor allem beim Schreibenlernen nicht mitkommen. Die Schmerzen können mit Schwitzen einhergehen (vergleiche *Chamomilla*).
- **Staphysagria**: Ein weiteres Mittel zur Behandlung von Patienten mit sehr empfindlichen Zähnen (die charakteristischen Merkmale des Mittels wurden weiter oben erläutert S. 83).

## Schmerzen beim Bohren und beim Einsetzen von Füllungen

Wenn Stunden nach dem Bohren oder dem Einsetzen von Zahnfüllungen nachhaltige, heftige und unangenehme Schmerzen auftreten, kann man zu einer Reihe von Mitteln greifen. *Arnica montana* und *Nux vomica* sind hier zwei der wichtigsten:

- **Arnica montana**: Nach traumatischen Zahnbehandlungen, bei denen es zu Verletzungen der Weichteile gekommen ist. Dumpfe, nachhaltige Schmerzen in Zähnen und Zahnfleisch, so als würden die betroffenen Stellen mit Schlägen traktiert.
- **Nux vomica**: Bei ausgeprägter Überempfindlichkeit, bei Patienten mit nervösem, energischem und sehr ungeduldigem Wesen (siehe Materia medica S. 453).
- **Mercurius iodatus flavus, Mercurius solubilis** und **Sepia** können ebenfalls angezeigt sein.

### Starke Blutungen nach einer Zahnextraktion

Zur Vorbeugung von Blutungen nach einer Zahnextraktion können ein paar Stunden vor dem Eingriff *Arnica montana* oder *Millefolium* verabreicht werden. Eine technisch sauber durchgeführte Extraktion kann weiter zur Verminderung der Blutung beitragen. In der örtlichen Anwendung ist in unverdünnter Alkoholtinktur verabreichte *Calendula officinalis* unübertroffen; ihre Anwendung trocknet die meisten Blutungen geradezu aus.

- **Calendula officinalis** (in örtlicher Anwendung): Bei allen Blutungen nach einer Zahnextraktion sollte ein mit *Calendula officinalis*-Tinktur getränkter, keimfreier Tupfer aufgelegt werden. Diese Maßnahme wirkt bei den meisten Blutungen sehr rasch, und die Blutung läßt bereits nach wenigen Minuten nach. Ein Verdünnen des Mittels ist nicht notwendig, denn in 60°-iger Alkoholtinktur verabreicht ist *Calendula officinalis* rascher und wirkungsvoller. Homöopathisch geschulte Zahnärzte setzen dieses Mittel nach allen Zahnextraktionen ein und haben damit sehr gute Erfahrungen gemacht.
- **Arnica montana**: Nach *Calendula officinalis*, wenn der Eingriff traumatisch verlaufen ist, der Zahn nur schwer zu entfernen war und durch die Extraktion Rißwunden im

Zahnfleisch entstanden sind, ist *Arnica montana* das antitraumatische Mittel erster Wahl. Es kann die Blutung rasch zurückgehen lassen, ebenso lindert es die Schmerzen und läßt die durch die Extraktion ausgelöste Entzündung zurückgehen.

- **Phosphorus**: Bei Patienten mit Neigung zum Nasenbluten und Blutungen (Zahnfleischbluten, Bluten aus kleinen Wunden, Blutergüsse) mit leuchtendrotem, sehr flüssigem Blut, dessen Fluß sich schwer stoppen läßt. Schreckhafte, extrovertierte, ausdrucksstarke, liebevolle und mitleidsame Patienten; sehr empfindsame Patienten, die sich durch äußere Eindrücke leicht beeindrucken lassen.
- **Lachesis mutus**: Wenn dunkles Blut in einem anhaltenden, trägem, aber nicht zu stoppenden Fluß aus der Wunde tritt. Wenn das Gewebe geringe Vitalität aufweist, bei Nekrosenbefall, Absterben des Gewebes und Rißwunden; wenn das Gewebe anhaltend blutet und das Blut dunkel, bläulich-purpurn gefärbt ist und nicht gerinnt. Bei hyperaktiven, mit einer sehr lebhaften Phantasie aufgestatteten, leidenschaftlichen, redseligen, eifersüchtigen und mißtrauischen Patienten.
- **Hamamelis virginica**: Wenn die Extraktion zu Verletzungen des Zahnfleisches sowie Venenreizung mit Blutungen und Schmerzen mit hoher Berührungsempfindlichkeit führt. Venöse, eher dunkle Blutungen mit schmerzendem Zahnfleisch. Zusammen mit *Arnica montana* ist *Hamamelis virginica* eines der Hauptmittel zur Behandlung von Verletzungen, die mit Blutungen einhergehen und daher auch bestens angezeigt bei Blutungen nach Zahnextraktionen mit Schmerzen, Schwellung und dem Verlust von venösem Blut.
- Auch andere Mittel wie **Kreosotum** und **Millefolium** lassen sich hier einsetzen. *Kreosotum* gegen starke Blutungen bei Kindern mit frühzeitig auftretender, starker Karies, die Probleme mit der Zahnung haben (geschwollenes, stark schmerzendes Zahnfleisch). Sehr reizbare, launische Kin-

der, die ganze Nächte durchweinen können. Wie *Phosphorus* ist auch *Millefolium* angezeigt zur Behandlung von Blutungen mit leuchtendrotem Blut, vor allem, wenn sie durch mechanische Verletzungen ausgelöst wurden; starke, schmerzfreie Blutungen mit flüssigem Blut und ausgeprägter Blutfülle. Manche Zahnärzte verabreichen vor Zahnextraktionen eine prophylaktische Gabe des Mittels und haben damit gute Ergebnisse erzielt.

# 1. 8. Augenverletzungen

## Behandlung von Augenverletzungen

Augenverletzungen müssen mit großer Vorsicht behandelt werden! Nach der Ersten Hilfe muß die Weiterbehandlung des Patienten durch einen Augenarzt oder in einem Krankenhaus mit augenärztlich geschultem Fachpersonal erfolgen.

! **Der Schmerz ist für den Patienten im allgemeinen das Unangenehmste, die größte Gefahr liegt aber in den möglichen Auswirkungen auf das Sehvermögen.**

- Verletzungen durch chemische Substanzen müssen schnellstmöglich mit Wasser ausgespült werden.
- Zur Erstbehandlung von Augenverletzungen verfügt die Homöopathie über eine Reihe sehr wirksamer Mittel. Das erste ist *Aconitum*. *Aconitum* oral geben und die Verletzung örtlich mit *Hypericum* oder *Calendula* behandeln.
- **Aconitum** (C 30, während der ersten Stunde alle 5-10 Minuten). *Aconitum* ist angezeigt, wenn die Augenverletzung schmerzhaft ist und einen von Unruhe, Angst, ja sogar Panik begleiteten emotionalen Schockzustand hervorruft. Eher angezeigt als *Arnica*, wenn Schmerz, Augenrötung, Unruhe, Angst und Verzweiflung ein durch die Augenverletzung ausgelöstes Bild eines Schockzustandes ergeben. *Aconitum* trägt aufgrund der guten Ergebnisse bei der allgemeinen und örtlichen Behandlung von Augenverletzungen auch die Bezeichnung „Augen-Arnika".
  Es ist das beste Mittel, wenn ein Fremdkörper ins Auge eingedrungen ist, außerdem bei Verletzungen, nach chirurgischen Eingriffen und bei Neuralgien durch kalte, trokkene Zugluft; in der Anfangsphase von Entzündungen oder Verletzungen von Hornhaut, Bindehaut, Lederhaut oder der Augenlider. Der Patient ist sehr verängstigt, verschreckt und unruhig und hat starken Durst. Die Bindehaut ist stark gerötet und geschwollen (ödematös). Die

Augen brennen, fühlen sich ausgetrocknet an und reagieren sehr empfindlich auf Zugluft. Hitzegefühl und brennende, stechende Schmerzen. Bewegungen des Auges verschlimmern den Schmerz. Die Augen sind stark angeschwollen, als wäre Erde hineingelangt. Licht wird als äußerst störend empfunden. Hier ein Fall, den ich vor kurzem in meiner Praxis behandelt habe:

„Ein 19-jähriges Mädchen war auf einem Bergpfad von Fahrrad gefallen und hatte sich dabei Verletzungen im Gesicht und am rechten Auge zugezogen. Bei dem Sturz war ihre Brille zerbrochen, wodurch sie mehrere oberflächliche Schnittwunden in der Wimperngegend und in der Bindehaut erlitt. Nach der Einlieferung ins Krankenhaus wurde sie von einem Augenfacharzt untersucht, der bestätigte, daß keine Verletzungen vorlagen, die das Sehvermögen beeinträchtigt hätten. Die auf der Grundlage von Kollyrien durchgeführte Behandlung konnte die Schmerzen aber nicht lindern, weshalb man mich um Mitternacht von der Situation der Patientin unterrichtete: sie war sehr verschreckt, hatte Beklemmungen, Angst, das Auge zu verlieren, litt unter starken Schmerzen im verletzten Auge, Brennen und dem Gefühl, es sei Sand hineingestreut worden; Licht empfand sie als äußerst störend. Ihr Auge war stark gerötet, geschwollen und tränte ein wenig; die Wimperngegend und das Augenlid waren angeschwollen und wiesen einen großen blauen Fleck auf. Im Abstand von zehn Minuten verabreichtes, in Wasser gelöstes *Aconitum napellus* C 30 brachte der Patientin rasche Linderung, und nach einer Stunde konnten sie einschlafen. Die Weiterbehandlung erfolgte durch örtliche Anwendung von *Calendula officinalis* (2%ig in physiologischer Kochsalzlösung verabreicht).

- **Hypericum** oder **Calendula** (bei der ersten örtlichen Behandlung und oral): Zwei bis drei Globuli C 6-30 in 100 ml Kochsalzlösung auflösen und die Wunde mit einer sterilen, in diese Lösung getränkten Mullbinde bedecken, vor allem bei besonders schmerzhaften Verletzungen. Bei Verletzungen mit nicht so starken Schmerzen - aber intensiver Blutung - kann auch 2%ige *Calendula* eingesetzt werden. Bei heftigen Schmerzen zusätzlich zur örtlichen

Wundbehandlung alle zehn Minuten *Hypericum* C 30 geben. Hier ein Fall aus meiner eigenen Praxis:

„Ein 34-jähriger Patient stach sich beim Suchen von Weinbergschnecken an einem Strauch einen Dorn ins Auge. Der anfängliche Schmerz führte schließlich zu einem unerträglichen Brennen und großer Unruhe, mit Lichtscheu, Tränenfluß und krampfartigem Zucken der Augenlider, die die Untersuchung erschwerten. Es war eine Verletzung der Bindehaut festzustellen. Er ging zum Augenarzt; der verschrieb ihm eine schmerzstillende, sedierende Augensalbe. Davon gingen die Symptome etwas zurück, traten aber wenige Stunden später umso heftiger auf. Nach einer schlaflosen Nacht kam er zur mir und bat um ein Beruhigungsmittel wegen der Schmerzen. Das Verabreichen von *Hypericum* C 30 in Wasser gelöst (ein Löffel pro Stunde) führte zu einer erstaunlichen Linderung der Schmerzen, und nach sechs Stunden konnte er das Auge wieder öffnen. 24 Stunden später konnte er praktisch ohne Beschwerden wieder seiner Arbeit nachgehen."

Hier noch ein weiterer Fall, den der amerikanische Augenfacharzt Dr. John L. Moffat beschreibt[51]:

„*Hypericum*, das '*Arnica* für die Nerven': Lindert Schmerzen und fördert so die Genesung nach Operationen und Unfällen. Narben mit Reizung. Der Verfasser bewirkte dauerhafte Heilung der Reizbarkeit - wiederkehrende Blutfülle und Schmerzen - des Auges eines Patienten, der zwei oder drei Jahre zuvor durch einen Messerstich erblindet war, der Katarakt und Verwachsungen an der Vorderseite hinterlassen hatte."

- **Arnica** (C 30, die ersten zwei Stunden lang alle zehn Minuten). Wenn ein Schockzustand mit Schmerzen und Quetschungsgefühl der Weichteile rund ums Auge vorherrscht, nicht aber die verzweifelte Angst von *Aconitum*; aber auch wenn der Schmerz nicht so akut und unerträglich ist wie bei *Hypericum*. Ist kein *Aconitum* zur Hand, kann *Arnica* aufgrund seiner umfassenden Qualitäten bei

(51) Moffat, John L., *Homoeopathic Therapeutics in Ophthalmology*, Jain Publ., New Dehli, 1982, S. 68 (Reprint des Originals von 1916).

der Wundheilung zur Erstbehandlung ebenfalls von Nutzen sein.

- **Staphysagria** (C 15-30, die ersten 2 Stunden lang alle 30 Minuten): Wenn Schnittwunden in der Bindehaut oder der Hornhaut vorliegen, der Patient starke, isolierte Schmerzen hat, aber keinerlei andere Verletzungen oder eine Prellung des Auges festzustellen sind. Bei sehr sauberen, glattrandigen Wunden durch Schnitte mit Rasierklingen, Skalpelle oder den Rand eines Papierbogens, aber auch bei Krallenhieben von Katzen oder anderen Tieren. Wenn *Hypericum* die Schmerzen nicht beseitigt, ist an *Staphysagria* zu denken, das am besten geeignete Mittel zur Behandlung von Schnittwunden durch Unfälle oder chirurgische Eingriffe. Hier ein Fall von Frau Dr. Sotomayor[52]:

„Nachdem ich mir durch eine unglückliche Bewegung mit einem Papierbogen eine Verletzung an der Hornhaut des linken Auges zugezogen hatte, trat ein stechend-scharfer Schmerz auf, der sich durch Bewegen und Reiben des Auges verschlimmerte. Der Schmerz nahm zu, es kam auch zu Rötung mit Tränenfluß. Ich wandte mich an den augenärztlichen Notdienst, wo eine Hornhautverletzung mit Abschürfung und einer Schnittwunde diagnostiziert wurde. Die Wundversorgung erfolgte durch eine, die Epithelisierung fördernde Salbe und einen Deckverband.
Im Abstand von 30 Minuten nahm ich dann *Arnica montana* C 30 ein, doch es kam zu keiner Besserung. Zwei Stunden später griff ich zu *Hypericum C 15*, ebenfalls alle 30 Minuten, doch wiederum ohne Erfolg. Da die Schmerzen unerträglich waren und mir den Schlaf raubten, mußte ich schließlich Paracetamol und Azetylsalizylsäure einnehmen. Zwölf Stunden aber hatten die Schmerzen noch immer nicht nachgelassen. Es handelt sich ja um eine Schnittwunde, sagte ich mir dann, und nahm *Staphysagria C 30* ein. Bereits wenige Minuten nach der Einnahme von zwei Globuli des Mittels verspürte ich Erleichterung, konnte aufstehen und mich etwas bewegen. Mein Zustand besserte sich ste-

(52) Persönliche, schriftliche Mitteilung an den Verfasser.

tig, insgesamt nahm ich drei Gaben im Abstand von jeweils einer halben Stunde ein. Am nächsten Morgen war ich wieder völlig gesund.
48 Stunden nach dem Vorfall erfolgte eine weitere augenärztliche Untersuchung: die Wunde war überraschend gut verheilt, Schmerzen waren nicht vorhanden. Als 72 Stunden später wieder leichte Schmerzen auftraten, nahm ich eine weitere Gabe *Staphysagria* C 30 ein, worauf der Schmerz völlig nachließ."

## Stillen von Blutungen

Zum raschen Stillen von Blutungen bei einer Augenverletzung mit *Calendula*-Lösung getränkte keimfreie Mullbinden auflegen.

- **Calendula** (10 Tropfen auf 100 ml Kochsalzlösung): Bei Augenverletzungen mit Blutung, mit 1%iger *Calendula*-Tinktur getränkte Mullbinden auf das verletzte Auge aufdrücken. Dies bringt die Blutung zum Stillstand und beugt Infektionen vor. *Calendula daher stets in der Notfallapotheke mitführen!*

## Entfernen von Fremdkörpern

Bei der Entfernung von Fremdkörpern aus dem Auge muß mit großer Vorsicht vorgegangen werden. Ins Auge gelangte Metallgegenstände mit einer keimfreien Mullbinde entfernen, jedoch **niemals** mit einem anderen Metallgegenstand (Nadel, usw.)! Befindet sich der Fremdkörper nicht im Augapfel, die Innenseite der Augenlider untersuchen und sie dazu vorsichtig hochziehen. Dazu

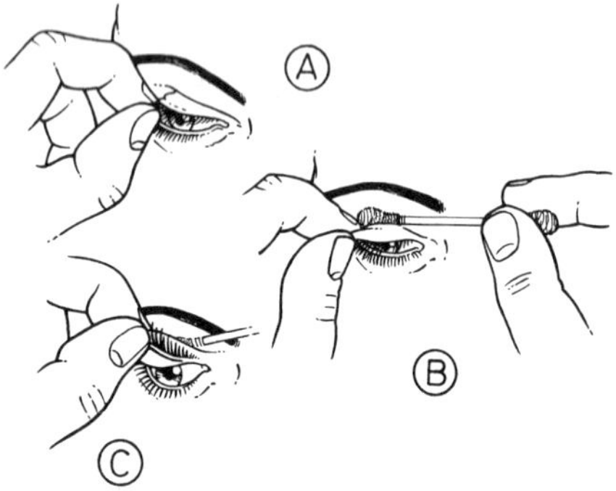

**Umstülpen des Oberlides**

gleich zu Behandlungsbeginn *Aconitum* geben und die Stelle unter Druck mit einer Spritze auswaschen.

- **Aconitum** (C 30). Nach einem Vorschlag von HERING[53] zur Anfangsbehandlung, um Schmerzen und Entzündung zu lindern. *Aconitum* wirkt rasch und zeigt hervorragende Ergebnisse.

  „Entzündliche Zustände, durch die Reizung durch Fremdkörper in der Hornhaut, wie Metallspäne, Stein- oder Kohlestückchen, was zu einem trockenen Reiben des Lides über den Augapfel führt, mit blutstrotzenden Blutgefäßen; Reizung durch eingewachsene Wimpern."

- **Auswaschen der Wunde unter Druck** mit einer Spritze und Kochsalzlösung. Diesem können auch 2-3 Globuli *Hypericum* C 6-30 beigegeben werden.
- Befindet sich der Fremdkörper an der Innenseite des oberen Augenlides, das Lid nach außen hin aufdrehen (dazu faßt man es an den Wimpern und dreht es um einen länglichen, festen Gegenstand - z.B. ein Streichholz -, so daß die Innenseite des oberen Lides auf dem Augapfel aufliegt). Dann den Fremdkörper mit einer in *Hypericum*-Lösung getränkten, sterilen Mullbinde oder einem sauberen Taschentuch abtupfen und versuchen, ihn vorsichtig zu entfernen.
- Gelingt das Entfernen nicht, eine sterile, mit *Hypericum*-Lösung getränkte Mullbinde auflegen und den Patienten zum Augenarzt bringen.
- Zur Behandlung der Schmerzen und Beschwerden nach erfolgreicher Entfernung des Fremdkörpers haben sich Augenbäder mit 2%iger *Euphrasia*-Lösung und orale Gaben von **Euphrasia** 6 C bewährt (alle 6-12 Stunden, 2-3 Tage lang). Tritt keine Besserung ein, kann **Hypericum** gegeben werden.

---

(53) Hering, C., *The Guiding Symptoms of Our Materia Medica*, Philadelphia, 1879, Vol. 1, S. 32.

- Pierre Schmidt (*Athletic Injuries*[54]) empfiehlt die Anwendung von **Coccus cacti** zusammen mit sanften Massagen des unverletzten Auges.

„Ich möchte betonen, daß *Coccus cacti* sofort Insekten oder irgendwelche kleinen Fremdkörper aus dem Auge heraustreiben und die Reaktion der Bindehaut lindern wird. Dieses Mittel sollte man in der Tasche bei sich tragen, wenn man im offenen Wagen oder in Zügen fährt, wo Schlacke ins Auge kommen kann.
Auch die Technik der Massage des unverletzten Auges sollte man kennen. Dies hilft, die Beschwerden des verletzten Auges zu lindern, entsprchend der chinesischen Theorie der symmetrischen Punkte."

## Verletzungen durch ätzende chemische Substanzen (Säuren und Laugen)

- Betroffenes Auge so schnell wie möglich **15-20 Minuten lang gut mit klarem Wasser ausspülen**. Dabei sollte man nicht vergessen: je länger mit einem gründlichen Ausspülen mit Wasser gewartet wird, desto schlechter stehen die Heilungschancen und desto höher ist das Risiko einer irreversiblen Trübung des Auges. Wasserhähne, Duschen, Feldflaschen, Spritzen ohne Nadel - zur Durchführung dieser äußerst wichtigen Maßnahme sind alle im jeweiligen Moment zur Verfügung stehenden Mittel recht.
- Keine Zeit darauf verwenden, die Säure oder Lauge mit Hilfe des entsprechenden chemischen Gegenmittels zu neutralisieren. Dabei geht nur wertvolle Zeit verloren. Außerdem könnte die durch das Zusammentreffen der beiden Substanzen ausgelöste Reaktion die Verletzung noch verschlimmern. Darüber hinaus kommt es bei manchen dieser Reaktionen zu gefährlicher Wärmeentwicklung.
- Die Verabreichung chemischer Gegenmittel ist also auf einige ausgewählte Fälle zu beschränken.

(54) Schmidt, P. Athletic Injuries, *Hahnemanian Homoeopathic Sandesh* 1988; 12: 117.

- **Aconitum** (C 30, alle 5-10 Minuten), zur Behandlung des Schocks und der Schmerzen.

### *Laugen*

Laugen können zu besonders schwerwiegenden Verätzungen führen, denn sie können neben Oberflächenverletzungen auch Grauen Star und Glaukome nach sich ziehen. Sie gehen Verbindungen mit den im Gewebe vorhandenen Proteinen und Fetten ein und bewirken so tiefgreifende Schädigungen. Am häufigsten zu Verletzungen führen Ammoniak, Ätznatron, Kalk und Bleichmittel.

- Das betroffene Auge gründlich mit viel Wasser auswaschen.
- Neutrale EDTA-Natrium-Lösung hilft bei der Entfernung der am Gewebe haftenden Kalziumreste.
- Eine leicht saure Lösung (z.B. 20%iger in Wasser gelöster Essig) kann bei der Beseitigung der Lauge hilfreich sein; danach das Ausspülen mit klarem Wasser fortsetzen.

### *Säuren*

Säuren verursachen weniger tiefgehende, örtlich begrenzte Verletzungen. Sie entfalten unmittelbare Ätz- und Reizwirkung. Am häufigsten sind wohl Verletzungen durch Schwefelsäure bei der Explosion von Autobatterien.

- Betroffenes Auge gründlich mit viel Wasser auswaschen.
- *Keine Natriumbikarbonat-Lösungen verwenden* - die dadurch ausgelösten thermischen Reaktionen können Schaden anrichten. Allenfalls durch Fachleute und in niedriger Konzentration einsetzen (1 Löffel auf einen Liter Wasser).

## „Blaues Auge“ (periorbitales Hämatom)

Das „blaue Auge“ entsteht vor allem durch Faustschläge und kommt entsprechend häufig bei Raufereien und im Boxsport vor. Während der ersten Stunden sollte *Arnica* gegeben werden.

- **Arnica** (C 200): Eine Gabe als Sofortmaßnahme; nach zwei bis drei Tagen mit *Ledum* fortfahren, um den Bluterguß zu reabsorbieren.
- **Ledum** (C 200, einen Tag lang alle 4-6 Stunden): *Ledum* ist angezeigt bei großen Blutergüssen und bessert sich durch kaltes Wasser; ebenfalls angezeigt, wenn sich die Wunde kalt anfühlt und bei örtlicher Wärme Verschlechterung eintritt.
- Wenn die Wunde am Auge - und vor allem am Augapfel - sehr schmerzhaft ist, gibt man **Symphytum** (C 30, alle 20-30 Minuten).
- Bei besonders hefigen, akuten Schmerzen, die sich durch *Symphytum* nicht bessern, **Hypericum** C 30 geben (alle 15-20 Minuten).
- Nach *Arnica* wird bei Veränderung des Sehvermögens oder Auftreten von Blutungen im Auge zu **Hamamelis** geraten. Bei starkem Blutandrang in der Wunde und deutlichen Anzeichen einer örtlichen Venenentzündung, *Hamamelis* (C 30) 2-3 Tage lang alle 6-8 Stunden geben. *Hamamelis* eignet sich hervorragend zur Heilung schmerzhafter Verletzungen mit starker Blutwallung und Ekchymosen [kleinflächigen Hautblutungen] (mit Krämpfen, Brennen und Schmerzen in den Blutbahnen). Es gehört zu den besten Medikamenten zur Rückabsorbierung von Augenblutungen durch Schlageinwirkung.
- Wenn die Verletzung mit einem ungewöhnlich starken Zornes- oder Wutausbruch einhergeht, ist eine einmalige Gabe **Staphysagria** (C 200) angezeigt. Andere ähnliche Mittel sind hier **Nux vomica, Hepar sulphur** und **Mercurius**.

### Sehr schmerzhafte Schläge ohne eigentliche Wunde

Hierzu zählen beispielsweise Schlagverletzungen durch Tennisbälle, Stöße mit dem Ellbogen oder stumpfe Gegenstände. Das Auge schmerzt dann oft sehr heftig, von außen aber sind weder Schwellungen noch eine Verfärbung oder sonstige Verletzungsanzeichen festzustellen.

**Eine Untersuchung durch einen Augenarzt ist hier dringend angeraten, denn solche Schläge oder Stöße können zu Blutungen im Augeninneren führen oder Komplikationen (z.B. Glaukome) nach sich ziehen.** !

- Zur *Sofortbehandlung* der Schmerzen gibt es zwei sehr nützliche Mittel: *Symphytum* und *Hypericum*.
- **Symphytum** (C 30, alle 3-4 Stunden, 1-2 Tage lang): Wenn der Schlag auf einen stumpfen Gegenstand zurückzuführen ist, der keine Wunde hinterläßt, dafür aber eine starke Prellung mit heftigen Schmerzen im Augapfel. Der Patient hat dann den Eindruck, als würde läge das Augenlid auf einer rundlichen Erhebung; das Öffnen des Auges fällt schwer, als wollte sich das Auge unter Krämpfen schließen. In solchen Fällen ist *Symphytum* das geeignete Arzneimittel. Dies gilt gerade auch für Fälle, in denen sich die Verletzung auf die umliegenden Knochen - an den Augenbrauen und die Jochbeine - erstreckt sowie Hautabschürfungen und Blutergüsse festzustellen sind. SHEPHERD schildert seine Erfahrungen mit diesem Arzneimittel:[55]

  „Ein Sturz aufs Gesicht verursacht ausgedehnte Prellungen, Blutergüsse und Verfärbung des Gesichtes... Ich erinnere mich an zwei Fälle mit dieser Art von Verletzung. Einer wurde nur mit *Arnica* behandelt, wobei die Prellung und die Verfärbung erst nach etwa drei Wochen verschwanden; der zweite bekam 24 Stunden lang *Arnica* und dann *Symphytum*, hier verschwand die Verfärbung in weniger als einer Woche."

  Auch H. C. ALLEN[56] betont bei diesem Verletzungstypus den Vorrang von *Symphytum* vor *Arnica*:

(55) Shepherd, D., *Homoeopathy for the First-Aider*, Saffron Walden: Health Science Press, 1953, S. 21.
(56) H.C. Allen, in: Clarke, J. H., *Der Neue Clarke*, Bielefeld, 1995, Bd. 9, S. 5735.

„Seit langem habe ich aufgehört, *Arnica* bei Verletzungen des Augapfels zu benutzen, da *Symphytum* zu solch schneller und permanenter Besserung führt."

- **Hypericum** (C 30, alle 3-4 Stunden, 1-2 Tage lang): Wenn sich der Schmerz auch mit *Symphytum* nicht bessert; bei besonders heftigen Schmerzen wirkt *Hypericum* lindernd.

## Blutungen im Augeninneren durch traumatische Einwirkung von außen

Die oben beschriebenen Schlagverletzungen durch stumpfe Gegenstände hinterlassen oft keine sichtbaren Anzeichen einer Verletzung, können aber zu Blutungen im Augeninneren (Glaskörper) führen. In solchen Fällen muß unbedingt ein Augenarzt aufgesucht werden. Die homöopathische Medizin verfügt jedoch über eine Reihe von blutstillenden Mitteln, die zu beschleunigter Reabsorption des ausgetretenen Blutes und verbesserten Heilungsaussichten beitragen können. Besonders hervorzuheben sind hier *Arnica*, *Hamamelis*, *Sulphuricum acidum* sowie die zwei aus Schlangengift hergestellten Mittel *Bothrops* und *Crotalus*.

- **Arnica** (C 30, die ersten 24 Stunden lang alle 1-2 Stunden): *Arnica* ist das Mittel erster Wahl, vor allem bei starken Schmerzen, ob ein Bluterguß vorliegt oder nicht.[57] *Arnica*-Gaben verbessern den Heilungsverlauf und können Komplikationen durch im nachhinein auftretende Blutungen abwenden.
- **Hamamelis** (C 30, alle 6-8 Stunden, 1-2 Tage lang): Wenn Blutandrang vorherrscht, mit klar erkennbarer Blutung des Glaskörpers, Augenschmerzen, Brennen und Stechen. Hering beschriebt dies wie folgt[58]:

„Verletzungsbedingte Entzündung der Iris mit Blutung in die Iris. - Nach Verletzung des linken Auges, Hornhautabschabung,

(57) Clarke, J. H., *Der Neue Clarke*, Bielefeld, 1995, Bd. 9, S. 5735.
(58) Hering, C., *The Guiding Symptoms of Our Materia Medica*, Philadelphia, 1887, Vol. 5, S. 507.

etwas Blut in der vorderen Augenkammer, der Glaskörper ist von der Blutung so sehr verdunkelt, daß der Augenhintergrund nicht ausgeleuchtet werden kann; es ist lediglich Lichtwahrnehmung vorhanden. - Entzündung und Geschwürsbildung von Bindehaut und Hornhaut, als wäre sie von einem Schlag oder einer Verbrennunghervorgerufen worden. - Verletzungsbedingte Bindehautentzündung durch eine Verbrennung mit einer Flamme; wahnsinnige Schmerzen, starke Photophobie [Lichtscheu], anhaltender, beißender Tränenfluß und starke geschwollene Gefäßen der Bindehaut. - Verletzungsbedingte Bindehautentzündung durch ein Holzsplitter unter dem oberen Augenlid. - Verletzungsbedingte Augenentzündung durch einen Tropfen kochenden Zuckers ins Auge. - Austritt von Blut ins Zellgewebe bei Keuchhusten, durch die Heftigkeit des Hustens sind die Gefäße des Augapfels sehr stark durchblutet, es kommt zum Platzen kleiner Äderchen. - Blaues Auge durch Schlageinwirkung."

- **Sulphuricum acidum** (C 30, alle 6-8 Stunden, 1-2 Tage lang; nach Boericke[59]): Bei Blutungen im Augeninneren, mit großflächigen Ekchymosen in der Bindehaut und dem umliegenden Gewebe, mit heftigen stechenden Schmerzen; Begleiterscheinungen sind allgemeiner Kräfteverlust, Schwächegefühl und Zittern.
- **Bothrops** oder **Crotalus horridus** (Dosierung siehe *Sulphuricum acidum*): Zwei auf der Grundlage von Schlangengift gewonnene Mittel mit sehr guten blutstillenden Eigenschaften; besonders hilfreich bei Blutungen in der vorderen Augenkammer. *Bothrops* ist angezeigt bei Verlust des Sehvermögens durch Blutungen in der Netzhaut mit Sehschwierigkeiten vor allem in der Morgendämmerung, aber auch bei Blutungen der Bindehaut. *Crotalus* ist darüber hinaus bei Blutungen der Netzhaut angezeigt und wenn Blut aus dem Tränenkanal austritt.
- Ebenfalls denkbar sind auch blutstillende Mittel wie **Phosphorus** und **Lachesis**.

(59) Boericke, William., *Handbuch der homöoathischen Materia medica*, Heidelberg, 1992, S. 734f..

## Hornhauttrübung nach einer Verletzung

Nach der Verabreichung von *Symphytum* bei Augenprellungen, bzw. *Aconitum* oder *Arnica* bei Wunden, muß dem Auftreten einer möglichen Trübung durch *Euphrasia*-Gaben vorgebeugt werden.

- **Euphrasia** (6 CH, alle 24-48 Stunden, 8-10 Tage lang): Dieses Mittel begünstigt eine trübungsfreie Vernarbung und beugt Hornhautverdickungen vor. Nach KENT ist *Euphrasia* angezeigt bei Komplikationen nach Augenverletzungen oder nach chirurgischen Eingriffen, die sich durch Stechen, Brennen und störenden Tränenfluß manifestieren. Auch bei übermäßiger Lichtempfindlichkeit (Photophobie). Bei Hornhauttrübung nach Verletzungen, vor allem wenn die Trübung bläulich gefärbt ist.

## Grauer Star (Katarakt) nach Verletzungen

Manche Patienten leiden nach einer Augenprellung unter einer immer weiter fortschreitenden Verhärtung der Augenlinse (Grauer Star, Katarakt). Nachdem gegen die Prellung *Arnica* oder *Aconitum* gegeben wurde, muß Patienten, bei denen sich ein posttraumatischer Katarakt bildet, *Conium* verabreicht werden.

- **Conium maculatum** (C 30, einmalige Gabe): Die Augen einmal pro Woche untersuchen und die Gabe gegebenenfalls nach 7-14 Tagen wiederholen. *Conium* ist das Mittel gegen verletzungsbedingte Verhärtungen der Weichteile oder Drüsen; auch bei Grauem Star nach einem Trauma. Wenn über die gesteigerte Lichtempfindlichkeit hinaus der Augapfel noch heftig schmerzt, muß weiterhin *Symphytum* gegeben werden.

## Schneeblindheit (Conjunctivitis nivalis)

Siehe Abschnitt „3. 3. Schneeblindheit, Conjunctivitis nivalis“ S. 214.

## Beschwerden durch Überanstrengung der Augen (Lesen, Nähen etc.)

Fortgesetzte, übermäßige Belastung der Augen bei Präzisionsarbeiten (Zeichner, Uhrmacher, Näherinnen, Miniaturmaler [und Bildschirmarbeitsplätze]) oder bei zu wenig Licht macht eine anhaltende und sehr ermüdende Anstrengung der Augen notwendig und kann zu schmerzhaften Beschwerden, Augenentzündungen und Veränderungen des Sehvermögens führen. Unter solchen Bedingungen sind zwei Medikamente hilfreich: *Ruta* und *Natrium muriaticum.*

- **Ruta graveolens** (C 30, alle 6 Stunden, 1-2 Tage lang): *Ruta* kann Augenschmerzen und das für solche Beschwerden typische verschwommene Sehen spürbar lindern. Nachlassen der Sehschärfe (Amblyopie) und schmerzhafte Ermüdung der Augen (Asthenopie) durch Anstrengung. Verschwommene, vernebelte Sicht mit Verdunkelung des Blickes in die Ferne. Die Augen stechen, brennen und schmerzen wie Feuer; eventuell Krämpfe der Augenlider. *Ruta* wirkt in anderer Weise als die Mittel zur Verletzungsbehandlung, nämlich auf Sehschärfe und Anpassungsfähigkeit des Auges, nicht aber auf Prellungen.
- Ein weiteres angezeigtes Mittel ist **Natrium muriaticum** (in der gleichen Dosierung). Vor allem bei Schulkindern, wenn diese nach langem Lesen über Kopfschmerzen und Augenbrennen klagen. In der Wahrnehmung können dann die Buchstaben durcheinander geraten, Gegenstände glänzend erscheinen und die betroffene Person kann „Sternchen“ sehen.

## Verlust des Sehvermögens durch Augenverletzung

- Für diese sehr schwerwiegende Komplikationen gibt es ein spezifisches Mittel: **Arnica**. Minotti beschreibt einen hochinteressanten klinischen Fall, der die Wirksamkeit von *Arnica* auf den Verlust des Sehvermögens infolge eines Schädeltraumas belegt[60]:

„Die 24-jährige Patientin J.R. kommt seit 20 Tagen in meine Sprechstunde. Sie ist auf dem rechten Auge völlig erblindet, nachdem ihr ein Balken auf den Kopf gefallen war. Die Symptome waren: 1) Schädeltrauma, nach (173-II Eizayaga) (Causa); 2) Verlust des Sehvermögens (Amaurose) (202-III Eizayaga) (nosologische Diagnose); und 3) Verlust des Sehvermögens nach traumatisch bedingter Augenverletzung (modalisierte nosologische Diagnose) (203-II Eizayaga). Das einzige Medikament, das dies alles abdeckte, war *Arnica*, die ihr in der Potenz 30 verabreicht wurde (zweimal täglich 10 Globuli) und die Patientin innerhalb von drei Tagen gesund werden ließ."

(60) Minotti, A.O., *Traumatismos, heridas, complicaciones y secuelas*. Buenos Aires: Albatros 1990, S. 50.

## 1. 9. Fremdkörper im Ohr und Blutungen

Zufällig in den Gehörgang gelangte Insekten können sehr störende, beunruhigende Geräusche verursachen, die manche Patienten fast an den Rand der Verzweiflung bringen. In einem solchen Fall ist folgendes Vorgehen anzuraten:

**Keine Wattestäbchen oder Pinzetten in den Gehörgang einführen! Dadurch wird der Fremdkörper oft nur noch tiefer ins Ohrinnere geschoben, außerdem besteht die Gefahr einer Trommelfellverletzung.** !

- Nach dem Eindringen eines Fremdkörpers oder nach einer Verletzung **keine Tropfen oder sonstige Flüssigkeiten** ohne vorherige ärztliche Untersuchung (Otoskopie) **in den Gehörgang bringen.** Bei versehentlichem Durchstechen des Trommelfells besteht Infektionsgefahr (Mittelohrentzündung).
- Ist ein **lebendes Insekt** in den Gehörgang eingedrungen, **lauwarmes Wasser einträufeln**: dadurch ertrinkt das Tier. Danach mit einer Spritze ohne Nadel unter mittelstarkem Druck Wasser zuführen, um das Insekt herauszuspülen. Der Strahl muß gegen die obere Wand des Gehörgangs gerichtet sein, niemals auf die Mitte.
- Handelt es sich um ein lebendes Insekt, das sich noch bewegt und entsprechend laut summt, kann dies dem Betroffenen heftige Angst machen und ihn fast zur Verzweiflung bringen. In einem solchen Fall das Tier durch Einträufeln von Öl ersticken und **Aconitum** C 30 oder **Ignatia** C 30 zur Beruhigung der Nerven geben.

### Blutung im Gehörgang durch einen Unfall

Manche Schädeltraumata können einen *Schädelbasisbruch* zur Folge haben. Anzeichen dafür ist eine Blutung im Gehörgang. Das Auftreten auch geringer Blutmengen im Gehörgang eines Verletzten kann auf diese Möglichkeit hindeuten und muß die Helfer veranlassen, den Betroffenen zur fachkundigen Behandlung und Überwachung in ein Krankenhaus zu bringen.

# 1. 10. Überanstrengung

## Krämpfe, Muskelkater und Stimmlosigkeit

### Krämpfe

Treten bei körperlicher Anstrengung (Spaziergehen, Laufen oder Schwimmen) Krämpfe auf, läßt sich zur Schmerzlinderung und zur Vorbeugung von Rückfällen auf eine Reihe homöopathischer Mittel zurückgreifen. Zur allgemeinen Vorbeugung ist es wichtig, regelmäßig zu trainieren und den Belastungsgrad stufenweise anzuheben; außerdem muß während der körperlichen Anstrengung eine ausreichende Zufuhr von Flüssigkeit, Kohlenhydraten und Mineralsalzen gesichert sein. Durch diese Maßnahmen läßt sich Krämpfen bereits sehr wirksam vorbeugen. Treten sie dennoch auf, kann man auf folgende Mittel zurückgreifen:

- **Cuprum** (C 30 oder C 200, alle 10-20 Minuten, bis Besserung eintritt): Bei sehr schmerzhaften Krämpfen an der Hand, den Fußsohlen und den Waden. Bei Krämpfen durch Überlastung mit geistiger und körperlicher Abgespanntheit; Krämpfen durch Schlafmangel. Krämpfe, die sich durch Streckübungen bessern. Krämpfe in Beinen und Füßen vor und beim Geschlechtsverkehr. Auch gegen die so häufigen Krämpfe bei Cholera sowie bei Geburten. *Cuprum* ist ein Mittel erster Wahl bei heftigen Bein- und Wadenkrämpfen während des Laufens; diese Krämpfe sind so schmerzhaft, daß die Betroffenen manchmal sogar schreien oder weinen.
- **Sulphur** (C 30; einmalige Gabe, danach abwarten). Bei Wadenkrämpfen beim Gehen und vor allem beim Tanzen. *Sulphur* gehört zu den Medikamenten, die die meisten Erscheinungsformen von Krämpfen abdecken, an allen Extremitäten, vor allem aber an den Waden, im Bett, nachts, beim Sich-Strecken, Tanzen oder Treppensteigen. Krämpfe der Füße während der Regel; ebenfalls während der Regel bei Krämpfen an den Fußsohlen beim Treppen-

steigen und Gehen. Krämpfe an den Fingern während der Regel und beim Ausstrecken der Füße. Auch bei Cholera-Krämpfen.

- **Anacardium** (C 30): Wie *Sulphur* ist auch *Anacardium* angezeigt bei Wadenkrämpfen beim Gehen und Aufstehen vom Sitzen; von der Ferse bis zur Wade; die Wadenkrämpfe bessern sich durch Strecken; Krämpfe und Kontrakturen der Zehen und des Fußrückens; Schreibkrämpfe (wie *Magnesia phosphorica* und *Stannum*). Krämpfe an den Fersen.
- **Arnica** (C 30, alle 30 Minuten): *Arnica* ist angezeigt bei Krämpfen während körperlicher Anstrengung; bei schmerzhaften, vor allem ermüdungsbedingten Wadenkrämpfen.
- **Calcarea phosphorica** (C 30, alle 30 Minuten): Wadenkrämpfe beim Gehen, die auf eine kleine Stelle im Muskelinneren beschränkt sind. Krämpfe beim Bewegen des Handgelenks und einer großen Zehe.

### Schreibkrampf

- **Magnesia phosphorica** (C 30; einmalige Gabe, dann 7-14 Tage warten): Wenn sich der Krampf auf die ganze Hand erstreckt. Kann auch bei Cholera hilfreich sein, bei sehr schmerzhaften Krämpfen, die sich durch örtliche Wärme bessern und durch Kälteeinwirkung verschlechtern.
- **Stannum metallicum** (C 30; einmalige Gabe, dann 7-14 Tage warten): Wenn sich der Krampf auf die Finger konzentriert. Bei stark geschwächten Patienten.

### Blähungen

Treten gewöhnlich bei Wiederaufnahme des Trainings nach einer Pause auf. Die Vorbeugung erfolgt durch die gleichen Maßnahmen wie bei Krämpfen (siehe oben). Eine bewährte, von Läufern gegen Blähungen angewandte Technik ist langsame Preßatmung beim Ausatmen; der Mund ist dabei fast geschlossen, so als würde man pusten, die Lippen sind jedoch fest angespannt, wodurch der Druck in der Lunge steigt und das Rückströmen der Luft verzögert wird. Diese Technik hat sich auch nach meinen eigenen Erfahrungen bewährt. Zur Vorbeugung und Behandlung bei häufigen Blähungen kann man folgende Mittel geben:

- **Agaricus** (6 CH, alle 12 Stunden, 3-4 Tage lang): Kann die Neigung zu häufig wiederkehrenden Blähungen vermindern.
- **Bryonia** (C 30, einmalige Gabe): Wenn die Blähung den sportlich Aktiven blockiert, zu völliger Bewegungslosigkeit zwingt und bei der geringsten Bewegung schlimmer wird.

### Müdigkeit durch intensives Training, Erschöpfung

- Eine während der ersten 18-24 Stunden alle 2-3 Stunden wiederholte Gabe **Arnica** C 30 kann zu schnellerer Erholung nach Überanstrengung mit heftigen Erschöpfungssymptomen beitragen. Ein heißes Bad mit *20 Tropfen Arnica-Tinktur* kann zusätzlich echte Entspannung bringen. Beispielsweise nach einer anstrengenden Bergtour oder einem Marathon hat sich dies stets bewährt. Eine von Tveidten[61] durchgeführte Untersuchung hat ergeben, daß *Arnica* zur Verringerung des Erschöpfungsgefühls und der verstärkten Bildung des Muskelenzyms Kreatin-Phospho-Kinase (CPK) führt, zu denen es normalerweise nach intensivem körperlichem Einsatz kommt. Tritt die Erschöpfung bereits mehr oder minder plötzlich während der körperlichen Anstrengung auf, rät Pierre Schmidt zu einer einmaligen Gabe *Arnica* 10 M.

### Ermüdung und Muskelkater durch Überanstrengung

Zieht die körperliche Anstrengung äußerst starke Ermüdung nach sich, ebenfalls *Arnica* verabreichen.

(61) Tveidten, D., Bruseth, S., Borghgrevink, C.F., und Lohne, K., Effect of Arnica D 30 on hard physical exercise. *Tidsskr Nor Laegeforen* 1991; 111: 360 f.

- **Arnica** (alle 1-2 Stunden, 12 Stunden lang): Auch ein heißes Bad mit ein paar Tropfen der Urtinktur hilft. Treten nach ein paar Stunden immer heftigere Muskel- und Gelenkschmerzen auf, die in Ruhestellung schlimmer und nach einigem Gehen besser werden, *Rhus toxicodendron* verabreichen.
- **Rhus toxicodendron** (C 30, alle 4-6 Stunden, 1-2 Tage lang): Wenn die Ermüdung in Ruhe stärker und bei Wärmeeinwirkung und leichter Bewegung besser wird.
- **Cimicifuga racemosa** (C 30, alle 4-6 Stunden, 1-2 Tage lang): Bei allgemeinen Erschöpfungszuständen mit sehr starken Schmerzen nach vergleichweise geringfügigem Körpereinsatz. Auch bei übermäßigen Muskelschmerzen durch jähe Bewegungen, z.B. beim Tanzen oder Schlittschuhlaufen.

### Weiche Knie

Zur Behandlung von „weichen" Knien durch Überanstrengung gibt es zwei sehr hilfreiche Mittel: *Rhus toxicodendron* und *Stannum.*

- **Rhus toxicodendron** (C 30, einmalige Gabe): Bei Schwächegefühl in den Knien nach Spaziergängen.
- **Stannum metallicum** (C 30, einmalige Gabe): Wenn das Schwächegefühl in den Knien während des Gehens eintritt, vor allem bei Sonnenschein.

### Verletzungen und Folgen von Überanstrengung

Es gibt eine ganze Reihe von Mitteln, die sich je nach Konstitutionstyp zur Behandlung von Verletzungen durch Überanstrengung eignen; am häufigsten kommt **Calcarea carbonica** zum Einsatz. Daneben läßt sich aber auch an *Arnica*, *Arsenicum*, *Conium*, *Hamamelis*, *Millefolium* und *Rhus toxicodendron* denken.

## Stimmlosigkeit oder Heiserkeit durch Überanstrengung der Stimmbänder

Die übermäßige Beanspruchung der Stimmbänder bei Rednern, Sängern, Fernseh- und Radioansagern oder bei Personen, die ihre Stimme weit über das gewohnte Maß hinaus überanstrengen, kann zu verschieden starker Heiserkeit führen, im Extremfall sogar zu völliger Stimmlosigkeit (Aphonie). Passiert dies einem Opernsänger, einem Politiker im Wahlkampf oder einem Ansager direkt vor einer Übertragung, kann die Heiserkeit oder der Stimmverlust zu einem folgenreichen Problem werden.

Obwohl Aphonie als Symptom eine Schonung der Stimme verlangt, und in ihrer chronischen Form oft auch eine regelrechte Neuschulung und ärztliche Untersuchung der Stimmbänder, kann sie in akutem Fällen durch die Verabreichung geeigneter homöopathischer Mittel beseitigt werden. Aus dem breiten Spektrum homöopathischer Mittel gegen Stimmlosigkeit und Heiserkeit durch Überlastung sollen als wichtigste hervorgehoben werden: *Causticum*, *Arum trifillum*, *Capsicum*, *Rhus toxicodendron*, *Phosphorus*, *Argentum nitricum*, *Argentum metallicum* und *Selenium.* Im Zweifelsfall in der Materia medica nachschlagen.

Die Dosierung erfolgt innerhalb des üblichen Rahmens: C 15-30, während der ersten 24 Stunden alle 6 Stunden. Das Mittel sollte am besten aufgelöst gegeben werden (2-3 Globuli des Wirkstoffs auf 150-200 ml Mineralwasser, ein Löffel nach den Mahlzeiten).

- **Causticum:** Wenn die Stimmlosigkeit plötzlich eintritt, bei Sängern oder Personen, die ihre Stimme durch Schreien, Singen oder Reden überanstrengt haben. *Causticum* ist angezeigt, wenn der Hals gereizt ist - Kehlkopf und Luftröhre fühlen sich dann an, als würde das Fleisch wie nach einer Verletzung bloßliegen. Lang anhaltende Heiserkeit, die sich morgens und nachmittags verschlechtert, die

Stimme klingt schwach und erstickt. Stimmlosigkeit durch Schwäche oder Lähmung der Kehlkopfmuskulatur.

- **Arum triphyllum:** Bei Stimmlosigkeit von Rednern, besonders wenn sie sich verkühlen oder Zug abbekommen (besonders durch Nordwestwind oder Mistral). *Arum triphyllum* ist eines der Hauptmittel bei Halsschmerzen, Kehlkopfentzündungen und Schnupfen mit intensiv geröteten, gereizten, brennenden Schleimhäuten. Die Stimme klingt rauh, verändert sich ständig im Ton, ist unsicher und kann umkippen, wenn der Betreffende versucht, laut zu rufen oder zu singen. Schmerzhafte Heiserkeit, Halsschmerzen und Brennen beim Schlucken.
- **Capsicum:** Heiserkeit, die durch übermäßiges lautes Rufen oder Sprechen zu Stimmlosigkeit führen kann, vor allem wenn sich der Hals außerdem heiß anfühlt und brennt, als hätte man eine Pfefferschote verschluckt. Angezeigt bei fettleibigen, teilnahmslosen Personen, die sich ungern bewegen, geringes Interesse an Körperhygiene haben, kälteempfindlich sind, nur schwer aus dem Alltagstrott herausfinden und leicht in Wehmut verfallen.
- **Rhus toxicodendron:** Bei Heiserkeit oder Stimmlosigkeit, die nach dem Aufstehen oder längerem Schweigen besonders ausgeprägt ist, beim Sprechen aber leichte Besserung zeigt. Entsprechend dem Hauptcharakteristikum dieses Mittels: Besserung durch Bewegung und Verschlechterung durch Ruhe. Aber auch dies ist relativ: Längeres Sprechen kann nämlich wieder zu Verschlechterung und Rückfall in die Stimmlosigkeit führen. Sowohl Kälte als auch kalte Feuchtigkeit können die Heiserkeit verstärken. Der Hals juckt, kitzelt und fühlt sich ausgetrocknet an.
- **Phosphorus:** Heiserkeit und völlig Stimmlosigkeit durch übermäßige Beanspruchung der Stimme. Äußerst schmerzhafte Heiserkeit, stechende Halsschmerzen beim Sprechen. Verschlechterung beim Einatmen kalter Luft, die Kehle fühlt sich an als würde das Fleisch bloßliegen. Die Beschwerden sind manchmal von Husten begleitet;

auch dieses Mittel zeigt bei kalter Luft, durch Sprechen und Lachen Verschlechterung. Bei Personen, die sehr empfindlich auf Außenreize reagieren. *Phosphorus* ist ein sehr breitgefächertes und tiefgehendes Mittel - ein Blick auf die allgemeinen Symptome und das Nachschlagen in der Materia medica lohnen sich also.

- **Argentum nitricum:** Stimmlosigkeit bei Sängern und Heiserkeit durch zu vieles Sprechen. Chronische Kehlkopfentzündung bei Sängern, mit Husten beim Versuch, die Stimme anzuheben oder laut zu sprechen und dem Gefühl, als würden die Stimmbänder durch etwas zugedeckt. Stark geröteter Hals, stechendes Gefühl beim Atmen, Schlucken und Bewegen des Halses. Dichter, zäher Schleim im Hals, der zu ständigem Schlucken zwingt. Bei hektischen, nervösen, impulsiven und überängstlichen Personen mit Neigung zu Durchfall und Blähungen vor öffentlichen Auftritten.
- **Argentum metallicum:** Völliger Stimmverlust bei professionellen Sängern. Der Kehlkopf schmerzt und brennt, Sprechen und Lachen führt zu Husten, Klang und individuelle Färbung der Stimme sind verändert. Der Brustraum des Patienten fühlt sich stark geschwächt an. Die Halsschmerzen sind beim Husten stärker als beim Schlucken und Essen. Mund und Rachenraum sind so ausgetrocknet, daß die Zunge am Gaumen kleben bleibt. *Argentum nitricum* ähnlich, aber eher angezeigt bei zurückhaltenderen, weniger impulsiven Personen.
- **Selenium:** Dieses Mittel ist angezeigt bei Heiserkeit von Sängern, die nach CLARKES Worten[62] „einsetzt, sobald sie zu singen anfangen; oder nach langem Gebrauch der Stimme; mit häufiger Notwendigkeit, sich wegen Ansammlung von klarem, stärkeartigem Schleim zu räuspern." Das Hauptchakteristikum von *Selenium* ist die Schwäche, eine Schwäche, die den ganzen Körper befällt und zu Ermü-

(62) Clarke, J. H., *Der Neue Clarke*, Bielefeld, 1995, Bd. 9, S. 5139.

dung führt, sei es durch körperliche oder geistige Anstrengung, nächtliche Schlaflosigkeit, vor allem aber durch heißes Wetter.

## 1. 11. Traumatischer Schock

Ein traumatischer Schock ist eine für den Kreislauf äußerst kritische und belastende Situation. Auslöser ist ein innere oder äußere Blutung nach einem Unfall. Hier gilt es, rasch und sehr vorsichtig zu handeln. Der Verunglückte muß von fachkundigem Personal betreut werden. Es wird zu folgender Vorgehensweise geraten:

- Dem Patienten möglichst umgehend durch Injektion wieder isotonische Flüssigkeiten oder Blut zuführen.
- Äußere Blutungen versorgen. Die Blutung zum Stillstand bringen. Dies geschieht durch Abdrücken der näher an der Körpermitte liegenden Stelle der zur Wunde führenden Arterie.
- Bei Verdacht auf innere Blutung den Patienten schnellstmöglich in ein Krankenhaus bringen. Auch die Möglichkeit eines nicht selten auftretenden Milzrisses in Betracht ziehen.

Wir behandeln dieses Thema im Rahmen eines Buches über Erste Hilfe, weil die Homöopathie über Mittel verfügt, die neben den eingangs genannten Maßnahmen - Zufuhr verlorener Flüssigkeit und Stillen der Blutung - zusätzlich zur Stabilisierung des Kreislaufs beitragen. Dabei handelt es sich um *China*, *Carbo vegetabilis*, *Camphora* und *Veratrum album*.

- **China officinalis** (C 30, 1-2 Stunden lang alle 5-10 Minuten): Wenn der Patient blaß ist, Schüttelfrost hat und zittert; wenn er sich äußerst schwach fühlt und nach einer Blutung bei der geringsten Anstrengung erschöpft ist. In solchen Fällen muß *China* noch vor *Arnica* gegeben werden. Nachdem der Blutverlust ausgeglichen wurde und sich der Kreislauf des Patienten wieder stabilisiert hat, zur Behandlung der Folgeerscheinungen des Traumas *Arnica* verabreichen.
- **Carbo vegetabilis** (C 30, 1-2 Stunden lang alle 5-10 Minuten): *Carbo vegetabilis* ist ein weiteres wichtiges Mittel zur Behandlung traumatischer Schockzustände. Es wirkt be-

sonders dann spezifisch, wenn der Patient stark benommen und schwach ist, kurz vor einem Zusammenbruch steht, der Kopf heiß, der übrige Körper jedoch kalt ist, der Atem sich kalt anfühlt, kein Puls zu fühlen ist, bei schneller, erschwerter Atmung und großem Bedarf nach Frischluft (er will, daß man ihm heftig Luft zufächelt, die Fenster geöffnet werden und er viel Luft bekommt).

- **Camphora** (C 30, 1-2 Stunden lang alle 5-10 Minuten): *Camphora* ist angezeigt bei Kollaps und Schockzuständen mit eiskalter Haut, kaltem Schweiß, Blässe, blau angelaufener Haut, völligem Verlust aller Kräfte und kleinem, schwachem Puls; charakteristisch für *Camphora*: Der Patient möchte nicht zugedeckt werden, obwohl sein Körper eiskalt ist. Gelegentlich treten Zuckungen und Krämpfe auf.
- **Veratrum album** (C 30, 1-2 Stunden lang alle 5-10 Minuten): Angezeigt bei Kollaps mit blassem, blauviolettem (zyanotischem) Gesicht, intensiver Schweißbildung auf der Stirn, spitzer und kalter Nase (hippokratisches Gesicht). Ausgeprägtes Schwächegefühl. Häufig angezeigt bei Schocks nach chirurgischen Eingriffen. Bei großem Blut- oder Flüssigkeitsverlust, und wenn die Symptome plötzlich und äußerst heftig auftreten.

# 1. 12. Komplikationen

## nach Unfällen und chirurgischen Eingriffen

Dieser Themenbereich wurde in dieses Buch über Erste Hilfe mit aufgenommen, um dem Leser nützliche Informationen über mögliche Komplikationen nach Unfällen und chirurgischen Eingriffen an die Hand zu geben. Es handelt sich dabei um eine recht komplexe Thematik, die von Fachleuten beurteilt werden muß. Aus diesem Grund werden hier nur die für die jeweilige Situation geeigneten Mittel genannt, manchmal ohne Nennung von Potenz oder Dosierung. Der Patient oder Helfer sei dann auf einen Arzt verwiesen, denn nur dieser kann solche Fälle fachkundig betreuen.

## Geistige Störungen durch Kopfverletzungen

### *Geburtstrauma bei Kindern*

- **Natrium sulphuricum:** Das Hauptmittel zur Behandlung von geistigen Störungen infolge eines bei der Geburt entstandenen Schädeltraumas. Auslöser können sein: die Geburtszange, ein enger Geburtskanal mit vorstehendem Steißbein oder einfach eine lang dauernde Geburt, bei der der Kopf des Kindes über mehrere Stunden großem Druck ausgesetzt ist. Ein solches Trauma könnte vorliegen, wenn das Neugeborene eine schwere Geburt hatte und offensichtlich schlechte vitale Reaktion wie verzögertes Weinen, Trinken an der Mutterbrust oder allgemeine Benommenheit aufweist. Hier ein Fall aus der Praxis von Dr. Foubister[63]:

  „Entwicklungsstörungen können mit einem Geburtstrauma oder einer sehr frühen Schädelverletzung in Zusammenhang stehen. Ein Beispiel: Ein sechsjähriger Knabe erkältete sich sehr leicht, gedieh nie so recht und war ausgesprochen untergewichtig. Nach Aussage der Mutter hatte er kein Interesse an seiner Umwelt. Er

(63) Foubister, D., *Tutorials on Homoeopathy*, Beaconsfield: Beaconsfield Publishers 1989, S. 161.

war sehr empfindlich gegen Geräusche und ängstigte sich selbst bei starkem Wind. Er hatte noch andere Symptome von *Natrium sulphuricum*, und die Vorgeschichte einer schweren Geburt bestätigte die Wahl dieses Mittels. Man gab ihm an aufeinanderfolgenden Tagen *Natrium sulphuricum* C 30, C 200 und 1 M. Dem folgte eine rasche Besserung des geistigen und körperlichen Zustandes. Ein paar Monate später kam es zu einem leichten Rückfall, wobei er sehr gut auf eine wiederholte Behandlung in der oben genannten Art ansprach."

- **Glonoinum:** *Glonoinum* ist angezeigt bei den charakteristischen Anzeichen eines klopfenden, migräneartigen und zum Bersten heftigen Kopfschmerzes, der sich bei Wärme und Sonneneinstrahlung verschlechtert; auch wenn nach einem Unfall eine ausgeprägte Neigung zu Sonnenstich besteht. FARRINGTON schreibt in seiner *Clinical Materia Medica*[64]:

  „Ein weiteres Anwendungsgebiet von *Glonoinum* ist das Trauma. Es stellte sich als ausgezeichnetes Mittel gegen Schmerzen und anderen anormalen Empfindungen heraus, die eine gewisse Zeit nach lokalen Verletzungen auftreten. Lange nachdem die Verletzung stattgefungen hat schmerzt die Stelle und fühlt sich wund an oder eine alte Narben bricht wieder auf; in solchen Fällen scheint *Glonoinum* Besserung zu bringen."

- **Helleborus:** Bei geistiger Schwerfälligkeit, Gedächtnisverlust und Benommenheit nach einem Schädeltrauma hat sich die Verabreichung von Helleborus bewährt. FARRINGTON *(Clinical Materia Medica*[65]*)*, HAYES *(The Homoeopathic Recorder*[66]*)* und FOUBISTER *(Tutorials*[67]*)* schildern

(64) Farrington, E.A., *Clinical Materia Medica*, New Dehli: B. Jain Publishers, 1986, S. 437.
(65) Farrington, E.A., *Clinical Materia Medica*, New Dehli: B. Jain Publishers 1986, S. 338.
(66) Hayes, Royal E.S., Hellebore in accidents to the head. *The Homoeopathic Recorder*, Dez. 1948; S. 152-155.
(67) Foubister, D., *Tutorials on Homoeopathy*. Beaconsfield: Beaconsfield Publishers 1989.

verschiedene, sehr interessante Fälle. Hier einer aus der Praxis von FARRINGTON:

„Als weiteren Fall zur Illustration der Niedergeschlagenheit von *Helleborus*, möchte ich seine erfolgreichen Anwendung in einem Fall von Schock durch Schlag auf den Kopf erwähnen. *Arnica* hatte versagt und der Patient wurde schläfrig; eine Pupille war größer als die andere; er antwortete nur langsam auf Fragen, als würde er sie nicht ganz verstehen; beim Gehen zog er ein Bein nach. Der Puls lag bei kaum 50 Schlägen pro Minute, und zwischen 16 und 20 Uhr verschlechterte sich der Zustand des Patienten. *Helleborus* heilte den Fall."

HAYES schildert sechs Fälle von Schädeltrauma, die durch *Helleborus* geheilt werden konnten. Die Mehrzahl der Fälle weist ein bis drei Jahre nach dem Trauma geistige Störungen auf; das Röntgenbild des Schädels ist ohne Befund, neurologisch bestehen jedoch Anzeichen für eine Verletzung, die heutzutage wahrscheinlich durch Kernspin- oder Computertomographie als Ödeme oder örtlich begrenzte Blutungen nachgewiesen werden könnten.

*Helleborus* ist eines der Hauptmittel bei Wasserkopf (zusammen mit *Apis*, *Calcarea carbonica*, *Silicea*, *Opium* u.a.), und seine charakteristischsten Symptome passen genau zu jenen Fällen, bei denen eine von einem Trauma oder einen Hirnhautinfekt ausgelöste seröser Erguß im Gehirn vorliegt. *Helleborus* sollte demnach erwogen werden, wenn ein Patient nach einem Schädeltrauma stark benommen ist, nur langsam begreift und antwortet, das Gedächtnis gestört ist, Bewußtlosigkeit eintritt und sich Mund, Gesicht, Arme und Füße automatisch bewegen. Das Krankheitsbild ist in mancher Hinsicht *Opium* ähnlich, geht aber nicht so sehr in die Tiefe (*Opium* hat tiefe, rasselnde Atmung, die bei *Helleborus* nicht vorkommt).

DR. GRIGGS schildert den Fall des Kinderarztes DR. GORDON vom *Children's Homoeopathic Hospital*, der bei einem Autounfall ein Schädeltrauma erlitt und in Bewußtlosigkeit fiel. *Arnica* zeigt keinerlei Wirkung, das Krankheitsbild war typisch für Bewußtlosigkeit: erweiterte Pupillen, unbewußter Harnabgang usw. Nach einer Lumbalpunktion mit Entfernung von Spinalflüssigkeit besserte sich sein Zustand etwas; er erlangte zeitweilig wieder das Bewußtsein, fiel kurz danach aber wieder in Bewußtlosigkeit. Dr. Griggs verabreichte ihm *Helleborus* 200, wonach Dr. Gordon das Bewußtsein wiedererlangte und zur früheren geistigen Vitalität zurückfand.

### Komatöse Zustände

Bei Koma durch ein Schädeltrauma ist *Arnica* als Mittel erster Wahl zu erwägen, und danach je nach Charakteristik der Symptome *Opium*, *Helleborus*, *Natrium sulphuricum* und *Hypericum*. Im folgenden sollen *Arnica*, *Opium* und *Helleborus* beschrieben werden.

- **Arnica:** Zusammen mit *Opium* ist *Arnica* auch eines der Hauptmittel bei halbseitiger Lähmung (Hemiplegie), einer Verletzung der Hirngefäße durch Blutung bzw. Blutleere (Ischämie). Vor allem jedoch angezeigt bei Hirnblutungen durch Traumata oder Schlaganfall; *Arnica* kann in solchen Fällen zur Reabsorbierung der Blutung beitragen. Wenn die Gehirnerschütterung oder der komatöse Zustand mit Fieber einhergehen, bei einem charakteristischen Zustand der Benommenheit: Der Patient antwortet auf ihm gestellte Fragen, fällt dann aber erneut ins Koma.
- **Opium:** *Opium* ist gleichzusetzen mit völliger Benommenheit oder Bewußtlosigkeit, mit langsamer, rasselnder Atmung sowie völliger Schmerz- und Reizunempfindlichkeit. Der Patient hat dann oft ein intensiv durchblutetes, dunkelrotes, heißes, schweißbedecktes Gesicht. Die Pupillen sind verengt (Miosis) und reagieren nicht auf Licht. Verlust der Kontrolle über die Schließmuskeln, mit Inkontinenz bzw. Zurückhalten des Urins oder des Stuhls, je nach der Phase, in der der Patient sich befindet.
- **Helleborus:** Eines der Hauptmittel bei traumatischer Gehirnerschütterung. Angezeigt nach *Arnica*, wenn der Pati-

ent weiterhin benommen, schläfrig und geistesabwesend ist. *Benommenheit und Gleichgültigkeit,* bis hin zu Bewußtlosigkeit und Koma. Teilnahmsloser, abwesender Gesichtsausdruck; der Patient antwortet vielleicht, aber langsam, und fällt dann erneut ins Koma. Völlige Lähmung mit dem für Zustände der Dezerebration [Ausfall des Großhirns], Hirnödeme oder Wasserkopf (Hydrozephalus) charakteristischen Cri encéphalique. Abwesender Gesichtsausdruck mit weit geöffneten, starren, aber ausdruckslosen Augen; die Pupillen reagieren nicht auf Licht, sind erweitert (Mydriase) oder abwechselnd verengt und erweitert. Das Patient gräbt seinen Kopf ins Kissen, bewegt ihn von einer Seite zur anderen und schlägt auf sich ein.

### Delirium

Bei Delirium infolge eines Schädeltraumas sind folgende Mittel angezeigt (nach BOGER[68]): *Belladonna*, *Hyoscyamus*, *Opium*, *Stramonium* und *Veratrum album*. Das sind die grundlegenden und charakteristischsten Mittel bei Delirium, doch muß der jeweilige Fall zur Ausdifferenzierung des allgemeinen Krankheitsbildes in der Materia medica nachgeschlagen werden.

### Denk- und Verständnisschwierigkeiten, Torpor nach einem Trauma

Bei geistiger Stumpfheit (Torpor) nach einem Trauma können folgende homöopathische Mittel angezeigt sein: *Arnica*, *Cicuta*, *Hypericum*, *Mercurius* und *Rhus toxicodendron*. Wie an anderer Stelle bereits erwähnt, ist auch die Verabreichung von *Helleborus* in Betracht zu ziehen, vor allem wenn der Torpor von gestörtem Gedächtnis, automatischen Bewegungen und Anzeichen für ein Hirnödem einhergeht. Bei be-

(68) Boger, C.M., *Boenninghausen's Characteristics and Repertory*, Bombay: Roy and Co., 2. Aufl. 1938.

sonders ausgeprägter Benommenheit ist gegebenenfalls auch *Opium* angezeigt.

### Schwachsinn und Wahnsinn

- Am häufigsten angezeigt ist **Natrium sulphuricum**.
- In seiner *Encyclopedia* nennt ALLEN aber auch noch ein anderes Mittel gegen diese schwere Beeinträchtigung, **Alcoholus**, mit folgendem Symptom[69]: „Geistekrankheit tritt leichter bei Patienten ein, die früher Schädelverletzungen erlitten haben." Führt *Natrium sulphuricum* zu keiner Besserung, kann man auch *Alcoholus* erwägen.
- Chronische Hirnverletzungen wie sie bei Boxern auftreten können, führen manchmal zu Geisteskrankheiten, besonders häufig zu Schizophrenie. **Veratrum album** ist in solchen Fällen eines der zu verabreichenden Mittel.

### Gedächtnisverlust

- Hauptmittel ist hier **Arnica**, das erste und wichtigste Mittel zur Behandlung von Beeinträchtigungen des Gedächtnisses nach einem Trauma. Die Verabreichung erfolgt in steigender Dosierung (30, 200, 1 M und 10 M).
- Hier ist aber auch an andere, weniger häufige Mittel zu denken, die eingesetzt werden können, wenn *Arnica* keine Wirkung zeigt: **Ammonium carbonicum**, **Cicuta**, **Natrium sulphuricum** und **Rhus toxicodendron**. Jeder Fall muß im Gesamtbild beurteilt werden, sorgfältiges Nachschlagen in der Materia medica wird dringend empfohlen.
- Auch **Helleborus** kann hier Anwendung finden. DR. HAYES (*Homoeopathic Recorder*[70]) schlägt *Helleborus* als ein Hauptmittel zur Behandlung der Auswirkungen von Schädeltraumata auf den Geisteszustand vor, und DR. FOUBISTER berichtet von überraschenden Ergebnissen beim Einsatz desselben Mittels bei gleicher Symptomatik, vor

(69) Allen, T. F., *Encyclopedia of Pure Materia Medica*, New York, 1874, Vol. 1., S. 139.
(70) Royal Hayes, *Homoeopathic Recorder*, Dec. 1948.

allem wenn der Patient früher einmal eine schwere Gehirnerschütterung erlitten hat; auch Geburtstraumata werden hier nicht ausgeklammert. Einer der von ihm behandelten Fälle belegt die Wirkung von *Helleborus* bei einem schizophrenen Patienten, der einige Jahre vor Einsetzen der Krankheit eine schwere Gehirnerschütterung gehabt hatte:

„Ich erlebte, daß *Helleborus* bei einem Fall von Schizophrenie, der zuvor ohne Besserung mit Drogen und Elektroschocks behandelt worden war, dramatische Wirkung zeigte. Ausgeprägte Merkmale des Patienten waren mangelnde Konzentrationsfähigkeit bei einem Mann, der zuvor eine glänzende akademische Karriere gemacht hatte, sowie extreme Vergeßlichkeit - er vergaß, was er eben getan hatte und konnte sich nicht daran erinnern, was er gerade tun wollte. Sehr ausgeprägte Symptome von *Helleborus*. Er bekam zunächst sechsfach mit Wasser verdünntes *Helleborus* 1 M, da zu hohe Potenzen zu deutlicher Verschlechterung führen können, und nach zwei Gaben bekam er eine 10 M. Innerhalb von acht Monaten genas er vollständig."

Erleidet ein Patient also infolge eines Schädeltraumas schwere Störungen des Gedächtnisses, ist auch an *Helleborus* zu denken, besonders wenn der Patient früher eine starke Gehirnerschütterung gehabt hatte.

### Ermattung, Ermüdung, geistige Erschöpfung und Niedergeschlagenheit

- Hier ist an die zwei wichtigsten Mittel gegen Erschöpfung zu denken: **Aceticum acidum** und **Sulphuricum acidum**. Das Charakteristikum dieser beiden Mittel ist eine ausgeprägte geistige und körperliche Schwäche. Bei *Sulphuricum acidum* fühlt sich der Patient geschwächt und matt, wobei dieses Gefühl über das im Rahmen der Krankheit Denkbare hinausgeht; angezeigt bei sehr hektischen, nervösen Patienten, wenn das Trauma neben einem ausgeprägten Schwächegefühl zu empfindlichen und schmerzhaften Blutergüssen führt, die nur zögernd reabsorbiert werden; die betroffene Stelle ist wie erstarrt.

*Aceticum acidum* ist eher angezeigt, wenn die Mattheit infolge des Traumas einhergeht mit Gewichtsverlust, fahlem Gesicht, starkem Durst und Brennen im Hals mit Schwindel und saurem Aufstoßen.

- Zu erwägen sind auch **Camphora**, **Hypericum** und **Veratrum album**.
- Tritt das Schwächegefühl nach einem chirurgischen Eingriff auf, ist neben *Aceticum acidum* auch an **Carbo vegetabilis** und **Hypericum** zu denken.
- Andererseits darf man auch nie **Arnica** als eines der Hauptmittel zur Behandlung der Folgeerscheinungen eines Traumas vergessen. Hier die Schilderung einer Depression nach einem schweren Trauma, die sich durch *Arnica*-Gaben besserte:[71]

„Eine fünfzigjährige Sprachlehrerin begleitete Schüler auf einer Klassenfahrt nach England und erlitt dort einen Unfall. Ein komplizierter Oberschenkelbruch, der verschiedene chirurgische Eingriffe notwendig machte, führte zu einer langen Zwangspause beim Unterrichten. Danach kam es zu einer Depression. Die Patientin, eine aktive Frau, die sonst mutig alles in Angriff nahm, mußte nun lange Zeit untätig und von Anderen abhängig ihr Dasein fristen. Durch *Arnica*-Gaben (C 15, C 18, C 24 und C 30) verflüchtigte sich die Depression innerhalb von drei Wochen."

### Starrkrämpfe durch Tetanusinfektion

Wundstarrkrampf führt nicht selten zum Tode und muß auf einer Intensivstation behandelt werden. Die homöopathische Medizin verfügt über passende Medikamente zur Behandlung der Krampfzustände bei Tetanus, die auch ins therapeutische Arsenal der Notfallmedizin aufgenommen werden sollten: *Hypericum*, *Cicuta*, *Nux vomica*, *Arnica*, *Belladonna*, *Opium* und *Stramonium*.

- **Hypericum:** Wenn der Wundstarrkrampf durch Verletzung mit einem spitzen Gegenstand in den Handflächen

(71) Dr. Grandgeorge, *El remedio homeopático*, Barcelona: Editorial Kairós, 1994, S. 47.

oder Fußsohlen ausgelöst wird; besonders bei sehr schmerzhaften, tiefen Wunden, deren Schmerzen ins Fuß- oder Handinnere ausstrahlen; der Starrkrampf erstreckt sich auf Hals, Kinnlade, Brustkorb und Unterbauch und betrifft vor allem die rechte Körperseite.

- **Cicuta:** Wenn dem Krampf infolge einer jäher Kontraktion des Zwerchfells ein Schrei vorausgeht („epigastrischer Schock"); dem folgen eine Kiefersperre, Schaum vor dem Mund, Atemstillstand und Verdrehung der Extremitäten; nach dem Krampf ist der Patient gefühl- und bewegungslos, die gesamte Muskulatur ist entspannt, die Atmung scheint nicht vorhanden. *Cicuta*-Krämpfe setzen bei der geringsten Berührung wieder ein oder werden schlimmer, wenn man den Patienten anfaßt, aber auch durch Fieber, Geräusche, Kälte oder einen plötzlichen Schrecken. Nachts und im Schlaf gewöhnlich Verschlechterung.
- **Nux vomica:** Krämpfe ohne Bewußtseinsverlust, der Patient ist während seiner Tetanus-Krämpfe bei Bewußtsein. Sie werden schlimmer bei Bewegung oder wenn man den Patienten berührt, beruhigen sich aber, wenn man ihn fest anpackt.
- **Arnica:** Krämpfe infolge von Traumata, vor allem des Kopfes; Tetanus-Starre nach Traumata mit offenen Frakturen; starke Benommenheit, geistige und körperliche Regungslosigkeit (Stupor); bei hohem Fieber nach einem Trauma.
- **Belladonna:** Heftige Krämpfe mit Erweiterung der Pupillen; die Krämpfe setzen manchmal am Arm ein und können längere Bewußtlosigkeit nach sich ziehen. Der Patient reagiert sehr empfindlich auf Geräusche, Licht und Berührungen; diese Reize können erneute Krämpfe auslösen.
- **Opium:** Bei ausgeprägter Unempfindlichkeit des gesamten Nervensystems, mit Tetanus- oder epileptischen Krämpfen, denen ein Schrei vorausgeht und auf die krampfartige Kontrakturen von Armen und Beinen folgen, mit Verlust des Bewußtseins und der Empfindungsfähig-

keit, Erstickungsanfällen, Schaum vor dem Mund sowie ausgeprägter Schläfrigkeit und Entspannung der Muskeln nach dem Anfall. Während der Anfälle herrscht völlige Schmerzfreiheit. Heftiger Starrkrampf der Rückenmuskulatur, wobei der Rumpf bogenförmig nach hinten überstreckt ist (Opisthotonus). Vor allem wenn der Patient aufgrund der Folgen des Unfalls oder des Traumas wie gelähmt und gefühllos ist.

- **Stramonium:** Bei äußerst heftigen Krämpfen bei vollem Bewußtsein, angstverzerrtem Gesicht und panischen Schreien; die Krämpfe treten besonders nachts auf und setzen beim geringsten Anlaß wieder ein: beim Anschalten des Lichts, Lichtreflexen in einem Spiegel, wenn der Patient Wasser fließen hört oder zu trinken versucht. *Stramonium* ist auch eines der Hauptmittel gegen Tollwutkrämpfe (Hydrophobie).

## Krämpfe durch Schädeltraumata

- **Arnica:** Mittel erster Wahl zur Vorbeugung nach einem Schädeltrauma sowie gegen andere Symptome infolge einer Gehirnerschütterung oder -prellung, die zu Gehirnblutungen oder Blutödemen führen kann. Es wird vorzugsweise zur Potenz 10 M geraten, besonders bei der Versorgung des Verletzten am Unfallort und wenn abzusehen ist, daß gezielte Hilfe nicht möglich ist. HERING beschreibt folgende Symptome:[72]

„Benommenheit,Verlust des Sehvermögens und des Gehörs (Gehirnerschütterung). Liegt wie tot da (Gehirnerschütterung, Schlaganfall usw.). Meningitis nach mechanischen oder traumatischen Verletzungen wie Erschütterungen, Schläge, Stürze, Gehirnerschütterungen usw., wenn Verdacht auf Exsudation von Blut, Fibrin oder Eiter besteht. Lähmungen: im allgemeinen schmerzhaft; partielle Lähmung durch Gehirn- oder Wirbelsäulenerschütterung. Lähmung durch Austritt von Blut ins Gehirn.

(72) Hering, C., *The Guiding Symptoms of Our Materia Medica*, Philadelphia, 1880, Vol. 2, S. 4, 7, 25 und 32.

Mechanische Verletzungen: Gehirnerschütterung mit Bewußtlosigkeit, sehr blassem Gesicht oder Schläfrigkeit.“

*Arnica*-Krämpfe können von milderen Erscheinungsformen (vorübergehende Geistesabwesenheit) bis hin zu Tetanus- oder epileptischen Krämpfen reichen, mit dem charakteristischen Gefühl, einen heißen Kopf und kalten Körper zu haben, mit Schüttelfrost und heftigem Zittern.

- **Cicuta:** Wie der vorher beschriebene Typus von Tetanuskrämpfen; auch zusammen mit *Natrium sulphuricum.*
- **Cuprum:** Vor dem Krampf hat der Patient Herzklopfen, dann folgen ein gewaltsames Zusammenziehen des unteren Brustkorbs sowie heftige Kontrakturen und Ziehen an Fingern und Zehen, was auf den restlichen Körper übergeht. Die Daumen biegen sich unvermittelt krampfartig nach innen, die Hände ballen sich zur Faust. Wie bei *Cicuta* stößt der Patient im Augenblick des voll einsetzenden Krampfes, kurz vor dem Verlust des Bewußtseins einen Schrei aus; der Krampf manifestiert sich durch Kiefersperre, ein verzerrtes Gesicht, nach oben gedrehte Augen, dunkelviolett angelaufene Lippen und in die geballten Fäuste eingezogene Daumen. Zudem ist der ganze Körper von kaltem Schweiß bedeckt, Arme und Beine beugen und strecken sich unkontrolliert, wobei die krampfartige Kontraktur bis zur Überstreckung des Körpers nach hinten führen kann (Opisthotonus). Nach dem Anfall liegt der Patient da wie tot, in einem tiefen Schlaf, nach dem er sich an nichts erinnern kann.
- **Hypericum:** Wenn der Patient krampfartige Schmerzen hat, die von der betroffenen Stelle zur Körpermitte hin ausstrahlen; intensives Schmerzgefühl und sehr hohe Berührungsempfindlichkeit. Kontraktionen und ruckartige Bewegungen der Muskeln, die in tetanusartige Krämpfe übergehen können. Zuckungen infolge von Schlägen auf den Kopf oder Gehirnerschütterung. Epileptiforme Krämpfe nach Schlägen mit stumpfen Gegenständen.

- **Ledum:** Bei tiefgehenden und sehr schmerzhaften Schlägen, die sich bei kalten Anwendungen bessern und tetanus- oder epilepsieartige Krämpfe zur Folge haben können. Hier eine Fall-Schilderung von Hering[73]:

„Drei Monate nach einer Kopfverletzung durch einen Sturz auf eine Schere verschlechterte sich sein Gesundheitszustand von Tag zu Tag; er war traurig, suchte die Einsamkeit und aß wenig; allmähliche Abmagerung und Schwäche; gegen Abend zu ruhelos und aufgeregt; danach traten epileptische Anfälle auf, die wenige Minuten anhielten und sich in der Nacht in Abständen wiederholten; die er völlig schlaflos zubrachte; fahles, ausgezehrtes Gesicht, schreckliches Leiden steht ihm im Gesicht geschrieben; weigert sich sogar, auf an ihn gerichtete Fragen Antwort zu geben (der Patient war ein achtjähriger Junge)."

### Ischias nach traumatischer Einwirkung

- Kommt es nach einem Sturz oder einem Trauma zu Ischiasbschwerden, ist zunächst **Arnica** 10 M zu verabreichen. Sollten die Symptome danach anhalten, an aufeinanderfolgenden Tagen **Hypericum** C 30, C 200 und 1 M geben. Beseitigt dies den Ischiasschmerz trotz der Wirkung von Mitteln, die man als kausal bezeichnen kann, nicht, muß ein Fachmann hinzugezogen werden.

### Auswirkungen von Wirbelsäulenverletzungen

- **Hypericum** ist eines der Hauptmittel zur Behandlung von Verletzungen der Wirbelsäule, außerdem auch **Natrium sulphuricum** sowie - unter anderem - **Arnica** und **Nitricum acidum**. Foubister[74] schildert den Fall einer 34-jährigen Patientin, die eine geschwürige Dickdarmentzündung [Kolitis] bekam, die sie einem neun Monate zurückliegenden Sturz auf den Rücken zuschrieb. Die Ver-

(73) Hering, C., *The Guiding Symptoms of Our Materia Medica*, Philadelphia, 1888, Vol. 7: S. 36 und 43.
(74) Foubister, D., *Tutorials on Homoeopathy*, Beaconsfield: Beaconsfield Publishers 1989, S. 38.

abreichung von *Hypericum* führte hier zu durchschlagendem Heilungserfolg:

„Ihr konstitutionelles Mittel war *Sepia*, das ihr mit einigem Erfolg verabreicht wurde, wenngleich auch nicht mit so großem wie eigentlich erwartet. Es wurden höhere Potenzen verabreicht, da die Indikation von *Sepia* völlig klar schien, aber die Ergebnisse waren nicht zufriedenstellend. Aufgrund der Familiengeschichte und wegen der sich ergänzenden Eigenschaften von *Sepia* und *Carcinosinum* wurde dann eine Gabe *Carcinosinum* C 200 verabreicht, jedoch wiederum ohne irgendwelche dramatische Wirkung. Dann gab man an aufeinanderfolgenden Tagen *Hypericum* C 30, C 200 und 1 M und einen Monat später sagte sie: „ich bin geheilt". Zwei Monate später kam es zu einem leichten Rückfall, gegen den man *Hypericum* verabreichte. Und seit über einem Jahr geht es ihr gut. Dieser Fall gehört zu jenen, bei denen man den Eindruck gewinnt, daß es manchmal notwendig ist, eine Episode aus der Vergangenheit direkt zu antidotieren."

Foubister fügt hinzu:

„Jeder hat irgendwann einmal ein Trauma erlitten; in der konstitutionellen Verschreibungspraxis muß man dies im Auge behalten, wenn ein Zusammenhang zwischen dem Trauma und dem Beginn der Krankheit bestand oder es in der Vergangenheit des Patienten zu einem schweren Trauma gekommen ist."

## Ischias oder Neuralgien durch intramuskuläre Injektionen

- **Ledum** ist hier das Mittel erster Wahl, vor allem wenn die Einstichstelle schmerzt, sich kalt anfühlt und örtliche Wärme schlecht verträgt. Wenn die betroffene Stelle besonders empfindlich und schmerzhaft ist, gibt man **Hypericum**. Minotti[75] schildert einen Fall von rechtsseitigem Ischias infolge intramuskulärer Injektion, der zunächst mit *Ledum* und später mit *Hypericum* behandelt wurde:

(75) Minotti, A.O., *Traumatismos, heridas, complicaciones y secuelas*, Buenos Aires: Albatros 1990, S. 50.

„S.K. (35) kommt wegen rechtsseitigem Ischias in meine Sprechstunde, das vor drei Jahren nach einer Injektion in die rechte Gesäßhälfte auftrat. Keine auffälligen Schmerzmodalitäten. Das Elektromyogramm belegt eine Verletzung des Ischiasnervs. Die Symptome waren: 1) Beschwerden durch Injektionswunde (Kausalität), 2) Neuritis, und 3) Nervenverletzungen mit starken Schmerzen. Das einzige Mittel, das dies alles abdeckte, war *Ledum*, das ich in der 6. Potenz verschrieb (zweimal täglich 10 Globuli) und das zu einer 90%igen Besserung der heftigen Schmerzen führte. Ein Monat später war noch leichtes Unwohlsein vorhanden. Ich steigerte die Potenzen bei jeder Sprechstunde. Die dann noch verbliebenen unwesentlichen Beschwerden heilte dann *Hypericum* 6 aus, das ich aufgrund eines Tropismus des peripheren Nervengewebes verordnete."

## Schlaflosigkeit

- Ist die Schlaflosigkeit auf Nervosität *nach einem chirurgischen Eingriff* oder die Wiedereinrichtung eines Bruches zurückzuführen (vor allem bei Kindern), sollte man STICTA PULMONARIA geben. Hierzu raten unter den beschriebenen Umständen auch HERING und PIERRE SCHMIDT.
- Bei Schlaflosigkeit *nach einem Trauma* sind **Arnica, Rhus toxicodendron** oder **Sticta pulmonaria** angezeigt. Die Behandlung mit *Arnica* 10 M beginnen und später je nach Symptomenlage zu einem der zwei anderen Mittel übergehen.
- Tritt die Schlaflosigkeit *nach einer Blutung* auf, ist **China officinalis** das Mittel erster Wahl. Ändert sich nach einer heftigen Blutung der Allgemeinzustand des Patienten, ist immer zunächst an *China* zu denken. Dieses Mittel kann nach meiner eigenen Erfahrung physische und funktionelle Störungen infolge großer Blutverluste beseitigen. Hier ein Fall[76]:

  „Eine 29-jährige Patientin kommt wegen seit vier Jahren bestehendem chronischem Schwächegefühl mit Schlaflosigkeit und

(76) Persönliche Erfahrung aus der Praxis des Verfassers.

wiederholten Erkältungen in meine Sprechstunde; die Beschwerden traten wenige Wochen nach einer schweren Blutung nach der Entbindung, die eine Bluttransfusion nötig machte, zum ersten Mal auf. Seit diesem Zeitpunkt fühlt sich die Patientin irgendwie anders, sie hat ihre gewohnte Vitalität eingebüßt, fühlt sich schlapp und unmotiviert bei der Arbeit. Immer wieder erkältet sie sich und wacht nachts mehrmals auf. Untersuchungen zeigten, daß keine Anämie vorlag; auch der Eisengehalt im Blut war ohne Befund. Die Verabreichung von China C 30, auf die einen Monat später China C 200 folgte, brachte die Symptome ganz zum Verschwinden. Während des folgendes Jahres traten weder Schwächegefühl noch Erkältungen auf."

### Wachstumsstillstand bei Kindern nach Verbrennungen

- **Causticum** C 200. Die Empfehlung stammt von FOUBISTER.

### Krebserkrankungen nach einer Prellung

- Kommt es nach einem Schlag auf eine Drüse (Brüste, Hoden) zur Ausbildung eines harten Tumors, der mit der Zeit in eine Krebserkrankung umschlägt, ist **Conium** das geeignete Mittel.

### Traumata mit Fieber

- **Arnica** ist das wichtigste Mittel, wenn nach einem Trauma Fieber auftritt. Auf die Wirkung von *Arnica* zur Behandlung von Traumata wurde bereits an anderer Stelle ausführlich eingegangen, auf ihre Wirkung bei verletzungsbedingten Fieberzuständen jedoch noch nicht. *Arnica*-Fieber ist von starker Benommenheit begleitet, Schüttelfrost, Hitze und Rötung des Kopfes, jedoch Kältegefühl am übrigen Körper. Angst, daß sich andere Personen nähern und einem wehtun, Bewußtlosigkeit, Schläfrigkeit, antwortet auf Fragen und schläft nach wenigen Worten wieder ein. *Arnica* besitzt eine Besonderheit, die sie nur mit wenigen anderen Mitteln teilt: Fragt man den Patienten nach seinem Befinden, antwortet er, es ginge ihm gut und man solle ihn doch in Ruhe lassen. Dr. Joan Mora aus dem katalanischen Girona erläutert im folgenden einen Fall von *Arnica*-Fieber infolge eines Traumas durch Überanstrengung:

„Eine Patientin, die wegen allergischer Rhinitis und chronischer Hepatitis B bei mir in Behandlung ist, kommt mit folgenden akuten Beschwerden in meine Sprechstunde: hohes Fieber, Schmerzen in der Lendengegend und Beschwerden beim Harnen. Die Urinanalyse bestätigt das Vorliegen einer Infektion. Alle Symptome sind eher harmlos und für Harnwegsinfektionen typisch. Auf meine Frage nach den Umständen, unter denen das Fieber auftauchte, erzählt sie mir, sie sei am Vortag auf einem Kirchweihfest tanzen gewesen und hätte sich am Abend sehr müde gefühlt. Auf der Grundlage des auslösenden Moments einer Überanstrengung bei einer aufgrund ihrer Vorerkrankung asthenischen Patientin verschreibe ich Arnica C 30 (in Wasser gelöst, alle 4 Stunden). Innerhalb weniger Stunden zeigt sich Besserung. Nach einer Woche sind die Urinwerte völlig normal."

- *Hinweis für Fachleute:* Bei Fieberzuständen nach einem Trauma können auch andere Mittel erwogen werden, nämlich *Aconitum*, *Apis*, *Arsenicum*, *Calendula*, *China*, *Coffea*, *Iodium*, *Lyssinum*, *Pulsatilla*, *Rhus toxicodendron*, *Staphysagria* und *Sulphur*.

## Chirurgische Eingriffe

- Das erste Mittel zur *Vermeidung von* septischen und schmerzhaften *Komplikationen* nach chirurgischen Eingriffen ist **Arnica**. Es muß einige Stunden vor der Operation, unmittelbar davor sowie einige Stunden danach verabreicht werden. Nach meiner Erfahrung sich hat *Arnica* 10 M bei Eingriffen am Herzen (Bypass-Operationen), Thorakotomien des Pneumothorax, Laparotomien, in der orthopädischen Chirurgie und der Gefäßchirurgie der Extremitäten (Krampfadern) bestens bewährt. Weiterführende Hinweise finden sich bei Foubister.

- Bei *Augenoperationen mit Schmerzen und Brennen* sind die Hauptmittel **Staphisagria** und **Zincum**. Wenn ausgeprägte Lichtscheu (Photophobie) vorherrscht, kann man **Strontium carbonicum** in Betracht ziehen.
- Kommt es nach *Operationen von Katarakten* (grauer Star) zu Augenblutungen, ist **Bothrops** zu verabreichen, und als zweite Möglichkeit **Ledum**.
- Verträgt ein Patient *Zahnoperationen* aufgrund einer extremen Schmerzempfindlichkeit der Zähne nicht, läßt sich an Mittel mit ausgeprägter Überempfindlichkeit wie **Ignatia, Magnesia carbonica** und **Staphysagria** denken. Neben diesen sind **Antimonium crudum** und **Fluoricum acidum** zwei weitere Mittel, die genauso wichtig oder noch wichtiger sind als die vorgenannten; die Auswahl erfolgt in Übereinstimmung mit den allgemeinen Symptomen des Patienten.
- Bei *Bauchoperationen* kann die operative Öffnung der Bauchhöhle und die Behandlung des Darmes zu verschiedenartigen Beschwerden führen, unter denen Blähungen, Verstopfung und Schluckauf zu den häufigsten zählen. Zur Behandlung von *Blähungen* stehen verschiedene Mittel zur Verfügung, wobei als wichtigste **China officinalis, Carbo vegetabilis** und **Lycopodium** zu nennen sind. *China* ist angezeigt bei festsitzenden Blähungen, die sich weder auf- noch abwärts bewegen, mit heftigen Verspannungen und Druck im Bauch, der schmerzhaft und dick aufgebläht ist. Der Patient leidet unter starken Krämpfen und manchmal auch unstillbarem Durst. *Carbo vegetabilis* ebenfalls bei großer Verspannung des Unterleibs, aber auch lauten Darmgeräuschen und dem Abgang faulig riechender Blähungen und Aufstoßen, das dem Patienten Erleichterung verschafft. Der geringste Druck wird als unerträglich empfunden; diese Symptomenlage verschlechtert sich noch nach dem Essen, auch bei kleinen Mahlzeiten. *Lycopodium* bessert sich, wenn Blähungen unter Mühen und Schmerzen abgehen können; die Winde

sind sehr geräuschvoll und anhaltend, so als befände sich der Leib, vor allem die rechte Seite des Hypochondriums, in andauernder Gärung.

- Die Schmerzen nach *Bauchoperationen* oder Laparotomien können durch die Verabreichung von **Hypericum** unter Kontrolle gebracht werden, indem man das Mittel während der ersten 8-12 Stunden alle 20-30 Minuten wiederholt.
- Zur Vermeidung von *Verstopfung* nach chirurgischen Eingriffen ist **Opium** das Mittel erster Wahl. *Schwindel oder Übelkeit* nach Bauchoperationen können sich durch **Bismuthum** durchschlagend bessern. Es ist besonders angezeigt bei Übelkeit, Erbrechen und den unter Krämpfen auftretenden Anflügen von Brechreiz, zu denen es nach einer Bauchoperation kommen kann. Die Übelkeit verschlimmert sich besonders nach den Mahlzeiten, kann sich vorübergehend durch das Trinken von kaltem Wasser bessern, das aber beim Eintritt in den Magen sofort wieder erbrochen wird.
- Kommt es nach Unterleibsoperationen zu *Schluckauf*, läßt sich an **Hyoscyamus** denken. Dieses Mittel ist angezeigt bei heftigem Schluckauf nach dem Essen oder Trinken, der einhergehen kann mit Krämpfen in der Speiseröhre nach einem Trauma, einer Bauchfellentzündung oder einem chirurgischen Eingriff in die Bauchhöhle. Im allgemeinen treten gleichzeitig auch die für *Hyoscyamus* typischen Gemütssymptome auf.
- Bei Operationen der *Krampfadern* oder Amputationen, bei denen mit vielen Kapillaren durchzogenes Fettgewebe verletzt wird, wie z.B. Brustoperationen (*Mastektomien*), ist **Hamamelis** das geeignete Mittel. Die Hauptindikationen sind heftige Schmerzen und das Gefühl, an der betroffenen Stelle eine Schlagverletzung oder Prellung zu haben. Die Stelle ist sehr empfindlich und weist Entzündungssymptome sowie meist dunkel gefärbte Blutergüsse auf.

Vor dem Eingriff zunächst **Arnica** verabreichen, dann - bei entsprechender Symptomenlage - **Hamamelis**.

- Richtet sich der Eingriff auf *Schließmuskeln* (Zystoskopien), innere Geschlechtsorgane (Hysterographien) oder den äußeren Genitalbereich (z.B. Phimosenzirkumzision) ist **Staphisagria** das zu erwägende Hauptmittel.

Bei Eingriffen an Knochen und Knochenhaut der aggressiven *orthopädischen Chirurgie* (Hüft- und Knieprothesen, korrektive Gelenkorthopädie), nach **Arnica** (vor dem Eingriff) **Ruta** verabreichen. *Ruta* ist das geeignete Mittel bei allen Verletzungen von Knochen und Knochenhaut, die intensive, anhaltende Schmerzen hervorrufen und von einem brennenden Gefühl, Kribbeln, leichten Krämpfen und großer Unruhe begleitet sind. Im folgenden ein Fall aus meiner eigenen Praxis, der die Wirkung von *Ruta* bei solchen Knochenoperationen sehr anschaulich zeigt:

„Ein 41-jähriger Patient rutschte auf dem Bürgersteig aus und brach sich das Wadenbein. Nach einer Röntgenuntersuchung und dem Ruhigstellen des Beins nahm er zwei Tage lang alle sechs Stunden *Arnica* 30 ein und verspürte merkliche Besserung. Am vierten Tag ging er wieder auf die Straße, und hatte plötzlich beim Auftreten heftige Schmerzen. Eine erneute Röntgenuntersuchung zeigt eine beträchtliche Verschiebung der Frakturenden, die Fraktur wird operiert. Ein paar Stunden vor und nach der Operation gibt man ihm *Arnica* 10 M, doch nach sechs Stunden tritt an den Außenseite des operierten Knöchels ein intensiver, brennender, sehr unangenehmer Schmerz auf. Man verabreicht ihm intravenös ein Analgetikum, was ohne Wirkung bleibt, und gibt ihm dann eine subkutane Injektion eines Morphin-Derivates (Dolantin) - ohne Besserung. Der Patient ist sehr nervös und hat Probleme beim Wasserlassen. Man muß ihm eine Sonde einführen. Nach Rücksprache mit den Angehörigen und dem Traumatologen verabreiche ich ihm in Anbetracht der für die Anästhesie durchgeführten Rückenmarkpunktion und der großen Heftigkeit des isolierten Schmerzes *Hypericum* 30, das ebenfalls keine Besserung herbeiführt. Zwei Stunden später gebe ich *Ruta* C 200, das innerhalb von nur dreißig Minuten eine deutliche Besserung

bringt. Zwei Stunden später schläft der Patient ruhig und kann Stunden später ohne Hilfsvorrichtung Wasser lassen.
Ein weiteres Symptom dieses Patienten, das für *Ruta* ebenfalls charakteristisch ist, ist die typische Verschlechterung beim Hängenlassen der betroffenen Extremität, während durch Anheben des Fußes Besserung eintrat."

- Bei Eingriffen an der *Wirbelsäule* ist eher **Hypericum** angezeigt.
- MINOTTI schildert den Fall der Behandlung eines Abrisses der Achillessehne, der 24 Stunden vor dem Eingriff mit **Arnica** behandelt wurde[77]:

„Abriß der rechten Achillessehne bei einem Fußballspiel. Der chirurgische Befund ist aufgrund des Zurückziehens der Sehne eindeutig. Ich verschrieb dem Spieler rasch in 3-Stunden-Abständen *Arnica* 30 (10 Globuli); eine Stunde nach dem Unfall begann er mit der Einnahme. 24 Stunden später fand der Eingriff statt. Dem Operationsteam fiel auf, daß der Bereich um die gerissene Sehne herum völlig frei von Blut, Exsudaten und anderen Stoffen war (was normalerweise beinahe unmöglich ist), ein Umstand, der die Operation und das Einsetzen des Transplantats sehr erleichterte."

- Bei *Infektionen durch intravenöse Katheter* ist **Pyrogenium** das Mittel erster Wahl. Dadurch löst sich die Infektion häufig rasch und auf verblüffende Weise. *Pyrogenium* ist angezeigt bei Rißwunden, wenn der Patient sich in septischem Zustand befindet und der Puls nicht in Einklang mit der Temperatur steht.

(77) Minotti, A.O., *Traumatismos, heridas, complicaciones y secuelas*, Buenos Aires: Albatros, 1990, S. 51.

# 2. Giftige Bisse und Stiche - Tollwut

Verletzungen durch giftige Bisse und Stiche bringen neben örtlichen Wunden auch das Risiko eines Eindringens von Giftstoffen in den Organismus (Inokulation) mit sich, die das Leben des Patienten in Gefahr bringen können. Die örtliche Verletzung kann von einem einfachen Einstich bis hin zu schwerwiegenden Gewebeschädigungen reichen; sie allein kann schon äußerst schmerzhaft sein und zudem ein Infektions- und Tetanusrisiko darstellen. Zur Vermeidung von Tetanusinfektionen müssen solche Wunden unter Wahrung größtmöglicher Sauberkeit versorgt werden. Im folgenden Kapitel werden die durch das Eindringen verschiedener Giftstoffe ausgelösten Symptome und Komplikationen behandelt. Die abschließenden Bemerkungen sind dem Thema Tollwut gewidmet.

## 2. 1. Insektenstiche

Insektenstiche können je nach Giftstoff und Empfindlichkeit der betroffenen Person zu einer großen Bandbreite von Reaktionen führen. Ein überempfindlicher Mensch kann wesentlich umfangreichere Verletzungssymptome zeigen als ein weniger empfindlicher. Wenn nicht bekannt ist, von was für einem Insekt der Patient gestochen wurde, erfolgt die Beurteilung der Verletzung und ihre Behandlung nach der jeweiligen Symptomenlage.

- Die Mehrzahl der gewöhnlichen Insektenstiche reagieren sehr gut und rasch auf die Verabreichung von **Ledum**. Es eignet sich zur Eindämmung und zum Abmildern aller Reaktionen auf Insektenstiche. Seine Wirkung gleicht oft einem Wunder. *Ledum* ist also ein Muß für jede Notfallapotheke!

  *Ledum* wirkt homöopathisch auf schmerzhafte Wunden mit *heftigem Jucken, Entzündungsanzeichen und einem gewissen Kältegefühl* an der Einstichstelle, die sich durch örtliche Wärme verschlimmern und durch kalte Kompressen Besserung zeigen. Angezeigt z.B. wenn ein Patient von zahlreichen Flöhen gebissen wurde und der dadurch ausgelöste Juckreiz zu einer wahren Qual wird. Die Einnahme von *Ledum* C 30 (alle 15 Minuten während der ersten Stunde) bringt rasche Linderung. Im allgemeinen muß es nicht wiederholt werden. Auch eine örtliche Behandlung mit in Mineralwasserlösung oder physiologischer Kochsalzlösung gelöstem *Ledum* (2-3 Globuli C 6-30) ist möglich, normalerweise aber unnötig. *Ledum* hat sich bewährt bei Insektenstichen (Mücken, Bienen, Wespen), Rattenbissen, Seespinnenstichen und Nadelstichen, die sich entzündet und zur Bildung von Nagelgeschwüren (Panaritien) geführt haben.

  In meiner Praxis konnte ich bestätigen, daß *Ledum* als Mittel erster Wahl bei Insektenstichen immer wieder zu guten Behandlungserfolgen geführt hat. Bei Insektenstichen, die mit *Ledum* behandelt wurden, ist der Heilungsverlauf rascher und besser als bei *Urtica urens*, obgleich dieses in solchen Fällen ebenfalls gute Dienste leistet. Bei *Ledum* aber tritt die Besserung in den meisten Fällen schlagartig ein.

*Ledum* läßt sich auch zur *Vorbeugung* übermäßig starker Reaktionen auf Insektenstiche bei Kindern und überempfindlichen Personen einsetzen. In seiner Abhandlung über Traumata, Verletzungen, Komplikationen und deren Folgeerscheinungen schildert MINOTTI einen Fall, der die Nützlichkeit von *Ledum* in diesem Anwendungsbereich belegt[78]:

„C.B., 4 Jahre alt. Seine Mutter kommt wegen eines seit seiner Geburt vorhandenen atopischen Ekzems, das mit *Sulphur* behandelt wurde, regelmäßig mit ihm in meine Sprechstunde. Das Kind litt furchtbar unter Insektenstichen, die ihm 'die ganzen Ferien verdorben haben', da sich wegen seiner empfindlichen Haut (es handelte sich schließlich um einen typischen *Sulphur*-Patienten) die Stiche entzündeten, röteten und heftige Reaktionen mit stechenden Schmerzen hervorriefen.
Die Hauptmittel zur Behandlung von Insektenstichen sind *Ledum* und *Urtica urens. Ledum* ist spezifischer für Mücken geeignet als *Urtica*, es sei denn, der Stich führt zu Nesselsucht, was hier nicht der Fall war. Die Reaktionen auf *Urtica*-Insektenstiche sind eher auf Bienen (beinahe spezifisch) oder Spinnen zurückzuführen. Ich verschrieb dem Jungen *Ledum* 30, worauf er niemals wieder derartig auf Mückenstiche reagierte. Zur Vorsicht gab man ihm das Mittel auch vor und bei Aufenthalten in insektenreichen Gebieten."

- Bei *Brennen, Jucken und raschem Anschwellen*, bei dem die Stelle wesentlich *ödematöser* aussieht, äußerst berührungsempfindlich ist, sich bei kalten Anwendungen bessert und bei Wärmeeinwirkung verschlimmert, sollte **Apis** (in gleicher Dosierung) gegeben werden. Stiche, die sich durch *Apis* bessern, fühlen sich im Gegensatz zu *Ledum heiß* an.

(78) Minotti, A.O., *Traumatismos, heridas, complicaciones y secuelas*, Buenos Aires: Albatros, 1990, S. 51.

Wie *Urtica urens* ist auch *Apis* eines der geeignetsten Mittel zur Behandlung von Bienen-, Wespen- und anderen Insektenstichen mit Brennen, Jucken und der charakteristischen Entzündung mit Flüssigkeitsabsonderung. *Apis* wird aus Bienengift gewonnen und wirkt daher in homöopathischen Potenzen als sein eigenes Gegengift.

- Bei Stichen mit *intensiver Rötung und sehr stark stechenden Schmerzen*, die brennen und wie Verbrennungswunden Blasen bilden, ist **Cantharis** (in gleicher Dosierung) das am besten geeignete Mittel. *Cantharis* ist eines der Hauptmittel zur Behandlung von Verbrennungen. Bei Insektenstichen ist es angezeigt, wenn diese so *brennen* und jucken, als hätte der Patient tatsächlich eine Verbrennung erlitten. Zu den Stichen, die gut auf *Cantharis* reagieren, gehören u.a. Bremsenstiche. Bremsen kommen vor allem in ländlichen Gebieten vor. Ihre Stiche sind sehr schmerzhaft und brennen heftig. Bevorzugte Opfer dieses Blutsaugers sind Rinder, Pferde (Pferdebremse) und - der Mensch.
- Wenn die Wunde brennt, aber *blau gefärbt und dunkel* ist, ist **Tarentula cubensis** das geeignete Mittel. Vor allem bei Spinnen- und Schlangenbissen, obwohl auch manche Insekten sehr schmerzhafte Verletzungen hervorrufen können, die brennen, jucken und eine dunkelviolette Färbung der betroffenen Stelle hervorrufen, wie dies für *Tarentula* charakteristisch ist.
- Stehen *sehr starke oder unerträgliche Schmerzen* im Vordergrund, bei ungewöhnlicher Berührungsempfindlichkeit und Ausstrahlen der Schmerzen ins Körperinnere, ist **Hypericum** angezeigt. Es ist das Mittel erster Wahl zur Behandlung sehr schmerzhafter Verletzungen, deren Schmerzen ins Innere des betroffenen Extremität ausstrahlen.
- Herrschen *Jucken, Brennen und Nesselsucht* vor, sollte eine Behandlung mit **Urtica urens** erwogen werden. *Urtica* ist eher als *Ledum* angezeigt bei Stichen, die über einen starken Juckreiz hinaus zu Nesselsucht führen, wie zum Bei-

spiel Bienen- und Wespenstiche sowie Flohbisse. Hier ein Fall, den DR. ANTON RAÑÉ während einer Everest-Expedition mit *Urtica* behandelte[79]:

„Während des Marsches in Richtung Basiscamp bekamen fünf Mitglieder unserer Everest-Expedition durch zahlreiche Flohbisse am ganzen Körper einen stark juckenden papulösem Hautausschlag. Zwei von ihnen, ein 35-jähriger Mann (der besonders viele Bisse in der Lendengegend und am Unterleib aufwies) und eine 25-jährige Frau (bei der vor allem Rücken und Oberschenkel betroffen waren), wurden mit *Urtica urens* C 30 behandelt (24 Stunden lang alle 8 Stunden), außerdem mit einer 2%igen Lösung desselben Mittels, die unmittelbar auf die Bißstellen aufgetragen wurde. Die Wirkung war verblüffend: Nach 20 Minuten hörte der Juckreiz auf, nach 8 bzw. 12 Stunden gingen auch die Entzündung und die Rötung zurück. 24 Stunden später waren sämtliche Symptome an der Haut verschwunden. Die anderen, nicht homöopathisch behandelten Patienten litten zwischen 36 und 48 Stunden lang trotz Einnahme von Antihistaminika unter Symptomen. Einer von ihnen bat nach 24 Stunden um homöopathische Hilfe, und eine halbe Stunde nach örtlicher sowie oraler Verabreichung von *Urtica urens* hatte der Juckreiz ein Ende; 12 Stunden später ging auch die Entzündung der betroffenen Hautstellen zurück."

- *Bienen- oder Wespenstiche:* **Apis** oder **Urtica** in der gleichen Dosierung geben. Ist keines dieser Mittel zur Hand, kann man sich durch Aufdrücken einer in der Mitte durchgeschnittenen Zwiebel behelfen[80]. Wie bereits erwähnt, ist **Ledum** bei Wespenstichen ebenfalls sehr hilfreich. Alle von mir mit diesem Mittel behandelten Fälle besserten sich innerhalb weniger Minuten durchschlagend, die Mehrzahl der Patienten benötigte nur eine einzige Gabe.

(79) Mateu, M., Rañé, A., Botiquín homeopático de primeras curas en la Expedición Catalana al Everest (1988). *IX Jornadas de Medicina de Montaña*, Oviedo 1989 (Sammlung von 'Abstracts').
(80) Clarke, J.H., *The Prescriber*, Saffron Walden: Health Science Press, Daniel 1972, S. 327.

Bessert sich ein Bienenstich weder nach *Apis* noch nach *Belladonna*, **Scorpio**[81] verabreichen.

- **Culex musca:** Vijnovsky[82] schlägt dieses Medikament neben *Ledum*, *Urtica urens*, *Apis* und *Caladium* als eines der Hauptmittel zur Behandlung von Insektenstichen vor. Es wird aus einer Tinktur der Stechmücke gewonnen. Die wichtigsten Symptome sind:

  „...furchtbares Jucken, Brennen wie Feuer, örtliche Wärme, der Patient hat Lust, sich die Haut in Fetzen abzureißen; Besserung durch Kratzen, danach aber Verschlimmerung. Manchmal stechende Schmerzen wie von Nadeln, die sich bei leichtem Druck verschlimmern, durch stärkeren Druck jedoch bessern."

- **Caladium** ist ein geeignetes Mittel zur Behandlung von Haut- und Schleimhautreizungen, die mit intensivem Brennen einhergehen. Einige Autoren (Boericke, Vijnovsky) haben es auch zur Behandlung von Insektenstichen vorgeschlagen.

  „Süßer Schweiß, der die Mücken anzieht. Insektenstiche brennen und jucken heftig. Brennende Empfindung und erysipelatöse Entzündung." (Boericke)[83]

***Vorbeugende Maßnahmen:***

Zur Vermeidung von Insektenstichen in endemischen Gebieten wurden folgende Mittel vorgeschlagen:

- **Staphysagria** D 6, alle 8-12 Stunden (der Vorschlag geht auf Eisfelder[84] zurück).
- **Pulex irritans**, das aus Menschenflöhen (lat. *Pulex irritans*) gewonnen wird. Yingling[85,86] erläutert, daß Flohbisse bei

(81) Lesen Sie dazu bitte die Fußnoten auf S. 474f.!
(82) Vijnovsky, B., *Tratamiento homeopático de las afecciones y enfermedades agudas*, Buenos Aires 1979, S. 177.
(83) Boericke, William, *Handbuch der homöopathischen Materia medica*, Heidelberg, 1992, S. 166.
(84) Krishnamoorty, V., *Homoeopathy in Accidents and Injuries with a short repertory on emergencies*, New Dehli: B. Jain Pub. 1982, S. 14.
(85) zitiert in Sankaran, P., *Prophylactics in Homoeopathy*, Bombay: The Homoeopathic Medical Publishers 1985, S. 9 f.

seiner Frau Reaktionen hervorriefen, die dem Stich einer Biene ähnlich waren. Er gab ihr potenziertes *Pulex irritans*, worauf sie nicht nur beschwerdefrei wurde, sondern ihr von nun an weder Fliegen noch Mücken etwas anhaben konnten.

- **Ledum** C 200 (3 Gaben in Abständen von 4 Stunden) oder C 30 (LESSELL[87]). *Ledum* C 30, auf Reisen alle 8-24 Stunden zur Vermeidung von Sekundärreaktionen auf Stiche, wobei 2-3 Tage vor Reisenantritt mit der Behandlung begonnen wird (Vorschlag von PIERRE SCHMIDT[88]). Wir haben bereits einen von MINOTTI geschilderten Fall beschrieben, bei dem Präventivgaben von *Ledum* zur Vermeidung schmerzhafter, übertriebener Reaktionen auf diese Art von Stichen beitrugen.
- Die Verabreichung von **Vitamin B 12** schließlich vermeidet Insektenstiche, indem es sich mit dem sonst Insekten anlockenden Schweiß vermischt (nach einer Studie der Universität Tel Aviv).

(86) Yingling, W.A., Tendency to bites and stings. *Hom.* 1933; 2: 149.
(87) Lessell, C.B., *The World Traveller's Manual of Homoeopathy*, Saffron Walden: C.W. Daniel, 1993, S. 145.
(88) Schmidt, P., *Cahiers Hahnemanniens de Lyon.* 1ere série, 8. Genève.

## 2. 2. Heftige allergische Reaktionen

### Erstickungstod durch Glottisödem und anaphylaktischer Schock (Kollaps)

Todesfälle durch schwere allergische Reaktionen auf Stiche von Bienen oder anderen Insekten treten bedauerlicherweise immer wieder auf; in Spanien und Portugal kommt es pro Jahr zu 8 bis 15 solcher Stiche mit tödlichem Ausgang. Giftschlangenbisse führen drei- bis achtmal jährlich zum Tod einer Person. Hier ein typischer Verlauf für die erstgenannten Fälle: Ein Motorrad- oder Fahrradfahrer verschluckt während der Fahrt eine Biene. Das Tier sticht den Betroffenen ein oder mehrere Male, was zu schweren entzündlichen Reaktionen mit Todesfolge führen kann, wenn der Stich im Inneren des Kehlkopfes erfolgt. Eine heftige allergische Reaktion, wie sie sich in anderen Fällen ereignen kann, kann ebenfalls rasch zum Tod führen.

Eine große Anzahl von Bienenstichen (z.B. beim Kontakt mit einem Bienenschwarm oder Bienenkorb) kann durch pathologische Abbaustoffe aufgrund toxischer Muskelzerstörung zu akuter Niereninsuffizienz und damit zum Tod führen (Rhabdomyolyse).

Die Notfallbehandlung ist wie folgt durchzuführen:

- *Adrenalin und Kortikoide* zur Behandlung von Fällen mit anaphylaktischem Schock. Auch diese Mittel sollten in der Notfallapotheke mitgeführt werden. Vorsichtiges Entfernen des Giftstachels.
- **Apis** (30-200 *Korsakow*) als homöopathisches Gegengift alle 5 Minuten unter die Zunge legen.
- **Carbolicum acidum** (30-200 *Korsakow*, alle 5-10 Minuten): Mit *Carbolicum* behandelt man Kollapszustände durch schwere allergische Reaktionen bei Bienenstichen. Angezeigt, wenn sich der Patient in einem komatösen Kollapszustand befindet, Anzeichen für Stupor und Lähmung vorliegen, bei fahlem Gesicht, kalten Schweißausbrüchen,

schwachem Puls und stark verlangsamter Atmung. Die Haut kann entzündet sein, der Patient verspürt Jucken, Brennen und eine Schwellung. Intensive Entkräftung kann zum Kollaps und sogar zu krampfartigen Zuckungen führen.

- Weitere Mittel zur Behandlung von plötzlich eingetretenem Kollaps: **Camphora**, **Carbo vegetabilis** und **Veratrum**, die als Notfallmedikamente sehr hilfreich sein können.

## 2. 3. Tollwut

### Behandlung von Bissen tollwütiger Tiere - Tollwutprophylaxe

Obgleich in Spanien seit 1960[89] kein Fall von Tollwut offiziell bekannt wurde und dies zum Zeitpunkt der Niederschrift dieses Buches (1996) mit großer Wahrscheinlichkeit auch nicht der Fall sein dürfte, kann schon der Biß eines Nagers oder anderen Säugetiers in Gegenden, in denen die Tollwut noch stärker verbreitet ist, tödliche Folgen haben. Kenntnisse in Tollwutprophylaxe und -behandlung können also nach wie vor äußerst hilfreich sein. In tropischen Ländern (z.B. Mexiko oder Südamerika) sind häufig Fledermäuse Träger dieser schweren Infektionskrankheit. Die Fledermäuse saugen das Blut von Hunden und Füchsen; die wiederum können die Tollwut durch Biß auf den Menschen übertragen. Die Tollwut wird so zum Problem der Volksgesundheit.

### Versorgung von Tollwutbissen und Prophylaxe

- *Säuberung der Wunde* unter Berücksichtigung der üblichen hygienischen Vorschriften und nach den Erfordernissen der jeweiligen Wunde: physiologische Kochsalzlösung oder - falls nicht vorhanden - Wasser und Seife, Antiseptikum (jodhaltige Lösung), falls nötig chiurgische Entfernung der Verwachsungen sowie schließlich 1%ige *Calendula* auf keimfreier Mullbinde.
- *Tollwütiges Tier einfangen und in Quarantäne bringen* oder, wenn es sich um ein Wildtier handelt, einschläfern. Diese Maßnahme erfolgt mit dem Ziel der histologischen Untersuchung von Gehirnproben des Tieres in einem Speziallabor und der Suche nach den für die Tollwut typischen Verletzungen (Negri-Körperchen). Erkrankt und verendet

(89) García San Miguel, J., Infecciones por rhabdovirus, in: Farreras Rozman, *Medicina Interna*, 11. Aufl., Barcelona: Doyma, 1988, Vol. 2: S. 2297.

das Tier selbst an Tollwut oder wird die Krankheit durch die Analyse des Hirngewebes bestätigt, müssen die Vorsichts- und Therapiemaßnahmen für den Betroffenen aufs äußerste verstärkt werden. Man verabreicht:

- Schnellstmöglich *menschliches Tetanusantitoxin*, in der für solche Fälle festgelegten Dosierung: 20 Einheiten/kg Körpergewicht, eine Hälfte durch lokale Injektion in die Bißstelle, die andere intramuskulär.
- **Hypericum** (C 30) muß sofort und während der ersten sechs Stunden in dreißig- bis maximal sechzigminütigen Abständen verabreicht werden. Außerdem nach Säuberung der Wunde auf die Bißstelle eine keimfreie Mullbinde mit 1%iger *Hypericum*-Lösung auflegen. Homöopathische Mittel erster Wahl zur Tollwutprophylaxe sind *Hypericum*, *Lyssinum* und *Stramonium*.
- **Lyssinum (Hydrophobinum):** Nach *Hypericum* das homöopathische Gegengift gegen Tollwut (Hydrophobie) verabreichen, als Alternative oder Ergänzung zur Tollwutimpfung: *Lyssinum* 200 *Korsakow*, 10 Tage lang alle 3-4 Tage, oder C 30, 10 Tage lang alle 24 Stunden. Wie Hering bereits 1833 - ein halbes Jahrhundert vor Pasteurs Experimenten zur Gewinnung des Tollwutserums - nachweisen konnte, wirkt *Lyssinum* prophylaktisch gegen Tollwut[90].
- **Die Wunde warmhalten:** Diese Empfehlung sprach schon Hering in seiner Arbeit übr *Lyssinum* aus; Jahre später bestätigten die Versuche von Pasteur, daß die Einimpfung von Milzbrandbakterien und Schlangengift Tieren mit sehr hoher Körpertemperatur wie z.B. Hühnern (42-43° C) nichts anhaben kann.

(90) Hering, C., *The Guiding Symptoms of Our Materia Medica*, Philadelphia, 1888, Vol. 7, S. 220.

## 2. 4. Giftige Bisse (Schlangen, Spinnen...)

Giftige Schlangen und Spinnen haben seit jeher beim Menschen heftige Abwehr- und Angstreaktionen ausgelöst, denn sie sind gefährlich und können leise und überraschend, oft sogar blitzartig angreifen. Verständlich also, daß z.B. Schlangen den Menschen zu mancher Phantasterei beflügelt haben. Es gibt aber auch ein paar furchtbare Begebenheiten, die sich tatsächlich abgespielt haben. Geschichten wie die folgenden, die Dr. Delfín González, einer der besten Schlangenkenner überhaupt, selbst miterlebt hat: Einmal stellte eine Boa- oder Pythonschlange ihre weithin bekannte Fähigkeit zum Herunterwürgen lebender Beute dadurch unter Beweis, daß sie zwei lebende Ziegen verschlang, denen noch keine Hörner gewachsen waren. Die Eingeborenen entdeckten die Schlange mit der Beute im Leib, töteten sie und aßen zuerst die Ziegen und dann die Schlange selbst! In einem anderen Fall fühlte sich eine Schlange in ihrem Revier bedroht und reagierte so ungewöhnlich schnell und aggressiv, daß sie den in sechs bis sieben Metern Entfernung stehenden Eindringling blitzschnell übermannte, bevor dieser sich in Sicherheit bringen konnte.

Schlangen sind an sich recht primitive Tiere. Schon kurz nach dem Schlüpfen fliehen sie aus dem Nest und schlagen sich dann allein durchs Leben. Es gibt auch sehr aggressive Arten, die ihre eigenen Jungen kurz nach dem Schlüpfen aus dem Ei auffressen. Bei anderen Arten frißt das Weibchen nach der Begattung das Männchen, wie das auch bei anderen Tieren vorkommt: Die weibliche Pythonschlange ist deutlich größer als das Männchen und quetscht es durch Umwickeln mit dem eigenen Körper zusammen; dann wird das Männchen unerbittlich aufgefressen. González konnte einen solchen Angriff in einem zoologischen Garten selbst mitverfolgen, doch alles geschah so schnell, daß die Wärter nichts mehr tun konnten, um das Männchen zu retten. Eine andere, sehr giftige Vipernschlange fraß ebenfalls ihr Männchen nach der Begattung.

Dies sind nur ein paar Beispiele für die Aggressivität und die primitiven Instinkte dieser rätselhaften Tiere. In diesem Kapitel wollen wir versuchen, sie näher kennenzulernen und Maßnahmen zur Vermeidung giftiger Bisse zu treffen.

Dr. González ist auch Autor eines populärwissenschaftlichen Buches über Tierbisse und -stiche[91]; Dr. Colin B. Lessell hat ein homöopathisches Handbuch für Globetrotter verfaßt[92], das ebenfalls ein eigenes Kapitel über giftige Tiere und die Behandlung von Verletzungen mit einfachen und komplexen homöopathischen Mitteln enthält.

## Schlangen

In Spanien kommt es alljährlich zu 1500-3000 Giftschlangenbissen; tödlich verlaufen im Schnitt nur drei bis sieben Fälle. Weltweit beläuft sich die Zahl der tödlich ausgehenden Fälle von Giftschlangenbiß auf 30.000-40.000 pro Jahr.

*Schlangengift* setzt sich aus toxischen Substanzen zusammen, die zur Schädigung lebenswichtiger Bestandteile des Organismus führen, darunter:

- das *Blut* (gerinnungsfördernde, gerinnungshemmende und hämolytische Gifte). Der Biß führt zu Blutungen, Zerstörung der Zellstruktur und zur Bildung von Thrombosen;
- das *Zellgewebe* (protheolytische Gifte): Zerstörung der Gewebsstruktur und Wundbrand (Gangrän);
- die *Nerven* (neurotoxische Gifte): Lähmung und intensive Schmerzen, sowie
- die *Nieren* (nephrotoxische Gifte): Zerstörung der Nieren und Blut im Urin.

(91) González, D., *Mordeduras y picaduras de animales*, Barcelona: Editorial Marín, 1993.
(92) Lessel, Collin B., *The World Traveller's Manual of Homoeopathy*, Saffron Walden: C.W. Daniel, 1993.

Die toxische Wirkung von Schlangengift läßt sich in bis zu neun verschiedene Gruppen aufgliedern. Darunter wollen wir die folgenden Wirkungsarten besonders hervorheben:

- *Blutungen und Zerstörung der Gewebsstruktur* (wie bei den Giften von *Viboras*, *Bothrops*, *Lachesis* und *Crotalus*).
- *Blutungen und Lähmung* (z.B. das Gift der Klapperschlange oder *Crotalus*).
- *Lähmung* (z.B. Gift der Korallenschlange oder *Micrurus*).
- *Lähmung mit Zerstörung von Gewebe und Blutungen* (z.B. Gift der *Cobra* oder *Naja*).
- *Zerstörung der Nieren und Blutungen* (z.B. Gift der *Vipera russelli*).

## Giftschlangen und ihre Bisse

### *Auch kleine Schlangen können giftig sein*

Kleine Schlangen, unter ihnen verschiedene Natternarten, gelten auf der Iberischen Halbinsel traditionell als harmlos. Als giftig und bedrohlich werden vielmehr die gefürchteten Ottern und Vipern angesehen. Eine sorgfältigere Studie und die Erfahrung von Dr. González belegen aber, daß auch Nattern, und speziell die Grünnatter (oder Montpelliernatter), bei einem Biß in den Arm schwere Vergiftungszustände hervorrufen können. Bei diesen Tiere sind die Giftzähne im hinteren Kieferbereich angesiedelt; damit sie ihr Gift anbringen können, muß die Beute tief in ihren Rachen gelangen. Dazu kommt es leicht, wenn die Schlange beispielsweise einen Menschen in den Finger beißt. Die Symptome des von Dr. González erwähnten Falles waren neurotoxisch, zeigten also Benommenheit, beinahe Bewußtlosigkeit und der charakteristische *neurotoxische Gesichtsausdruck* (herabgesunkene Augenlider, Schwellung mit starkem Blutandrang, schläfrig und geistesabwesend wirkender Blick). Nach Ansicht von González hätte man die Symptome auch mit einer Vergiftung durch *Crotalus* (Klapperschlange) oder eine Korallenschlange (*Micrurus*) verwechseln können. Bevor man also leichtfertig eine Schlange anfaßt, ob klein oder groß, sollte man lieber einen Fachmann fragen.

## Vipern *(Vipera latasti)*

Der Schmerz nach einem Biß der in Spanien beheimateten Vipernarten ist sofort zu spüren, kann äußerst intensiv werden und blitzartig auf den gesamten Körper übergehen. Die Bißstelle wird sehr schmerzhaft und kann bis zu zwei Wochen lang wehtun. Sie schwillt rasch an, es treten eine dunkelviolette Färbung, Blasen sowie Anzeichen für eine Blutung und Gewebezerstörung auf. Das Gift ruft eine Blutung und Entzündung der betroffenen Blutgefäße hervor. Das Nervensystem wird in Form von Schwindelgefühl, Kopfschmerzen, Aufgeregtheit und manchmal krampfartigen Zukkungen und Lähmung beeinträchtigt. Auch die Nieren werden in Mitleidenschaft gezogen, der ausgeschiedene Urin ist mit Blut vermischt (Hämaturie). Es kann zu Übelkeit kommen, zum Erbrechen von Gallenflüssigkeit und schließlich auch Blut. Bei erwachsenen Personen führt ein Biß dieser Schlangen selten zum Tode, bei Kleinkindern jedoch kann er innerhalb weniger Stunden tödlich verlaufen. Die Behandlung mit dem homöopathischen Gegengift (*Vipera aspis* oder *Vipera torba*) kann hier äußerst hilfreich sein.

## Bisse von Schlangen der Gattung *Bothrops*

*Bothrops lanciolatus* oder Gelbe Viper, Gelbe Buschmeister löst Lähmungen einzelner Körperseiten und -stellen aus; nach einem Biß in den kleinen Finger setzt das Lähmungsgefühl an den Fingerkuppen der *anderen* Hand ein! Dann setzt es sich nach oben hin fort und erstreckt sich bald auf den ganzen, der Bißstelle gegenüberliegenden Arm[93]. *Gangrän* und Nekrosen des Gewebes um die Bißstelle entwickeln sich rasch und können sehr ausgeprägt werden. Starker Blutandrang in der Lunge, Atembeklemmung und

(93) Clarke, J. H., *Der Neue Clarke*, Bielefeld, 1991, Bd. 2, S. 738..

blutiger Auswurf. Blutungen mit flüssigem, schwarzem Blut. Charakteristisches Symptom ist die Tagblindheit; mit Beginn der Morgendämmerung sieht der Betroffene zunehmend schlechter. Blindheit durch Netzhautblutung. Lähmungen mit Verlust der Sprache. Wie bei den Vipern kommt es zu Übelkeit, Erbrechen von Nahrung und Blut sowie blutvermischtem Durchfall. Blutungen infolge der Zerstörung der Gerinnungsfähigkeit des Blutes können unvermittelt auftreten.

### Klapperschlangenbisse *(Crotalus horridus)*

Der Biß einer Klapperschlange (*Crotalus horridus*) führt rasch zur Ausbildung toxischer und septischer Symptome mit Blutungen, Schock, ausgeprägter nervöser Erschöpfung, Lähmung, schwerer geistiger Verwirrtheit und Delirium. Die Blutgerinnung ist auf das schwerste gestört, es kommt zu dunkel gefärbten, flüssigen Blutungen an allen möglichen Körperöffnungen und Hautstellen. Sehr schmerzhafte örtliche Entzündung mit dunkelvioletten Flecken; gelbliche Färbung der Haut (Gelbsucht); faulig riechender Atem. Das Krankheitsbild ähnelt dem Gelbfieber. Der Tod kann infolge von Blutungen oder, bei Bissen von *Crotalus durissus*, durch Niereninsuffizienz eintreten. Als Gegengifte (Antidote) bei Klapperschlangenbiß nennt HERING auch *Lachesis* in homöopathischer Darreichungsform, außerdem Ammoniak, *Camphora*, *Opium*, *Coffea*, Alkohol in innerlicher Anwendung sowie Wärmebestrahlung.

Im folgenden möchte ich die außergewöhnliche Schilderung der homöopathischen Behandlung eines Klapperschlangenbisses aus der Materia medica von CLARKE[94] zitieren. Sie beschreibt die Erfahrungen von DR. CHAFFEE im Jahr 1892:

„Ich wurde zum 54jährigen *James Wright* gerufen, der beim Zusammenbinden von Weizen von einer Klapperschlange in den dritten Finger der rechten Hand gebissen wurde. Als ich kam, blu-

(94) Clarke, J. H., *Der Neue Clarke*, Bielefeld, 1991, Bd. 3, S. 1542 f.

tete er am gebissenen Finger und aus Augen, Nase, Ohren, Mund, Rektum und der Harnröhre; Puls 110, klein, drahtig; Atmung 40; Temperatur 40,6° C; ausgezehrter Gesichtsausdruck; der ganze Körer in heißem Schweiß gebadet; Delirium. Dieser Patient bekam 96 Stunden lang die übliche Routinebahandlung mit *Whisky, Chinin* und *Ammoniumcarbonat.* Dann zogen sich die Betreuer zurück und erklärten, der Fall sei jenseits der Reichweite medizinischer Hilfe. Ein ausgeprägtes charakteristisches Symptom war ein *modriger Geruch des Atems,* mit scharlachroter Zunge und schwierigem Schlucken. Große Empfindlichkeit der Haut der *rechten Körperhälfte,* so stark, daß die geringste Berührung Muskelzuckungen auf dieser Seite auslöste. Ich verschrieb *Crotalus horridus* in der 30. Trituration, 1,95 g in 120 ml Wasser, stündlich einen Teelöffel, bis zu meinem nächsten Besuch, 24 Stunden später, bei dem ich deutliche Besserung vorfand. Temperatur normal; Puls voll, weich und regelmäßig; kein Delirium mehr; Speichel und Harn leicht mit Blut gefärbt; der Appetit kehrte wieder, seit dem Unfall fragte er das erste Mal nach Essen."

## Bisse von Korallenschlangen *(Elaps coralinus)*

Das Gift der Korallenschlange (*Elaps coralinus*) wirkt hochgradig toxisch auf das Nervensystem. Bereits sechs Stunden nach einem Biß kann der Tod durch Lähmung der Atemwege eintreten. Örtlich besteht Unempfindlichkeit; die allgemeinen Auswirkungen des Giftes äußern sich unvermittelt unter Auftreten von Herz-Lungen-Lähmung, die zu Erstikkungsanfällen und Schluckbeschwerden führt. Charakteristisches Aussehen des Gesichts: durch die Lähmung sind die Augenlider herabgesunken, das Gesicht wirkt ausdruckslos. Eine Erweiterung der Pupillen zeigt die besondere Schwere eines Falles an. Übelkeit, Erbrechen, Durchfall, Krämpfe in der Speiseröhre und Kältegefühl im Magen sind möglich.

Neben dem homöopathischen Antidot (*Elaps*) empfiehlt Hering zur Behandlung von Korallenschlangenbissen örtliche Wärmebestrahlung und die Anwendung von *Arsenicum* in homöopathischer Darreichungsform.

## Kobra-Bisse *(Naja tripudians)*

Die Kobra (*Naja*) produziert ein Gift, das ihre Opfer nach und nach lähmt, bis der Tod durch Atemstillstand eintritt. Der Patient verspürt Schmerzen in der Präkardialregion, so als bohrte sich ein glühendes Eisen ins Innere der Brust, als würde ihn jemand erwürgen. Neben der Atemlähmung bei vollem Bewußtsein kommt es auch zu lokaler Zerstörung von Gewebe (Nekrose) rund um die Bißstelle. Von Boericke stammt eine meisterhafte Beschreibung der Vergiftungserscheinungen durch den Biß einer Kobra[95]:

> „Naja verursacht eine typische Bulbärparalyse [Lähmung des verlängerten Rückenmarks]. Es verursacht keine Hämorrhagie, sondern nur Ödeme, daher zeigen die Opfer dieses Reptils häufig sehr wenige Zeichen einer äußeren Verletzung.... Ein intensiv brennender Schmerz an der Bißstelle ist das erste Symptom. Beim Menschen erfolgt hier ein Zeitraum, bevor neue Symptome auftauchen. Im Durchschnitt etwa eine Stunde. Sobald sie sich entwickelt haben, nehmen die Symptome einen schnellen Verlauf. Ein Gefühl von Berauschung wird hervorgerufen, gefolgt vom Verlust der Gewalt über die Glieder. Der Patient ist der Sprache beraubt, kann nicht schlucken und hat die Kontrolle über die Bewegung der Lippen verloren. Speichel wird in großen Mengen ausgeworfen, die Atmung wird allmählich langsamer und langsamer und hört schließlich auf. Die ganze Zeit bei Bewußtsein."

## Lachesis, die „Königin des Dschungels"

Die Vergiftungserscheinungen nach dem Biß einer *Lachesis* sind den Symptomen nach *Bothrops* (siehe oben) ähnlich. Blutung und Wundbrand (Gangrän) herrschen vor. Das Gift dieser Schlangen enthält ein breites Spektrum von hochwirksamen protheolytischen, zytotoxischen, neurotoxischen und gerinnungsfördernden Enzymen. Angegriffen wird vor allem das Blut, es kommt zu einer Auflösung der roten Blutkörperchen (Hämolyse), nach anfänglichen Thromboseerscheinun-

(95) Boericke, William, *Handbuch der homöopathischen Materia medica,* Heidelberg, 1992, S. 533.

gen zur Herabsetzung der Gerinnungsfähigkeit und einer Veränderung der natürlichen Widerstandsfähigkeit gegen Infektionen, die schließlich in eine Neigung zu Gangrän und Nekrosen übergeht. Das zentrale Nervensystem ist betroffen, wobei Delirien, komatöse Zustände und Lähmung lebenswichtiger Funktionszentren auftreten. Herz und Kreislauf sind durch niedrigen Blutdruck und kalte Schweißausbrüche in Mitleidenschaft gezogen, die schließlich zum Kollaps führen. Die Bißstelle schwillt stark an, wird purpurfarben oder schwärzlich, es bilden sich blutgefüllte Blasen, der Patient hat äußerst heftige Schmerzen.

Um diese Schlang und die Wirkung ihres Bisses näher kennenzulernen, halten wir uns an die hervorragende Beschreibung von Dr. Douglas Gibson[96]:

> „*Lachesis mutus* [..] die gefürchtete „Surucuccu-Schlange“ Südamerikas. Die tödliche Bestie, die dort unter dem Namen „Buschmeister“ bekannt ist, kann bis zu 3,60 m lang werden [...] und so dick sein wie der Oberschenkels eines Mannes. Der regenbogenfarbene Kopf ist mit Giftzähnen bewaffnet, die zwischen 2,5 und 5 cm lang sind; diese hohlen Zähne, die Injektionsnadeln ähneln, sind an der Vorderseite des Oberkiefers scharnierartig befestigt und klappen, wenn sie nicht in Gebrauch sind, in den Gaumenbereich zurück. Wird ein Giftzahn verletzt, wird er abgeworfen und ein neuer wächst an seiner Stelle. [...] Im Gegensatz zu dem, was man bei Schlangen gewohnt ist, ist die Buschmeister eine aggressive Bestie und greift selbst Menschen ohne Provokation an. ‘Im Gras lauernd wartet sie geduldig darauf, daß jemand herankommt und schießt dann wie der Blitz auf ihr Opfer los’. [...] Der Biß ist ausgesprochen tödlich, es kommt zu einem schnellen Tod durch massive Thrombose, wenn eine Ader durchstochen wurde, oder es kommt nach ein paar Stunden durch vasomotorische Lähmung zum Tode. Tritt der Tod verzögert ein, kann er durch Sekundärblutung hervorgerufen werden, durch Blutspucken oder durch Blutvergiftung. Das Serum ist gegen dieses starke Gift selten wirksam.“

(96) Gibson, D.M., *Studies of Homoeopathic Remedies*, London: Field Pub. Ltd. The Homoeopathic Trust, 1987, S. 292.

Als hauptsächliches Gegengift empfiehlt Teste **Cedron**, Hering rät zu örtlicher Wärmebestrahlung.

### Afrikanische Giftschlangen

Der Biß afrikanischer Giftschlangen - besonders der Gattung *Cerastes* und *Bitis* - führen zur Bildung sehr großer Ödeme (Dr. González nennt sie gar „riesenhaft") mit Geschwüren und großen Pusteln. Häufig kommt es zu Wundbrand und zum Absterben von Gewebe sowie zu schweren Infektionen. Ebenso oft kommt es zu Blutungen aus allen Körperöffnungen, Thrombosen, und dadurch zu Infarkten in Gehirn, Niere, Herz und Leber. Innerhalb von nur zwei bis zwölf Stunden kann es zu Kollaps, Koma und zum Tod des Betroffenen kommen.

### Vorsichtsmaßnahmen in schlangenreichen Gebieten

- Normalerweise greifen Schlangen Menschen, die sich bewegen, nicht an, es sei denn, sie fühlen sich plötzlich in ihrem Revier bedroht oder angegriffen. Bei Märschen durch dichtbewachsenes Territorium *fest auf den Boden auftreten*, um eventuell auf dem Weg liegende Schlangen zu verjagen.
- In Gegenden mit dichter Vegetation *feste Stiefel* sowie Strümpfe und *Hosen* aus dickem Stoff tragen.
- *Nachts nur mit einer Taschenlampe gehen*, um nicht versehentlich auf eine Schlange zu treten.
- Ist man gebisssen worden, *nicht versuchen, der Schlange hinterherzujagen*, denn wenn dies ein Laie tut, kann es zu einem weiteren Biß kommen, der genauso schlimm oder noch schlimmer ist als der erste. Niemals eine verletzte Schlange mit bloßen Händen anfassen, auch wenn das Tier am Kopf verletzt ist. Beim Versuch, eine noch lebende Schlange einzufangen oder sie in ein Gefäß zu befördern, kam es schon zu zahlreichen, nicht selten tödlichen Bißwunden.

- Bei übereinandergestapeltem *Baumholz, Erdlöchern und Höhlen* in tropischen Gebieten oder Gebirgsgegenden ist *besondere Vorsicht* geboten.
- *Schläft man unter freiem Himmel oder im Zelt*, den Schlafsack auf einer 20-30 cm *über dem Boden* befindliche Unterlage ausbreiten.
- Zum Schutz gegen Spinnen, *Schuhe vor dem Anziehen stets umdrehen* und mit der Öffnung nach unten ausklopfen. Dasselbe gilt für Taschen, Rucksäcke, Strümpfe, Kopfbedeckungen und Schlafsäcke. Ein Buch des Überlebenskünstlers und Abenteurers RÜDIGER NEHBERG gibt hier weiterführende Ratschläge zur Vermeidung von Unfällen[97].

## Erste-Hilfe-Maßnahmen bei Giftschlangenbissen

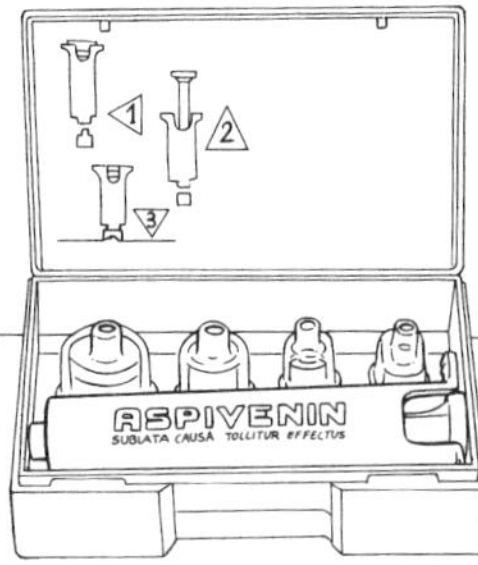


**Vakuumspritze mit diversen Aufsätzen**

- *Aussaugen der Wunde mit einer Vakuumspritze* oder direkt mit dem Mund (vorausgesetzt, es liegt dort keine Wunde vor, die ein Eindringen des Giftes ermöglichen würde). Diese Maßnahme ist nur bis zu zehn Minuten nach dem Biß hilfreich. Den Mund häufig mit Wasser und ein paar Tropfen *Jod* ausspülen (man kann auch heißen Tee oder stark verdünntes Kalium-Permanganat verwenden). Diese Maßnahme ist wie gesagt nur dann von Nutzen, wenn der Biß ganz frisch ist und der Mund des Helfers garantiert frei von Wundverletzungen.
- An der Wunde selbst und um sie herum *keine Schnitte oder Maßnahmen zur Entfernung der Verwachsungen* durchfüh-

(97) Nehberg, Rüdiger, *Medizin-Survival, Überleben ohne Arzt*, Hamburg, 1986.

ren. Dies erhöht nur die Folgeverletzungen und kompliziert den Heilungsverlauf. Einer der von Dr. Delfín González in *Medicina Clínica* ('Vergiftungen durch Schlangenbiß. Untersuchung von sechs Fällen aus unserer näheren Umgebung'[98]) beschriebenen Fälle zeigt ganz deutlich, daß umfangreiche Maßnahmen zur Entfernung von Verwachsungen an der Wunde mehr örtliche und allgemeine Komplikationen nach sich ziehen.

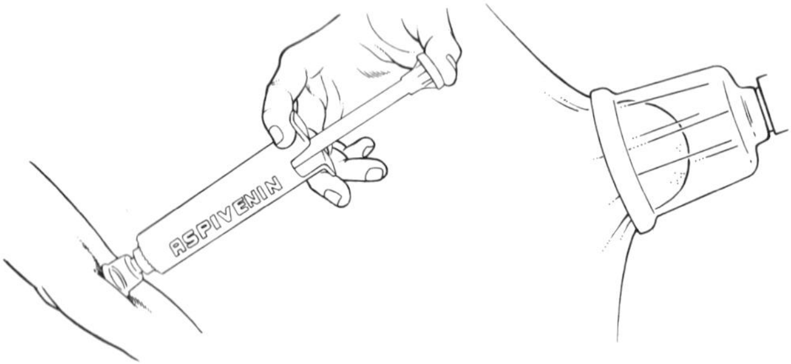


**Ansaugen des Giftes an der Bißstelle**

- *Lokale Wärmezufuhr* oder heiße Bäder (50-60° C). Wärmeeinwirkung zerstört die Eiweißstoffe im Gift und vermindert seine allgemeine Wirkung.
- Die betroffene Körperstelle *locker mit Verbandskompresse verbinden*, um ein verlangsamtes Eindringen des Giftes zu erreichen. *Aderpressen* dürfen von durch ärztlich geschulte Personen auf die Wunde aufgelegt werden. Außerdem darf der Puls nicht abgedrückt werden. Das Anlegen der Aderpresse darf erst dann erfolgen, wenn die Überführung ins Krankenhaus unmittelbar bevorsteht. Auf diese Weise wird das Eindringen des Gifts in den Organismus relativ verlangsamt, an der Bißstelle selbst jedoch beschleunigt.

(98) González, D., et al., Emponzoñamiento por víboras. Revisión de seis casos observados en nuestro medio. In: *Medicina clínica* (Barcelona) 1979, 72: 284.

Der Einsatz von Aderpressen ist dementsprechend umstritten.

- **Aconitum** (C 30 oder 200): Sofort, als Gegenmaßnahme zur Vermeidung von Panikreaktionen. Der Patient wird ruhiger. Danach kann man **Ledum** geben, das hemmend auf die Dispersion und Wirkung einiger Gifte wirkt. Auf *Ledum* folgen die Gaben des spezifischen Gegengiftes in Form eines Serums in Reinform, in Kombination mit dem homöopathischen Spezifikum (hierzu muß allerdings bekannt sein, was für eine Schlange gebissen hat) oder ein Breitbandserum (siehe „*Toxicaserpentinum*" S. 166).
- Je nach Verletzungssymptomen oder Art der Schlange das für den jeweiligen Biß geeignetste *homöopathische Gegengift verabreichen.* Die Gabe während der ersten 2-3 Stunden alle 10-30 Minuten wiederholen, dann die Häufigkeit der Gaben langsam zurücknehmen. Mehr dazu in den Abschnitten über Gegengifte (Antidote).
- *Spezifisches immunologisches Antidot oder Gegenserum bereithalten.* Es ist unbedingt nötig, über *Kortikoide und Antihistaminika* zu verfügen, um kontrollierend auf die schweren allergischen und anaphylaktischen Reaktionen einzuwirken, die diese Serumsgaben gelegentlich auslösen können. Allergene Wirkung des Serums durch Einspritzen einer geringen Menge in die Haut überprüfen. Zeigt sich keine Reaktion, eine kleine Menge Serum um die Wunde herum injizieren, den Rest intramuskulär. In schwerwiegenden Fällen erfolgt die Injektion intravenös. In Anbetracht dieser komplizierenden Faktoren ist es nicht ratsam, das Gegengift ohne die entsprechenden vorbereitenden Maßnahmen oder in großer Entfernung vom nächsten Krankenhaus zu verabreichen. Eine heftige allergische Reaktion kann schlimmer sein als mancher Schlangenbiß.
- Stehen weder ein Giftserum noch ein homöopathisches Spezifikum zur Verfügung, *Trypsin* oder *Chymotrypsin* um die Wunde herum injizieren. Diese Praxis hat sich im all-

gemeinen bewährt und wird vor allem in Ländern angewandt, in denen es häufig zu Schlangenbissen kommt.

! **Den Patienten schnellstmöglich ins Krankenhaus bringen.**

## Traditionelle Antidote

Ist der Ursprung des Bisses unbekannt und ist kein spezifisches Gegengift zur Hand, stehen dennoch eine Reihe von Gegengiften zur Verfügung, die von den Tropen- und Wüstenbewohnern bei Schlangenbiß eingesetzt werden, darunter im besonderen *Cedron*, *Indigo*, *Kalium permanganicum* (Kaliumpermanganat) und *Euphorbia polycarpa*.

- **Cedron:** Die aus *Cedron*-Samen gewonnene Tinktur (ein tropischer Baum aus der Familie der Simarubazeen kennt man in den tropischen Gegenden Panamas und Südamerikas als wirksames Gegengift bei Schlangenbissen z.B. durch Surukuku (*Lachesis*) oder Insektenstichen. Die Einführung von *Cedron* in die homöopathische Heilkunst ist Teste zu verdanken, dem eines Tages ein paar Samen dieses Mittels aus Panama geschickt wurden mit der Erklärung, es handle sich um ein Gegenmittel bei giftigen Schlangenbissen und Wechselfieber. In einem mittlerweile klassischen Text schreibt Teste[99]:

„*Hellert* wurde von einer *Korallenschlange* gebissen. In den wenigen Sekunden, die er brauchte, um das Antidot aus dem Beutel herauszunehmen, den er um seinen Hals trug, wurde er von heftigen Schmerzen in Herz und Hals befallen; kaum hatte er jedoch eine kleine, erbsengroße Portion *Cedron* gekaut und geschluckt, verschwanden die Schmerzen wie durch Zauber. Beklemmung und allgemeine Erschöpfung blieben zurück. Er kaute eine weitere Portion derselben Frucht und trug sie äußerlich auf die Wunde auf, und nach einer Viertelstunde fühlte er nur noch eine leichte Kolik, die verschwand, nachdem er eine Kleinigkeit gegessen hatte. Auf diese Kolik folgte nahezu unmittelbar eine reichliche Entleerung einer Substanz, die aussah wie geronnene Milch, weiß mit leichtem Gelbstich.“

(99) Clarke, J. H., *Der Neue Clarke*, Bielefeld, 1991, Bd. 2, S. 1102.

- **Indigo** (Lila-Farbstoff): Direkt auf eine Wunde aufgebrachtes Indigo-Pulver wirkt bei giftigen Schlangen- und Spinnenbissen als Antidot auf das außen an der Wunde befindliche Gift.[100]
- **Kaliumpermanganat** (*Kalium permanganicum*): Chemisches Antidot zur Behandlung vieler Bisse durch Schlangen und andere giftige Tiere[101], besonders einiger Fischarten[102].
- **Euphorbia polycarpa** (*Golondrina*): Ein weiteres Gegenmittel bei Schlangenbiß. Seine Verabreichung unterstützt die Immunkräfte des Körpers und schützt ihn gegen die Wirkung des Schlangengiftes, weshalb *Euphorbia polycarpa* auch zur Vorbeugung gegeben wird[103]. Eine andere *Euphorbia*-Art, *Euphorbia prostata*, wurde von den Indern als stets verläßliches Mittel gegen Insektenstiche und Schlangenbisse (v.a. der Klapperschlange) eingesetzt.

Weitere traditionelle Antidote, vor allem zur lokalen Wundversorgung, sind (nach BOERICKE[104]):

- **Plumeria cellinus:** Tinktur zur inneren und örtlichen Anwendung (alle 15 Minuten) bei Schlangenbiß (DR. CORREA);
- **Micania guacho** (Heilmittel aus Brasilien);
- **Selaginella:** In Milch eingeweicht, zur innerlichen und äußerlichen Anwendung bei Schlangen- und Spinnenbiß;
- **Iodium** (Jod): Tinktur, in äußerlicher Anwendung bei Klapperschlangenbissen;

(100) Boericke, W., *Handbuch der homöopathischen Materia medica*, Heidelberg, 1992, S. 406.
(101) ebd. S. 442.
(102) Gibson, D.M., *First Aid Homoeopathy in Accidents and Ailments*, London: The British Homoeopathic Association, 12. Aufl. 1986, S. 12.
(103) Boericke, W., *Handbuch der homöopathischen Materia medica*, Heidelberg, 1992, S. 324.
(104) Boericke, W., *Pocket Manual of Homoeopathic Materia Medica*, S. 308. New Dehli: B. Jain Publishers 1983.

- **Gymnema sylvestre** (zermahlene Wurzel): Bei Schlangenbissen;
- **Sisyrinchium:** 10-15 Tropfen Tinktur, bei Klapperschlangenbissen.
- **Der Schwarze Stein** [„piedra negra"]: Die Weißen Padres [Missionare] in Afrika setzen bei Schlangenbiß den sogenannten Schwarzen Stein ein. Es handelt sich um eine dunkle, dichte, poröse Masse, die wirkt wie aus Knochen oder Vulkangestein und die genau auf die giftige Bißstelle und das dort ausgetretene Blut aufgelegt wird, wo sie mehrere Stunden unter einem Verband bleibt. Der „Stein" saugt sich so stark an die Haut an, daß er das Gift absaugt. Dies geschieht so wirkungsvoll, daß der Stein nach einigen Tagen, wenn dieser Zweck erfüllt ist, einfach abfällt. Dann wird er mit Milch gereinigt, damit man ihn erneut einsetzen kann.[105] Hergestellt wird der „Stein" anscheinend auf der Grundlage von Stier- oder Bisonhörnern. Hier eine ausführlichere Beschreibung der Wirkung des Steins:

> „Der Schwarze Stein ist ein hervorragendes Mittel zur Behandlung von Blutvergiftungen nach dem Biß von Schlangen, Tausendfüßlern, Spinnen, Bienen, Wespen und anderer giftiger Insekten. Die Heilwirkung des Steines ist garantiert und entfaltet sich überaus rasch. Beste Wirkung auch bei Blutvergiftungen durch verschiedene Ursachen wie Verletzungen, Haarausfall, gegen Pickel und Mitesser, Abszesse, Panatirien, Phlegmone, Wundstarrkrampf, Bisse tollwütiger Hunde sowie Giftpfeile. Der Stein wird aufgesetzt, indem man die Bißstelle zum Bluten bringt; sobald der Stein mit dem Blut in Berührung kommt, legt er sich an die Wunde an und läßt sich erst wieder entfernen, wenn das ganze Gift aufgesaugt ist. In manchen Fällen verschwindet der Schmerz, in anderen wieder kommt es zur gegenteiligen Reaktion: die Anwendung des Steins steigert die Schmerzen und führt zu rascher Vermehrung von Pickeln, Mitessern und Abszessen und damit zu verkürzter Heilungsdauer. Erweist sich ein ein-

(105) Persönlicher Bericht von Monsignore Colomer, Missionar in Ruanda, an den Verfasser (1992).

maliges Aufsetzen des Steins als nicht ausreichend, läßt sich dies bis zur völligen Heilung mehrmals wiederholen, z.B. in dreistündigen Abständen.
Nach Gebrauch den Stein eine halbe Stunde lang in warmes Wasser legen. Wenn das Knirschen aufgehört hat, zwei Stunden lang in einen Behälter mit Milch legen. Abschließend mit kaltem Wasser abspülen und an der frischen Luft gut trocknen lassen. Der Stein eignet sich für unbegrenzt viele Anwendungen."

## Homöopathische Antidote

Je nach Art der Schlange und den vorherrschenden Vergiftungssymptomen verfügt natürlich auch die homöopathische Medizin über ein breites Spektrum an Medikamenten zur Behandlung von Giftschlangenbissen. Die Auswahl des Mittels wird durch die jeweiligen Symptome bestimmt.

- **Dosierung:** In jedem Falle mittlere oder hohe Potenzen einsetzen, um C 30, und diese häufig wiederholen (wähend der ersten 2-3 Stunden alle 30-60 Minuten).
- **Carbolicum acidum:** Das Mittel *zur Behandlung allergischer Schocks*, die den Patienten rasch ins Koma fallen lassen und zu Lähmungserscheinungen führen. Der Betroffene ist benommen, der Puls ist schwach, die Atmung wird zunehmend gedrückter, bis der Tod durch Atemwegslähmung eintritt. Fahle Haut, vor allem um den Mund herum, kalte Schweißausbrüche. Die Haut an der Bißstelle ist geschwollen, entzündet, juckt und brennt. Erschöpfung mit Zittern, Krämpfen und Zuckungen. Wurde zitiert bei heftigen allergischen Reaktionen auf Insektenstiche.
- **Echinacea:** Hervorragendes Mittel *bei septischen Zuständen* und Vergiftungen, die einhergehen mit *Gangrän*, Fieber und *Ermattungsgefühl mit Schmerzen*; sehr gut geeignet bei giftigen Schlangenbissen und Insektenstichen; bei septischen, gangränösen Wunden, die unter Absonderung stark fauligen Geruches eitern; der Betroffene hat Angst und Schmerzen in der Herzgegend; starker Blutandrang

im Gesicht und beschleunigter Puls; stechende neuralgische Schmerzen, die „wandern“ oder sich wie Krallen ins Fleisch zu bohren scheinen; Bildung übelriechender Winde. Ausgeprägte Erschöpfung (wie bei Fieberzuständen durch Typhusfieber; wurde auch gegen Kindbett- und Sumpffieber eingesetzt).

- **Lobelia purpurascens:** Angezeigt zur Behandlung von Fällen von tiefer *Erschöpfung* sämtlicher Vitalfunktionen und des Nervensystems; *Atemwegslähmung*; Schwindel und Kopfschmerzen, die zu einen Zustand der Benommenheit münden; dem Patienten ist furchtbar kalt, er hat aber keinen Schüttelfrost; Erbrechen; schließlich fällt er ins Koma. *Lobelia* wächst in großen Mengen in den Urwäldern Australiens. Wie James S. Bray festgestellt hat, fressen Leguane diese Pflanze nach Auseinandersetzungen mit Kobras, bei denen sie von einer Schlange gebissen wurden. Vom selben Autor stammt der Hinweis, daß ganze Schafherden verendet waren und man ursprünglich glaubte, der Grund seien Schlangenbisse gewesen; bei der Untersuchung der Mägen der Tiere fand man jedoch Blätter und Stiele von *Lobelia*, woraus man folgerte, daß *Lobelia* zum Tod der Schafe geführt hatte. Die Symptome dieses Mittels sind dem Biß einer Giftschlange sehr ähnlich[106], das Gift wirkt wie bei Kobras und Korallenschlangen neurotoxisch.
- **Oxalicum acidum:** *Bei sehr heftigen Schmerzen* an klar abgegrenzten Stellen, Benommenheit und Neigung zum Kollaps. Angezeigt bei schwarzblauen, marmorierten [gefleckten] Wunden, die kalt und angeschwollen sind; bei motorischen Lähmungserscheinungen. Dieses sehr bedeutende Medikament mineralischen Ursprungs ist ein wirksames Gegenmittel bei den äußerst schmerzhaften Neuralgien, die durch Schlangen- und Spinnenbisse sowie

(106) Clarke, J. H., *Der Neue Clarke*, Bielefeld, 1992, Bd. 5, S. 3028-31.

durch Stacheln von Wasserbewohnern wie z.B. Rochen entstehen. *Oxalicum* ist eines der besten Schmerzmittel zur Behandlung derartiger Stiche und Bisse, die gelegentlich den Einsatz örtlicher oder regionaler Betäubung nötig machen.

- **Gelsemium:** Bei Vergiftungserscheinungen mit Bulbärparalyse [Lähmung des verlängerten Rückenmarks], Schwächegefühl, Zittern und Atemlähmung. Auch bei Bissen mit neurotoxischen Giften (Kobra und Korallenschlange).
- **Botulinum:** Ebenfalls angezeigt bei Vergiftungserscheinungen oder Bissen mit neurotoxischen Giften, die zu Gesichts-, Augen- und Schlucklähmung bis hin zur Lähmung von Extremitäten und Atmung führen.

### *Aus Schlangengift hergestellte Antidote*

- **Vipera aspis:** Als Gegengift zur Behandung von Bissen durch die Juraviper (*Vipera aspis*), der deutschen Kreuzotter (*V. berus*) oder Lataste-Vipern (u.a. *Vipera latasti*) (europäische Arten). Auf die Symptome wurde bereits eingegangen (heftige Schmerzen, Schwellung, Übelkeit, Erbrechen, örtliche Blutergüsse).
- **Bothrops lanciolatus:** Als Gegengift bei Bissen von Schlangen der Gattung *Bothrops* (Symptome: Gangrän und Lähmung).
- **Crotalus horridus:** Gegengift bei Klapperschlangenbissen (Blutungen, Sepsis, Niereninsuffizienz).
- **Elaps coralinus:** Gegengift bei Korallenschlangenbissen (Atemwegs- und Gesichtslähmung, Übelkeit, Erbrechen und Pupillenerweiterung).
- **Naja tripudians:** Gegengift bei Kobrabissen (Atemwegslähmung bei vollem Bewußtsein, Bildung lokaler Nekrosen).
- **Lachesis:** Gegengift bei Bissen von Schlangen der Gattung *Lachesis* (Gangrän, Blutung und lokale Gewebezerstörung, ähnlich *Bothrops*).

## „Toxicaserpentium" - homöopathische Antidote mit Breitbandwirkung

Der Wunsch, über Substanzen zu verfügen, die sich als Gegengifte zur Behandlung der häufigsten giftigen Bisse und Stiche innerhalb eines bestimmten Weltteils einsetzen lassen, führte zur Herstellung homöopathischer Mischpräparate aus dem Gift von Tieren der jeweiligen Region. Diese Mischungen tragen sozusagen einen Vor- und einen Zunamen:

- der „Vorname" lautet *Toxicaserpentium*;
- der „Zuname" richtet sich nach der jeweiligen Region und lautet nach englischer Terminologie: *Europe*, *Africa*, *USA/Canada*, *Mexico/Central America*, *South America*, *Australia/Pacific Islands*, *Near/Middle East Asia*, *South-East Asia*, *Far East Asia*. Um also z.B. gegen die Bisse afrikanischer Schlangen und Spinnen gefeit zu sein, braucht man *Toxicaserpentium Africa*. Je nachdem, in welchem Weltteil man wohnt oder in welche Gegend die Reise gehen soll, kann man sich beim Apotheker das entsprechende Medikament besorgen. Die Mittel mit der Bezeichnung *Toxicaserpentium* stehen meistens in der Potenz C 30 zur Verfügung.
- In Colin B. Lessells Buch *The World Traveller's Manual of Homoeopathy*[107] findet der Interessierte Angaben zur genauen Zusammensetzung der genannten Präparate im einzelnen.

## Spezifische homöopathische Antidote (nach Schlangenart)

Auf der Grundlage der von DR. DELFÍN GONZÁLEZ aufgestellten Klassifikation der Schlangenarten nach ihrer Wirkung ergibt sich die folgende Übersicht der jeweils geeignet-

(107) Lessel, Colin B., *The World Traveller's Manual of Homoeopathy*, Saffron Walden: C.W. Daniel, 1993.

sten homöopathischen Mittel zur Behandlung von Giftschlangenbissen:

| **Giftstoff nach Symptomen und Krankheitsanzeichen**<br>*Schlangenart* | **Homöopathische Antidote**<br>*Spezifika und Toxicaserpentia* |
|---|---|
| 1. **Proteolythisch, gerinnungsfördernd, gerinnungshemmend und hämorrhagisch**<br>*Vipera, Crotalus, Bothrops, Lachesis, Cerastes, Bitis und Echis* | **Vipera, Crotalus, Bothrops, Lachesis.**<br>Toxicaserpentium *USA/Canada, Mexico/Central America, South America, Africa, Europe, Near/Middle East, South-East Asia.* |
| 2. **Hämolythisch und neurotoxisch**<br>*Südamerikanische Crotalus-Arten* | **Crotalus, Euphorbia polycarpa, Iodium, Sisyrinchium.**<br>Toxicaserpentium *Mexico/Central America* |
| 3. **Neurotoxisch, hämolytisch und myotoxisch**<br>*Seeschlangen (Hydrophidae)* | Toxicaserpentium *Far East, South-East Asia* |
| 4. **Neurotoxisch**<br>*Korallenschlangen (Micrurus), Micruroides, Leptomicrurus und Bungarus* | **Cedron, Hydrocyanicum acidum, Bungarus fasciatus, Gelsemium, Botulinum**<br>Toxicaserpentium *USA/Canada, Mexico/Central America, South America* |
| 5. **Neurotoxisch und proteolytisch**<br>*Naja, Hemadratus und Ophiophagus (Kobra-Arten)* | **Naja tripudians, Bungarus fasciatus, Gelsemium, Botulinum**<br>Toxicaserpentium *Africa, South-East Asia, Far East* |
| 6. **Neurotoxisch und nephrotoxisch**<br>*Mambas (Dendroaspis)* | Toxicaserpentium *Africa* |

| **Giftstoff nach Symptomen und Krankheitsanzeichen**<br>*Schlangenart* | **Homöopathische Antidote**<br>*Spezifika und Toxicaserpentia* |
|---|---|
| **7. Nephrotoxisch, proteolytisch, gerinnungsfördernd, gerinnungshemmend und hämorrhagisch**<br>*Vipera russelli - In China, Indien, Bangladesch, Indonesien, Pakistan, Sri Lanka, Thailand und Taiwan heimische Vipernarten.* | Der Region entsprechendes *Toxicaserpentium* oder homöopathisches Präparat verlangen. Falls nicht vorhanden, Mittel aus Gruppe 1 (siehe oben) anwenden. |
| **8. Hämolytisch, neurotoxisch und nephrotoxisch**<br>*Crotalus durissus, cascabela und terrificus* | **Crotalus cascabela und horridus**<br>Toxicaserpentium *South America* |
| **9. Proteolytisch und hämorrhagisch**<br>*Habu (Trimeresurus)* | Toxicaserpentium *Far East* |

## Injizierbare Antidote (Schlangenseren)

Es wäre natürlich ideal, für jeden Schlangenbiß das spezifische Serum zur Hand zu haben, doch aufgrund des großen Artenreichtums gerade in Dschungelgebieten ist dies beinahe niemals möglich. Außerdem ist oft nicht festzustellen, welche Art den Biß verursacht hat. Deshalb gibt es Schlangenseren mit Breitbandwirkung. Das Buch *Mordeduras y picaduras de animales* von Dr. D. González[108] enthält ein Verzeichnis der Namen und Adressen aller Laboratorien der Welt, die sich auf die Herstellung von Schlangenserum spezialisiert haben. Seren und weiterführende Information zu diesem Thema erhalten Sie beim Apotheker, in Krankenhäusern oder bei den CEVA-Labors, E-08080 Barcelona, Ap. 1486.[109]

(108) González, D. *Mordeduras y picaduras de animales*, Barcelona: Editorial Marín, 1993, S. 81-87.

**Diese Seren haben ein allerdings auch Nachteile, die man kennen sollte:** !

- **Großes Volumen:** Da gewährleistet sein muß, daß die häufigsten Gifte abgedeckt werden, erreichen manche Serengaben ein Volumen von bis zu 40 ml!
- **Wirkungseinbußen durch Wärme:** Die Seren *müssen im Kühlschrank aufbewahrt werden*; ideal wäre es, das Gegengift *gefriergetrocknet* vorliegen zu haben.
- Bei manchen empfindlichen Patienten können **heftige allergische Reaktionen** auftreten, die eine Behandlung mit Kortikoiden und Antihistaminika nötig machen. Vor der endgültigen Verabreichung des ganzen Serums unbedingt eine kleine Menge subkutan injizieren und dadurch die allergene Wirkung prüfen. Manche Fachleute raten davon ab, überhaupt Serum zu injizieren, bevor der Patient sich in einem Krankenhaus befindet, wo für den Fall eines anaphylaktischen Schocks ein Rettungsteam zur Wiederbelebung bereitsteht.
- Die üblicherweise zu injizierende **Dosis** beträgt etwa 50 mg. Je nachdem, wieviel Gift in den Organismus gelangt ist, gibt es andererseits aber sehr große Schwankungen. Je nach Schlangenart enthält ein Biß zwischen 30-50 und 800-1500 mg Gift. Dementsprechend muß auch die Menge des verabreichten Gegenserums sein.

### Vorgehen bei Schockzuständen (medizinische Notfallmaßnahmen)

Erleidet der Patient durch den Biß eines giftigen Tieres einen toxischen Schock, ist folgendes zu tun[110]:

(109) Oder wenden Sie sich an die zuständigen Tropeninstitute, Giftzentren oder ähnliches [Anm. d. Herausgebers].
(110) Acadèmia de Ciències Mèdiques de Catalunya i de Balears. *Diccionari enciclopèdic de Medicina*, Barcelona: Enciclopèdia Catalana 1990, S. 1618.

- Infusion durchführen; **Kortikoide** und **Adrenalin** bereithalten.
- **Carbo vegetabilis** C 30 geben und alle fünf Minuten wiederholen. Danach das spezifische homöopathische Gegengift oder ein Breitbandantidot (*Toxicaserpentium*). Patient ausgestreckt auf den Boden legen, die Beine höher lagern als den Kopf und eine ausreichende Atmung sicherstellen, bei Atemstillstand durch Mund-zu-Mund-Beatmung.
- Auch andere Mittel wie **Camphora** und **Veratrum album** können hier Anwendung finden (weitere Angaben siehe den Abschnitt „1. 11. Traumatischer Schock" S. 115ff.).

## Spinnen

### *Spinnenbisse*

Im folgenden beschreiben wir Wirkung und Behandlung von Bissen der Speispinne (*Loxoceles*), der Schwarzen Witwe (*Latrodectus*), der Tarantel (*Tarentula*), der kubanischen Vogelspinne (*Mygale*) und der australischen Spinnenart *Atrax robustus*. Die drei erstgenannten Arten sind auch in Spanien und Portugal beheimatet.

- Der Biß der in Häusern anzutreffenden *„Speispinne"* oder *Loxoceles laerta* führt zu einer ganz typischen Schädigung der Haut, Allgemeinsymptomen wie Fieber, Muskelschmerzen und Auflösung der roten Blutkörperchen (Hämolyse) und dadurch zu Gelbsucht und Harnwegsobstruktion, die in schwerwiegenden Fällen eine Niereninsuffizienz und den Tod zur Folge haben kann.
- Der Biß von *Latrodectus*, weithin bekannt als *Schwarze Witwe*, ist besonders schmerzhaft und führt zu heftigen, stark schmerzenden Kontrakturen der Muskulatur von Thorax und Unterleib. Die Schmerzen weisen starke Ähnlichkeit zu den Symptomen einer Angina pectoris, einer akuten Blinddarmentzündung oder Unterleibskrämpfen auf. Vor dem Einsatz großer Maschinen bei der Feldarbeit kam es wesentlich häufiger zu Bissen der *Schwarzen Wit-*

*we*: ein in dichtem Gestrüpp arbeitender Bauer bemerkte den Biß oft gar nicht und war im Glauben, sich an einer Pflanze gestochen zu haben, bis dann nach zehn Minuten die rasch fortschreitenden charakteristischen Schmerzen auftraten. Komplikationen in Form von Kontrakturen des ganzen Körpers und Nierenschäden sind nicht ausgeschlossen.

Das Gift der *Schwarzen Witwe* ist eines der giftigsten, die man heute kennt. Da ein Biß dieser Spinnenart aber nur eine sehr kleine Menge Gift enthält, besteht nur bei Kleinkindern (unter 15 kg) Lebensgefahr; der Prozentsatz tödlich ausgehender Bisse von Schwarzen Witwen liegt bei 1% (Robert H. Dreisbach, *Manual de Envenenamientos*[111]). Der Biß führt zu tetanusartigen Krampfzuständen, die über mehrere Tage andauern können.

- Der Biß der auf der Iberischen Halbinsel beheimateten *Taranteln* (*Lycosa* oder *Tarentula hispanica*) führt gewöhnlich zu sehr schmerzhaften örtlichen Verletzungen mit Nekrosen, aber nur geringfügigen sonstigen Symptomen. Ist eine verhältnismäßig große Menge Gift in den Organismus gelangt, kann es zur sprichwörtlichen nervösen Erregung des „von der Tarantel Gestochenen" kommen, die sich durch Musik beruhigen läßt. Die verletzte Stelle ist angeschwollen und dunkelviolett gefärbt, brennt und juckt intensiv. Clarke beschreibt in seiner Materia medica[112] zwei Fälle von Tarantelstichen aus der Praxis von M. Nuñez, dem ersten Wissenschaftler, der mit *Tarentula* als homöopathischem Mittel experimentierte:

1) „Ein drei Monate altes Mädchen wurde von einer Tarantel gebissen. Anfangs schien sie unruhig, dann kam es zu Dyspnoe und sie klagte, sie würde ersticken und zeigte auch Anzeichen dafür,

(111) Dreisbach, R.H., *Manual de Envenenamientos*, Mexico: El Manual Moderno SA, 1974, S. 369. Originaltitel: *Handbook of Poisoning*. Lange Medical Publications.
(112) Cyclopaedia of Drug Pathogenesy in Clarke, J. H., *Der Neue Clarke*, Bielefeld, 1996, Bd. 10, S. 5811 f.

sie übergab sich, wurde körperlich sehr unruhig und hatte starke Konvulstionen. Es wurde Musik gespielt; es kam zu Bewegungen der Gliedmaßen, wodurch es zu starkem Schwitzen kam, gefolgt von Schlaf und vollständiger Genesung."

2) „Francis Mustel, ein Bauer, wurde gegen Mitte Juli, als er Getreide ernetete, an der linken Hand von einer Tarantel gebissen. Er machte sich mit seinen Kameraden auf den Heimweg, stürzte dabei aber wie vom Schlag getroffen zu Boden. Es folgte Dyspnoe und Gesicht, Hände und Füße wurden dunkel. Das Heilmittel wissend, holten seine Kameraden Musiker herbei. Als der Patient ihr Spiel hörte, begann er, wieder aufzuleben, zu seufzen; er bewegte zuerst die Füße, dann die Hände und dann den ganzen Körper. Schließlich stand er auf, um vehement zu tanzen, wobei er so schwer seufzte, daß die Umstehenden es fast mit der Angst zu tun bekamen. Manchmal rollte er auf dem Boden herum oder stampfte heftig auf. Zwei Stunden nachdem die Musik begonnen hatte, verschwand die Schwarzfärbung von Gesicht und Händen, er schwitzte reichlich und wurde wieder völlig gesund. Jedes Jahr kehrten zur gleichen Jahreszeit die Schmerzen und die Begleitsymptome wieder, aber weniger heftig; und sie konnten immer mit Musik abgewendet werden. Wurde der drohende Anfall jedoch nicht rechtzeitig abgewendet, fanden ihn seine Freunde wie beim ersten mal am Boden liegend vor, und er wurde in derselben Weise wieder belebt."

- Der Biß einer *Mygale* oder *Kubanischen Vogelspinne* führt zum Veitstanz (Chorea), der sich in unfreiwilligen Muskelkontrakturen im Gesicht und an Armen und Beinen manifestiert. Begleiterscheinungen sind Schwächegefühl, Herzklopfen, Nervosität und Angst. Der Veitstanz ist äußerst intensiv und anhaltend, seine Bewegungen wechseln mit großer Schnelligkeit von einem Körperteil auf den anderen über.
- Abschließend ein Blick auf den äußerst gefährlichen Biß der in Australien beheimateten Spinne mit dem lateinischen Namen *Atrax robustus*. Dieser kann zu einer schwerwiegenden Schädigung des Nervensystems mit letalem Ausgang führen. Das Gift von *Atrax robustus* wirkt hoch-

gradig neurotoxisch, die dadurch ausgelösten Lähmungserscheinungen können zum Tode führen. Schon der Biß der Spinne ist äußerst schmerzhaft, es kommt zur Erweiterung der Pupillen (Mydriasis) sowie starker Absonderung von Schweiß und Speichel. Die Schmerzen sind denen nach einem Biß der *Schwarzen Witwe* ähnlich.

## Homöopathische Antidote bei Spinnenbiß

Aus Spinnengift hergestellte Gegengifte können in den gleichen Potenzen und Dosierungen eingesetzt werden wie die Antidote gegen Schlangenbiß (C 30, während der ersten 2 Stunden alle 20-30 Minuten wiederholt).

- **Ledum:** Eines der wichtigsten homöopathischen Antidote gegen giftige Bisse und Stiche aller Art. Es gilt zusammen mit **Aconitum** als Mittel erster Wahl. *Aconitum* bei panischer Angst und großer Unruhe. Später *Ledum*, bei schmerzhaften, sich kalt anfühlenden Wunden und verminderter Vitalität infolge der Giftwirkung.
- **Tarentula hispanica:** Bei Tarantelbissen.
- **Latrodectus mactans:** Das aus dem äußerst starken Gift der *Schwarzen Witwe* (einer Kugelspinne) gewonnene Antidot läßt sich zur Behandlung von Bissen derselben Spinnenart einsetzen. Bei Bissen durch *Latrodectus* kann neben dem spezifischen Serum und dem homöopathischen Gegengift als Maßnahme gegen die Muskelkontrakturen die *intravenöse Verabreichung von Kalzium* nötig sein.
- **Mygale lasiodora:** Bei Bissen der Kubanischen Vogelspinne oder *Mygale.*
- **Loxoceles laerta:** Das aus *Loxoceles laerta* (einer Speispinne) gewonnene Mittel kann als Antidot sehr gute Dienste leisten. Bis dato sind noch keine homöopathischen Anwendungsversuche dieses Mittels bekannt.
- **Lycopus virginicus:** Die Irokesen schützten sich vor dem Biß von Taranteln, Klapperschlangen und giftiger Tausendfüßler, indem sie *Lycopus*-Stiele kauten und den Pflanzensaft tranken. Auch die Heilung eines Tarantelbis-

ses durch die Anwendung einer Flüssigkeit auf *Lycopus*-Basis wurde beschrieben (CLARKE[113]).

## Skorpione

Wird in den Tropen oder in Wüstengebieten ein Mensch von einem *Skorpion* gestochen, kann dies durch Lähmung des verlängerten Rückenmarks (Bulbärparalyse) rasch zum Tode führen. Der Schmerz an der entsprechenden Stelle kann sehr intensiv werden, es kommt zu Schwellung, Rötung, einem Gefühl von Unempfindlichkeit und örtlichen Muskelkontraktionen; die allgemeine Wirkung des Giftes kann zu Ersticken durch Herzstillstand, Fieber, Zuckungen, Unterleibsschmerzen mit Erbrechen und Störungen des Bewußtseins bis hin zum Koma führen.

In Europa ist der Stich eines Skorpions nicht besonders gefährlich. Es kommt zu heftigen Schmerzen, dort wo das Tier gestochen hat, außerdem zu Fieber, Erbrechen sowie bei größeren Giftmengen zu Herzrhythmusstörungen.

Skorpione sind nachtaktive Tiere. Tagsüber verstecken sie sich unter Steinen und Baumstämmen, manchmal aber auch unter Schuhen und in Schlafsäcken! Der Stich der giftigsten Skorpionarten führt zu sehr schmerzhaften Entzündungen an der entsprechenden Stelle, dann treten Allgemeinsymptome wie Schläfrigkeit, Erschöpfung, Unruhe und gelegentlich tetanusartige (neurotoxische) Zuckungen auf; Schielen und Erweiterung der Pupillen; krampfartige Kontraktur der Kinnlade (Trismus); starker Speichelfluß; häufiges Niesen; Blähungen und Darmgeräusche (Meteorismus). Die Schmerzen können zwischen einem und drei Tagen anhalten. Ein Stich weniger giftiger Skorpionarten führt nur zu stark stechenden örtlichen Schmerzen und ausgeprägter Entzündung, Allgemeinsymptome lassen sich hier nicht beobachten.

Die Behandlung von Skorpionstichen erfolgt durch folgende Maßnahmen:

(113) Clarke, J. H., *Der Neue Clarke*, Bielefeld, 1993, Bd. 6, S. 3115.

- **Spezifisches Skorpionserum:** In tropischen Gebieten, wobei stets Vorsichtsmaßnahmen zur Behandlung eventueller allergischer Reaktionen zu treffen sind (*Adrenalin* und *Kortikoide* bereithalten).
- Den Betroffenen zur Behandlung der Folgen des Stiches für Herz, Lunge und Nervensystem **in ein Krankenhaus einliefern**.
- **Aconitum:** Zur Behandlung der Panik und der akuten Reaktionen.
- **Ledum:** Wie bei Schlangen- und Spinnenbissen ist *Ledum* auch hier eines der wichtigsten Antidote. Später läßt sich das - natürlich aus Skorpiongift gewonnene - **Scorpio** als isopathisches Antidot einsetzen.
- **Scorpio:**[114] Der Stich der auf der Iberischen Halbinsel heimischen Skorpione kann vor allem für Kinder gefährlich werden (ähnlich wie der Biß giftiger Tausendfüßler). In heißeren Gebieten oder Wüsten aber leben Skorpione, deren neurotoxisches Gift bis zu sechsmal stärker und tödlich sein kann, vor allem für Kleinkinder. Die Verabreichung eines Antidots auf der Grundlage der entsprechenden Skorpionart kann hier von großem Nutzen sein.
- **Apis:** Neben *Ledum* ein weiteres homöopathisches Mitel zur Behandlung von Skorpionstichen. JEREMY SHERR hat eine vollständige Versuchsreihe mit **Scorpio** durchgeführt.[115] Er selbst setzte es zur Behandlung der Auswirkungen eines Wespenstichs ein, der sich weder durch *Apis* noch durch *Belladonna* besserte.
- Bekannt ist auch die jahrtausendealte Praxis vieler Naturvölker, die den **Skorpion zermahlen als Gegengift** auf die Wunde auflegen.
- Die allgemeinen Maßnahmen zur Behandlung von Skorpionstichen sind dieselben wie nach Schlangenbissen

(114) Lesen Sie dazu bitte die Fußnoten auf S. 474f.!
(115) Sherr, J., *Arzneimittelprüfung Androctonos amurreuxi hebraeus* in *Archiv für Homöopathik*, Oberhausen, 1992, Bd. 1, II-IV.

(Wärmebestrahlung, Ruhigstellen und Anlegen eines Kompreßverbandes).

## Tausendfüßler

Der Biß eines giftigen Tausendfüßlers führt beim Menschen zu Schwellung, Schmerzen, Entzündung und Gangrän an der Bißstelle, die aussieht wie eine bösartige, schwarze Pustel; außerdem kommt es zu heftigen, akuten Allgemeinsymptomen wie Erbrechen und Schmerzen in der Präkordialgegend; das Erbrechen kann sich so steigern, daß es im Augenblick höchster Intensität zum Atemstillstand kommen kann, vor allem bei Kleinkindern (in einem solchen Fall kann innerhalb von acht Stunden der Tod eintreten). Ein Medikament auf der Grundlage von giftigem Tausendfüßler kann hier eine gute isopathische, antidotierende Wirkung entfalten.

- **Scolopendra:** Am schmerzhaftesten ist der Biß der in den Tropen beheimateten Tausendfüßlerarten; es handelt sich vor allem um *Scolopendra morsitans* und *S. heros*. Die deutlich größeren Arten *S. subspinipes* und *S. gigantea* hingegen gelten als giftiger.

  Die allgemeine Behandlung von Bissen durch Tausendfüßler entspricht neben der Verabreichung von *Scolopendra morsitans* als homöopathischem Antidot den üblichen Maßnahmen bei giftigen Bissen (Kompreßverband, örtliche Wärmebehandlung und Einlieferung in ein Krankenhaus); als generell äußerst nützliches homöopathisches Mittel zur Behandlung aller Arten reizauslösender oder giftiger Bisse empfiehlt sich auch das Bereithalten von *Ledum*.

- Ebenfalls angezeigt ist das Serum aus den CEVA-Labors, einem der wenigen Hersteller des entsprechenden Serums.[116]

(116) CEVA-Labors, E-08080 Barcelona, Ap. 1486.

## Quallen, Seespinnen und Rochen

### *Quallen*

Hautkontakt mit Quallen führt zu den bekannten, nesselsuchtartigen Ausschlägen mit ödematöser Entzündung, Brennen, Jucken und Schwellung. Dem folgt später ein Bläschenausschlag.

- **Medusa:** Homöopathisches Antidot aus dem Reizgift der Qualle (*Medusa*) zur Beseitigung der Auswirkungen des Kontaktes mit der menschlichen Haut.
- **Urtica urens:** Lokal (1%oige Lösung) und in innerlicher Anwendung (C 6-30, alle 5-10 Minuten).
- Ein weiteres Mittel ist **Ledum** 30 oder C 200: eine oder zwei Gaben am selben Tag.
- Lassen die Symptome nicht nach, 2-3 Tage lang 1-2 mal täglich **Acetidum acidum** (C 200) geben.

### *Seespinnen*

Der Stich der Rückenstacheln der verschiedenen Arten von Seespinnen ist äußerst schmerzhaft und muß sofort durch Eintauchen der betreffenden Stelle in ein heißes Wassserbad behandelt werden (möglichst wärmer als 60° C). Im folgenden schildere ich einige Fälle von Seespinnenstichen aus eigener Praxis. Alle besserten sich durch die Verabreichung von **Ledum**.

„Einmal erlebte ich zu Beginn des Sommers an der Costa Brava vier Unfälle, bei denen in Ufernähe spielende Kinder von Seespinnen gestochen wurden. Alle Fälle wiesen dieselben Charakteristiken auf: Plötzliches, sehr intensives Schmerzgefühl an einer ganz bestimmten Stelle des Fußes, das kurze Zeit später in ein Brennen umschlug, sowie Rötung der Haut um eine kleine Wunde herum.

Der erste Fall, ein kleines Mädchen, war zwei Stunden vorher von einer Seespinne gestochen worden. Durch eine Stunde nach dem Unfall begonnene heiße Bäder war eine gewisse Besserung eingetreten.

Beim zweiten Fall, einem 12-jährigen Jungen, schmerzte und

juckte die betreffende Stelle auch nach dem heißen Bad, wenn auch deutlich weniger; 10 Minuten nach einer Einzelgabe *Ledum* C 30 verschwanden die Beschwerden. Die Verletzung war rötlich und fühlte sich kalt an.
Der dritte Fall war einer meiner Söhne, er kam fünf Minuten nach dem Stich zu mir; 10 Minuten nach einer *Ledum*-Gabe verschwanden sowohl das Brennen als auch die Schmerzen.
Der letzte Fall war ebenfalls ein 10-jähriger Junge, der durch den plötzlichen Schmerz des Stiches einen solchen Schrei ausstieß, daß der ganze Strand in Aufruhr geriet. Die Leute glaubten an einen Erstickungsanfall, denn er wand sich unter Schmerzschreien. Sein Vater holte ihn aus dem Wasser und stellte fest, daß das Kind dort von einem Tier gestochen worden war. Wenige Minuten später verabreichte ich ihm eine Gabe *Ledum* C 30 - fünf Minuten später war das Kind ruhig und spürte nur noch geringe Schmerzen. 20 Minuten später sah ich es beim Fußballspielen am Strand."

In schwerwiegenderen Fällen können Seespinnenstiche aufgrund der neurotoxischen und eiweißzersetzenden (proteolytischen) Wirkung ihres Giftes eine Trübung der Sehfähigkeit, Mydriasis (Erweiterung der Pupillen) und Atembeschwerden (Dyspnoe) hervorrufen.

### Rochen

In den Tropen beheimatete Rochenarten schwimmen nicht selten bis in die Flußmündungen und Deltas der großen Amazonas-Flüsse und können hier mit ihrem giftigen Schwanzstachel durch seichtes Wasser watende Menschen oder Tiere verletzen. Eine Rochenstich ist äußerst schmerzhaft und führt zu Verletzungen mit anhaltender Schwellung, der Bildung von Nekrosen und Allgemeinsymptomen mit Muskelkontraktionen und schmerzbedingtem Schock.

Wie bei den Seespinnen ist auch hier die hilfreichste traditionelle Behandlungsmethode das Eintauchen des betroffenen Körperteils in heißes Wasser; der Schmerz kann die Verabreichung lokaler Betäubungsmittel nötig machen.

Im Mittelmeer leben mit den Rochen verwandte Arten, deren Schwanz mit zwei giftigen Widerhaken versehen ist. Von ihrem - ebenfalls sehr schmerzhaften - Stich sind vor allem Fischer und Unterwassersportler betroffen. DELFÍN GONZÁLEZ erzählte mir den Fall eines Sporttauchers, der an der Küste von Tarragona von einem solchen Tier gestochen wurde. Der Schmerz war so intensiv und unerträglich, daß der Mann schließlich die Tränen nicht mehr zurückhalten konnte. Seine Frau erzählte, es sei das erste Mal gewesen, daß sie ihn weinen sah. Nach Auffassung von DR. GONZÁLEZ läßt sich die Intensität solcher Stiche mit denen einer *Schwarzen Witwe* (siehe S. 170) vergleichen.

- Das homöopathische Mittel erster Wahl ist hier **Ledum**. Bleibt der Schmerz unvermindert stark und besteht das Risiko eines Schocks, gibt man **Oxalicum acidum**.
- Bei diesen äußerst schmerzhaften Stichen besteht das Risiko einer Ohnmacht oder eines Kreislaufkollapses.
- Als weitere Mittel zur Behandlung kommen in Frage: **Hypericum** (das Mittel zur Behandlung sehr schmerzhafter Wunden und Wunden stark innervierter Körperstellen, die zur Körpermitte hin ausstrahlen)
- **Camphora** (das Mittel bei Schock und klinischen Bildern mit kaltem Schweiß, Blässe und plötzlichem Nachlassen der Kräfte),
- sowie **Chamomilla** (das Mittel zur Behandlung intensiver Schmerzen bei überempfindlichen Patienten).
- Auch **Aconitum** darf bei der Behandlung derartiger Fälle nicht vergessen werden, wenn die Schmerzen mit Panik, Verzweiflung und Todesangst einhergehen.
- **Hepar sulphur** findet Anwendung, wenn die Schmerzen so stark sind, daß es durch Reflexwirkung zu einer Ohnmacht kommt.

# 3. Verbrennungen, Erfrierungen und Strahlenschäden

## 3. 1. Verbrennungen

### *Zur Einführung*

Das Thema Verbrennungen gibt uns die Möglichkeit zu einigen einführenden Bemerkungen über die homöopathische Anwendung physischer und thermischer Therapiemaßnahmen bei Verletzungen durch übermäßige Wärme- bzw. Kälteeinwirkung auf den menschlichen Körper.

In der Diskussion über Erste Hilfe taucht oft die weitverbreitete Meinung auf, die Behandlung einer Verbrennung müsse durch den entgegengesetzten Stoff erfolgen, in diesem Falle also durch kaltes Wasser. Dieses Prinzip hat sich zur landläufigen Auffassung entwickelt, wobei dem anscheinend logischen Zusammenhang Rechnung getragen wurde, daß Kälte beruhigend auf Hitze und Brennen wirkt. Die sich hieraus ergebenden Nachteile blieben jedoch unberücksichtigt. Wie die Erfahrung zeigt, führt die Anwendung von Kälte, kaltem Wasser und Schnee zu vorübergehender Linderung des Schmerzgefühls nach einer Verbrennung, doch kehrt der Schmerz nach wenigen Minuten wieder zurück. Mehr noch: Nachdem eine Verbrennung mit kaltem Wasser behandelt wurde, kommen nicht nur die Schmerzen allmählich wieder, sondern sie werden mit der Zeit genauso stark oder noch stärker als zu Beginn.

Behandelt man im Gegensatz dazu eine Verbrennung mit einem ähnlichen (homöopathischen), aber nicht genau gleichen Mittel des gleichen Aggregatzustandes - also *gemäßigter Wärme* -, stellt man fest, wie nach anfänglicher Verschlimmerung der Schmerzen rasche und immere deutlichere Besserung und ein begünstigter Verlauf der Vernarbung und Wundheilung im allgemeinen eintritt. Erstaunlich, aber wahr.

Hier liegt gerade der Unterschied zwischen den Behandlungsansätzen von Homöopathie und Allopathie (Schulmedizin). Die Schulmedizin setzt entgegenwirkende Mittel ein, die vorübergehende Erleichterung bringen, die aber aufgrund des Wiederauftauchens der ursprünglich unterdrückten Symptome letztendlich zu verzögerter Heilung führen. Die Homöopathie bedient sich des Wirkungsprinzips der Ähnlichkeit von Mitteln, die nach einer kurzen Phase der Verschlimmerung der Symptome zu einer raschen Verringerung der Beschwerden und beschleunigter Gesundung führen.

### *Ähnlich, aber nicht identisch*

Das Anwendungsgebiet der Homöopathie im Bereich der Ersten Hilfe beschränkt sich keineswegs auf pharmakologische Mittel, sondern umfaßt auch die Anwendung physischer Therapiemaßnahmen. Die Behandlung von Verbrennungen und Erfrierungen ist hierfür ein sehr gutes Beispiel. HAHNEMANN selbst schreibt dazu in der Einleitung zu seinem *Organon der Heilkunst*[117]:

> „Wärme oder Kälte der uns umgebenden Luft oder des Wassers, oder der Speisen oder Getränke bedingen *(als Wärme oder Kälte) an sich* keine absolute Schädigung für einen gesunden Körper; [...] Wärme und Kälte agieren daher als Heilmittel bei Körper-Beschwerden nicht vermöge ihres Wesens (also nicht als Wärme und Kälte an sich, nicht als an sich schädliche Dinge, wie etwa die Arzneien, Rhabarber, China u.s.w., selbst in den feinsten Gaben sind) - sondern bloß vermöge ihrer größern oder geringern *Menge*, d.i. nach ihren Temperatur-Graden [...]
> Werden also Kälte oder Wärme in Körper-Beschwerden, wie Erfrieren oder Verbrennen sind, hülfreich, so werden sie es bloß wegen ihres Temperatur-Grades, wie sie auch bloß wegen Extreme ihres Temperatur-Grades dem gesunden Körper Nachtheil zufügen.
> Hiernach finden wir [...], daß nicht der anhaltend angebrachte

(117) Hahnemann, Samuel, *Organon der Heilkunst, Textkritische Ausgabe der 6. Auflage*, bearbeitet und herausgegeben von Josef M. Schmidt, Heidelberg, 1992, S. 58.

> Frost-Grad, worin das Glied erfror, dasselbe isopathisch hergestellt (es würde davon ganz leblos und ertödtet werden), sondern eine Kälte, die ihr nur nahe kömmt *(Homöopathie)* und sich allmälig zur behaglichen Temperatur herabstimmt... So wird auch eine mit siedendem Wasser verbrannte Hand mit Isopathie durch Auflegen siedenden Wassers nicht hergestellt. sondern nur durch eine etwas geringere Hitze, z.B. wenn man sie in ein Geschirr mit einer Flüssigkeit hält, die bis 60° erhitzt ist, mit jeder Minute etwas minder heiß wird und endlich die Temperatur des Zimmers annimmt, worauf der verbrannte Theil durch *Homöopathie* wieder hergestellt ist."

Nach Auffassung des ebenfalls im *Organon* zitierten SYDENHAM sind *wiederholte Anwendungen von Alkohol* gegen Verbrennungen jeder anderen Behandlungsmethode vorzuziehen. Der berühmte englische Chirurg BENJAMIN BELL schildert in seinem Buch *System of Surgery* seine Erfahrungen mit dieser Technik bei der Behandlung von Verbrennungen[118]:

> „Eins der besten Heilmittel für alle Verbrennungen ist *Weingeist.* Beim Auflegen scheint er auf einen Augenblick den Schmerz zu vermehren, aber dies läßt bald nach und es erfolgt eine angenehme, beruhigende Empfindung darauf. Am kräftigsten ist es, wenn man die Teile in den Weingeist eintaucht; wo dies aber nicht angeht, müssen sie ununterbrochen bedeckt von leinenen Lappen, mit Weingeist angefeuchtet, erhalten werden."

HAHNEMANN weiter dazu:

> „Ich aber setze hinzu: *der warme und zwar sehr warme Weingeist ist hier noch weit schneller und weit gewisser hülfreich, weil er noch weit homöopathischer ist als der unerwärmte.* Und dies bestätigt jede Erfahrung zum Erstaunen."

HAHNEMANN zitiert auch einen Arzt aus Newcastle, KENTISH, der in seinem *Essay on burns*[119] die Behandlung der furchtbaren Verbrennungen erläutert, die die Arbeiter oft in den Steinkohlegruben erlitten. Das Werk legt alle Argumente

(118) ebd. S. 60.
(119) Kentish, *Essay on burns*, London, 1798.

für die *Anwendung von kaltem Wasser* und aller anderen kühlenden Behandlungsmethoden gegen Verbrennungen genau dar, schließt seine Betrachtungen jedoch mit dem Urteil[120]:

> „... läßt *heiß* gemachtes Terbentinöl oder Weingeist auflegen, als das vorzüglichste Rettungsmittel bei den größten und schwersten Verbrennungen"

und Hahnemann fügt hinzu:

> „Keine Behandlung kann homöopathischer sein als diese, aber es gibt auch keine heilsamere."

### Die beiden Methoden im Vergleich

Schon in seinem 1816 erschienenen zweiten Artikel über Verbrennungen[121] führt Hahnemann aus, die beste Methode zur Überprüfung des Gesagten bestünde in der Anwendung beider Behandlungsmethoden in einem *gleichzeitig an derselben Person durchgeführten Versuch*. Bereits in seinem ersten Artikel[122] hatte Hahnemann einen von Dr. Bell (s. oben) behandelten Fall erwähnt; eine Frau, die sich beide Arme verbrannt hatte, wurde unter Anwendung beider Behandlungsmethoden behandelt: ein Arm wurde mit Terpentinöl benetzt, der andere in kaltes Wasser getaucht; der eine Arm befand sich bereits nach einer Stunde wohl, der andere jedoch schmerzte auch nach sechs Stunden noch; wenn sie diesen dann auch nur kurz aus dem Wasser nahm, wurden die Schmerzen noch deutlich schlimmer, und der Arm brauchte weit längere Zeit als der erste, bis er ganz geheilt war.

In einem anderen, mit derselben Anordnung von John Anderson durchgeführten Versuch (zitiert bei Kentish in seinem zweiten Essay *On burns*) konnte festgestellt werden, daß

(120) Hahnemann, Samuel, *Organon der Heilkunst, Textkritische Ausgabe der 6. Auflage*, bearbeitet und herausgegeben von Josef M. Schmidt, Heidelberg, 1992, S. 60.
(121) im Allgem. Anzeiger der Deutschen, 1816, Nr. 204.
(122) im Allgem. Anzeiger der Deutschen, 1816, Nr. 156, in Hahnemann, Samuel, *Heilkunde der Erfahrung*, Kleine medizinische Schriften Bd. 2, 1829, S. 180f.

eine Verbrennung durch die Anwendung eines ähnlichen Mittels besser und wesentlich rascher heilt[123]:

> „Ein Frauenzimmer verbrannte sich mit kochendem Fett das Gesicht, welches sehr rot und sehr verbrüht war und sie heftig schmerzte, und den rechten Arm, den sie in einen Eimer voll kalten Wassers steckte. Auf das Gesicht ward nach einigen Minuten Terpentinöl gelegt. Für den Arm wünschte sie sich des kalten Wassers einige Stunden fort zu bedienen, weil es ihr schon einmal beim Verbrennen (wie stark oder wie gering das vormalige gegen das jetzige gewesen, konnte die Dame wohl nicht beurteilen) Dienste geleistet habe. Nach sieben Stunden sah ihr Gesicht schon weit besser aus und war erleichtert. Das kalte Wasser für den Arm hatte sie indes oft erneuert, wenn sie ihn aber herausnahm, so klagte sie sehr über Schmerz, und *in der Tat hatte die Entzündung daran zugenommen. - Den Morgen darauf fand ich, daß sie die Nacht große Schmerzen am Arme ausgestanden hatte; die Entzündung ging über den Ellbogen hinauf; verschiedene große Blasen waren aufgegangen und dicke Schorfe hatten sich auf Arm und Hand angesetzt. Das Gesicht hingegen war vollkommen schmerzlos, hatte keine Blasen* und nur vom Oberhäutchen war etwas abgegangen. Der Arm aber mußte *vierzehn Tage lang* mit erweichenden Mitteln verbunden werden, ehe er heilte.'"

HAHNEMANN führte auch hier Selbstversuche durch und beschrieb die *Reaktion auf die beiden Behandlungsmethoden*: er tauchte beide Hände zwei bis drei Sekunden lang in einen Topf mit siedendem Wasser, zog sie gleichzeitig heraus und behandelte dann eine mit kaltem Wasser und die andere mit erwärmtem Alkohol. Letztere brannte innerhalb weniger Sekunden doppelt so stark, dann aber ging das Brennen allmählich zurück und verschwand innerhalb weniger Stunden völlig. Diese Hand blieb sowohl von Blasen als auch Eiter verschont; später bildete sich eine Art harter, schmerzunempfindlicher, bräunlicher Hautüberzug, der sich schließlich löste. Wenige Tage später war die Haut wieder gesund und geschmeidig wie zuvor.

(123) ebd. S. 185.

Bei der in kaltes Wasser eingetauchten Hand hingegen ließ sich keine anfängliche Verschlimmerung beobachten, sondern vielmehr eine so deutliche Besserung, daß er sich zunächst fühlte wie im siebten Himmel: das Brennen war wie durch Zauber verschwunden. Wenige Minuten später jedoch tauchte der Schmerz wieder auf, steigerte sich langsam bis ins Unerträgliche, so daß HAHNEMANN die Hand zur Linderung wieder ins kalte Wasser tauchen mußte. Sofort war Besserung zu spüren, diesmal aber nur kurz. HAHNEMANN beschreibt es wie folgt[124]:

> „... diese Erleichterung dauert jedoch ebenfalls nur wenige Minuten, dann erneuern sie sich auch in diesem kälteren Wasser und gehen in kurzer Zeit zu großer und größerer Heftigkeit über. Will er nun die star verbrannte Hand in das kälteste Schneewasser tauchen, so droht ihm die Gefahr des Sphacelus (des kalten Brandes) und doch kann er nach wenigen Stunden in weniger kaltem Wasser keine Erleichterung der immer steigenden Schmerzen finden. Zieht er nun seine so übel beratene Hand aus dem Wasser, so ist der Schmerz daran nicht etwa gelinder, als gleich nach der Verbrennung, nein, vier und sechsfach stärker, als er zuerst war; die Hand entzündet sich ungemein und schwillt mit Blasen hoch auf."

### *Anwendungstechniken*

HAHNEMANN fügt hinzu, daß das *Auflegen erwärmten Alkohols bei Verbrennungen ohne Unterbrechung* erfolgen muß, die kalt gewordenen Gazebinden oder Kompressen häufig durch neue, warme ausgetauscht werden müssen, bzw. die auf die Verbrennung aufgelegten Mullbinden regelmäßig wieder mit warmem Alkohol zu benetzen sind.

**Aufgrund der Brandgefahr, die die Anwendung von Alkohol mit sich bringt, muß man diesen unbedingt vom Feuer fernhalten: Behälter mit Alkohol in einem Wasserbad erhitzen, niemals unmittelbar auf dem Herd!** !

(124) ebd. S. 179.

Das Wasser zum Sieden bringen, Wärmequelle ausschalten und dann den Behälter mit dem Wasser zum Patienten tragen und erst dort, in sicherem Abstand vom Herd oder offenen Feuer, die Alkoholflasche in das heiße Wasser einlegen.

- Bei großflächigeren Verbrennungen sind die *Anwendungen mit Alkohol in sehr niedrigen Konzentrationen* (20%) zu *beginnen* und erst allmählich auf 100% zu steigern. Dabei ist die Verträglichkeit des einzelnen Patienten für Alkohol-Anwendungen zu berücksichtigen. Die Behandlung soll intensiv und ohne Unterbrechung erfolgen, Tag und Nacht, vor allem während der ersten 24 Stunden.

### Entgegengesetzt wirkende oder ähnliche Mittel?

Angesichts solch verblüffender Erkenntnisse wollte ich selbst einige Erfahrungen in diesem Bereich sammeln. Ich muß einräumen, daß dieses Thema Überraschendes in sich birgt und selbst in Homöopathenkreisen oft nicht sonderlich bekannt ist. Viele glauben nämlich, die Anwendung der homöopathischen Heilungsmethode auf der Grundlage des Ähnlichkeitsprinzips beschränke sich auf die Verabreichung der bekannten homöopathischen Globuli. Weit gefehlt: die Anwendung des Ähnlichkeitsprinzips mit dem Ziel der Heilung eines Patienten erstreckt sich auf absolut alle therapeutischen Bereiche und alle bekannten Energieformen.

Über die Anwendung des Ähnlichkeitsprinzips mittels medizinisch wirksamer Substanzen (oral, auf die Haut und durch den Geruchssinn verabreichte Mittel) hinaus besteht auch die Möglichkeit der Anwendung verschiedener Formen von Energie: physischer, magnetischer und psychischer Energie. Die hierbei geltenden Prinzipien bleiben dieselben; eingesetzt wird eine ähnliche, aber nicht identische Energie, die im lebenden Organismus eine Gegenreaktion auf die angewandte Energie hervorruft. Diese Reaktion wirkt ihrerseits und infolgedessen auch heilend. Die Anwendung magnetischer Energie wurde noch von HAHNEMANN selbst in der sechsten und letzten Ausgabe seines *Organon* erörtert und genau ausgeführt.

Die Anwendung psychischer Energie beispielsweise kann besonders im Bereich der Psychotherapie erfolgen, aber auch in bestimmten Formen des persönlichen Umgangs, wodurch sich im täglichen Miteinander eine Wiedererlangung des persönlichen Gleichgewichts, eine gesteigerte Wahrnehmung und deutlichere Erkenntnis der Probleme vollzieht, die unsere innere Harmonie, Stabilität und Selbstverwirklichung erschweren. SANKARAN hat hierfür den Begriff *Homöo-Psychotherapie* geprägt. Es ist ja eine weitverbreitete Erkenntnis, daß jedes Verbot oder Unterdrücken noch stärkere Gegenreaktionen auslöst. Ist dieses Unterdrücken besonders intensiv, kann der Wunsch verstärkt werden oder die unterdrückte Spannung sich durch Vertiefung in ein schwerwiegenderes Symptom umwandeln.

C. G. JUNG, der zunächst ein Schüler FREUDS war, hat wesentlich zur Orientierung der Psychotherapie in diese Denkrichtung beigetragen. Einer der wichtigsten zeitgenössischen Vertreter dieser Strömung ist THOMAS MOORE, Autor von Büchern wie *Die Seele lieben*[125]. MOORE schlägt eine symptomenorientierte Vorgehensweise vor. Der Patient soll versuchen, die eigene Realität zu verstehen und als solche anzunehmen, um die eigene Lebensenergie anzuregen und so zu Gesundheit und der Wiederherstellung des eigenen Gleichgewichts zurückzufinden.

### Kälte mit Kälte und Wärme mit Wärme

Ich nahm mir vor, die angeblichen Vorteile der Anwendung von erwärmten Alkohol auf Verbrennungen zu überprüfen, zunächst an mir selbst und dann an meinen Patienten. Das Ergebnis war wirklich überraschend. Alle mit gemäßigter Wärme behandelten Verbrennungen belegten die Richtigkeit des Ansatzes, wodurch mir ein weiteres Mal die

(125) Moore, Thomas, *Die Seele lieben. Tiefe und Spiritualität im täglichen Leben*, München 1995.

nachhaltige Gültigkeit und Nützlichkeit des homöopathischem Behandlungsprinzips - „Ähnliches mit Ähnlichem heilen" - bestätigt wurde.

### *Verbrennungen in der Küche*

Köche und Konditoren hantieren permanent an heißen Öfen und Herdplatten und sind von Berufs wegen einem höheren Risiko von Verbrennungen ausgesetzt. Auch sie bestätigten mir den Nutzen der Wärmeanwendung zur Behandlung der zahlreichen, über die Jahre hinweg erlittenen Verbrennungen. Ihre Erfahrung ähnelt der von FERNELIUS (zitiert nach HAHNEMANN)[126]:

> „So hält auch schon *Fernelius* [...] die Annäherung des verbrannten Teils ans Feuer für das geeignetste Hilfsmittel, wodurch der Schmerz aufhöre. *John Hunter* [...] führt die großen Nachteile von Behandlung der Verbrennungen mit kaltem Wasser an, und zieht die Annäherung ans Feuer bei weitem vor, - nicht nach den hergebrachten medicinischen Lehren, welche (*contraria contrariis*) kältende Dinge für Entzündung gebieten, sondern durch Erfahrung belehrt, daß eine ähnliche Erhitzung (*similia similibus*) das heilsamste sei."

Wenn sich Köche mit heißem Öl oder durch die Berührung mit einer glühenden Herdplatte verbrannten, strichen sie *Öl auf die verbrannte Stelle und näherten sich damit so dicht wie möglich an eine Wärmequelle* (Herd oder Ofen), bis die gesunde Haut um die Verbrennung herum anzeigt, daß die Wärme vertragen wird und gleichzeitig mitkontrolliert, welche Höchstmenge an Wärme der Verletzung ohne Verschlimmerung zugeführt werden kann. Alle waren sich durch wiederholte Erfahrung darin einig, daß immer bei der Annäherung einer frischen Verbrennung an eine Wärmequelle die Schmerzen zunächst schlimmer wurden, dann aber, nach Überprüfung der maximal erträglichen Wärme und entspre-

(126) Hahnemann, Samuel, *Organon der Heilkunst, Textkritische Ausgabe der 6. Auflage*, bearbeitet und herausgegeben von Josef M. Schmidt, Heidelberg, 1992, S. 59.

chendem Zurückziehen, rasch und stetig zurückgingen, bis sie schließlich kaum mehr zu spüren waren. Kam es wenige Minuten später erneut zu einem brennenden Gefühl, näherten sie die verbrannte Körperstelle wieder der Wärmequelle an, um sie dann kurz darauf wieder zurückzuziehen. Dann begann der gleiche Kreislauf von vorne: das ursprüngliche Brennen nahm zu, nach Zurückziehen vom Feuer kam rasche Besserung, die immer länger und tiefgreifender war, bis sie schließlich - nach drei und fünf weiteren Gängen zur Wärmequelle - dauerhaft wurde.

### *Persönliche Erfahrungen*

Bei der Behandlung mehrerer Verbrennungen, die ich selbst versehentlich in der Küche oder am Holzofen erlitten habe, konnte ich diese Erfahrungen bestätigen. Es war schon erstaunlich, wie das Annähern der Verbrennung an den Ofen nach einer Verstärkung des Schmerzes beim Zurückziehen der Hand zu einer raschen Verringerung des Schmerzes führte, bis dieser für wenige Minuten schließlich völlig verschwand.

Zur endgültigen Bestätigung des Unterschiedes zwischen den beiden Behandlungsmethoden begann ich, dieses System auch bei Patienten und Familienmitgliedern, die versehentlich Verbrennungen erlitten hatten, anzuwenden. Das Ergebnis: *die Anwendung von im Wasserbad (bei 55-60° C) erwärmtem Alkohol linderte die Schmerzen und verhinderte die Bildung der typischen Brandblasen*; die Haut wurde stattdessen hart und schmerzunempfindlich; wenige Wochen später aber kam darunter neue, gesund aussehende Haut zum Vorschein.

Auch einen Selbstversuch mit beiden Systemen habe ich unternommen. Eine gleichzeitig erfolgte Verbrennung beider Hände sollte unter Anwendung beider Methoden für jeweils eine Hand behandelt werden. Nach dem Eintauchen beider Hände in siedendes Wasser (95°) wartete ich dreißig Sekunden, um die eine mit erwärmtem Alkohol (55-60° C) zu behandeln, die andere mit kühlschrankkaltem Wasser (4° C).

Das Resultat entsprach genau dem vorher Gesagten: die in kaltes Wasser getauchte Hand beruhigte sich rasch. Wenige Sekunden später aber kamen die Schmerzen wieder, und ein paar Minuten darauf waren sie mindestens genauso stark wie zu Beginn. Die in erwärmten Alkohol getauchte Hand schmerzte zu Anfang stärker, nachdem ich aber die Hand aus dem Gefäß mit dem Alkohol genommen hatte, spürte ich rasche, fortschreitende Besserung. Zwei Stunden später hatte ich an der in kaltes Wasser eingetauchten Hand noch Schmerzen, weshalb ich sie ebenfalls in Alkohol tauchte, was die Beschwerden für den restlichen Nachmittag verringerte.

### *Welche Temperatur ist die beste?*

Um die für die Behandlung geeignetste - also therapeutisch günstigste, aber nicht schädliche - Temperatur herauszufinden, wiederholte ich das Experiment einige Wochen später und variierte dabei die Temperatur der verschiedenen Kälte- und Wärmeanwendungen. Die Ergebnisse lassen sich wie folgt zusammenfassen:

- **Zu hohe Temperaturen** (70-80° C) **sind schädlich** und verzögern den Heilungsverlauf, und zwar so sehr, daß es bei mehr als 65-70° C zu zusätzlichen Verletzungen und einer Verschlimmerung der Verbrennung kommt. Bei diesen Temperaturen ist dann praktisch auch kein Unterschied zwischen beiden Systemen festzustellen.
- **Temperaturen von 45° bis maximal 60° C sind am geeignetsten.**
- Temperaturen unterhalb von 37° C sind nicht mehr wirksam.
- **Kalte Bäder** hingegen, bei denen unter Zugabe von Eiswürfeln Temperaturen um den Gefrierpunkt erreicht werden, führen zur **Verstärkung des „Rückstoß-Effektes“** von momentaner Beruhigung und nachfolgendem Wiederauftreten des Schmerzes, wobei der Schmerz oder das Brennen Temperaturen um den Gefrierpunkt noch zuneh-

men. Je kälter das Wasser, desto stärker sind diese Empfindungen.

Diese Versuchsreihe wurde mit unverdünntem 96%igem Methylalkohol und gechlortem Leitungswasser durchgeführt; die Temperaturmessung erfolgte durch ein Laborthermometer.

### Praktische Anwendung: ein Unfall mit Verbrennung

Eine Zeitlang nachdem ich diese Versuche durchgeführt hatte und einige Patienten mit unfallbedingten Verbrennungen behandelt hatte, wurde ich unmittelbar Zeuge, wie sich eine befreundete Bekannte eine Verbrennung zuzog. Sie wollte Kaffee zubereiten und übergoß sich dabei versehentlich mit etwa einem Liter kochenden Wassers (ca. 95-100° C). Alles passierte blitzschnell. Sie zog rasch Jacke und Hemd aus; an der Schulter sah man bereits zwei kleine Stellen, an denen sich die Haut abgelöst hatte, und drumherum eine etwa 30 cm lange und 10-15 cm breite Hautfläche, deren intensiv rote Färbung die verbrühte Hautstelle begrenzte. Als die Haut getrocknet war, erhitzte ich einen Topf mit Wasser, nahm ihn vom Feuer und legte eine Flasche mit 70%igem Alkohol hinein. Mit einem Thermometer stellte ich sicher, daß die Temperatur 60° C nicht überstieg. Ich legte der Bekannten einige mit erwärmter Alkohol-Lösung getränkte Mullbinden auf und erklärte ihr zu ihrem zweifachen Erstaunen - zum Schreck über die Verbrennung kam noch die Vorstellung, daß ich ihr erwärmten Alkohol auf eine frisch verbrühte Stelle aufbringen wollte -, daß dies nach einer vorübergehenden Steigerung der Beschwerden das Brennen heilen würde.

Diese Bekannte aber ist ein mutiges Mädchen, und so ertrug sie das zu Anfang stärkere Brennen ohne Murren und konnte 15-20 Sekunden später feststellen, daß dieses Gefühl tatsächlich rasch zurückging, bis es fast nicht mehr zu spüren war. „Stimmt, das Brennen läßt ziemlich nach - kaum zu glauben!“, waren ihre ersten Worte. Mit jeder neuen Anwendung geschah wieder das Gleiche: das Brennen wurde ein paar Sekunden lang stärker, um dann schnell fast bis zur Unmerklichkeit nachzulassen. Eine Gabe *Cantharis vesicatoria* C 30 vervollständigte die Erste-Hilfe-Behandlung. Etwa 20 Minuten später war die Besserung so deutlich, daß wir die Alkoholanwendungen beenden konnten. Sie wiederholte zwei weitere *Cantharis*-Gaben, und nach einer Stunde sagte sie plötzlich: „Jetzt habe ich seit etwa fünf Minuten überhaupt keine Schmerzen mehr!" Erstaunt waren aber auch die bei jenem Abendessen anwesenden Freunde, die kaum fassen konnten, daß heißer Alkohol und ein paar homöopathische Globuli imstande waren, eine so spektakuläre Verbrennung wie diese zu heilen. Am Anfang riefen alle: „Man muß ihr kalte Umschläge machen, möglichst mit Eiswürfeln, nur schön kalt, dann geht's ihr sicher gleich besser." Diese Behandlungsmethode hätte allerdings sicher das genaue Gegenteil bewirkt: schnelles Nachlassen der Schmerzen, kurze Zeit später aber ein Wiederauftauchen der Symptome, Fortbestehen des örtlichen Schmerzes über weit mehr als eine Stunde sowie ein völlig unvermeidliches Auftauchen von Brandblasen an der am stärksten verbrannten Hautstelle. Am folgenden Tag hatte sich die Verbrennung zurückgebildet, die Stellen an denen sich die Haut abgelöst hatte, vernarbten gut und es war keine einzige Brandblase zu sehen. Eine Woche später war die Rötung der Stelle kaum mehr wahrzunehmen, und dort wo sich in den ersten Momenten der Verbrennung die Haut abgelöst hatte, sah man jetzt nur zwei kleine Wundschorfe. Zwei Wochen später meinte die Bekannte: „Wenn ich es nicht mit eigenen Augen erlebt hätte, würde ich's nicht für möglich halten. Hätte man mir das von jemand anderem erzählt, ich hätte es wohl kaum geglaubt."

Ein weiterer Beweis für die Logik des Heilungsprinzips, auf dem sich die Homöopathie gründet: „Ähnliches mit Ähnlichem heilen". In Anwendung auf das hier behandelte Thema könnte man also sagen „*Wärme heilt Verbrennungen*", d.h. was Brennen verursacht, vermag auch das Brennen einer Verbrennung zu heilen.

### *Ein Schrei um Mitternacht*

Ein paar Monate später - es war Hochsommer -, als ich gerade zu Bett gehen wollte, hörte ich von der Straße einen markerschütternden Schrei und danach aufgeregte Stimmen: „Was ist los? Was ist denn mit ihr passiert?“ Als ich an das wegen der Hitze weit geöffnete Fenster trat, wurde mit klar, daß die Stimmen aus einer Kneipe an der Ecke kamen. Jemand sagte: „Nuria hat sich verbrannt!“ Ich nahm rasch den Koffer mit der Notfallapotheke und lief auf die Straße. In der Kneipe fand ich Nuria verzweifelt mit unbedecktem Rücken und Gesäß vor. An diesen Stellen hatte sie sich heftige Verbrennungen zugezogen. Um sie herum standen Leute, andere liefen hin und her, stellten Fragen, gaben Tips oder schauten ratlos drein. Nuria hatte sich mit einem Topf kochendem Wasser übergossen, nachdem sie auf dem feuchten Küchenboden ausgerutscht war. Es handelte sich um eine recht umfangreiche Verbrennung ersten Grades; ein Teil des Gesäßes wies eine Verbrennung zweiten Grades auf. Und freilich auch hier derselbe Aufruhr, dieselbe Nervosität wie sonst auch: „Holt schnell kaltes Wasser!“ „Sie muß in die Notaufnahme!“ Ich bat die Schaulustigen zu gehen und wir legten Nuria ausgestreckt auf einen Tisch. Ich trocknete die Haut ab und bat jemanden, mir Wasser zu erhitzen, um dann Alkohol ins Wasserbad legen zu können. Es ist aber keiner vorhanden. Wir müssen uns also nur mit heißem Wasser behelfen ... und mit zwei oral verabreichten Globuli *Cantharis* C 30.

Nach fünf Minuten geht es Nuria langsam besser. Die Erleichterung ist aber nur von kurzer Dauer, und zwei bis drei Minuten später kommt das Brennen wieder. Ich schlage also vor, Wodka im Wasserbad zu erhitzen. Dadurch ergibt sich dann eine dauerhaftere Besserung. Als dann aber eine Viertelstunde später jemand Alkohol aus einer Apotheke mit Nachtdienst bringt, werden die Anwendungen noch wirksamer: das Gefühl der anfänglichen Verschlimmerung beim Aufbringen des Alkohols war etwas heftiger, 15-20 Sekunden später aber folgte ein plötzliches Nachlassen des Brennens, das dann mehr als fünf Minuten lang praktisch völlig verschwunden war. Eine halbe Stunde später war die intensiv gerötete Hautfläche an Rücken und Gesäß auf die Hälfte der Größe zurückgegangen, eine dreiviertel Stunde später auf ein Viertel. Nach einer Stunde spürte Nuria fast keine Schmerzen mehr, die intensive Rötung der Haut war verschwunden.

Während dieser Stunde verabreichte ich ihr auch alle 5-10 Minuten eine Gabe *Cantharis* (insgesamt also 5-6 Gaben), die sie alle Stunden wiederholte und nachts, wenn sie von den Schmerzen erwachte. Das Fehlen eines Thermometers zur Messung der Alkoholtemperatur machte ich wett, indem ich die Temperatur mit meinen Händen überprüfte: der Alkohol sollte sehr warm, aber verträglich sein, also keine weiteren Verbrennungen auslösen. Am nächsten Tag arbeitete Nuria bereits wieder. Die Beschwerden waren gering, und sie sagte mir, in der Nacht habe sie gut schlafen können.

### Lieber Alkohol als Wasser

Aufgrund der eben geschilderten Erfahrung können wir das schon von Hahnemann Vorgeschlagene und im Experiment Überprüfte bestätigen: *die Anwendung von warmem Alkohol ist wirksamer als die von warmem Wasser*, da Alkohol durch seine Eigenschaft, örtliche Reizungen, Brennen und Jucken hervorzurufen, den Symptomen einer Verbrennung ähnlicher (homöopathischer) ist als Wasser.

Daher sei noch einmal gesagt: Zur Behandlung von Verbrennungen ist die örtliche Anwendung von erwärmtem Alkohol vorzuziehen. Dadurch werden Brandblasen vermieden, die Gesundung der verbrannten Gewebestellen und das Verschwinden der Schmerzen in verblüffender Weise beschleunigt. Man müßte dieses Mittel demnach auch in der Notaufnahme von Krankenhäusern und Spezialabteilungen zur Behandlung von Verbrennungen anwenden. Die Behandlungserfolge bei diesen äußerst schmerzhaften und gewebezerstörenden Verletzungen würden dadurch sicher gesteigert.

## Erste Hilfe bei Verbrennungen

### Unbedingt nötige Erstmaßnahmen

!

- Den **Verletzten vom Feuer oder der Wärmequelle entfernen** und ihn an einem möglichst gut belüfteten Ort weiterversorgen.
- Bei Verbrennungen mit kochendheißen Flüssigkeiten, sofort die **Kleidung an den entsprechenden Stellen entfernen**. Dies muß **sehr vorsichtig** geschehen, **damit keine Haut weggerissen wird**. Liegt die Verbrennung schon etwas zurück, besteht die Gefahr, daß Kleidung und Haut aneinanderkleben und beim Entfernen der Kleidung verbrannte Haut mit abgerissen wird. Dadurch können Verletzungen entstehen, die noch gravierender sind als die Verbrennung selbst.
- Liegt die Verbrennung erst kurze Zeit zurück, die betroffene **Hautstelle** mit einem sauberen Tuch oder einem Handtuch **vorsichtig trocknen**.
- Die verbrannte Stelle dann nach der vorher ausgeführten Methode behandeln: **im Wasserbad auf 55-60° C erwärmten Alkohol** auf häufig erneuerte Gazebinden träufeln und auf die Wunde legen. Bei Verbrennungen durch Chemikalien als Erstmaßnahme die betroffene Stelle mit reichlich lauwarmem Wasser abwaschen.
- „Auch bei großflächigen Verbrennnungen: **Kein kaltes Wasser verwenden!** Dadurch könnte der Schock verstärkt werden." Dieser Hinweis stammt aus den Behandlungsrichtlinien für Verbrennungen des *Oxford Handbook of Clinical Medicine*[127].

(127) Hope, R.A., Longmore, J.M., Hodgetts, T.J., Ramrakha, P.S., *Oxford Handbook of Clinical Medicine*, Oxford: Oxford University Press 1993, S. 758.

### *Behandlungsmaßnahmen gegen Schock und Schmerzen*

- Sofortige Verabreichung von **Aconitum** C 200: Wenn der Verletzte heftig erschrocken oder von Panik ergriffen ist. Mit der körperlichen Verletzung geht immer auch ein seelisches Trauma einher - der Betroffene macht also schwere Momente durch. Ist *Aconitum* nicht zur Hand, kann auch **Arnica** C 200 hilfreich sein. Danach übergehen auf:
- **Cantharis** C 30: Alle 5-10 Minuten, bis Besserung zu spüren ist; ein paar Minuten nach *Aconitum*. *Cantharis* ist ein Spezifikum zur Behandlung von Verbrennungen und eignet sich hervorragend zur Schmerzlinderung und positiven Beeinflussung des Heilungsverlaufs.

  Darreichungsform: In Wasser gelöst und oral; *zwei Globuli auf 200 ml Mineralwasser*, davon während der ersten 30 Minuten *alle 2-3 Minuten einen kleinen Eßlöffel* geben, die nächste Stunde lang alle 5-10 Minuten und während der folgenden 4-6 Stunden alle 30 Minuten. Dadurch wird ein abruptes Abbrechen der Medikamentengaben vermieden.
- **Urtica urens** C 30 und **Causticum** C 30 eignen sich ebenfalls gut zur Schmerzlinderung nach Verbrennungen (gleiche Dosierung und Potenz wie *Cantharis*).

### *Bei großflächigen, schweren und sehr schmerzhaften Verbrennungen*

- **Arsenicum album** (gleiche Dosierung wie *Cantharis*). Dr. Grandgeorge schildert den Fall einer schweren Verbrennung, der erfolgreich mit *Arsenicum* behandelt wurde[128]:

„Ein sechsjähriges Mädchen wird mit schweren Verbrennungen (zwei Drittel des Körpers) auf die Intensivstation gebracht. Der behandelnde Chrirug stuft die Verbrennungen als solche zweiten Grades ein. Das Furchtbarste während der letzten 24 Stunden sind die anhaltenden Schmerzensschreie des Kindes, die trotz der Verabreichung der gesamten Palette klassischer Arzneien nicht

(128) Grandgeorge, G., *El remedio homeopático*, Barcelona: Editorial Kairós, 1994, S. 49-50.

nachlassen, nicht einmal nach Morphium.
Das kleine Team von der Kinderintensivstation ist bestürzt und steht unter schwerem Streß. Ich war damals noch ein Anfänger auf dem Gebiet der Homöopathie und wußte aus dem Buch von Dr. Jouanny, daß *Cantharis* das Mittel zur Behandlung von Verbrennungen zweiten Grades ist. Ich gebe dem Mädchen also einen halben Tag lang jede Stunde ein paar Globuli *Cantharis* C 7, doch es kommt zu keiner Besserung. Als der Chirurg wiederkommt, teilt er uns mit, daß auch Verbrennungen dritten Grades vorliegen. Den Anweisungen von Dr. Jouannys Buch folgend, verabreiche ich also *Arsenicum album* C 9-Globuli, wonach so etwas wie ein Wunder eintritt. Das Mädchen beruhigt sich und schläft zwei Tage lang durch.
Die Verbrennungen wurde tatsächlich wie durch Zauber geheilt und hinterließen zu unserem Erstaunen auch keinerlei Narben."

### *Vermeidung von Infekten und Flüssigkeitsverlusten*

**An verbrannten Hautstellen anhaftende Kleidung nicht vor dem Eintreffen im Krankenhaus entfernen!** !

Dies ist eine sehr heikle Aufgabe, die bei falschem Vorgehen ganze Hautflächen abreißen und die Verletzung verschlimmern kann.

- Verbrannte Stellen, an denen sich Haut abgelöst hat, mit in **Hypericum** (1%ige Lösung) getränkter keimfreier Gaze verbinden.
- Den Verletzten gut zudecken, aber auch vor Überhitzung schützen, die zu übermäßigem Schwitzen und verstärktem Verlust von Körperflüssigkeit führt.

### *Einlieferung in ein Krankenhaus mit einer Spezialabteilung für schwere Verbrennungen*

Liegen schwere, großflächige Verbrennungen vor - sowohl oberflächliche als tiefergehende - muß man versuchen, den Verletzten in ein Krankenhaus mit einer Spezialabteilung zur Behandlung schwerer Verbrennungen zu bringen. Kleinere Verbrennungen im nächstgelegenen Krankenhaus behandeln lassen.

### *Sicherstellung des Immunschutzes gegen Wundstarrkrampf*

Nicht entsprechend geimpften Patienten muß intramuskulär **Tetanus-Antitoxin** gegeben, sowie eine nachträgliche Impfung erwogen werden. An abgelegenen Orten oder wenn kein Tetanus-Antitoxin verfügbar ist, das Tetanus-Toxin in homöopathischer Darreichungsform geben: eine Einzelgabe **Tetanotoxinum** 1 M *Korsakow.*

## Weiterbehandlung (nach Schweregrad der Verbrennung)

### *Verbrennungen ersten Grades*

- **Urtica urens** C 30: Unter die Zunge gelegt, bei jedem neuerlichen Auftreten der Schmerzen zusammen mit einer alle 2-3 Stunden erneuerten, örtlichen Anwendung *1%iger Urtica urens-Lösung* wiederholen. Eines der wirksamsten Mittel zur Behandlung oberflächlicher Verbrennungen durch siedendes Wasser.

  Eventuell vorhandene Brandblasen nicht öffnen, sondern mit in *Urtica*-Lösung getränkter Gaze verbinden. Getrockneten Wundverband abnehmen und wieder mit derselben Lösung anfeuchten. Der Verband muß stets feucht gehalten werden. Nach Aussage von SHEPHERD[129] bringt *Urtica urens* innerhalb von etwa 7 Minuten Schmerzlinderung und wirkt 2 bis 12 Stunden lang.

### *Verbrennungen zweiten Grades*

In ernsteren, schwereren Fällen, die mit großer Unruhe, heftigen Schmerzen und der Bildung von Brandblasen einhergehen, rät SHEPHERD[130] zum Einsatz folgender Mittel:

- **Causticum** C 30: Unter die Zunge gelegt und in örtlicher Anwendung (als Lösung: zwei Globuli auf 200 ml Kochsalzlösung); bestehen danach weiterhin starke Schmerzen,

(129) Shepherd, D., *Homoeopathy for the First-Aider*, Saffron Walden: Health Science Press, 1982, S. 39.
(130) ebd. S. 40.

empfiehlt sich die lokale Anwendung von **Hypericum** (1%ige Lösung), oder als Lösung von 2-3 Globuli *Hypericum* C 15 auf 200- 300 ml Kochsalzlösung.

*Causticum* lindert die furchtbaren Schmerzen von Verbrennungen innerhalb von sieben bis zehn Minuten. Es muß beim jedem neuen Auftreten der Schmerzen wiederholt werden (alle 30-60 Minuten); nehmen die Schmerzen ab, auch das Mittel in größer werdenden Zeitabständen geben. Wundverband stets neu anfeuchten und vor dem Austrocknen schützen. Hier einige Fälle, die von Dr. Shepherd nach der beschriebenen Methode behandelt wurden:[131]

„Während meines ersten Jahres als Allgemeinarzt rief man mich eilig zu einem Fall in der Nähe. Es handelte sich um einen Jungen unter zwei Jahren, der sich eine Tasse heißen Tees über den rechten Arm geschüttet hatte. Beim Hocheilen der Treppe hörte ich seine Schmerzensschreie. Man hatte die Hemdsärmel abgerissen und dabei auch einen Teil der Haut. Er erlaubt mir nicht, ihn zu berühren. Als erstes gab ich ihm eine Gabe *Causticum*; nach genau sieben Minuten hörten die Schreie auf und er erlaubte mir, einen mit *Hypericum* getränkten Wundverband auf die verbrühte Stelle aufzulegen. Nachdem ich es ihm angenehmer gemacht hatte, sehr zur Beruhigung der Eltern, hinterließ ich die Anweisung, das Mittel zu wiederholen, sobald er zu stöhnen oder zu schreien beginnen würde. Als ich am folgenden Morgen vorbeikam, hatte er eine verhältnismaßig angenehme Nacht verbracht und das Mittel nur alle vier Stunden gebraucht. Der Gazeverband blieb eine Woche lang auf der Wunde und wurde lediglich wieder mit *Hypericum* angefeuchtet, wenn er trocken wurde, etwa vier- bis fünfmal am Tag. *Causticum* wurde im Abstand von vier Stunden weiter gegeben. Die Verbrennung erstreckte sich von der Schulter bis unterhalb des Ellbogens, etwa zwei Drittel um den Arm herum; sie heilte innerhalb von zehn Tagen ohne Sepsis und Zusammenziehung der Haut, es kam lediglich zu der üblichen leichten Hautpigmentierung. Er hegte wegen der Behandlung nie irgendwelchen Groll gegen mich, da er nie verletzt worden war."

(131) ebd. S. 40.

Ein weiterer Fall eines vierjährigen Jungen, dessen Bademantel Feuer gefangen hatte[132]:

„Sein Vater behandelte die Verbrennung mit Einer Gerbsäure-Salbe und brachte ihn zu mir. Das Kind schrie vor lauter Schmerz und Schrecken. Sofort wurde *Causticum* verabreicht; wie zuvor gingen die Schmerzen innerhalb von sieben Minuten so weit zurück, daß ich mir das verbrannte Bein ansehen konnte."

- Im letzten Stadium vor dem Ausheilen statt *Hypericum* zu geben auf die örtliche Anwendung von **Calendula** (1%ige Lösung) übergehen.

### *Verbrennungen dritten Grades*

Dies sind die schwerwiegendsten und tiefsten Verbrennungen, vor allem wenn sie an Unterleib, Brust oder im Gesicht lokalisiert sind. Sie sind häufig von schweren Schocks begleitet. Die Behandlung erfolgt durch:

- **Cantharis** C 30: Sofort unter die Zunge gelegt, während der ersten Stunden alle 5-10 Minuten wiederholen, außerdem örtliche Anwendungen von *Cantharis* C 30 in physiologischer Kochsalzlösung unter Zugabe von lauwarmem Alkohol (38-40° C), wobei im Laufe der Anwendung die Alkoholkonzentration allmählich von 20% auf 50% gesteigert wird.

! **Achtung:**

Ist die Verbrennung großflächig und geht sie in die Tiefe, keinen reinen Alkohol auf die Haut bringen! Je größer die Verbrennung und je geschwächter der Patient ist, muß eine entsprechend hohe Verdünnung der Mischung *Kochsalzlösung und Alkohol* eingesetzt werden; die verabreichte Dosis muß unter Anwendung des homöopathischen Prinzips auf den Alkohol gemildert werden: ein Teil Alkohol auf zwei, drei oder vier Teile physiologischer Kochsalzlösung.

(132) ebd. S. 41.

Tritt mit *Cantharis vesicatoria* keine Besserung ein, sind folgende Mittel zu verabreichen:

- **Arsenicum album** (gleiche Dosierung wie zuvor beschrieben), vor allem bei sehr großflächigen und schwerwiegenden Verbrennungen. *Arsenicum album* und *Cantharis vesicatoria* sind die Hauptmittel zur Behandlung von Verbrennungen aller Art, vor allem den tiefgehenden Verbrennungen dritten Grades. Die Erfahrung von GRANDGEORGE und anderer Autoren (wie z.B. VIJNOVSKY[133]) und die Charakteristiken des Mittels führen zu der Auffassung, daß *Arsenicum album das Mittel erster Wahl zur Behandlung von Verbrennungen dritten Grades* ist. Charakteristisch für Verbrennungen, die gut auf *Arsenicum album* ansprechen, ist die Besserung durch örtliche oder allgemeine Wärmeeinwirkung; außerdem heilt *Arsenicum album* Verbrennungen mit brennenden Schmerzen, so als läge ein Stück glühender Kohle auf der wunden Stelle, wodurch große Unruhe, Beklommenheit und Todesangst verursacht werden; nachts Verschlimmerung (besonders nach Mitternacht).

**Aufgrund der septischen und toxischen Wirkungen dieser schwerwiegenden Verletzungen auf den Stoffwechsel** (Niereninsuffizienz, Magengeschwür, sekundäre Lungenentzündungen und Störungen bei der Blutgerinnung) **müssen derartige Fälle ärztlich behandelt werden, am besten in einer Klinik mit einer Spezialabteilung für schwere Verbrennungen!** !

- Nachdem die erste Phase der Notfallbehandlung mit *Arsenicum* abgeschlossen ist, müssen die Verletzungen örtlich mit **1%iger Calendula-Lösung** versorgt werden, deren Auftragen auf die Wunde den Heilungsprozeß beschleunigt, reinigend wirkt und das Infektionsrisiko verringert.

(133) Vijnovsky, B., *Tratamiento homeopático de las afecciones y enfermedades agudas*, Buenos Aires, S. 185.

- Zur Behandlung von Verbrennungen läßt sich aber auch an andere Mittel denken: *Kreosotum* und *Carbolicum acidum* zum Beispiel gelten in diesem Anwendungsbereich als „synonym" oder sehr ähnlich zu den vorgenannten. Weitere Auskünfte gibt hier die Materia medica (S. 425 bzw. S. 373). Wollen wir die möglichen Modalitäten zur Behandlung von Verbrennungen noch weiter ausschöpfen, dürfen hier auch weniger häufige, aber sehr wohl angezeigte und hochwirksame Mittel nicht unerwähnt bleiben: *Rhus toxicodendron*, *Secale cornutum* und *Stramonium*. Hier ein Blick auf einige ihrer Charakteristiken:
- **Carbolicum acidum:** Angezeigt bei schwärenden Brandwunden, die einen hautreizenden, fauligen und aggressiven Eiter absondern, sehr stark stechenden und brennenden Schmerzen mit Schwellung, vor allem wenn der Patient durch tiefe Erschöpfung dem Kollaps nahe ist.
- **Kreosotum:** Symptome von *Kreosotum* bei Verbrennungen sind ausgeprägtes Jucken und Brennen, das den Patienten völlig aus der Fassung bringt; Schmerzen, die sich gegen Nachmittag und Abend verschlimmern und einhergehen mit Blutungen und der Absonderung von hautreizendem, aggressivem, wundfressendem und manchmal blutvermischtem Sekret.
- **Rhus toxicodendron:** Verbrennungen, bei denen intensiv brennende und juckende *Brandblasen* und *kleine Bläschen* vorherrschen, die sich durch Kratzen verschlimmern. Typisch für dieses Mittel ist das Einhergehen des klinischen Bildes mit großer Unruhe, der Patient wechselt auf der Suche nach Schmerzlinderung fortwährend die Stellung; im allgemeinen bringt ihm andauernde Bewegung ein wenig mehr Ruhe.
- **Secale cornutum:** Im Gegensatz zu *Arsenicum album* ein Mittel gegen Verbrennungen, die sich bei örtlicher Wärme verschlimmern und dauernd kalter Anwendungen und Kühle bedürfen. Bei bereits vernarbten Verbrennungen, die bei örtlicher Wärme Verschlechterung zeigen, eine

Neigung zu Gangrän und zu dunklen Blutungen aufweisen; in solchen Fällen kommt es zu einem allgemeinen Auskühlen des Patienten, das in Widerspruch zur erwähnten schlechten Wärmeverträglichkeit steht. In Extremfällen, wie dem im folgenden klinischen Bericht von Dr. Carlo Solerio aus San Remo geschilderten, kann es durch die Wärme sogar zu einem erneuten Aufbrechen von Narben kommen[134]:

„Eine Frau zog sich bei einem Verkehrsunfall eine Verbrennung dritten Grades an einem Bein zu und mußte sich drei Transplantationen unterziehen: die Verbrennung ging sehr tief, die Frau verlor sogar ein paar Sehnen. Die Verabreichung von *Arsenicum* führte zu keinerlei Ergebnis. Das war aber auch logisch, denn man berücksichtigte nicht, daß durch Kälte Besserung eintrat, die Patientin das Bein dauernd aus dem Bett strecken wollte, es hingegen durch Zudecken und andere Anwendungen von örtlicher Wärme zu einer Verschlimmerung kam. Nach Verabreichung von *Secale* gingen die Schmerzen zurück, die Vernarbung zeigte schnelle Besserung.
Zehn Jahre später platzte die Narbe wieder auf, nachdem sie während einer langen Autofahrt unabsichtlich längere Zeit der Heizungswärme ausgesetzt war. Ein Hautarzt meinte, die Verletzung könnte sogar in Hautkrebs umschlagen. Die Verabreichung von *Secale* 10 M und 50 M verschloß die Wunde wieder, und sie öffnete sich kein weiteres Mal."

- **Stramonium:** Bei völlig schmerzfreien Verbrennungen, bei Patienten mit hohem Fieber und Deliriumszuständen, die einhergehen mit großer Aufgeregtheit, Gestikulieren sowie heftigen Gefühlsausbrüchen mit der für *Stramonium* charakteristischen Angst, die sich manchmal in regelrechter Panik vor Dunkelheit und dem Alleinsein äußert. Während des Deliriums angst- oder panikverzerrtes Gesicht mit Neigung zu fliehen oder zu tätlichen Angriffen (Schlagen oder Beißen).

(134) Persönliche, mündliche Mitteilung an den Verfasser.

### Verbrennungen von Mund, Hals und Magen

Neben dem vor allem bei äußerlichen Verbrennungen 1. und 2. Grades hilfreichen *Cantharis* gibt es zur Behandlung von Verbrennungen an Mundschleimhäuten, Hals und Magen durch Verschlucken ätzender, toxischer und übermäßig heißer Substanzen ein ganz spezielles Mittel:

- **Causticum:** Wenn sich die Verbrennung so anfühlt, *als läge das Fleisch bloß*, wie das für diese Art von Unfällen typisch ist. Angebracht sind häufig wiederholte potenzierte Gaben zwischen C 6 und C 30 (während des ersten Tages alle 1-2 Stunden).

### Verbrennungen der Bindehaut

Nach der Erfahrung des venezolanischen Arztes DR. PORRAS gibt es zwei Mittel, die zur Behandlung von Verbrennungen der Bindehaut hilfreich sind, und zwar **Nitricum acidum** und **Cantharis vesicatoria.**[135]

### Verbrennungen durch Röntgenstrahlen

Röntgenstrahlen können zu Reizung und Verbrennungen der Haut (Dermatitis) führen, die ihrerseits Geschwüre, Nekrosen oder sogar Krebsgeschwülste (Epitheliom) ausbilden können.

- Wie CLARKE in seiner Materia medica darlegt, konnten Fälle von ekzematöser Dermatitis, Verbrennungen und Verletzungen durch Röntgenverstrahlung mit **Radium bromatum** geheilt werden.[136] Eine geeignete Dosis kann z.B. C 30 sein (in Wasser gelöst), je nach Verletzung 15-20 Tage lang in Abständen von 1-3 Tagen wiederholt.

(135) Persönliche Mitteilung von Dr. Porras an den Verfasser.
(136) Clarke, J. H., *Der Neue Clarke*, Bielefeld 1994, Band 8, S. 4634-50.

- Grimmer[137] hat **Cadmium iodatum** als wirksamstes Mittel zur Behandlung von Verbrennungen durch Radium vorgeschlagen.
- Es kommen außerdem Mittel wie **Sol**, sowie **X-Ray** selbst in Betracht, die erfolgreich bei *strahlungsbedingter Dermatitis* und zur Behandlung der Nebenwirkungen intensiver oder versehentlich überdosierter Strahlentherapie erprobt worden sind.

Am Schluß dieses Kapitels finden sich ausführlichere Anmerkungen zum Thema „Strahlentherapie, Strahlenunfälle und Verbrennungen durch Röntgenstrahlung“ S. 228ff.

(137) Grimmer, A.H., Homoeopathic Prophylaxis. *50 Mill.* 1970; 2: 207; auch in *The Collected Works of Arthur Hill Grimmer M.D.*, A.N. Currim (ed.), Norwalk, Hahnemann International Institute, 1996.

## 3. 2. Erfrierungen

### *Zur Einführung*

Die homöopathische Behandlung von Erfrierungen erfolgt einfach durch die Anwendung gemäßigter Kälte, wodurch die gegenteilige Heilwirkung angeregt wird. Man geht also genau umgekehrt vor wie bei der Behandlung von Verbrennungen, aber freilich auch hier nach dem homöopathischen Prinzip des Heilens durch ähnliche Mittel. Wir benötigen nur noch genaue Anweisungen über die geeignetste Dosierung und die beste Art und Weise, in der die Kälte ihre Heilwirkung entfalten kann. Gleich zu Beginn sei festgehalten, daß jede plötzliche Abkühlung einer erfrorenen Extremität vermieden werden muß, denn dadurch kann in es an den distalen (d.h. den weiter von der Körpermitte entfernten) oder den durch angemessene Behandlung an sich wieder herstellbaren Stellen zur Bildung von Nekrosen kommen.

In Anlehnung an die von Hahnemann in seiner Schrift über *Heilkunde der Erfahrung*[138] angestellte Überlegung können wir folgendes feststellen:

> „Eine Arznei positiver und kurativer Art, kann, ohne ihre Schuld, gerade das Gegenteil von dem wirken, was sie tun sollte, wenn sie in einer übertriebenen Gabe angewendet wird; dann erzeugt sie sogar eine größere Krankheit, als die vorhandene war.
> Wenn man eine gesunde Hand einige Minuten lang in kaltes Wasser hält, so empfindet man darin Wärmeverminderung, Kälte; die Venen verschwinden, die fleischigen Teile sind wie zusammengefallen, ihr Umfang wird vermindert; die Haut ist blasser, matter, die Bewegung schwieriger. Dies sind einige der primären Wirkungen des kalten Wassers auf den gesunden Körper. - Zieht man nun die Hand aus dem kalten Wasser und trocknet sie ab, so dauert es nicht lange, daß das Gegentheil entsteht. Die Hand wird wärmer, als die andere (uneingetaucht gebliebene), man bemerkt beträchtlichere Turgescenz der weichen Teile derselben,

(138) Hahnemann, S. Heilkunde der Erfahrung, Kleine medizinische Schriften Bd. 2, 1829, S. 33f.!

die Venen laufen stärker an, die Haut wird röter, die Bewegung freier und kräftiger als bei der andern, - eine Art erhöhten Lebens. Dies ist die sekundäre oder Nachwirkung des kalten Wassers auf den gesunden Körper."

Das heilende Moment der ähnlichen oder homöopathischen Behandlungsmethode (*gemäßigte Kälte* gegen Erfrierungen) liegt also in der durch die Anwendung von Kälte ausgelösten sekundären Reaktion. Wie HAHNEMANN weiter erläutert, ist es wichtig, die geeignetste Dosis zur Behandlung einer bestimmten Erfrierung genau abzustimmen:

„... denn wenn der ganze Körper diesem Heilmittel ausgesetzt werden soll, und die Kälte des Wassers sehr beträchtlich (nach Maßgabe einer größeren Schwäche können 21° C eine so beträchtliche Wasserkälte sein, als für eine mindere 16° C) ist, dann muß wenigstens die Dauer der merklich verkürzt werden, bis zu etlichen Sekunden, um die Gabe gehörig herab zu stimmen."

Beim therapeutischen Einsatz kalter Bäder ist also Vorsicht geboten; ihre Intensität und Dauer müssen dem Schweregrad der Erfrierungen und dem Allgemeinzustand des Verletzten angepaßt sein: je schwächer dieser ist und je größer die betroffenen Körperstellen, desto kürzer müssen auch die Intervalle der örtlichen Kälteanwendungen sein.

Die Anwendung von 50° C heißem Wasser auf eine erfrorenen Hand hingegen kann die Prognose negativ beeinflussen, und Zustand und Heilungsaussichten der abgestorbenen Gewebsstellen weiter verschlimmern. Heiße Bäder als Linderungs- oder Heilmittel können ohne Gesundheitsrisiko nur bei leichten Erfrierungen eingesetzt werden (einfache Schwellung der Finger) und immer nur kurz, unter Einsatz gemäßigter Wärme, um nachträglich auftretende Folgeschäden zu vermeiden.

So wie die Anwendung von Kälte gegen Verbrennungen die Schmerzen verlängert und die Bildung von Brandblasen begünstigt, *kann die Anwendung von Wärme bei Erfrierungen zu Nekrosen an den weiter vom Rumpf entfernten und stärker abgestorbenen Körperstellen führen* (infolge plötzlich vermehrten

Sauerstoffbedarfs, der aufgrund von Thrombosen in den Blutbahnen der erfrorenen Stellen nicht gedeckt werden kann).

## Vorbeugende Maßnahmen

- Auf ausreichende **Flüssigkeitszufuhr** achten (Feldflasche mit isotonischem Getränk mitnehmen und häufig Schnee zum Trinken nachschmelzen).
- Füße **sauber und trocken** halten.
- **Starkes Zusammendrücken** von Stiefeln und Steigeisen **vermeiden**.
- Ist eine Erfrierung festzustellen, **Verletzungen** (durch häufiges Einsetzen der Fersen oder Fußspitzen in die Steigeisen) und lange Märsche **vermeiden**.
- Ist ein Fuß erfroren, vor Ankunft an einem sicheren Ort (Zelt oder Hütte) **niemals Stiefel ausziehen**.
- **Den Körper** - besonders Arme und Beine - **durch Training an Kälte gewöhnen**. Im Freien schlafen, keine Handschuhe anziehen, Hände und Füße mitten im Winter eiskalt baden, mit einem Wort: Haut, Extremitäten und gesamten Kreislauf auf Kältegewöhnung hin trainieren.

## Maßnahmen zur Ersten Hilfe

- **Ausgleich des Flüssigkeitsverlustes** mit heißen, gezukkerten Getränken, Vermeiden von Wärmeverlusten.
- Betroffene Extremität **in Abständen** von 10-15 Minuten **wiederholt kurz in kaltem Wasser (5-10° C) baden**. Danach Haut abtrocknen und sich in sicherer Entfernung von Wärmequellen (Ofen u.a.) ausruhen.
- Bei Schmerzen und Wunden (zur Sicherstellung der Asepsis und zur örtlichen Behandlung der Folgeschmerzen): erfrorene Stelle mit in 1%oigem **Hypericum** getränkten örtlichen Kompressen verbinden.
- **Agaricus** C 30: Während der ersten 48 Stunden alle 6-8 Stunden (danach 3-4 weitere Tage lang alle 12 Stunden). Bei den meisten Erfrierungen ersten und zweiten Grades,

die mit Stechen, Rötung, Brennen, kalter und dunkelvioletter Haut an Fingern und Fingernägeln einhergehen. Schmerzen und Entzündung der erfrorenen Zehen. Ausgeprägte Empfindlichkeit gegen kalte Luft, vor allem an Händen und Füßen. Der Patient klagt manchmal über *Stechen* am ganzen Körper,[139] wenn er erneut der Kälte ausgesetzt ist, besonders Bergsteiger, die schon in der Vergangenheit Erfrierungen erlitten haben.

***Weitere Mittel:***

- **Causticum**: C 30, drei Tage lang alle 24 Stunden, bei Erfrierungen, die heftiges *Stechen und Kribbeln* in den Fingern auslösen, das auch nach Tagen nicht nachläßt. Ich hatte einmal die Gelegenheit, den bekannten katalanischen Bergsteiger OSCAR CADIACH zu behandeln, der zwei *Mount-Everest-Expeditionen* ohne Einsatz von Sauerstoff unternommen hat. Beim Abstieg von seinem vierten Achttausender, dem Shishapagma, erlitt CADIACH (wie schon bei seiner ersten Besteigung des Everest) Erfrierungen ersten bis zweiten Grades an den Fingern. Bei der Rückkehr nach Spanien verspürte er Kribbeln und Stechen an den Fingern, was tagelang anhielt. Die Verabreichung von *Causticum* 30 brachte die Symptome innerhalb von drei Tagen zum Verschwinden.
- **Apis mellifica** C 30 (in der gleichen Dosierung): Bei Erfrierungen mit durchsichtigen Blasen, blasser, wachsartiger, kalter Haut, örtlicher Entzündung mit Brennen, Stechen und Schwellung, die *durch örtliche Wärme schlimmer* wird.

***Tiefgehende Erfrierungen (mit Nekrosen, blutgefüllten Blasen und Gangrän)***

- **Lachesis mutus** C 30 (die ersten 48 Stunden lang alle 6-8 Stunden, danach weitere 3-4 Tage alle 12 Stunden). Dieses Mittel ist angezeigt bei tiefgehenden Erfrierungen (2. und

(139) Hering, C., *The Guiding Symptoms of Our Materia Medica*, Philadelphia, 1879, Vol. 1, S. 199.

3. Grades), die mit dunklen, blutgefüllten Blasen sowie sehr dunkelvioletter und kalter Haut einhergehen; es besteht die Gefahr von Wundbrand (Gangrän). Hering[140] beschreibt die Symptome wie folgt:

„Die Hände sind kalt, wie abgestorben. Schwellung der Hände. Dunkelblaue, schwärzliche, harte Schwellung des Rückens von Hand und Fingern, eiskalt, mit Brennen und Berührungsempfindlichkeit [...]; nach Berühren von Eis. Taubheit der Fingerspitzen. Bläuliche, fleckig aussehende Hände. Dunkelblaue Schwellung von Zellgewebe, an Händen, Armen und Beinen, sehr empfindlich; drohender Wundbrand. Nächtliches Brennen von Handflächen und Fußsohlen. Haut: bläulichschwarze Schwellungen; dunkelblaue Blasen."

### *Kälteempfindliche Personen mit Neigung zu Erfrierungen*

- **Zincum** C 30: Einzelgabe, je nach Verlauf nach 2-4 Wochen wiederholen. Angezeigt bei Personen, die durch lange Krankheit geschwächt sind sowie ausgezehrten Alkoholikern, die im Winter betrunken auf offener Straße eingeschlafen sind. Clarke[141] schreibt:

„... nützlich bei Patienten, die sich leicht Erfrierungen der am stärksten der Kälte ausgesetzten Körperregionen zuziehen (Hände, Füße, Nase, Gesicht und Ohren); der Allgemeinzustand ist gekennzeichnet durch ausgeprägte Schwäche, Müdigkeit und Ermattung, allgemeine Unruhe und Bedürfnis nach andauerndem Bewegen der Füße, Beine und Arme, die nicht ruhig gehalten werden können. Die Nasenspitze erfriert leicht und bleibt noch lange nach der Erfrierung gerötet. All dies erfolgt in einem Zustand von stark beeinträchtigter Vitalität."

- **Agaricus** (gleiche Dosierung wie *Zincum*): Bereits weiter oben beschrieben (S. 208); besonders bei Personen, die aufgrund früher erlittener Erfrierungen deutlich kälteemp-

(140) Hering, C., *The Guiding Symptoms of Our Materia Medica*, Philadelphia, 1888, Vol. 6, S. 608 f., 613, 637.
(141) Clarke, J. H., *Der Neue Clarke*, Bielefeld, 1996, Bd. 10, S. 6328-6366.

findlicher sind und an der erfrorenen Körperstelle Beschwerden, Stechen und Schmerzen empfinden.

- **Secale cornutum** C 30 (3-4 Tage lang alle 12-24 Stunden): Bei Raynaud-Syndrom (weiße Finger, blasse Extremitäten bei Kontakt mit Kälte, im Extremfall kältebedingte Neigung zu Thrombosen); sehr kalter Haut mit Neigung zu trockener Gangrän; Verschlimmerung durch örtliche Wärme.
- **Ginseng** C 30: Im Repertorium aufgeführt als Mittel gegen extrem blasse Finger durch Kälteeinwirkung, bei empfindlichen Patienten; CLARKE führt folgende Symptome auf[142]:

„Kälte, Zittern und Gefühllosigkeit der Hände, mit Absterben der Finger. Beim Schließen der Hände Gefühl, als seien sie geschwollen und die Haut straff. Große Empfindlichkeit gegen Kälte und Neigung zu Zerschlagenheitsschmerzen."

### *Ein Fall von Unterkühlung - Dr. Bassis Technik zur Wiedererwärmung nach Erfrierungen*

Ohne eigentliche Kenntnis der Richtlinien der homöopathischen Behandlung hat DR. PIETRO BASSI bei der Therapie von Erfrierungen mit abwechselnden Anwendungen von Kälte und Wärme experimentiert. Der während der letzten 40 Jahre in *Courmayeur* am *Mont Blanc* ansässige Arzt hat an zahllosen Rettungsaktionen in diesem berühmten Wintersportgebiet selbst teilgenommen, von denen besonders einige in den 50er Jahren traurige Berühmtheit erlangten (man denke z.B. an die Tragödie des Mittelpfeilers des Freney, die als einziger WALTER BONATTI überlebte). In seiner langen Praxis hat Bassi auch zahlreiche Erfrierungen behandelt, u.a. auch bei Arbeitern am *Mont-Blanc-Tunnel*, der unterhalb des gewaltigen Bergmassivs Italien mit Frankreich und Courmayeur mit Chamonix verbindet. Eine der Barracken, in denen diese Arbeiter untergebracht waren, wurde einmal von einer großen Lawine verschüttet. Nach vielen Stunden der Suche kam

(142) Clarke, J. H., *Der Neue Clarke*, Bielefeld, 1992, Bd. 4, S. 2058.

unter dem Schnee der scheinbar leblose Körper eines völlig steifgefrorenen Mannes zum Vorschein. Dr. Bassi behandelte Körpermitte des Mannes mit Wärme und die Extremitäten mit warmen und kalten Wechselbädern, wobei immer am Ansatz einer Gliedmaße begonnen wurde. Ein paar Stunden später kam der Mann wieder zu Bewußtsein. Bassi konnte so selbst feststellen, daß durch verzögertes Wiederauftauen einer Extremität mittels kalter Bäder die Folgeerscheinungen gering gehalten wurden und der Patient sich besser erholte. Nach und nach vervollkommnete er seine Behandlungstechnik und wandte schließlich vor allem Wärme an der Körpermitte an, dann auch am Ansatz der Extremitäten, an den am stärksten erfrorenen Stellen jedoch kalte Bäder (6-8° C).

Bei tiefgehenden Erfrierungen empfiehlt Dr. Bassi die Behandlung an der Körpermitte und nie an einer Extremität zu beginnen; man gibt warme Getränke und führt dem Verunglückten bei Unterkühlung gemäßigte Wärme in der Bauchgegend zu (Wärmflasche); dann erfolgt die Wiedererwärmung an den Ansätzen der Extremitäten (Schultern und Achseln, Leisten und Oberschenkel). Kurz zuvor stark erfrorene Extremitäten *sehr langsam auftauen, von innen nach außen, vom Zentrum zur Peripherie*; hierbei gelangt die von Dr. Bassi geschilderte Technik zur Anwendung: Betroffene Extremität alle 2-3 Minuten in kaltes Wasser tauchen (6-10° C); dadurch vollzieht sich das Auftauen allmählich und folgt dem Verlauf der Arterien, in den peripehereren Schichten wird das Risiko einer Anoxie (Sauerstoffmangel) durch mangelhafte Durchblutung - welches bei übereiltem Auftauen von außen ohne vorherige Wiederherstellung des Blutkreislaufs besteht - vermieden. Während der ersten 2-3 Stunden alle 10 Minuten wiederholen, danach in größeren Abständen.

## Behandlung von Folgeerscheinungen

- *Homöopathische Behandlung* individuell auf die lokalen und allgemeinen Symptome des Patienten abstimmen.

Die Verschreibung des geeignesten Mittels erfolgt durch einen Homöopathen.

- Ist die Aufnahme einer homöopathischen Behandlung unter Einhalten einer minimalen Kontinuität und Konsequenz in der Therapie nicht möglich, muß sich der Patient in einer für Folgeerscheinungen von Erfrierungen ausgewiesenen Klinik einer *Neurostimulation* unterziehen.[143] Eine weitere Möglichkeit liegt in einer *hyperbaren Sauerstofftherapie* (der Vorschlag geht auf DESOLA zurück).
- Ebenfalls sollte man auf die *Auswirkungen auf Psyche und Berufsleben* achten, die sich aus einer vorübergehenden oder endgültigen Arbeitsunfähigkeit und Unmöglichkeit von sportlicher Betätigung ergeben.

## Temperaturschocks

### *Sturz in kaltes Wasser, kalte Zugluft oder Trinken kalter Flüssigkeiten in erhitztem Zustand.*

- Für diese Art von Unfällen gibt es ein spezifisches Mittel, nämlich **Bellis perennis** (C 30, während der ersten Stunden alle 20-30 Minuten eine Gabe): Bei Schockzuständen infolge von Stürzen in kaltes Wasser bei sportlicher Betätigung oder einem anderen Zustand körperlicher Erhitzung; wenn man in erhitztem Zustand kalter Zugluft ausgesetzt ist. Auch angezeigt bei Beschwerden durch Trinken von kaltem Wasser oder anderen Flüssigkeiten in erhitztem Zustand. In solchen Fällen kann Schlaflosigkeit (ab etwa 3 Uhr morgens) ein charakteristisches Symptom sein; der Betroffene wacht dann auf und kann nicht mehr einschlafen.

(143) Arregui, R., et al., Epidural neurostimulation in the treatment of frostbite. *Bio Stim* 88, P.A.C.E.

## 3. 3. Schneeblindheit, Conjunctivitis nivalis

### *Zur Einführung*

Ist man im Hochgebirge mehrere Stunden lang der Rückstrahlung des im Schnee reflektierten Sonnenlichts ausgesetzt, kann es trotz bedeckten Himmels durch die Wirkung ultravioletten Strahlen zu schweren Bindehautentzündungen kommen; diese gehen hauptsächlich mit heftigem Jucken, Schmerzen und brennendem Tränenfluß einher; dem Betroffene fällt es äußerst schwer, die Augen offenzuhalten, was in manchen Fällen sogar zu *vorübergehender Blindheit* führen kann.

Als Schutzmaßnahme dienen eine hochwertige Sonnenbrille mit gutem Lichtfilter, eine Ersatzbrille (zum Wechseln oder bei Verlust) oder das Anfertigen eines provisorischen Schutzes aus Pappe oder Stoff (siehe Abb.) mit dünnen Sehschlitzen.

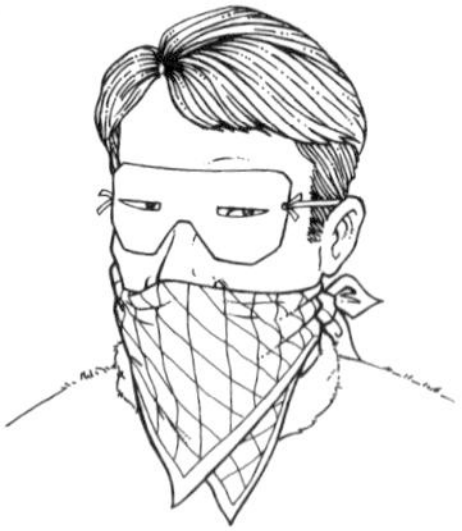

**Provisorischer Schutz**

Zwei Mittel sind in solchen Fällen besonders hilfreich: *Aconitum* und *Arsenicum.*

- **Aconitum napellus** (C 30, während der ersten 3-4 Stunden alle 30 Minuten, dann die ersten zwei Tage alle 12 Stunden)[144,145]:

  „Augen sind empfindlich gegen Licht (besonders Sonnenlicht); Licht blendet. Augen sind übermäßig heiß und trocken; die Konjunktiven der Lider sind sehr rot, ständiges Blinzeln und Schließen der Augen, kann sie kaum offen halten."

  „Reichlicher Tränenfluß nach Einwirkung von trockenem, kaltem Wind, Lichtreflektion von Schnee, nach Entfernung von Asche und anderen Fremdkörpern."

(144) Hering, C., *The Guiding Symptoms of Our Materia Medica*, Philadelphia, 1879, Vol. 1, S. 32.
(145) Boericke, William, *Handbuch der homöopathischen Materia medica*, Heidelberg, 1992, S. 9

- **Arsenicum** (C 30, gleiche Dosierung): Dieses Mittel ist angezeigt für schwerere Fälle, die über Brennen und Verlust der Sehfähigkeit hinaus mit schweren Entzündungen einhergehen, die zu Geschwüren an der Hornhaut führen können. Nach Auffassung von HERING[146] ist *Arsenicum* in folgenden Fällen von Bindehautentzündung angezeigt:

  „Lichtempfindlich; besonders gegen Sonnenlicht. Schnee blendet ihn und treibt Tränen in die Augen. Photophobie. Trübsichtigkeit. Sieht wie durch weiße Gaze. Heftiges Brennen in den Augen. Stechende Schmerzen beim Versuch die Augen zu öffnen. Intensive Schmerzen durch den geringsten Lichtstrahl, reichlicher Tränenfluß."

- **Sol** (C 30, gleiche Dosierung): *Sol* läßt sich zur Behandlung der Wirkung des Sonnenlichts auf Augen und Haut einsetzen, vor allem gegen die Symptome der Photophobie (Schmerzen und Beschwerden aufgrund erhöhter Lichtempfindlichkeit), vorübergehende Blindheit und Augenentzündung mit erweiterten Adern und dem Gefühl, daß diese jeden Moment aus den Augenhöhlen treten. Weitere Angaben zu diesem Mittel finden sich im anschließenden Abschnitt über Sonnenstich und in der Materia medica (S. 220 bzw. S. 482).
- **Mercurialis perennis:** kann in bestimmten Formen von Schneeblindheit hilfreich sein. Wenig benutztes Mittel, obgleich es sich um eine Pflanze handelt (sie gehört zu den Wolfsmilchgewächsen), die in ihrer Wirkung dem Quecksilber ähnlich ist. Untersuchungen zu diesem Mittel halten folgendes fest[147]:

  „Erweiterte Pupillen mit großer Lichtempfindlichkeit der Augen. Blinzeln im Freien und im Sonnenlicht Blinzeln; Schnee macht sie blind. Tränenfluß und verschwommenes Sehen am Morgen. Gefühl am Morgen wie Nebel vor den Augen."

---

(146) Hering, C., *The Guiding Symptoms of Our Materia Medica*, Philadelphia, 1880, Vol. 2: S. 41-44.
(147) Hering, C., *The Guiding Symptoms of Our Materia Medica*, Philadelphia, 1888, Vol. 7: S. 343.

## 3. 4. Sonnenstich

### Vorbeugung

Im Sommer sind *besonders* unsere *Kinder* stark anfällig für einen Sonnenstich. Ein *erhöhtes Risiko* besteht *im Auto und am Strand*. Bei langen Autofahrten mit Kindern, besonders an sehr heißen Sommertagen, sollte man also vor allem die Morgen- und Abendstunden zum Fahren ausnutzen und die Mittagshitze meiden, besonders in staugefährdeten Gebieten. *Frisches Wasser mitnehmen* und den Kindern häufig zu trinken geben; dadurch kann der Gefahr einer Dehydrierung und einem übermäßigen Ansteigen der Körpertemperatur vorgebeugt werden. Kinder mit heller Haut und geringer Kopfbehaarung durch *Mütze* oder Sonnenhut schützen (dasselbe gilt auch für ältere Personen mit lichtem Haar).

### Erstmaßnahmen

Patienten an eine schattige Stelle bringen und sicherstellen, daß er dort vor weiterer Sonneneinstrahlung und Hitze möglichst sicher ist. Zu Beginn kann man ihn mit kühlen Kompressen abtupfen; diese dürfen jedoch niemals zu kalt sein, denn dadurch könnte eine gegenteilige Reaktion ausgelöst werden, die den Blutandrang und die Erhitzung der betroffenen Stelle noch erhöhen. Häufiges Trinken von Wasser unterstützt die Wiederherstellung des körperlichen Gleichgewichts und den Ausgleich des Flüssigkeitsverlustes (Dehydrierung).

### Medikamentöse Behandlungsmaßnahmen

Zur Wiederherstellung von Patienten mit Sonnenstich kann die Homöopathie gute Dienste leisten. Unter den besonders hilfreichen Mitteln nennen wir folgende:

- **Belladonna** (von C 6 bis C 30; alle 5-10 Minuten, bis Besserung eintritt): *Das effektivste Mittel* bei der Mehrheit der Fälle von Sonnenstich, *vor allem für Kinder*. Zusammen mit *Arnica montana* darf *Belladonna* niemals in der homöopathischen Notfallapotheke einer Familie fehlen, vor allem im Sommer. Der Patient zeichnet sich aus durch starken Blutandrang, besonders im Gesicht, klopfenden Kopfschmerz, heiße und trockene Haut, erweiterte und starre Pupillen, vollen und unregelmäßigen Puls, in Extremfällen kann es bis zum Delirium kommen. Er ist aufgeregt, Verschlimmerung durch Licht und Geräusche (er ist überempfindlich) und Besserung durch Druck und gebückter Sitzhaltung (45°). Er hat Durst und möchte nach Hause. Hier ein Fall aus meiner eigenen Praxis:

„Ein hellhäutiger und hellhaariger dreijähriger Junge hat sich am Strand einen Sonnenstich zugezogen. Seine Eltern hatten Ende Juni ein paar Tage Sommerurlaub mit ihm machen wollen. Die Sonne brannte schon kräftig herab, und es war sein erstes Sonnenbad in jenem Jahr. Von 11 Uhr morgens bis 3 Uhr nachmittags hatte er an jenem Samstag im Sand gespielt. Nach dem Mittagessen fühlte er sich müde, seine Mutter schickte ihn zu seinem Mittagsschläfchen, bei dem ihr der unruhige Schlaf des Jungen auffiel. Eine halbe Stunde später erwachte er weinend. Der ganze Körper war stark erhitzt, das Gesicht rot und heiß wie ein Ofen, die Haut wie ausgetrocknet. Er bat nach Wasser. Nach telephonischer Rücksprache mit mir gab sie ihm *Belladonna* 30 (alle 10 Minuten einen Globulus); nach der dritten Gabe fühlt sich der Körper des Jungen schon weniger heiß an und er weint nicht mehr so sehr. Drei Stunden später ging es ihm bereits wesentlich besser. Am nächsten Tag konnte er schon wieder spielen - diesmal aber im Schatten.“

- **Glonoinum** (C 30; alle 10-15 Minuten, bis Besserung eintritt): Eines der wirksamsten Mittel zur Behandlung von Sonnenstich, aber *für schwere Fälle vorbehalten*. Bei Sonnenstich mit sehr starken, klopfenden Kopfschmerzen, Fieber, intensivem Blutandrang im Gesicht, Schwitzen, das sich mit kalten Kompressen bessert und bei Kognak oder anderen alkoholischen Getränken verschlimmert; bei Fällen von Sonnenstich, die bis zu einer Veränderung des Bewußtseinszustandes führen können, Bewußtlosigkeit,

geistiger Verwirrung, Schwindel und Muskelversteifung mit gelegentlichen Muskelkontraktionen. Im Gegenstaz zu *Belladonna* kann das Gesicht blaß sein.
Der Kopfschmerz verträgt keinerlei Wärme in Kopfnähe, keine ruckartigen Bewegungen oder drückende Kopfbedeckungen (Hut). Hier ein Fall aus meiner eigenen Praxis, der die Symptome von *Glonoinum* deutlich zeigt und gleichzeitig auch die Wirksamkeit dieses Mittels bei der Behandlung dieser Art von Sonnenstich:

„Während einer Bergwanderung in den Pyrenäen bemerkte ein 45-jähriger Bekannter, ein kräftiger und gesunder Mann, nach etwa achtstündigem Fußmarsch auf einer Höhe von über 2500 m gegen Nachmittag einen klopfenden Kopfschmerz. Es war ein wolkenloser Tag, die Sonne brannte kraftvoll vom Himmel. Mein Bekannter trug keine Kopfbedeckung und hat schon recht schütteres Haar, die Sonne konnte ihm also ungehindert auf den Kopf scheinen. Der Kopfschmerz fing ganz langsam an, wurde allmählich stärker und gegen 8 Uhr abends dann unerträglich, so daß er sich auf der Hütte an einen dunklen, kühlen Ort begeben, kühle Kompressen auf den Kopf legen und stillhalten mußte. Der Schmerz hörte aber nicht auf und wurde sogar schlimmer. Gott sei Dank hatte ich das Mittel dabei. Ich verabreichte ihm *Glonoinum* C 30 aus meiner Notfallapotheke, wiederholte es alle halbe Stunde, und nach 20 Minuten begannen die Schmerzen nachzulassen; zwei Stunden später konnte er zum Abendessen aufstehen; die verbliebenen Schmerzen hatten nach seiner Aussage nur ein Zehntel der Intensität der vorherigen.“

- **Amylenum nitrosum** (C 30, gleiche Dosierung): Nach Clarke und Pierre Schmidt ist das (aus Amylnitrit gewonnene) *Amylenum nitrosum* angezeigt bei Sonnenstich, der einhergeht mit starker Erweiterung der Gefäße, Rötung und klopfendem Gefühl im Kopf. In hoher Dosierung sind Nitroglycerin (*Glonoinum*) und Amylnitrit hervorragende gefäßerweiternde Mittel und besitzen daher bei Sonnenstich mit klopfenden Kopfschmerzen und intensivem Blutandrang homöopathische Heilwirkung. *Amylenum nitrosum* ist angezeigt, wenn ein *Sonnenstich mit* *starkem Blutandrang und klopfenden Kopfschmerzen* von einem Gefühl der *Ängstlichkeit* begleitet ist; *Glonoinum* hingegen ist eher angezeigt, wenn neben den klopfenden Kopfschmerzen ein Zustand der Verwirrung und Reizbarkeit vorliegt und sich die Kopfschmerzen in der Nähe einer Wärmequelle und durch Druck verschlimmern; sogar der Druck durch das Liegen auf einem Kopfkissen kann hier Beschwerden verursachen. Man vergleiche die Symptome mit denen von *Belladonna.*

- **Pulsatilla** (C 30 - C 200; ein oder zwei Gaben nach dem Sonnenstich): Das Krankheitsbild des Sonnenstichs von *Pulsatilla* paßt zur typischen Konstitution: hitzige Frauen, die keine geschlossenen und heißen Räume ertragen, frische Luft brauchen und bei Hitze in Ohnmacht fallen können; dabei Kopfschmerzen und Fieber ohne Durst; dies geht einher mit einem Gefühl der Beklemmung, Reizbarkeit und einem Bedürfnis nach Schutz, Gesellschaft und Trost, mit Neigung zu leichtem Ausbrechen in Tränen und Jammern, was charakteristisch für dieses Mittel ist.
- **Lachesis mutus** (C 30, gleiche Dosierung): Bei sehr empfindlich auf Sonne und sommerliche Hitze reagierenden Personen; klopfender Kopfschmerz (ähnlich dem Pulsieren des Herzens) und Trübung der Sehfähigkeit. Bei Personen, die sehr empfindlich gegen enge Kleidung sind, besonders an Hals und Bauch; die bei der geringsten Anstrengung Herzklopfen bekommen; Drang nach tiefem Seufzen haben; gerne langsam und aus einer gewissen Entfernung Luft zugefächelt bekommen; und durch sommerliche Hitze geschwächt sind.

  Noch stärker angezeigt, wenn der Betreffende die für *Lachesis* beschriebene Persönlichkeit aufweist: energische, zu Bluthochdruck neigende und hitzige Personen, die im Ausdruck redselig, ungestüm und schnell sind, eifersüchtig, mißtrauisch, verletzend und neidisch sein können; vor allem bei Frauen mit cholerischem Temperament, Sommersprossen und roten Haaren; bei Frauen während der Klimakteriums.

- **Natrium carbonicum** (C 30, gleiche Dosierung): Eines der Hauptmittel zur Behandlung von *Schwächegefühl durch sommerliche Hitze* und die Auswirkungen von Sonnenstich (vergleiche *Gelsemium sempervirens* und *Selenium*). Bei Konstitutionen, die nicht gern an der frischen Luft sind und körperliche und geistige Anstrengung lieber meiden. Ausgeprägte Schwäche infolge der Sommerhitze; Erschöpfung bei der geringsten Anstrengung, ob körperlich oder geistig; sind nach Fußmärschen dem Zusammenbruch nahe; bei chronischen Nachwirkungen von Sonnenstich. Kopfschmerz durch Sonnenstich, Sonnenbad oder Arbeit in der Nähe einer Wärmequelle; der Kopf fühlt sich sehr groß an, als würde er jeden Augenblick platzen (siehe auch *Glonoinum* und *Lachesis mutus*).

  In meiner Praxis habe ich mehrere Patienten mit dieser Symptomatik behandelt; hier ein ausgewählter Fall:

  „Eine 27-jährige Frau, Mutter von drei Töchtern, litt seit ihrer letzten Schwangerschaft im Sommer unter anhaltendem Schwächegefühl, vor allem in den heißesten Tagesstunden, was sie dazu zwang, die Sonne zu meiden und im Schatten Schutz zu suchen. Jede körperliche Anstrengung erschöpfte sie, sie dachte nur daran, sich hinzusetzen oder hinzulegen. Dieser Zustand der Schwäche war im Winter wesentlich leichter zu ertragen. Die Verabreichung von *Natrium carbonicum* C 200 brachte Besseirung. Ein Jahr darauf erlitt sie einen leichten Rückfall, der mit einer weiteren Gabe *Natrium carbonicum* 1 M, und einen Monat später mit 10 M, behandelt wurde. Die Symptome bessern sich, und eine zwei Jahre später durchgeführte Nachuntersuchung zeigte, daß sie die letzten beiden Sommer mit deutlich weniger Beschwerden zugebracht hatte.

- **Sol** (C 30 - 1M): Dieses Mittel wird gewonnen, indem man Saccharose der Wirkung konzentrierter Sonnenstrahlen aussetzt, die bis zu ihrer Sättigung mit einem Glasstab geschüttelt werden. Es handelt sich um ein sehr wenig bekanntes Mittel, das in sehr wenigen homöopathischen Handbüchern zur Ersten Hilfe besprochen wird. Im Jahr 1900 nannte Dr. John Henry Clarke dieses Mittel in seiner Materia Medica bereits als eines der wichtigsten bei Sonnenstich und Verbrennungen durch Sonneneinstrahlung; dabei stützte er sich auf die im Jahr 1880 von Swan vorlegte Prüfung. In jüngerer Vergangenheit erläuterte Dr. Donald Foubister 1988 in seinen *Tutorials on Homoeopathy* zehn klinische Fälle von Sonnenbrand (*Dermatitis solaris*), wobei auch auf die schädliche Wirkung der Sonne und anderer Strahlungsquellen eingegangen wird; drei Fälle behandeln die Nebenwirkungen der Strahlentherapie. Hier einige Beispiele für die Wirkung von *Sol* bei Sonnenbrand:[148]

„Ich behandelte einmal einen Mann, der sich in Ägypten während des Krieges eine Dermatitis solaris zugezogen hatte. Nicht-homöopathische Behandlung war ergebnislos geblieben. Nachdem offensichtlich angezeigte homöopathische Mittel mehr oder minder versagt hatten, seinen Zustand zu lindern, verschrieb ich *Sol* 1 M, worauf die Haut schnell wieder rein wurde. Im Laufe der folgenden drei Jahre hatte er drei Rückfälle, die mit jeweils einer Gabe *Sol* 1 M bereinigt werden konnten. Während der darauffolgenden vier Jahre hatte er keinerlei Beschwerden, danach verlor ich den Kontakt zu dem Patienten."

„Eine 26-jährige Italienerin litt an einer Dermatitis solaris, für die ihr ein italienischer Kollege mit sehr gutem Erfolg *Pulsatilla* C 200 verschrieben hatte. Als sie nach England zog, wiederholte ich bei erneutem Auftreten der Beschwerden *Pulsatilla*, ebenfalls mit guten Ergebnissen, aber sie mußte weiterhin jeden längeren Aufenthalt in der Sonne vermeiden. Nach drei Tagen täglicher Einnahme einer Einzelgabe von *Sol* C 30 hatte eine hervorragende und langanhaltende Wirkung."

„Ein siebenjähriger Junge bekam beim geringsten Aufenthalt in der Sonne einen Sonnenbrand, was in Großbritannien unge-

(148) Foubister, D., *Tutorials on Homoeopathy*. Beaconsfield, Bucks 1989, S. 146-147.

wöhnlich ist. Man verabreichte ihm einen Tag lang alle sechs Stunden insgesamt drei Gaben *Sol* C 200. Unter Beachtung einiger vernünftiger Vorsichtsmaßnahmen zog sich der Junge während des restlichen Sommers keinen weiteren Sonnenbrand zu. In den nächsten zwei Jahren wurde er zu Beginn des Sommers mit gutem Erfolg in derselben Weise behandelt; danach verlor ich den Kontakt zu ihm. Seitdem hat diese Verschreibung sehr viele Kindern und Erwachsenen Schutz gewährt."

*Sol* ist angezeigt bei Sonnenbrand (*Dermatitis solaris*), bei Sonnenstich mit heftig stechenden Kopfschmerzen, die bei jedem neuerlichen Aufenthalt in der Sonne schlimmer werden, und bei sonnenbedingter Bindehautentzündung; angezeigt zur Behandlung der schädlichen Auswirkungen von Sonnenallergien (Niesen, Nesselsucht) und der übermäßigen Einwirkung des Sonnenlichts: Sommersprossen, braunen Flecken im Gesicht und an den Händen sowie Formen von Erythem mit Hautabschuppung als Anfangsstadium von Schädigungen, die in eine Form von Hautkrebs umschlagen können.

Meiner Erfahrung nach hat die Verabreichung von *Sol* C 30 bei Verbrennungen durch Sonnenstrahlen immer rasche und gute Ergebnisse gebracht. Besonders bei ausgeprägten Erythemen, wie sie bei Kindern vorkommen können, und Menschen mit weißer Haut während der ersten Sommertage.

In homöopathischer Darreichungsform hat *Sol* schon die hartnäckigsten durch Sonnenstrahlung bedingten Erytheme beseitigen können. Ich gehe dabei so vor: in eine Mineralwasserflasche (0,5-1,5 Liter) werden 2-4 Globuli *Sol* C 30 aufgelöst. Davon nimmt der Patient alle 2-4 Stunden jeweils einen Eßlöffel ein, während die örtliche Behandlung durch Einmassieren in die Haut erfolgt. Mehrere Gaben *Sol* bringen rasche Linderung des Brennens und Juckens, lassen den Patienten einschlafen und ihn am nächsten Morgen ohne Erythem oder mit nur noch schwach ausgeprägten Spuren des Erythems aufwachen. Auf diese Weise wird auch die in diesen Fällen sehr häufige Hautablösung vermieden.

- **Antimonium crudum** (C 30, gleiche Dosierung): Eines der wirksamsten Mittel zur Behandlung der Auswirkungen von Hitze und Sonneneinstrahlung, vor allem wenn man viel geht und sich in der Sonne körperlich stark angestrengt hat. Bei Patienten, die *Ohnmachten durch sommerliche Hitze* erleiden können (wie *Ipecacuanha*). Patienten, die während einer Erkrankung schlecht gelaunt, sehr sentimental, in Schweigen versunken und reizbar sind und jede Form von Aufmerksamkeit ablehnen. Neigung zu Warzen, Ekzemen und Schwielen an den Fußsohlen. Ich konnte einmal einen sehr anschaulichen Fall für die Wirkung von *Antimonium crudum* miterleben:

  „Im Jahr 1986 bereiteten wir gerade einen Ausflug in die Pyrenäen vor, als einer unserer Reisegefährten, *Oriol*, plötzlich krank wurde. Er hatte leichtes Fieber (38,2° C), Schüttelfrost, litt unter Stimmlosigkeit, trockenem Husten, nächtlichen Erstickungsanfällen und Brennen im Hals, das sich beim Husten verschlimmerte. Am Tag zuvor hatte er bei sengender Hitze sehr anstrengende Gartenarbeit verrichtet, wobei ihm natürlich sehr heiß geworden war. Wie seine Mutter sagte, wurde er nach jedem Sommerausflug, bei dem er starker Sonne ausgesetzt war, krank und verlor die Stimme. Eine Einzelgabe *Antimonium crudum* C 200 half ihm, sich rasch wieder zu erholen. Am nächsten Tag ging es ihm wesentlich besser, und am Nachmittag konnten wir gemeinsam in Richtung Gebirge aufbrechen. Während des ganzen Ausflugs und auch beim Aufstieg ging es ihm blendend! Es war wirklich erstaunlich, wie gut er sich erholt hatte.“

- **Bryonia alba** (C 30, gleiche Dosierung): Bei Sonnenstich, der mit unerträglichen Kopfschmerzen und Schwindelgefühl einhergeht, sich *bei der geringsten Bewegung* und beim Versuch, aufzustehen *verschlimmert*.
- **Gelsemium** (C 30, alle 30 Minuten, 3-4 Stunden lang): Bei allgemeiner Erschöpfung mit geistiger Schwerfälligkeit, *Schweregefühl* in den Armen und Beinen, die kaum

bewegt werden können; der Patient wirkt wie gelähmt. Die Augenlider sind schwer, halb herabgesunken, kraftlos, die Schwäche der Augen kann zum Doppeltsehen (Diplopie) führen. Trockene, heiße Haut, *kein Durst.* Schaudern auf dem Rücken, Kopfschmerzen am Hinterkopf. Zustand völliger Entspannung der Muskeln, mit Schwächegefühl, Schwere und geringer Kraft zum Bewegen des Körpers. Vielgebrauchtes Mittel zur Behandlung der Auswirkungen von Hitze, aber nicht eigentlich ein Mittel gegen Sonnenstich. Die hitzebedingten Beschwerden mit Schwächegefühl sollten auch mit denen von *Natrium carbonicum* verglichen werden (wo das Schwächegefühl allgemeinerer Natur ist, sich auf die Energien auswirkt und nicht so sehr auf die Muskeln wie bei *Gelsemium*), bzw. mit dem sommer- und hitzebedingten Schwächegefühl von *Selenium* (eher angezeigt bei älteren Patienten, die - durch lange Krankheiten geschwächt - bei der geringsten körperlichen oder geistigen Anstrengung erschöpft sind und dann durch Sonne oder sommerliche Hitze zusammenbrechen können).

- **Cactus grandiflorus** (C 30, alle 30 Minuten, 3-4 Stunden lang): Bei schwerem *Sonnenstich mit heftigen, einschnürenden Kopfschmerzen*, als hätte der Patient ein Stahlband um den Kopf, das pausenlos auf das Gehirn drückt; als würde der Kopf jeden Moment zerplatzen; Besserung durch Druck und Verschlimmerung durch Lärm und Licht. Der Patient hat Angst vor dem Sterben; er hält seine Krankheit für unheilbar. Trübung der Sehfähigkeit und Geräusche im Ohr mit Verminderung des Hörvermögens. Bei Sonnenstich mit Nasenbluten (Epistaxis).
- **Veratrum viride** (C 30, alle 20-30 Minuten, 2-3 Stunden lang): Sonnenstich mit starkem Blutandrang im Gehirn, besonders an der Schädelbasis, *einem Gefühl der Völle im Kopf, heftigem Pulsschlag und Überempfindlichkeit* gegen Geräusche und Doppeltsehen oder beeinträchtigter optischer Wahrnehmung (siehe *Gelsemium* und *Glonoinum*). Ange-

zeigt bei plethorischen Personen mit Neigung zu Blutwallung. Die Schmerzen sind heftig, klopfend, treten unvermittelt auf und werden begleitet von Zuckungen, Delirium, Blutandrang im Gesicht und kaltem, klebrigem Schweiß. Heftiger Pulsschlag im ganzen Körper, der Puls wirkt hart wie Eisen.

- **Theridion** (gleiche Dosierung): Nachwirkungen von Sonnenstich, mit unerträglich heftigen Kopfschmerzen, die einhergehen mit Übelkeit und Erbrechen; das kleinste Geräusch stört; Kopfschmerzen im Stirnbereich, mit intensivem, dumpfem Druck hinter den Ohren; beginnt man sich zu bewegen, setzt Kopfschmerz ein. *Sehr empfindlich auf Geräusche und Erschütterungen, Verschlimmerung beim Schließen der Augen.* Auch ein Mittel zur Behandlung von Übelkeit bei Autofahrten und Seekrankheit, wenn die beschriebenen Modalitäten entsprechend sind.
- Bei *Sonnenstich* kann man auch andere Mittel wie **Arnica montana**, **Aconitum napellus**, **Camphora**, **Carbo vegetabilis**, **Iodium**, **Opium** und **Veratrum album** in Erwägung ziehen.
- **Carbo vegetabilis** ist angezeigt bei sehr schwerwiegenden Fällen von Sonnenstich, wenn ein möglicherweise schon geschwächter und entsprechend prädisponierter Patient einen kalten Körper und eiskalte Extremitäten hat, ausgeprägtes Schwächegefühl, Schwindel und Auftreibung des Bauches vorliegen und nach Kopfschmerzen Übelkeit, Durchfall, Schüttelfrost sowie hitzebedingter Schnupfen und Husten.
- Wie deutlich wurde, gibt es mehr als zehn wichtige Mittel zur Behandlung von Sonnenstich. Zur Beurteilung der Symptome im Gesamtbild und nach der Konstitution des jeweiligen Patienten wird deshalb auf die Materia medica verwiesen. Keinesfalls sollte man **Belladonna** vergessen.

## 3. 5. Radioaktivität und Stromschlag

### Radioaktive Strahlung

Die über die letzten Jahrzehnte weltweit immer wieder aufgetretenen Störfälle in Atomkraftwerken, oberirdische Atomtests und der Atombombenabwurf von Hiroshima und Nagasaki zeigen, wie real die Gefahr radioaktiver Verstrahlung noch immer ist. Zur Behandlung dieses Unfalltyps wurden Versuchsreihen mit verschiedenen homöopathischen Mitteln durchgeführt, unter denen besonders *Phosphorus*, *Uranium nitricum* und *Radium bromatum* zu nennen sind.

- **Phosphorus** (30 oder 200 *Korsakow*; unmittelbar nach einem Unfall, dann alle 3-4 Stunden, während der nächsten 24 Stunden in Wasser gelöst): Die auftretenden Symptome genau beobachten und das entsprechende Mittel auswählen. Diese Fälle müssen von einem erfahrenen Homöopathen behandelt werden; periodische Nachuntersuchungen der klinischen und der Blutwerte sind unerläßlich.
- Mittel wie **Uranium nitricum** und **Radium bromatum** erwägen, vor allem zur Behandlung der chronischen Folgen.
- **Radium bromatum**: Angezeigt zur Behandlung gesundheitlicher Schäden durch radioaktive Verstrahlung und Röntgenstrahlen. Die Nützlichkeit dieses Mittels konnte in einer Reihe von klinischen Versuchen nachgewiesen werden. Von Autoritäten wie FOUBISTER und CLARKE empfohlen. In seiner Materia medica liefert CLARKE eine ausführliche Schilderung seiner Erfahrungen mit dem Mittel, mit dem er selbst Experimente durchgeführt hat. Er schreibt[149]: „Daß *Radium*, wie die Röntgenstrahlen, Krebs sowohl verursachen als auch heilen kann, ist eine dokumentierte Tatsache; auch Fälle von ekzematöser Dermati-

(149) Clarke, J. H., *Der Neue Clarke*. Bielefeld, 1994, Bd. 8, S. 4636 und 4649.

tis der Hände, die durch *Radium* und *Röntgenstrahlung* verursacht wurden, verschwanden in der Prüfung."

## Die Folgeerscheinungen eines radioaktiven Störfalls

Von großem Interesse ist die von den russischen Autoren Vasiljewa und Sachartschenko im *Br Hom J* (April 1992) vorgelegte Studie über die homöopathische Behandlung von 54 Kindern, die der Strahlung durch den radioaktiven Störfall von *Tschernobyl* im April 1986 ausgesetzt waren[150]:

„*Ergebnisse:* Die Therapie verringerte innerhalb eines Jahres die Häufigkeit des Auftretens von Infektionen der oberen Atemwege um 72% und von chronischer Mandelentzündung um 18%. Das Auftreten von Cholezystitis-Cholangitis ging um 56% zurück. Auch Kopfschmerzen traten wesentlich seltener auf.
Zahlreiche Eltern führten an, daß die homöopathische Behandlungsmethode der konventionellen Behandlung überlegen sei, die die Kinder zuvor erhalten hatten. Die Eltern stellten eine beträchtliche Besserung des allgemeinen Gesundheitszustandes, der Arbeitsfähigkeit, des Appetits und des Schlafes fest und ein Verschwinden von Asthenie.
Wir analysierten die Häufigkeit, mit der homöopathische Arzneimittel verschrieben wurden. Es stellte sich heraus, daß die beobachteten Kinder am häufigsten *Cina* verschrieben bekamen (46%), die am zweit häufigsten benutzte Präparation war *Calcarea carbonica* (24%) die dritthäufigste *Silicea* (20%).
Letzten Juni begleiteten wir eine Gruppe der Kinder, die unter meiner Beobachtung gestanden hatten auf einer Ferienreise nach Holland.
Wir stellten mit Zufriedenheit fest, daß sich die mit Homöopathie behandelten Kinder sehr gut an das andere Klima und die neue Umgebung anpaßten. Die nicht homöopathisch behandelten Kinder hingegen bekamen Erkältungen, einige von ihnen litten ziemlich während der Reise. Wir mußten sie wegen Hidroadenitis [Entzündung der Schweißdrüsen], Atemwegser-

(150) Vasilyeva, L.G., Zakharchenko, G.A., The Children of Chernobyl and China. Chance or regularity? *Br Hom J*, April 1992; 81: S. 75-77.

krankungen, akuter Bronchitis, follikulärer Mandelentzündung und Dyskinesie des Gallensystems behandeln."

## Strahlentherapie, Strahlenunfälle und Verbrennungen durch Röntgenstrahlung

Die Nebenwirkungen einer Strahlentherapie können sehr unangenehm sein; in manchen Fällen können die Schädigungen durch falsch eingesetzte Strahlung sogar zum Tode führen. Durch Röntgenstrahlung ausgelöste Verbrennungen, die sowohl infolge von Strahlentherapie als auch beim medizinischen Personal (Medizinern der alten Schule) durch übermäßigen Kontakt mit Röntgenstrahlung auftreten können, führen zu schweren Fällen von *Dermatitis*, manchmal sogar bis zum *Hautkrebs*. Das homöopathische Arzneibuch enthält Mittel, die zur Behandlung dieser Schadwirkungen besonders angezeigt sind. Unter ihnen nennen wir besonders *Phosphorus*, *X-Ray*, *Sol*, *Radium bromatum*, *Fluoricum acidum* und *Cadmium sulphuratum*.

- **Phosphorus** wurde zusammen mit *Radium bromatum* bereits im Abschnitt zur radioaktiven Strahlung besprochen. Beide sind sehr hilfreiche Mittel in der Behandlung von Röntgenschäden, insbesondere bei Dermatitis und Verbrennungen.

  In meiner eigenen Praxis konnte ich beobachten, daß *Phosphorus* mit die besten Eigenschaften zur Behandlung von Schäden durch Röntgenstrahlung aufweist. Dies belegt die Ähnlichkeit der beiden und weist *Phosphorus* als eines der geeignetsten Mittel bei Verletzungen durch Röntgenstrahlung aus. Hier zwei im Krankenhaus behandelte Fälle, die die Interferenz der Röntgenstrahlung mit *Phosphorus* anschaulich darlegen:

  „Ein 23-jähriges Mädchen, das bereits seit vielen Jahren an Migräne mit neurologischen Anfangssymptomen litt (Parästhesie der rechten Seite und Trübung der Sehfähigkeit), begann eine Behandlung mit *Phosphorus* C 30; nach 24 Stunden waren die Schmerzen verschwunden. Nach vier Tagen führte man eine axiale Computertomographie des Gehirns durch, um Ursachen wie Gefäßerweiterungen oder Tumore auszuschließen. Das Ergebnis war negativ. Am Tag nach dieser Untersuchung aber trat die Migräne wieder mit ungekannter Heftigkeit auf. Die Verabreichung einer weiteren Gabe *Phosphorus* senkte den Schmerz, allerdings nicht mit der Schnelligkeit und Wirksamkeit der ersten Gabe. Um den Anfall schließlich ganz zu lösen, war eine Gabe C 200 nötig. Der Heilungsverlauf war sehr gut, so daß nach zwei Monaten nur eine Gabe 10 M wiederholt werden mußte; während der folgenden drei Jahre traten keine weiteren Anfälle auf."

„Eine 19-jähriger, schlanker und hochgewachsener junger Mann zog sich eine linksseitige Bronchopneumonie zu, mit hohem Fieber, starkem Durst und dem charakteristischen Zustand von Angst und Unruhe, das das Mittel *Phosphorus* angezeigt machte, welches dann in der Potenz C 30 und in Wasser gelöst verabreicht und alle sechs Stunden wiederholt wurde. Am folgenden Tag war das Fieber von 39,2 auf 37,3° zurückgegangen, der Schmerz im Brustfell hatte sich wesentlich gebessert und auch sein Allgemeinzustand entwickelte sich positiv. Nach 48 Stunden schien mir eine Röntgenaufnahme des Thorax angezeigt, um zu prüfen, wie sich die Verdichtung entwickelt hatte. Am Tag nach den Röntgenaufnahmen (frontal und im Profil), bekam der Patient erneut Fieber (38,8° C), es kam auch wieder zu Schmerzen im Brustfell und zu Unwohlsein. Ich mußte die - ebenso in Wasser gelöst wiederholte - Potenz auf C 200 steigern, um nach drei Tagen den Rückfall überwinden zu können. Die Gesundung verlief langsamer als nach den ersten Mittelgaben."

Derartige Fälle belegen für mich die antdotierende Wirkung von Röntgenstrahlen auf den Verlauf einer homöopathische Therapie, besonders wenn der Patient auf *Phosphorus* anspricht; gleichzeitig ist *Phosphorus* aber auch eines der am besten geeigneten Mittel zur Behandlung von Röntgenschäden.

- **Radium bromatum**: Hat sich bei der Behandlung von Dermatitis durch Röntgenstrahlen als hilfreich erwiesen; hierzu ein Fall wie in CLARKE in seiner Materia medica schildert[151]:

„Ein Mädchen, das in der Röntgenabteilung des Krankenhauses arbeitete, mit dem er in Verbindung steht, bekam Dermatitis an der rechten Hand und an den Fingern. Es wurde ohne Erfolg eine Salbe verschrieben, und es erschienen Risse auf der Haut. Auf Herrn *Pierreponts* Vorschlag wurden zwei Gaben von *Radium bromatum* C 30 verabreicht, eine am Morgen und eine am Abend. Am nächsten Tag bekam die Patienten ein Exanthem, den die Oberin fälschlicherweise für Masern hielt, die Augen tränten, die Finger waren sehr wund, und sie fühlte sich sehr krank. Am folgenden Tag war das Exanthem verschwunden, und sie fühlte sich gesund. Der Zustand der *Finger war nun besser*, und sie heilten ziemlich gut ab, bis auf ein wundes Gefühl, das nach Waschen zurück blieb."

- **X-Ray**: Wirkt als Gegenmittel bei Schäden durch Röntgenstrahlung. Angezeigt bei trockenem, juckendem Ekzem; Erythem um die Nagelwurzel; trockener und faltiger Haut mit schmerzhaften Rissen; warzenartigen Wucherungen mit Verdickung der Nägel; schwer heilenden Wunden (z.B. offenen Wunden nach Verbrennungen), was im Gesamtbild an die bekannten Schädigungen erinnert, die Ärzte an den Händen erleiden, wenn sie sich ohne entsprechenden Schutz jahrelang in der Radiologie der Röntgenstrahlung aussetzen. Auch zu Anämie und Leukämie kann es kommen; besonders häufig in Mitleidenschaft gezogen werden auch die Geschlechtsdrüsen - Sterilität, Atrophie von Hoden und Eierstöcken; sehr heftige Schmerzen. Die Potenz C 30 oder C 200 kann hier mehrmals wiederholt zur Verwendung kommen; der Heilungsverlauf muß sorgfältig überwacht werden.
- **Fluoricum acidum**: Von FOUBISTER in den *Tutorials*[152] als Mittel zur Behandlung von Röntgenschäden vorgeschlagen und sogar noch höher bewertet als *Phosphorus. Fluoricum acidum* wirkt besonders gut bei Verletzungen der

(151) Clarke, J. H., *Der Neue Clarke*. Bielefeld, 1994, Bd. 8, S. 4635 f.
(152) Foubister, D., *Tutorials on Homoeopathy*. Beaconsfield, Bucks 1989; S. 196.

Haut, die einhergehen mit Jucken, intensiver Rötung und Verschlimmerung durch örtliche Wärme. Dermatitis mit Neigung zur Verdickung der Haut, mit kleinen Rissen und Erweiterung der Adern.

- **Sol**: Ebenfalls von FOUBISTER stammt ein sehr interessanter Bericht über den Einsatz dieses Mittels zur Behandlung von Röntgenschäden. Wie schon im Abschnitt über Sonnenstich dargelegt, wurde *Sol* zur Behandlung der Folgeerscheinungen der Radio- und Kobalttherapie eingesetzt, nachdem man folgende aufschlußreiche Beobachtung gemacht hatte: manche Patienten reagierten nach einer Strahlentherapie so empfindlich auf Sonneneinstrahlung, daß sie sich dieser nicht einmal für kurze Zeit aussetzen konnten. FOUBISTER schreibt:[153]

„Einer sechzigjährigen Patientin bekam einen künstlichen Darmausgang als man einen bösartigen Tumor aus dem Dickdarm entfernte. Sie war zur Nachsorgebehandlung bei mir, und fünf Jahre nach der Operation ging es ihr recht gut. Danach verschlechterte sich ihr Allgemeinzustand, obwohl sorgfältige Untersuchungen kein Wiederauftreten einer Wucherung ergaben. Sie bekam eine Strahlentherapie, wonach sie feststellte, daß sie auch nicht die geringste Sonne vertrug, wobei sie so lange sie denken konnte immer gerne in der Sonne gebadet, auch in der Zeit nach der Operation. Ich verschrieb ihr täglich eine Gabe *Sol* C 30 für drei Tage; und das Ergebnis war hervorragend. Diese Behandlung mußte einige Monate später wiederholt werden und ebenso bei späteren Gelegenheiten nach Strahlentherapien, ebenfalls mit gutem Erfolg. Sie starb mit 80 Jahren.
Dies brachte mich dazu, *Sol* C 30 routinemäßig gegen die Nebenwirkungen der Strahlentherapie zu verschreiben, wobei ich im Abstand von je zwei Stunden drei Gaben verabreiche; entweder direkt nach einer Bestrahlung oder je nach dem, zu welcher Tageszeit die Bestrahlung erfolgt war. Patienten, die sich bereits früher einer Strahlentherapie unterzogen hatten, bezeichneten die Behandlung mit *Sol* als äußerst wirksam."

(153) ebd. S. 147-148.

Weitere Angaben finden sich in FOUBISTERS *Tutorials on Homoeopathy*, wo auch andere Anwendungen geschildert werden (Strahlentherapie zur Behandlung von Morbus Hodgkin, Kobalttherapie im Zusammenhang mit einer Mastektomie sowie Auswirkungen verschiedener Strahlentypen in der Strahlendiagnose).

- **Cadmium sulphuratum**: Dieses Mittel wurde von GRIMMER zusammen mit *Phosphorus* als Gegenmittel bei Verbrennungen durch Strahlentherapie empfohlen. Charakteristisch für die Hautverletzungen ist ein sehr starkes und wolllüstiges Jucken, besonders nachts, das sich durch Kratzen bessert; die durch die Verbrennung entstandenen Hautschäden neigen zum Abschuppen, mit aufgesprungener Haut und schmerzhaften, feuchten Rissen, die eitern; sie können auch auf Herpeswunden auftreten. Außerdem meist Verschlechterung durch Sonneneinstrahlung.

### Elektroschock, Atemnot und Blindheit durch Blitzschlag

Ein schwerwiegender medizinischer Notfall, bei dem äußerst rasch gehandelt werden muß. Bei Atem- oder Herzstillstand sofort folgende Maßnahmen durchführen:

- **Herz-Lungen-Wiederbelebung**, zudem Verabreichung folgender Mittel (unter die Zunge):
- **Nux vomica** (30 oder C 200): Sofort unter die Zunge legen, auch wenn der Verunglückte bewußtlos ist.
- Es sollten auch andere für Scheintod typische Mittel wie **Opium** berücksichtigt werden.
- *Liegt kein Herz- und Atemstillstand vor*, gebe man: **Phosphorus** (C 30, während der ersten 2-3 Stunden alle 15-30 Minuten).

# 4. Höhenkrankheit

## Gesundheitliche Beschwerden in hochgelegenen Regionen

### Zur Einführung[154]

Seit Mitte des 17. Jahrhunderts, als z.B. der *Mont Blanc* aufhörte, ein unerforschter und namenloser Gipfel in den topographischen Werken seiner Zeit zu sein, setzte ein langsames Umdenken ein: der Mensch begann damit, Berge als mehr denn bloße Hindernisse in der Landschaft zu betrachten. Eine dem Kennenlernen und der Erforschung der Bergwelt zuwiderlaufende Geisteshaltung läßt sich schon in römischen Chroniken ablesen, z.B. bei Titus Livius, der die Alpen als „tückisch und kalt“ bezeichnet. Aber Forscher- und Abenteuerlust trieben den Menschen schließlich doch dazu, das sichere Leben im Tal und die Geborgenheit des Familienlebens gegen die Gefahr, die Mysterien und die Härte des Gebirges einzutauschen, bis schließlich auch die höchsten und abgelegensten Gipfel erklommen waren. Damit wird das Gebirge dann zum Symbol des nie Erreichbaren, dem Refugium der Götter, zur einer magisch anziehenden, packenden Herausforderung für den Menschen, der sich mit all seinen Ängsten und Schwächen dem Berg, und damit letztlich auch sich selbst stellt.

So ist es auch nicht verwunderlich, daß gerade im Gebirge Ekstase und Schmerz, Jubel und die Qualen der Erschöpfung nah beieinander liegen. Daneben gilt es aber auch ein weiteres Hindernis zu überwinden: den *Sauerstoffmangel.*

Wie die meisten Säugetiere ist auch der Mensch vom Sauerstoff unbedingt abhängig. Die jähe Abnahme der Sauerstoffkonzentration in seiner Atemluft führt zu empfindlichen Störungen seiner geistigen und körperlichen Mechanismen.

(154) Mateu, M., *Contribució a l'estudi de la patologia d'alta muntanya.* Dissertation. Universidad Autónoma de Barcelona, 1993.

Eine unvorhergesehene Unterbrechung der Sauerstoffversorgung hat nach sechs Minuten irreversible Hirnschäden zur Folge, wenig später den Tod. Um die höchsten Gipfel der Erde erklimmen zu können, müssen sich die Bergsteiger einem langsamen Akklimatisierungsprozeß unterwerfen, um ihren Körper an die niedrigen Sauerstoffkonzentrationen zu gewöhnen. Das Erreichen dieses Ziels läßt sich mit einer Art Kurzzeitvisum vergleichen: es zwingt zu einem raschen Aufstieg auf den erträumten Gipfel, und gleich danach zu einem noch schnelleren Abstieg.

*Kein menschliches Wesen kann auf unbegrenzte Zeit oberhalb von 5.800 Metern überleben* (HEATH und WILLIAMS[155]). Schon auf wesentlich geringeren Höhen kann der Sauerstoffmangel unzureichend akklimatisierten Bergsteigern Probleme bereiten. Die Kenntnis der Alarmsymptome und der Richtlinien für die Akklimatisierung ist die beste Vorsorge und trägt zu einer rascheren und wirksameren Behandlung eventueller Unfälle bei.

## Die Höhengrade und ihre Definition

Man hat verschiedene Höhengrade innerhalb folgender Grenzwerte definiert:

- *Große Höhe:* Die betreffende Zone liegt oberhalb von 3000 Metern über dem Meeresspiegel. Ab diesem Grenzwert lassen sich höhenbedingte Auswirkungen allgemeiner Art feststellen.
- *Extreme Höhe:* Beginnt definitionsgemäß ab 5800 Metern, der Obergrenze von dauerhaft vom Menschen bewohnten Gebieten (HEATH und WILLIAMS[156]). Ab dieser Höhe gilt menschliches Leben auf Dauer als nicht mehr möglich.

(155) Heath, D., Williams, D.R., *High-Altitude Medicine and Pathology*. London: Butterworths, 1989; S. 304.
(156) ebd. S. 7.

## Erste Beschreibungen der Höhenkrankheit

Die erste Beschreibung der Höhenkrankheit kann etwa auf das Jahr 326 v. Chr. datiert werden, als PLUTARCH[157] in seinem biographischen Werk *Von großen Griechen und Römern* die Erlebnisse der Expedition ALEXANDERS DES GROSSEN auf dem Weg nach Indien beschreibt. In der Passage, die die Überquerung des Hindukusch schildert, heißt es wörtlich: „die größten Gefahren jedoch lagen in der mangelnden Verpflegung und der dünnen Luft."

Später beschrieb KU PAN die Symptome bei den ersten Reisenden auf der Seidenstraße, bei der Durchquerung der engen Schluchten des Karakorum-Gebirges (zwischen China und dem heutigen Afghanistan). Sein Bericht schildert die Reiseroute des Offiziers Too Kin in den Jahren 37 bis 32 v. Chr. (WYLIE[158]):

> „Danach kommt man zum Gebirge der Großen und der Kleinen Kopfschmerzen, zum Roten Land und zu den Heißen Anhöhen. Diese brachten die Männer so in Hitze, daß ihre Gesichter bleich wurden, sie Kopfschmerzen bekamen und sich schließlich übergeben mußten."

GILBERT[159] hat den Text der Reiseschilderung analysiert. Er vermutet, daß es sich beim „Gebirge der Großen Kopfschmerzen" um den Kilik-Paß (4830 m) im Karakorum (im äußersten Norden Pakistans) handelt und beim „Gebirge der Kleinen Kopfschmerzen" um den in China gelegenen Ulugh-Rabat-Paß (4200 m).

Etwa vierhundert Jahre später entsteht ein spannender Reisebericht, der die erste Erwähnung eines höhenbedingten Lungenödems enthält: Bei der Überquerung des Kaschmir-

(157) Plutarch, *Von großen Griechen und Römern*. ('Alexander und Caesar'), München 1991.
(158) Wylie, A., Notes on the Western Regions. Translated from the 'Tseen Han Shoo Nook 96, pt. 1'. *J R Anthrop Inst 1881*;10: 20-73.
(159) Gilbert, S.L., The first documented report of mountain sickness: The China or Headache Mountain story. *Respir Physiol* 1983; 52: 315-326.

Gebirges verliert der chinesische Mönch FÂ HSIEN einen seiner Reisegefährten, nachdem diesem beim Aufsteig auf einen sehr hohen Bergkamm Schaum aus dem Mund getreten war (GILBERT, ebd.).

Ungefähr 1600 Jahre nach dem Bericht von TOO KIN schreibt der Jesuit JOSÉ DE ACOSTA in seinem Werk über die Neue Welt (1590)[160] einen schon zum Klassiker gewordenen und gut dokumentierten Bericht über die Höhenkrankheit. ACOSTA konnte die Symptome bei einer Andenüberquerung an sich selbst beobachten:

> „Ich bekam so furchtbare Kopfschmerzen daß ich meinte, ich müsse bald vom Pferde sinken und zu Boden fallen... gleich darauf wurde mir sehr übel und ich erbrach mich so heftig, daß ich zwischendurch meinte, jetzt sei's um meine Seele geschehen..."

Das „goldene Zeitalter" des alpinen Bergsteigens dauerte von 1854 bis 1875. Während dieser Zeit reisen Abenteuer aus aller Welt an und versuchen sich an den höchsten Gipfeln. WHYMPER[161], dem im Jahr 1892 die Erstbesteigung des Matterhorns gelang, wandelte dreihundert Jahre nach JOSÉ DE ACOSTA in den Anden auf dessen Spuren. Auch er beschreibt die am eigenen Körper erfahrenen Anfälle sehr heftiger Kopfschmerzen, ein beträchtliches Ansteigen des Pulses und „ein unbeschreibliches Gefühl des Unwohlseins, das meinen ganzen Kopf überkam", während er sich „um die unbedingte Notwendigkeit nach ausreichender Atemluft sorgte". Ebenfalls von Interesse ist einer der ältesten Hinweise auf das Phänomen der Akklimatisierung, als er schreibt, er hätte sich „ein wenig an den niedrigen Luftdruck" gewöhnt.

RAVENHILL[162] vermerkt im Jahr 1913, daß sich die Höhenkrankheit auf zweierlei Arten manifestieren kann, die beide

(160) Acosta, J. de, *Historia Natural Natural y Moral de las Indias.* Sevilla: 1590.

(161) Whymper, E., *Travels among the Great Andes of the Equator.* London: Murray, 1892: S. 366-384.

(162) Ravenhill, T., Some experiences of mountain sickness in the Andes. *J Trop Med Hyg* 1913; 16: S. 314-320.

schwerwiegend sind und in Einzelfällen tödlich verlaufen können: die mit Blutandrang in der Lunge einhergehende Form betrifft das Herz; die das Gehirn betreffende zieht das Nervensystem in Mitleidenschaft. Im Jahr 1925 veröffentlicht BARCROFT weitere, ebenfalls als ausgezeichnet geltende Beschreibungen über die Höhenkrankheit[163]. Im Jahr 1960 liefert HOUSTON eine ausführlichere Beschreibung höhenbedingter Gehirn- und Lungenödeme[164] und legt 1975 zusammen mit DICKINSON fünfzehn Fälle vom höhenbedingtem Gehirnödem vor[165].

Aber werfen wir noch einen Blick auf *eine der ältesten und dramatischsten Beschreibungen der Höhenkrankheit* in ihrer schweren Form (Lungenödem). Sie stammt von GUGLIELMINETTI (1891) und beschreibt das tragische Ende des jungen, kräftigen Arztes DR. JACOTTET aus Chamonix, der von der Idee besessen war, die Höhenkrankheit an sich selbst zu beschreiben. Ehrgeizig und unvorsichtig verbrachte er längere Zeit auf der *Vallot-Hütte* (4300 m) in der Nähe des Gipfel des *Mont Blanc* in dem Glauben, er könne durch pure Willenskraft von der Höhenkrankheit verschont bleiben. Die Autopsie zeigte ein „sehr großes Lungenödem" (Mosso[166], 1898):

> „Am 1. September, nach einem Ruhetag auf der Hütte, schien es *Jacottet* besser zu gehen als am Anfang. Er stieg zum Gipfel hoch, wo er eine Stunde lang blieb; dann kehrte er zur Hütte zurück. Nachts schlief er nicht und hustete viel. Beim Frühstück klagte er über Kopfschmerzen und fehlenden Appetit. Am Morgen

(163) Barcroft, J., Lessons from high altitudes. In: *The Respiratory Function of the Blood.* Cambridge, London: Cambridge University Press, 1925.

(164) Houston, C.S., Acute pulmonary edema of high altitude. *New Engl J Med* 1960; 263: 478-480.

(165) Houston, C.S., Dickinson, J., Cerebral form of high altitude illness. *Lancet* 1975; ii: 758.

(166) Mosso, A., *Life of Man in the High Alps.* London: T. Fisher Unwin, 1898: 179, in Houston, C., *Going High. The Story of Man and Altitutde*, Charles Huston and The American alpine Club. Burlington, Vermont, 1980, S. 107.

schrieb er einen Brief an seinen Bruder in Wien, in dem er anmerkte, daß er eine so schlechte Nacht verbracht hatte, wie er sie nicht einmal seinem ärgsten Feind wünsche. Diese Beschwerden steigerten sich so sehr, daß Imfeld ihm zum Abstieg nach Chamonix riet, was er jedoch ablehnte. Er schrieb noch einen weiteren Brief an einen seiner Freunde, in dem er diesem sagte, daß er aufgrund quälender Beschwerden nicht ausführlich schreiben könne, daß er wie die anderen an Höhenkrankheit leide; er wolle jedoch die Auswirkungen des niedrigen atmosphärischen Drucks untersuchen und sich akklimatisieren. Dies war leider sein letzter Brief. Später warf er sich, vor Kälte zitternd, auf sein Bett. Am 2. September... wirkte er wie gelähmt und begann zu phantasieren. Man gab ihm Sauerstoff zu atmen, aber ohne Erfolg. Seine Atmung war sehr oberflächlich (60-70 pro Minute), der Puls unregelmäßig (zwischen 100 und 120), die Temperatur 38,3° C an. Gegen 6 Uhr abends hörte er plötzlich auf zu reden, wurde schlaftrunken und dann begann sein Todeskampf. Sein Gesicht wurde bleich, und gegen 2 Uhr morgens hauchte er in jener Gletscherhütte sein Leben aus, ein Opfer seiner Hingabe an die Wissenschaft, wie ein Soldat auf dem Feld der Ehre.
Die von *Dr. Wizard* durchgeführte Untersuchung des Leichnams ergab, daß *Dr. Jacottet* an einer Broniolitis mit Lobulärpneumonie gestorben war. Unmittelbare Todesursache war vermutlich ein erstickender Katarrh begleitet von akutem Lungenödem.“

Nach Aufassung der Experten, die den Fall später untersuchten, handelte es sich wahrscheinlich um ein höhenbedingtes Lungenödem mit klinischen Elementen eines Gehirnödems.

## Akklimatisierung

### Das plötzliche Erreichen großer Höhen und seine Auswirkungen auf den Organismus

Gelangt man durch Flüge in Sportflugzeugen, Hubschraubern oder den Aufstieg in einem Fesselballon plötzlich in große Höhen - über 6000 m über dem Meersspiegel -, kann es bei zuvor nicht akklimatisierten Personen innerhalb weniger Minuten zu Bewußtlosigkeit kommen, bei längerem Aufenthalt in entsprechender Höhe oder Fortsetzung des Aufstiegs sogar zum Tode (Heath und Williams[167] 1989).

- Von *1200-3000 m:* Verschlechterung der Sehfähigkeit bei Nacht.
- Von *3000-4600 m:* Erhöhte Atemfrequenz, stark beschleunigte Herztätigkeit (Tachykardie).
- Von *4600-6100 m:* Ermüdung, Ermattung, Kopfschmerzen, Schläfrigkeit und eine Euphorie ähnlich der nach starkem Alkoholgenuß; Veränderungen der Sehfähigkeit; verminderte Urteilskraft, Nachlassen des Gedächtnisses; verlangsamte Reaktionsfähigkeit; Veränderung der Muskelkoordination, Unfähigkeit exakte Bewegungen auszuführen.
- Von *6100-7000 m:* Bewußtlosigkeit; Aussetzen des Atmungszentrums; Zuckungen und Tod. Ab einer Höhe von 6100 m kann man innerhalb von 10 Minuten das Bewußtsein verlieren, während dies auf 8840 m in nur 2 Minuten geschehen kann (Milledge, 1975[168]).

***Hierzu ein paar Erfahrungswerte:***

- Die 1980 durchgeführte katalanische Expedition *Africa en globo* („Afrika im Fesselballon"), bei der das Vulkangebiet von Ruanda bis Zaire überflogen wurde, hielt sich einmal eine Stunde lang auf einer Höhe von 6200 m, ohne daß die Teilnehmer das Bewußtsein verloren. Lediglich ein Schwindelgefühl schon bei geringer Anstrengung, Verlangsamung der Reaktionsfähigkeit und des Denkvermögens waren festzustellen. Die Teilnehmer der Expedition hatten sich zuvor durch Trainingsflüge auf ca. 2000 m über dem Meeresspiegel und Übernachtungen auf 1000 m akklimatisiert. Stabilisierend wirkte sicher auch die Tatsa-

(167) Heath, D., Williams, D.R., *High-Altitude Medicine and Pathology*. London: Butterworths, 1989; S. 309 f.
(168) Milledge, J.S., Physiological effects of hypoxia. In: Clarke, C., Ward., M., Williams, E. (Hrsg.), *Mountain Medicine and Physiology*. London: Alpine Club, 1975: S. 73.

che, daß hier ein riesiges, sauerstoffspendendes Waldgebiet überflogen wurde (Lladó[169]).

- Glaisher stieg im Jahr 1862 in einem Fesselballon auf eine Höhe von 7990 m und bemerkte dabei Herzklopfen, Zyanose an den Lippen und der Haut sowie ein Schwindelgefühl. Ein paar Monate später stieg er auf 12.180 m - er wurde bewußtlos, aber überlebte.
- Gray stieg 1927 mit seinem Ballon auf 12.940 m. Stunden später landete der Ballon, Gray war tot.

Um überhalb von 3.500-4.000 m gelegene Berggipfel besteigen zu können, muß der Körper durch vorherige Akklimatisierung also erst langsam auf die niedrigen Sauerstoffkonzentration vorbereitet werden.

### Symptome und Charakteristiken

1) Die *Höhenkrankheit* besteht in einer durch den Rückgang des atmosphärischen Druckes bedingten Reihe von Beschwerden, unter denen bestimmte Personen auf Höhen oberhalb von 2.500 m zu leiden haben. Die Symptome tauchen in dem Maße auf, wie die dem Blut zur Verfügung stehende Sauerstoffmenge zurückgeht und sind proportional zur Höhe und zur Schnelligkeit, mit der die entsprechende Höhe erreicht wird.

- Das häufigste Symptom sind *Kopfschmerzen* (87%), gefolgt von *Schwäche*, *Schlaflosigkeit*, *Appetitlosigkeit* (Anorexie), *Übelkeit* und *Atemnot* (zwischen 28 und 31%).
- Von den Symptomen betroffen sind etwa *37%* aller Personen, die auf Höhen über 5.000 m steigen. Zieht man allerdings die Möglichkeit in Betracht, daß eine bestimmte Person im Laufe ihres Lebens mehrmals solche Gipfeltouren unternimmt, erhöht sich die Wahrscheinlichkeit auf *70%*.
- Jüngere Personen (14-20 Jahre) sind anscheinend stärker und bereits bei geringeren Höhen betroffen.

(169) Persönlicher Bericht des Expeditionsteilnehmers J.M. Lladó aus Igualada bei Barcelona.

2) Das *höhenbedingte Lungenödem und Gehirnödem* sind die zwei schwerwiegendsten Formen der Höhenkrankheit. Das Lungenödem kommt allmählich zum Vorschein und manifestiert sich in Form von *Atemnot im Ruhezustand*, *Husten*, *Zyanose*, *Beklemmungen* und *Schwäche*. Für gewöhnlich tritt es auf einer höheren Durchschnittshöhe auf als die Höhenkrankheit. Das Gehirnödem manifestiert sich schneller und kann in seinen Auswirkungen wesentlich gravierender und sogar tödlich sein: *Koordinationsverlust*, *Verlust des Gefühls für die Gefahr*, migräneartiger *Kopfschmerz*, plötzliches *Erbrechen* zerebralen Ursprungs, fortschreitende *Benommenheit* und in manchen Fällen schließlich auch Bewußtlosigkeit, *Koma* und Tod; die durchschnittliche Höhe, bei der dieses Ödem auftritt, liegt mit 5.807 m über den entsprechenden Werten für Lungenödem (5.457 m) und Höhenkrankheit (5.184 m).
3) 13% aller Bergsteiger, die sich oberhalb von 5.000 m bewegen, leiden unter *Beeinträchtigungen der Sehfähigkeit*; bei einem deutlich höheren Prozentsatz (43%) kann es dagegen - meistens ohne entsprechende Symptome - zu *Netzhautblutungen* kommen. Die Beeinträchtigung der Sehfähigkeit manifestiert sich zumeist in einer *Trübung der Sehfähigkeit* (man sieht wie durch Nebelschleier), dem sogenannten „*Mückensehen*" ('mouches volantes') und einer Krümmung von geraden Linien. Diese Beeinträchtigungen treten im Schnitt erst in großen (6244 m), die Netzhautblutungen sogar erst in extremen Höhen (7575 m) auf und im allgemeinen nach Zurücklegen eines großen Höhenunterschiedes, mit schwerem Gepäck und wenn der Betreffende sich zum ersten Mal auf einer solchen Höhe aufhält.

## Richtlinien für den Aufstieg

Nach West[170] ist zwischen 6.000 und 6.500 m eine gute Akklimatisierung nötig, um so rasch wie möglich zum Gipfel zu gelangen und dadurch den wesentlich stärkeren und rascheren Verschlechterungssymptomen der extremen Höhe vorzubeugen. Zur Erreichung einer guten Akklimatisierung sei zur Beachtung folgender Richtlinien geraten:

- Bis 5.000 m: Beim Aufstieg durchschnittlich 400 Meter täglich zurücklegen.
- Ab 5.000 bis 6.000 m: täglich 250 Meter zurücklegen.
- Überhalb 6.000 m: höchstens 150-200 Meter pro Tag.

In der Praxis bedeutet dies, daß man ab 3.000 m Höhe *alle 2-3 Tage zwei Nächte hintereinander auf derselben Höhe schlafen* sollte (Ward[171]). Treten Symptome von Höhenkrankheit auf, *24-48 Stunden lang auf eine niedrigere Höhe ausweichen*, um dann den Aufstieg erneut in verbessertem Zustand zu versuchen.

! **Die goldenen Regeln der Akklimatisierung lassen sich wie folgt zusammenfassen:**

- **Langsam aufsteigen**.
- **Nach oben klettern, unten schlafen** (Zeltlager zur Übernachtung auf einer niedrigeren Höhe aufschlagen, und zwar mindestens zwei Nächte hintereinander).
- Ab 3500-4000 m Höhe einen **Ruhetag einschalten** (zwei Nächte hintereinander auf derselben Höhe schlafen).
- **Nicht zu lange in extremen Höhen bleiben** (oberhalb von 5.800-6.500 m).

## Alarmzeichen

Die im folgenden beschriebenen Symptome gehen dem Auftreten der Höhenkrankheit voraus:

- *Unzureichende Reaktion der Atmung*, mit geringem Ansteigen der Atemfrequenz bei der körperlichen Anstrengung während des Aufstiegs. Personen mit Neigung zu Höhenkrankheit weisen ein geringeres Ventilationsvolumen pro

(170) West, J.B., Acclimatization and tolerance to extreme altitude. Mountain Medicine Safety in Alpinism. International Symposium (Abstract). Davos: Forum Davos, 1988: S. 29.
(171) Ward, M.P., Milledge, J.S., West, J.B., High Altitude Medicine and Physiology. London: Chapman and Hall Medical, 1989: S. 377.

Minute auf als solche, die sich besser an die Höhe gewöhnen (MOORE[172], 1986). Das bedeutet: Personen, die sich langsamer an die Höhe gewöhnen, atmen langsamer und reagieren auch mit Verzögerung auf Sauerstoffmangel.

- *Verminderung der ausgeschiedenen Urinmenge* (Oligurie) trotz ausreichender Aufnahme von Flüssigkeit (1,5-3 l pro Tag). Das Ausscheiden von *weniger als 800 ml Urin pro Tag* ist ein Alarmzeichen (SINGH et al.[173], 1969).
- *Proteinurie*: Das Auftreten einer größeren Menge Eiweiß im Urin als normal steht in direktem Zusammenhang mit dem Auftreten der Höhenkrankheit; gleichzeitig sinkt die Menge des im Blut gelösten Sauerstoffs. Eine mehrmals positiv ausfallende Untersuchung mit Teststreifen kann hier sehr gute Dienste zur Voraussage leisten (RENNIE und JOSEPH[174], 1970).
- *Gewichtszunahme*: Eine allmähliche Gewichtsabnahme (zwischen 2 und 15 kg, je nach Höhe und der auf großer Höhe verbrachten Zeit) ist während der Akklimatisierung normal. Bergsteiger, die in dieser Phase mäßig aber kontinuierlich zunehmen, sind möglicherweise von einer Zurückhaltung von Körperflüssigkeit - mit oder ohne peripherem Ödem - betroffen, wie sie häufig bei Höhenkrankheit auftritt (HACKETT[175], 1982). Die Zurückhaltung ist zurückzuführen auf die Hemmung einer Substanz (Atriopeptin), was zu vermehrter Ausscheidung von Natrium mit dem Urin und damit zu gesteigertem Harnfluß

(172) Moore, L.G., et al., Low acute hypoxic ventilatory response and hypoxic depression in acute altitude sickness. *J Appl Physiol* 1986; 60: S. 1407.

(173) Singh, I., Khanna, P.K., Srivastava, M.C., Lal, M., Roy, S.B., Subramanyam, C.S.V., Acute Mountain sickness. *N Engl J Med* 1969; 280: S. 175.

(174) Rennie, I.D.B., Joseph, B.J., Urinary protein excretion in climbers at high altitudes. *Lancet* 1970; i: S. 1247.

(175) Hackett, P.H., Rennie, D., Hofmeister, S.E., Grover, R.F., Grover, E.B., Reeves, J.T., Fluid retention and relative hypoventilation in acute mountain sickness. *Respiration* 1982; 43: S. 321-329.

führt. Bei nicht von der Höhenkrankheit betroffenen Personen konnte diese Substanz in größeren Mengen nachgewiesen werden, wodurch sie ohne Zurückhaltungen leichter zu einer richtigen Bewegung der Organflüssigkeiten imstande waren.

- *Tachykardie im Ruhezustand*: Es besteht ein direkter Zusammenhang zwischen der Höhe und der Herzfrequenz während körperlicher Anstrengung und in Ruhe.[176] Eine unverhältnismäßig große Zunahme der Herzschläge im Ruhezustand (Tachykardie) oder eine Verringerung unter den Normalwert (Bradykardie) sind Anzeichen für eine mangelhafte Anpassung an die Höhe, auf die geachtet werden muß, wenn der Betreffende seinen Aufstieg fortsetzen möchte.

## Vorbeugende Maßnahmen gegen Höhenkrankheit

- **Langsames Aufsteigen**: Ab einer Höhe von 3.500 m im Schnitt pro Tag nicht mehr als 400 Höhenmeter zurücklegen.[177]
- **Ruhetage einschalten**: Den Aufstieg so planen, daß man zwei Tage hintereinander auf derselben Höhe übernachten kann.
- **Verstärkt zucker- und stärkehaltige (den Blutzucker erhöhende) Kost aufnehmen**: Man hat festgestellt, daß diese Ernährung die Akklimatisierung begünstigt und so wirkt, als befände man sich um 700 Höhenmeter näher am Meeresspiegel; auf 4.000 m reagiert der Körper demnach so, als handelte es sich um eine Höhe von 3.300 m.[178] Während der Ruhe- und Erholungsphasen im Basislager muß diese Diät durch Proteine und Fette entsprechend ausgeglichen werden.

(176) Heath, D., Williams, D.R., *High-Altitude Medicine and Pathology*. London: Butterworths, 1989; S. 121.
(177) Ward, M.P., Milledge, J.S., West, J.B., High Altitude Medicine and Physiology. London: Chapman and Hall Medical, 1989: S. 377.
(178) ebd. S. 289.

- **Prophylaktische Einnahme von Mitteln**: In seinem Buch *Clinical Materia Medica*, in dem seine Vorlesungen am *Hahnemann Medical College* in Philadelphia gesammelt sind, schlägt FARRINGTON[179] **Coca** als Prophylaktikum gegen die Höhenkrankheit vor. In seinen Bemerkungen zur kräftigenden Wirkung von **Fluoricum acidum** auf die Muskeln erwähnt er auch die Wirkung anderer Mittel wie **Rhus toxicodendron** und **Arsenicum album** zur Behandlung ermüdeter Muskeln, vor allem aber **Coca**. Hier seine Erklärung:

  „Das Mittel jedoch, das diese Eigenschaft in größerem Maße besitzt als alle anderen, ist *Coca*. Diese interessante Pflanze wird von den Einwohners Südamerikas benutzt, besonders von denen, die die Anden besteigen. Sie verhindert alle Symptome, die von der Ermüdung der Reise herrühren und von dem Mißverhältnis zwischem äußerlichem und innerlichem atmosphärischem Druck. Wir nutzen dies bei Personen, die schwach sind, besonders bei alten Menschen, die leicht außer Atem geraten und besonders wenn sie keine dünne Luft vertragen. Hier bringt *Coca* Besserung.“

- Der Genfer Arzt DR. PIERRE SCHMIDT empfiehlt zur Vorbeugung gegen die Höhenkrankheit eine Gabe **Calcarea carbonica** 1 M vor dem Aufbrechen und beim Auftreten der ersten Symptome alle 15 Minuten einen Globulus **Convallaria** C 200. Zur Vorbeugung von Höhenkrankheit durch Aufstieg im Fesselballon, Bergsteigen oder Flugzeugreisen empfiehlt er auch eine einmalige Gabe *Coca* C 200.

Derzeit werden mehrere überwachte Untersuchungen zur Vorbeugung von Höhenkrankheit mit homöopathischer Medikation durchgeführt.

Die Allopathie oder Schulmedizin hat zur Vorbeugung von Höhenkrankheit *Acetazolamid* vorgeschlagen, von des-

(179) Farrington, Ernest A., *A Clinical Materia Medica.* Philadelphia, 1890, S. 520.

sen undifferenzierter und unsystematischer Einnahme jedoch abzuraten ist. Sie sollte nur wirklichen Notfällen vorbehalten bleiben, bei Rettungseinsätzen in großer Höhe, wenn Pilot oder Rettungsmannschaft nicht entsprechend akklimatisiert sind. Innerhalb der Allopathie oder Schulmedizin hat sich einzig *Acetazolamid* als wirksames Mittel zur Vorbeugung der Höhenkrankheit erwiesen.[180,181,182] Wirksam ist das Medikament aber lediglich während der ersten Tage der Einnahme, auf einer Höhe von durchschnittlich 4500 m; ab dem vierten Tag treten Nebenwirkungen auf (Kribbeln in den Extremitäten, Schlaflosigkeit und Verdauungsbeschwerden).

- **Auftreten leichter Symptome: Haltmachen**, auf derselben Höhe schlafen und bei Besserung den Aufstieg erst am nächsten Tag fortsetzen. Außerdem den Einsatz von Mitteln wie **Coca, Calcarea carbonica** oder **Arsenicum album** erwägen (siehe S. 251ff. und S. 245).
- **Auftreten schwerer Symptome: Sofortiger Abstieg**, immer in Begleitung!

## Erste Hilfe bei Höhenkrankheit

### *Leichte Fälle*

- Den Patienten **beruhigen**, ihm gut zureden und Zuversicht geben. Die meisten Menschen, die zum ersten Mal auf große Höhen kommen, verspüren - allerdings leichte - Symptome der Höhenkrankheit, die innerhalb weniger Tage bis zum völligen Abklingen nachlassen. Die Betroffenen müssen sich nur ausruhen und benötigen die Hilfe

(180) Forward, S.A., Landowne, M., Follansbee, J.N., Hansen, J.E., Effect of Acetazolamide on acute mountain sickness. *N Engl J Med* 1968; 279: S. 839-845.
(181) Birmingham Medical Research Expeditionary Society Mountain Sickness Study Group. Acetazolamide in control of acute mountain sickness. *Lancet* 1981; i: S. 180-183.
(182) Larsen, E.B., Roach, R.C., Schoene, R.B., Hornbein, T.F., Acute mountain sickness and acetazolamide. Clinical efficacy and effect on ventilation. *J Am Med Assoc* 1982; 248: S. 328-332.

ihrer Kameraden, damit sich die Ängstlichkeit vor ihnen unbekannten Symptomen nicht verschlimmert.

- Auf derselben Höhe **ausruhen** und 24-48 Stunden warten, bis Besserung eingetreten ist, dann den Aufstieg fortsetzen.
- **Zuckerreiche (den Blutzucker erhöhende) Kost zu sich nehmen**.
- Den **Aufstieg nicht am selben Tag fortsetzen**.
- **Patienten stets unter Aufsicht lassen**; in 5% der Fälle kann es allmählich oder plötzlich zu einem höhenbedingten Lungen- oder Gehirnödem kommen. Tritt dieser Fall ein, den Patienten dringend in tiefergelegene Höhen bringen. Besondere Vorsicht ist geboten bei schüchternen, nicht sehr mitteilsamen Personen, die dazu neigen, die Symptome aus diversen persönlichen Gründen zu verheimlichen (Scham, Angst, den „Helden" spielen etc.).

***Schwere Fälle:***

- Bei leichten Fällen, die sich nicht bessern, sich auf derselben Höhe verschlimmern oder wenn sich der Betreffende darauf versteift, den Aufstieg unbedingt fortzusetzen und dadurch Verschlimmerung eintritt, ist **sofort mit dem Abstieg** zu **beginnen**, notfalls auch gegen den Willen des Betroffenen.
- **Sofortiger Abstieg**: Dieser hat gegebenenfalls sogar nachts zu erfolgen und stets in Begleitung mehrerer Personen. Bei schwerwiegenden Symptomen auf dem Abstieg bestehen; man muß berücksichtigen, daß der Betroffene in solchen Situationen die Fähigkeit zur Selbstbeurteilung verlieren kann. Er handelt nicht mehr mit Bedacht und tut Dinge, die der eigenen Sicherheit zuwiderlaufen.
- **Druckkammer mit geringem Überdruck oder 40%iger Sauerstoff**: Eine tragbare Version dieser Kammer wurde erstmals im Jahr 1986 eingesetzt; der Einsatz vor Ort stellte ihre Nützlichkeit, rasche Wirkung und ihre guten Eigenschaften unter Beweis.

Dem amerikanischen Chemieingenieur und Universitätsdozenten Igor Gamow ist es zu verdanken, daß der vor Jahren gemachte Vorschlag zur Konstruktion einer tragbaren Druckkammer in die Realität umgesetzt werden konnte. Mit Hilfe von Immersionstechnik konstruierte Gamow einen 4,5 kg schweren, geschlossenen Polyamidbehälter mit luft- und wasserdichtem Reißverschluß und durchsichtigen, verschweißten Sichtfenstern, in dessen Innerem eine Person Platz hat. Nach Verschließen des Behälters kann dieser mit einer Fuß- oder Handpumpe auf einen Druck aufgeblasen werden, der über dem der umgebenden Luft liegt. Dadurch bekommt die Atemluft des von Lungenödem betroffenen Bergsteigers einen höheren atmosphärischen Druck. Die relative Drucksteigerung liegt bei ca. 100 mm Hg und kommt einem „Abstieg" um 1500 bis 2500 Höhenmeter gleich.

Um den Druck konstant zu halten, muß häufig Frischluft in den Sack gepumpt werden (drei- bis viermal pro Minute pumpen). Den Patienten niemals allein lassen: der Druck des Sackes und der Zustand des Patienten (Kontrolle durch Sichtfenster) müssen überprüft, und außerdem immer wieder frische Luft ins Innere des Behälters gepumpt werden.

Die bisher gesammelten Erfahrungen verzeichnen sehr gute und schnelle Resultate: die Symptome zeigen nach wenigen Minuten Besserung; in leichten Fällen kann der Patient die Kammer schon nach einer Stunde verlassen. In schwerwiegenden Fällen den Rettungseinsatz nicht beenden, bis Symptome der Besserung zu bemerken sind und der Patient weiter bergab transportiert werden kann. Wenn möglich, den Patienten in dem Behälter transportieren: Weitere Auskünfte erteilen u.a. folgende Adressen:

Deutscher Alpenverein (Sektion München), Goethestr. 21, 80336 München, Tel. 089-555051.

Gamow Bag, E-08026 Barcelona, Ap. de Correos 19182, Tel. 0034-3-4357823.

Portable Hyperbaric Caisson, CERTEC, F-69120 Sourcieux-les-Mines. Tel. 0033-7-3374704982.

## Medikation

- Schlaf- und Beruhigungsmittel meiden - sie können zu einer Herabsetzung der Atemtätigkeit führen und bringen das Risiko mit sich, die Höhenkrankheit noch weiter zu verschlimmern.
- Spezifische Medikation: **Erytroxylon coca**. Auch die Verwendung und die hilfreichen Eigenschaften des **Acetazolamids** sollte man kennen.
  *Erytroxylon coca* ist die heilige Pflanze der Inkas und wird in den Anden seit historischen Zeiten zur Behandlung der Höhenkrankheit (dort *puna* oder *soroche* genannt) eingesetzt. In homöopathischer Zubereitung ist es noch wirksamer, die Nebenwirkungen hoher Dosierungen werden in dieser Darreichungsform vermieden. In einem kontrollierten Doppelblindversuch während einer *Mount-Everest-Expedition* im Jahr 1988 erwies sich *Erytroxylon coca* in homöopathischer Dosierung (C 30) innerhalb der ersten 12 Stunden nach Verabreichung bei 70% der behandelten Bergsteiger als wirksam.
- Alte Medikamente: Wie die Aufzeichnungen von RAVENHILL aus dem Jahr 1913 zeigen, glaubten die Quetschua- und Aymara-Indianer in Peru und Bolivien fest an die Heilwirkung einer Reihe von Kräutern bei der Behandlung des *soroche*. Unter ihnen nennt Ravenhill die Kräuter *Chaca Como*, *Flor de Puna* und *Huamanripu*.
- **Acetazolamid** (ein osmotisches Diuretikum) erhöht die Azidität des Blutes, wirkt leicht harntreibend (diuretisch), regt indirekt die Lungenventilation an und entlastet den Organismus von der für manche Formen der Höhenkrankheit typischen Zurückhaltung von Flüssigkeit. Durch die Verabreichung von *Acetazolamid* wird daher die für die Höhenkrankheit typische intermittierende Atmung (mit vorübergehendem Aussetzen) vermieden. Ebenso

wird dadurch das jähe Aufwachen vermieden, zu dem es beim vorübergehenden Aussetzen der Atmung kommt, der Allgemeinzustand im Moment des Erwachens bessert sich. Das aus der Schulmedizin stammende Medikament wird in diesem Werk deshalb mitbesprochen, weil es sich in Notfällen und bei Nichtvorhandensein von homöopathischen Mitteln als hilfreich erwiesen hat.

- **Erzwungene Hyperventilation:** Die absichtliche und erzwungene Steigerung von Rhythmus und Tiefe der Atmung erhöht die Sauerstoffkonzentration im Blut, verringert die durch Hypoxie entstandene Erweiterung der Blutgefäße im Gehirn und führt damit zu einer Besserung der Kopfschmerzen (Harvey et al.[183]). Weiterführende Information finden sich in der einschlägigen Fachliteratur [184,185,186].

### *Klinische Studien*

Im Jahr 1988 führte Dr. Rañé bei der vierten katalanischen *Mount-Everest-Expedition* einen von uns erarbeiteten Doppelblind-Vorversuch zur Beurteilung der Wirkung von **Coca** bei der Behandlung der Höhenkrankheit durch.[187] Später wurde der Versuch beim Aufstieg auf den **Nanda Devi** wiederholt. Elf von insgesamt 16 untersuchten Bergsteigern zeigten ein bis vier Stunden nach der Verabreichung der ersten Gabe eine deutliche Besserung der Symptome. Die ver-

(183) Harvey, T.C., Raichle, M.E., Winterborn, M.H., Jensen, J., Lassen, N.A., Richardson, N.V., Bradwell, A.R., Effect of carbon dioxide in acute mountain sickness: a rediscovery. *Lancet* 1988; ii: S. 639-641.

(184) Farreras-Rozman, *Medicina Interna*, 11. Aufl., Vol. 2, 1988. *Efectos nocivos de la altura*. Mateu, M., S. 2399-2402.

(185) Ward, M.P., Milledge, J.S., West, J.B., *High Altitude Medicine and Physiology*. London: Chapman and Hall Medical, 1989.

(186) Heath, D., Williams, D.R., *High-Altitude Medicine and Pathology*. Buttherworths, 1989.

(187) Mateu, M., Rañé, A., *Estudio a doble ciego de los efectos de la Coca en el Mal de Montaña. X Jornadas de Medicina de Montaña*, Oviedo: Federación Española de Montañismo (F.E.M.), 1989.

besserten oder ganz abgeklungenen Symptome waren (in der Reihenfolge ihrer Häufigkeit): Kopfschmerzen, Schlaffheit, Übelkeit, Schwindelgefühl, Appetitlosigkeit, beeinträchtigte Bewegungskoordination, Atemnot und Schlaflosigkeit. Bei zwei der fünf Bergsteiger, bei denen keine Besserung zu beobachten war, kam es auf 5.150 m, am Tage des Aufstiegs auf den Kala Patar, zu einer Verschlimmerung der genannten Symptome; hier mußte *Acetazolamid* verabreicht werden, was zu einer Besserung führte. Bei diesen zwei Bergsteigern (einem Mann und einer Frau) ließ sich eine unter Normalwert liegende Harnauasscheidung feststellen.

### *Klinische Beobachtungen*[188,189]

*Coca* ist eines der durch klinische Versuche nachgewiesenen Hauptmittel zur Behandlung der Höhenkrankheit:

- **Coca (Erythroxylon coca)** (C 30, alle 2-6 Stunden, je nach Verlauf):

  *Coca* wurde schon von den Inkas als Rauschmittel bei religiösen Zeremonien eingesetzt, aber auch zur Behandlung der Höhenkrankheit oder aller jener Beschwerden, die bei Personen auf großer Höhe infolge von Hypoxie verursacht werden. Nach HERING wurde *Coca* im Laufe des letzten Jahrhunderts viermal geprüft (1856, 1859, 1867 und 1869)[190]; ebenfalls im 19. Jahrhundert veröffentlichte RICHTER[191] seinen Erfahrungsbericht über den Einsatz von *Coca* in der Behandlung der Folgeerscheinungen von körperlicher Anstrengung in großer Höhe.

(188) Thomas, E., Homoeopathy at Altitude, *Homoeopath*, Winter 1986; 6, (2): S. 103, 105 u. 106.
(189) Rebello, L., Homoeopathy at high altitude. *Indian J Homoeopath Med* 1984, Jul-Sep; 19 (3): S. 132-134.
(190) Hering, C., *The Guiding Symptoms of Our Materia Medica*, Philadelphia, Vol. 4, S. 244-253.
(191) Richter, Overexertion in ascending heights. *Br J Homoeopath* 1876; 34: S. 163. Abstract aus *Allgemeine Homöopathische Zeitung* 1875; 91 (18-19).

„Eine Gruppe von Bergsteigern befand sich gerade beim Aufstieg auf den Donatiberg, als eine junge, 24-jährige Frau plötzlich von einem Krampf in der Brust befallen wurde; sie wurde ziemlich kalt und konnte den Aufstieg nicht fortsetzen. Zwei Gaben *Coca* D 6 stellten sie wieder völlig her und sie konnte den Aufstieg beenden und blieb dabei ziemlich frisch und kräftig."

Der berühmte englische Alpinist DOUGH SCOTT, der mit der Expedition von CHRIS BONNINGTON den Aufstieg auf den *Mount Everest* über die schwierige Südwand erfolgreich bestritt, nahm 1983 bei einer neuerlichen *K2-Expedition* im alpinen Stil [d.h. Bergsteigen ohne Träger oder vorbereitete Zwischenlager] auf Anraten von Ärzten aus dem Umfeld der Londoner *Ainsworth's Homoeopathic Pharmacy* eine homöopathische Reiseapotheke mit. Nach seiner Rückkehr schilderte er seine persönlichen Erfahrungen in einem Brief an Ainsworth:

„Sehr geehrter Mr. Ainsworth,
wir haben soeben unseren Bericht fertiggestellt und ich möchte Ihnen hiermit für die Unterstützung danken, die *Ainsworth's* unserer Expedition zukommen ließ. Hier unsere Erfahrungen mit den uns zur Verfügung gestellten homöopathischen Mitteln im einzelnen:

*Belladonna D 30:* Gut bei Schmerzen und Höhenkrankheit.

*Glonoimum D 30:* Linderte Kopfschmerzen. Wir nahmen auch 5%iges Bidor von Weleda, das ebenfalls gute Wirkung zeigte.

*Coca D 30:* Drei von uns nahmen *Coca D 30* ein, um sich besser an den Sauerstoffmangel zu aklimatisieren. Uns allen ging es besser als erwartet; ich habe vor, es auf allen zukünftigen Hochgebirgsexpeditionen einzunehmen.

*Arsenicum album D 30:* Es schien Magenverstimmungen zu lindern und verhinderte das Wiederauftreten von Magenbeschwerden, wenn wir durch unbewohnte Gegenden reisten.

*Arnica montana D 30:* Drei von uns nahmen diese Tabletten ein, um uns besser von sehr anstrengenden Klettertouren zu erholen, und auch bevor wir aufbrachen - so weit ich weiß mit guter Wirkung.

*Stramonium* und *Carbo vegetabilis* haben wir nie benötigt ..." *(Dough Scott)*

Nachdem der Lektüre von DOUGH SCOTTS Artikel über den Einsatz homöopathischer Mittel im Hochgebirge nahm EMLYN THOMAS[192] im Jahr 1984 beim Aufstieg auf den *Srikanta* (Himalaya, Garwhal-Gebiet) *Coca* zur Behandlung ihrer eigenen Symptome von Höhenkrankheit. Mit guten Ergebnissen, wie der folgende Bericht zeigt:

„Ich nahm daher eine große Menge *Coca* 30 gegen die höhenbedingten Beschwerden mit, etwas *Arnica* 10 M für die Möglichkeit eines traumatischen Unfalls.... *Arsenicum album* für Schwächezustände, die gemeinhin „Dehli Belly" [eine Durchfallerkrankung] genannt werden. Die Reiseapotheke schien recht klein für ein so großes Abenteuer.

... Am Srikanta benutzte ich dann statt Diamox *Coca* 30. Wenn ich Kopfschmerzen hatte nahm ich *Coca*, ich nahm es, wenn ich nicht schlafen konnte, und ich nahm es eines Tages, als ich anfing zu hüsteln. Bei allen diesen Gelegenheiten verschwanden die Symptome fast sofort. Ich konnte besser schlafen. Es war äußerst wirksam und ich würde empfehlen, daß jeder, der eine Bergtour unternimmt, die ihn über 3000 m bringt, etwas *Coca* in der Reiseapotheke dabei hat.

Eine dramatische Wirkung von *Coca* zeigte sich, als ich schweres Gepäck auf dem Srikanta hoch trug. Es war eine schreckliche Schlepperei. Erst 600 Meter steile Wiese, gefolgt von 450 Metern Geröll und lockerer Felsen. Ich atmete sehr mühsam, etwa sechs Atemzüge pro Schritt und war erschöpft. So nahm ich also *Coca* und zwei Gaben *Arnica* 30. Danach stapfte ich den Berg ohne irgendwelche Probleme hinauf. Ich weiß, daß Puristen jetzt sagen werden, daß es falsch sei, gleichzeitig zwei Mittel zu nehmen; aber sie haben auf jeden Fall geholfen."

Im Jahr 1990 hatte ein Gruppe Trekking-Touristen in Peru mit ihrem Bus an einem Bergpaß auf 4800 m eine Autopanne. Die Leute mußten ohne vorherige Akklimatisie-

(192) Thomas, E., Homoeopathy at Altitude, *Homoeopath*, Winter 1986; 6, (2): S. 103-106.

rung die Nacht dort verbringen, geeigneter Schutz gegen die Kälte war nicht vorhanden. Die Verabreichung von *Coca 30* führte zu einer Besserung ihrer akuten Symptome. Eine Teilnehmerin erzählt[193]:

„Eine plötzliche Panne an unserem Bus zwang uns zum Anhalten auf einer Höhe von 4800 m. Es war bitterkalt. Die meisten Businsassen wurden von Angst, Unruhe und Schwächegefühl befallen und waren unfähig, sich gegen die Kälte zur Wehr zu setzen. Sie waren wie blockiert, manche reagierten auch irgendwie verzweifelt, weinten und wurden hysterisch; die meisten litten unter Kopfschmerzen, einem Druckgefühl im Kopf und Schwindel. Wir hatten *Coca* 30 dabei und verteilten es unter die Leute; die Wirkung war großartig. Den meisten ging es schon nach wenigen Minuten wieder besser, und nachdem sie die Mittelgabe mehrmals wiederholt hatten, konnten sie sich entspannter ausruhen, das Druckgefühl im Kopf und die Übelkeit gingen zurück. Ich selbst nahm zuerst *Cocainum*, das wir ebenfalls dabeihatten, doch das wirkte nur wenig; dann nahm ich *Coca* 30 und nach wenigen Minuten ging es mir wieder gut. Die Besserung verspürten alle bis auf zwei Mädchen, die dunkelviolett angelaufen waren. Bei ihnen trat durch *Aconitum napellus* Besserung ein (die beiden waren außerdem sehr unruhig, ängstlich und verzweifelt)."

Die vorstehenden Bemerkungen decken sich mit den Angaben der Materia Medica zu *Coca* und *Aconitum napellus*, die durch Experimente und den Einsatz in der klinischen Praxis gewonnen werden konnten.[194] Im folgenden eine Beschreibung der charakteristischsten Symptome aus Versuchen mit *Coca*; sie stimmen Punkt für Punkt mit den häufigsten Erscheinungsformen der Höhenkrankheit überein und belegen die hervorragende Wirkung des Mittels bei der Behandlung dieser Krankheit (obwohl es neben *Coca* auch andere gibt):

---

(193) Persönlicher Bericht der Patientin F.S. (1990).
(194) Hering, C., *The Guiding Symptoms of Our Materia medica*, 1884, Vol. 4: S. 244-253.

„Folgen von Bergsteigen und Fliegen. Spannungsgefühl über der Stirn, als würde ein Gummiband auf die Stirn drücken. Ausgeprägte Abneigung gegen jegliche körperliche Anstrengung aufgrund von nervöser Erschöpfung. Energieverlust. Schwindel, Ohnmacht und heftige Übelkeit (Höhenkrankheit). Erschütterungen im Kopf, dumpfes und volles Gefühl im Hinterkopf. mit Schwindel, schlimmer im Liegen, kann oft nur mit dem Gesicht nach unten liegen. Hinterkopf schmerzhaft, berührungsempfindlich, die Schmerzen verschlimmert sich beim Husten. Schmerzhafte Kurzatmigkeit (Höhenkrankheit). Schweregefühl in der Brust und beklommene Atmung, was ihn zu langsamem Gehen zwingt. Plötzlicher Krampf in der Brust, sie wird ziemlich kalt und kann den Aufstieg nicht fortsetzen (bei Überanstrengung beim Aufstieg). Herzklopfen mit allgemeiner Schwäche."

- **Calcarea carbonica** (C 30 oder C 200, alle 6-12 Stunden): Angezeigt bei Personen mit phlegmatischem Temperament, fettleibiger und schwacher Konstitution; bei kälteempfindlichen Personen, die leicht schwitzen, unruhig und ängstlich sind und immer viele Vorsichtsmaßnahmen treffen, ausgeprägte Höhenangst (mit Schwindel) haben und bei der geringsten Anstrengung während des Aufstiegs in große Höhen Atemnot und Schwäche verspüren; außerdem haben sie sehr starke migräneartige, pulsierende Kopfschmerzen.
- **Aconitum napellus** (C 30, alle 5-10 Minuten): Siehe den im Abschnitt zu *Coca* beschriebenen Fall. Wenn die Höhenkrankheit rasch und intensiv auftritt und sich die Symptome unter großer Angst und Unruhe entwickeln. Intensive Unruhe, Ängstlichkeit und Todesangst, mit klinischen Bildern von unvermittelt auftretendem, höhenbedingtem Lungenödem. Atemnot, schnelle, beklommene Atmung, mit Druckgefühl in der Brust, vor allem beim Aufstieg, dabei Herzklopfen und stark beschleunigter Puls. Es kann zu Zyanose [Blausucht] an Lippen und Fingernägeln kommen. Verschlimmerung um Mitternacht mit Schlaflosigkeit, Aufgeregtheit und Ängstlichkeit. Klini-

sches Bild des plötzlich auftretenden *Lungenödems* mit Todesangst.

- **Arsenicum album** (C 30, alle 5-10 Minuten): Angezeigt bei Fällen von Höhenkrankheit mit schwerwiegender Atemsymptomatik, die charakteristisch für *höhenbedingtes Lungenödem* sind. Besonders angezeigt, wenn der Patient unter Atemnot leidet und nicht ausgestreckt liegen kann, sehr unruhig und schreckhaft ist; die Haut ist blaß, dunkelviolett und verschwitzt; Anfälle von trockenem Husten bringen weitere Verschlimmerung. Charakteristisch sind die ausgeprägte *Schwäche und Erschöpfung* des Patienten; trotzdem führt seine Unruhe zu andauernden, aufgeregten Bewegungen. Auch ein Schweregefühl macht ihm zu schaffen, er hat Angst vor dem Tode und möchte auf keinen Fall allein sein. Auch Zyanose, häufiger Durst nach kleinen Flüssigkeitsmengen sowie plötzlich auftretende Übelkeit und Erbrechen wurden beobachtet.

! **Die Medikation und Überwachung solcher Fälle muß durch einen Arzt erfolgen, denn es handelt sich um eine äußerst schwerwiegende Erkrankung, die bei ausbleibender sachgemäßer Behandlung in manchen Fällen rasch zum Tode führen kann.**

*Aconitum napellus* hätte dem Verlauf nach Vorrang vor *Arsenicum album*; *Aconitum napellus*, wenn zu Beginn Angst und plötzliches Auftreten das Bild bestimmen, *Arsenicum album*, wenn sich das Krankheitsbild bereits entwickelt hat, bei dem Schwächegefühl, große Unruhe und weitere physische Anzeichen für Atembeschwerden vorherrschen.

- **Cactus grandiflorus** (C 30, die ersten 2 Stunden alle 30-60 Minuten; danach alle 2-3 Stunden weitere Gaben): Die Behandlung von Höhenkrankheit mit Herz- und Atemsymptomen mit *Cactus* geht auf einen Vorschlag des englischen Arztes Dr. Dudgeon zurück; erstmals eingesetzt wurde das Mittel von einem Arzt, der im Jahr 1926 seine

Erfahrungen in der Zeitschrift *The Homoeopathic World* unter dem Pseudonym *„ein Reisender"* veröffentlichte[195]:

„... führten mich meine Wanderungen in die Hochlagen der Anden, wo ich mir zusammen mit Anderen einige 'über den Wolken' gelegene Minen anschauen wollte... Alles, woran ich mich dann [am dritten Tag, als sie die Hütten erreichten] erinnern konnte, waren derartige schlimme Kopfschmerzen, daß ich meinte, mein Kopf würde zerspringen und ich warf mich in der Ecke einer schmutzigen Hütte auf einen Haufen alter Säcke und Maultiersättel und schlief ein... als ich wieder erwachte [...], merkte ich, daß mir der bloße Versuch, mich zu bewegen, den Atem raubte. [...] Alle 20-30 Meter mußte ich beim Gehen extrem tief atmen, um wieder Luft zu bekommen.

Damals, zur Zeit meiner Rückkehr nach London praktizierte *Dr. Dudgeon* noch immer für eine kleine Klientel alter Freunde. Ich traf ihn und als ich über meine Empfindungen in den Anden erzählte, fragte ich ihn, welches Mittel man zur Linderung von Höhenkrankheit nehmen könne. Er antwortete, er hätte in diesem Bereich keine Erfahrung, sagte aber nach kurzem Nachdenken: *'Nehmen Sie Cactus!'*

Auf der nächsten Reise in diese Region nahm ich eine kleine Schachtel von Mitteln mit, wie sie von Homöopathen verwendet werden, darunter auch *Cactus* in Urtinktur.

... während dieser Reise war einer der Teilnehmer (der noch nie dort gewesen war) sehr krank. Wir glaubten kaum, ihn hoch bekommen zu können; einer der Träger mußte ihn die letzten Stunden der Reise auf seinem Maultier festhalten. Bei den Hütten angekommen, hoben wir ihn vom Maultier und legten ihn in einem sehr hilflosen Zustand auf ein Feldbett: er konnte nicht sprechen und hatte blau angelaufene Lippen... Ich gab 8 bis 10 Tropfen *Cactus* Urtinktur in einen Viertelliter Wasser und gab ihm einen Löffelvoll davon. Nach etwa einer halben Stunde gab ich ihm einen weiteren Löffel derselben Flüssigkeit. Kurz darauf schlug er die Augen auf und sagte, es fühle sich besser. Nachts nahm er bei jedem Aufwachen einen Löffel des Mittels. Am folgenden Morgen war er auf und ging umher, tags darauf ging es

(195) Anonymus ('A Traveller'), Cactus Grandiflorus for Mountain Sickness. *The Homoeopathic World*, August 1926; S. 203-205.

ihm so gut, daß er sagte, meine Medizin sei völliger Unsinn und seine Gesundung ganz einfach eine Folge der allmählichen Akklimatisierung, also warf er den übrigen Rest der *Cactus*-Lösung weg. Insgesamt hatte er wohl nicht mehr als 10-12 Löffel des Mittels eingenommen.
In der dritten Nacht kam er als armes, zitterndes Etwas mehr kriechend als gehend in meine Hütte und weckte mich mit den Worten: 'Um Himmels willen, gib mir noch von dieser Medizin!' Seine Lippen waren blau, er konnte kaum sprechen, doch eine halbe Stunde nach einer weiteren Gabe der *Cactus*-Lösung ging es ihm wesentlich besser und er konnte sich schlafenlegen. Während des ganzen Aufenthaltes nahm er die Lösung weiter, jeden Tag mindestens dreimal, und blieb dadurch so beschwerdefrei wie wir anderen."

Wie wir sehen, ist *Cactus* angezeigt bei schweren Erscheinungsformen der Höhenkrankheit mit migräneartigen Kopfschmerzen und einem einschnürendem Gefühl im Brustkorb mit Atemnot, Schwächegefühl und dunkelvioletter Färbung der Lippen (siehe auch in der Materia Medica S. 358).

Die zuvor erwähnte Vorstudie hat gezeigt, daß nicht alle Fälle von Höhenkrankheit auf *Coca* ansprechen. Dies bestätigt die Notwendigkeit einer Verschreibung eines Mittels, das den Symptomen so stark wie möglich ähnelt. Die Symptome jedes einzelnen Patienten müssen sorgfältig registriert und abgewogen werden, und dies sollte am besten ein geschulter Homöopath tun. Bestimmte Fälle von Höhenkrankheit können auf die folgenden Mittel ansprechen:

- **Carbo vegetabilis** (C 30, alle 10-20 Minuten, bis Besserung eintritt): Bei Patienten, die am ganzen Körper eisige Kälte verspüren, Blässe, ausgeprägtes Schwächegefühl und Zyanose [Blausucht]; geht einher mit Atemnot und einem Bedürfnis nach Zug- oder Frischluft; dieses Bild steht dem Kollaps sehr nahe. Hier ein Fall aus der Praxis des Homöopathen und Alpinisten Dr. Carlo Solerio aus San Remo[196]:

„Wir befanden uns im Gran-Paradiso-Nationalpark beim Aufstieg auf den mehr als 3.000 m hohen Basei, als kurz vor dem Gipfel, auf etwa 2.800 m, ein zwölfjähriger Junge wegen Beschwerden Rast machen mußte und sehr still wurde. Ich sah, daß seine Lippen blau angelaufen waren (Zyanose). Er rang nach Atem und bat uns, ihm Luft zuzufächeln. Dann verabreichte ich ihm *Carbo vegetabilis* C 5, wiederholte es häufig und nach eine Weile begann er sich zu erholen. Natürlich brachten wir ihn weiter bergab, um seine völllige Wiederherstellung zu gewährleisten und zu vermeiden, daß es bei einem Fortsetzen des Aufstiegs zu einem schweren Lungenödem gekommen wäre."

- **Lachesis** (C 30, alle 10-20 Minuten, bis Besserung eintritt): Angezeigt bei Krankheitsbildern mit Lungen- oder Gehirnödem mit großer Aufgeregtheit und Geschwätzigkeit, die bis zum Delirium oder vorübergehender Verwirrtheit mit paranoiden Empfindungen und ausgeprägtem Mißtrauen führen können; Atembeschwerden, mit Zyanose und Herzklopfen; Atemnot, die sich beim Niederlegen verschlimmert; krampfartige präkordiale Schmerzen; einschnürendes Gefühl oder „Kloß" im Hals, eng anliegende Kleidung wird nicht vertragen; Kopfschmerzen, die sich durch Bewegung und nach dem Schlafen verschlimmern, Blässe und Trübung der Sehfähigkeit; Schläfrigkeit, der Patient schläft in den kritischsten Augenblicken ein; während des Schlafes Verschlimmerung.
- **Digitalis purpurea**: Dieses Mittel wurde von VIJNOVSKY[197] zur Behandlung der Höhenkrankheit vorgeschlagen (in Südamerika nennt man sie *puna* oder *apunamiento*). Angezeigt bei den schweren Erscheinungsformen der Höhenkrankheit, die Herz und Gehirn in Mitleidenschaft ziehen (höhenbedingtes Lungen- und Gehirnödem). Charakteristische Symptome sind *Schwindel* mit anhaltender heftiger Übelkeit, die sich durch Erbrechen nicht bessert, heftiges

(196) Persönliche, mündliche Mitteilung an den Verfasser.
(197) Vijnovsky, B., *Tratamiento homeopático de las afecciones y enfermedades agudas*. Buenos Aires, 1979. S. 28.

Herzklopfen bei körperlicher Anstrengung, beim Aufstieg oder sonstigen Bewegungen, sowie der für *Digitalis* charakteristische *Puls*: dieser ist - besonders in Anbetracht der Atemnot und der Anstrengung - *extrem langsam*, unregelmäßig, schwach und setzt häufig aus (etwa alle drei bis fünf Schläge).

- Zur Behandlung von Höhenkrankheit können auch die folgenden Mittel hilfreich sein:
- **Gelsemium sempervirens**: Wenn Schwächegefühl, geistige Verwirrung und unzusammenhängendes Sprechen vorherrschen, mit Delirium, Gleichgültigkeit oder Todesangst; ausgeprägte körperliche Erschöpfung mit Zittern; zum Bersten starke Kopfschmerzen mit Übelkeit, der eine Trübung der Sehfähigkeit vorausgeht; schwacher, beinah nicht wahrnehmbarer, beschleunigter Puls; Kopfschmerzen mit Übelkeit und Erbrechen; im Vordergrund stehen immer Erschöpfung und Anzeichen für unkoordinierte Bewegung; das Nervensystem ist in Mitleidenschaft gezogen (Lähmungserscheinungen).
- **Spigelia anthelmia**: Wenn die Symptome besonders das Herz betreffen (heftiges Herzklopfen) und daneben Schwindel und Kopfschmerzen im Vordergrund stehen; man kann das Herzklopfen aus der Nähe hören, es ist sogar durch die Kleidung hindurch sehen; der Patient ist ängstlich, leidet unter Schlaflosigkeit, Schwächegefühl sowie schwachem, unregelmäßigem Puls. Heftiges Schwindelgefühl mit Übelkeit, Verschlimmerung wenn man nach unten sieht. Migräneartiger oder klopfender Kopfschmerz mit Blutandrang, der vom Hinterhaupt bis vor zur Stirn abstrahlt und im Auge (besonders im linken) lokalisiert ist; Summen, Klingeln oder Hämmern im Ohr.

### Schwere Fälle von Höhenkrankheit: Lungen- oder Gehirnödem

! **In solchen Fällen muß der Arzt den Einsatz anderer homöopathischer Mittel im Verein mit einer Notfallmedi-**

**kation aus der Schulmedizin erwägen. Rasches Handeln ist in jedem Fall geboten.**

Neben den bereits beschriebenen Mitteln muß der Arzt in der Differentialdiagnose und der Notfallapotheke neben den vorstehend besprochenen (*Arsenicum album album* und *Lachesis mutus*) Mittel wie *Antimonium tartaricum* und *Ammonium carbonicum* bereithalten, die bei bestimmten Formen von Lungenödem besonders hilfreich sind.

- **Antimonium tartaricum**: Atemnot mit beschleunigter, kurzer und erschwerter Atmung infolge einer starken Ansammlung von Schleim, den der geschwächte Patient nicht abhusten kann; mit Schleimrasseln. Atemnot mit Erstickungsgefühl durch Ansammlung von Sekret, die den Patienten zwingt, sich zu setzen. Brennen in der Brust. Immer wieder Husten, dazwischen Schnappen nach Luft, das einhergeht mit Herzklopfen und ausgeprägtem Unwohlsein. Die Anfälle bei Lungenödem sind normalerweise begleitet von Schläfrigkeit, Schwächegefühl und intensivem Schwitzen, die für dieses Mittel charakteristisch sind.
- **Ammonium carbonicum**: Bei bestimmten Erscheinungsformen von Lungenödem, die einhergehen mit Husten, Atemnot, Herzklopfen und Brennen in der Brust; diese Symptome zeigen schon beim Steigen weniger Treppenstufen oder einem kleinen Aufstieg deutliche Verschlimmerung. Der Patient spürt beim Atmen einen starken Druck im Brustkorb, der Atem geht langsam, mühsam und rasselnd („blubbernde" Geräusche beim Atmen). Nachts Verschlimmerung, besonders von 3 bis 4 Uhr morgens. Bei Patienten mit Tendenz zu Emphysem, bei kälteempfindlichen, fettleibigen und herzschwachen Personen können Kälte und feuchte Witterung zusammen mit der Anstrengung eines kurzen Aufstiegs ein Lungenödem auslösen. Trockenes Wetter bringt Besserung.

Manche Patienten haben deutlich hörbares Herklopfen, Angst, kalte Schweißausbrüche, Tränen der Augen, die

Stimme versagt und sie zittern. Das Mittel gleicht ihn seiner Wirkung der von *Lachesis mutus*, weshalb davon abgeraten wird, beide zusammen oder in sehr kurzen Abständen nacheinander zu verabreichen. Bei der Auswahl der Symptome muß genau abgestimmt werden.
Die vorherrschenden Symptome bedürfen also besonderer Aufmerksamkeit, denn es kann auch das klinische Bild eines hier nicht aufgeführten Mittels auftreten (zum Beispiel *Ignatia amara*); bei der Beurteilung des klinischen Bildes der Höhenkrankheit - vor allem in ihren schweren Erscheinungsformen - müssen alle konstitutionellen Mittel berücksichtigt werden. Da die Möglichkeit besteht, daß ein bestimmtes homöopathisches Mittel nicht angewandt werden kann oder nicht die gewünschte Wirkung zeigt, sollte man so ausgestattet und geschult sein, daß man eine jeder Situation optimal angepaßte konventionelle Medikation verabreichen kann. Die Beurteilung durch einen Facharzt - falls erreichbar - und eine gut ausgerüstete Notfallapotheke sind für den Heilungserfolg von großer Wichtigkeit.

! **Achtung! Je nach Zustand eines Patienten entscheidet der Arzt der Expedition über die Verabreichung weiterer Medikamente wie Acetazolamid, Nifedipin und Nalorphin (intravenös), den Einsatz einer tragbaren Druckkammer oder von Sauerstoff.**

# 5. Erstickungszustände und Gasvergiftungen

## Maßnahmen zur Ersten Hilfe:

- Den Verunglückten vom Ort oder der Ursache der Erstikkung **entfernen**.
- Bei Gasaustritt **sich selbst vor einer möglichen Erstikkung schützen**. Bei Bränden, in Kellergeschossen oder Schächten kann es zu einer Ansammlung von Kohlenmonoxid oder anderen giftigen Gasen kommen; hilfeleistende Personen sollten an ein Seil **angegurtet** sein und wenn möglich ein umluftunabhängiges **Atemschutzgerät** (Preßluftatmer) tragen. Ohne geeignete Vorsichtsmaßnahmen durchgeführte Rettungsversuche in unbekannten, engen und schlecht gelüfteten Räumlichkeiten können äußerst gefährlich sein und manchmal zur tödlichen Falle werden, besonders wenn das Gas - wie meistens - geruchlos ist.
- Bei Herzstillstand: **Herz-Lungen-Wiederbelebung**.
- **Einlieferung in ein Krankenhaus** zur Untersuchung der Schwere der Verletzungen und Fortsetzung der Behandlung.
- Verabreichen der im jeweiligen Fall geeignetsten **Medikation**.

## Herz-Lungen-Wiederbelebung

1) **Zustand von Puls und Atmung überprüfen:** Puls am Hals (Halsschlagader) oder am Handgelenk (Speichenarterie) fühlen; Atmung: auf Bewegungen des Brustkorbes und Austritt von Atemluft aus Nase oder Mund achten

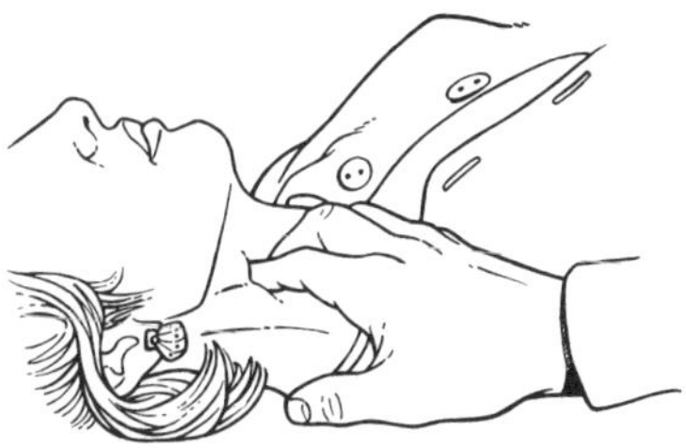

**Überprüfung des Pulses an der Halsschlagader**

(mit dem Handrücken, einem Spiegel oder durch Anlegen der Wange, an einem möglichst ruhigen Ort prüfen).

2) **Abwechselnd fünf Stöße auf den Brustkorb und einmaliges Einblasen von Luft in den Mund.**
Diese beiden Rettungsmaßnahmen müssen von *ein- und derselben Person* ausgeführt werden. Der Patient liegt mit dem Mund nach oben auf dem Boden, der Kopf ist möglichst weit nach hinten überstreckt, wodurch der Eintritt von Luft erleichtert wird und die Zunge die Rettungsmaßnahmen nicht blockiert

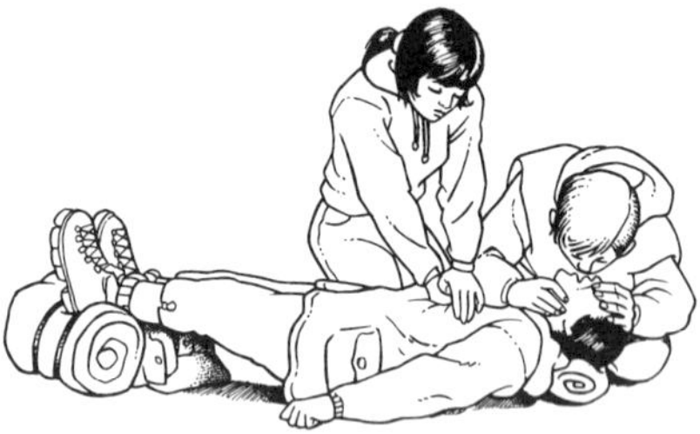

*Führen zwei Personen die Rettung durch,* begeben sich die beiden Helfer neben den Verunglückten, der erste auf Kopfhöhe, der andere auf Höhe des Brustkorbes. Der erste Helfer beatmet den Verunglückten langsam aber kraftvoll durch den geöffneten Mund (dieser wird mit einer Hand offengehalten, während die andere die Nase geschlossen hält). Der andere Helfer legt dann den Handballen auf die Mitte des Brustbeines des Verletzten, die andere Hand darüber, wobei beide Arme gut durchgestreckt sind; in dieser Haltung konzentriert er nun das Gewicht seines Körpers auf beide Hände, um ein starkes Zusammendrücken des Brustkorbes und dadurch das Pumpen des Herzens zu erreichen. Dies wiederholt er fünfmal und zählt dabei laut bis „fünf" mit. Das laute Mitzählen gibt die nötige Regelmäßigkeit, verhindert ein Sich-Verzählen und zeigt dem anderen Helfer an, wann er erneut mit dem Einblasen von Atemluft einzusetzen hat..

3) **Regelmäßig nachprüfen, ob die Herz- und Atemtätigkeit wieder eingesetzt haben.**

## Erstickung durch Ertrinken (Untertauchen) - Ergänzende Medikation

Wenn man hier von ergänzender Medikation spricht, geht man selbstverständlich davon aus, daß die eingangs beschriebenen Erste-Hilfe-Maßnahmen bereits erfolgt sind, in diesem Fall also *der Verunglückte* aus dem Wasser *gerettet* und, falls nötig, eine *Herz-Lungen-Wiederbelebung* durchgeführt wurde. Diese Medikation trägt zur Wiederherstellung des Patienten bei und richtet sich nach den Symptomen und Anzeichen, die er im Augenblick der Hilfeleistung aufweist.

- **Antimonium tartaricum** (C 30, während der ersten Stunde alle 10-15 Minuten): Wenn der Ertrunkene eine hörbar starke, zähe Ansammlung von Schleim aufweist, die aufgrund seines geschwächten Zustandes nicht abgehustet werden kann. Gesicht und Haut des Patienten sind dunkelviolett gefärbt, kalt und mit klebrigem Schweiß überzogen. Angezeigt, wenn der Patient in seinem eigenen Sekret buchstäblich „ertrinkt".
- **Carbo vegetabilis** (C 30, während der ersten Stunde alle 10-15 Minuten): Wenn der Ertrunkene eindeutige Anzeichen für einen Kollaps wie eiskalte, dunkelviolette Haut aufweist; wenn sein blasses, aufgedunsenes Gesicht unregelmäßige violette Flecken hat und mit kaltem Schweiß bedeckt ist; Anzeichen für Atemnot (beklommenes Ringen nach Luft) sind möglich, nach Wiedererlangung des Bewußtseins ebenso der Wunsch nach Zufächeln von Luft und Öffnen der Fenster.
- **Lachesis** (C 30, 2-3 über 5-10 Minuten verabreichte Gaben): Wenn der Ertrunkene unter Kehlkopfkrämpfen und Trismus (Starre und Kontrakturen der Kiefermuskulatur) leidet, die infolge Erstickung mit einer dunkelvioletten Färbung der Haut oder Zyanose einhergehen.
- **Opium** (C 30 oder, wenn eine Einzelgabe vorgesehen ist, C 200; je nach Verlauf wiederholen): Wenn der Ertrunkene anhaltend stark benommen, bewußtlos ist oder sogar

im Koma liegt, die Pupillen zusammengezogen sind und starker Blutandrang im Gesicht festzustellen ist; der Ertrunkene atmet geräuschvoll und unregelmäßig, seine Wangen sind aufgebläht, dann folgen wieder lange Atemausen oder Aussetzen der Atmung.

## Erstickung bei Erhängten

- Den Verunglückten rasch mit Hilfe einer zweiten Person vom Strick **abnehmen**; der Helfer achtet darauf, daß der Erhängte nach Durchtrennen des Strickes nicht zu Boden fällt und sich, sofern er noch am Leben ist, weitere Verletzungen zuzieht.
- **Herz-Lungen-Wiederbelebung:** Wenn feststeht, daß Herzschlag und Atmung ausgesetzt haben, besonders wenn der Patient noch warm und noch keine Totenstarre eingetreten ist.
- **Opium** (C 30 oder C 200, sofort unter die Zunge gelegt).

## Erstickung durch Fremdkörper

Das Verschlucken einer Olive, eines Hühnerknochens oder eines anderen Gegenstandes, der zufällig im Hals hängenbleibt, kann zum Tod durch Erstickung führen. Dieser plötzlich eintretende Todesursache trifft auch gesunde Menschen so häufig, daß man die Maßnahmen zur Entfernung eines Fremdkörpers aus Hals oder Luftröhre kennen sollte. Folgende Schritte sind bei der Ersten Hilfe durchzuführen:

- **Prüfen, ob die Atembeschwerden von einem Fremdkörper herrühren:** Falls ja, ist höchste Eile geboten, denn ein solcher Fall kann in wenigen Minuten zum Tod des Betroffenen führen. Dieser legt instinktiv die Hand an den Hals, um anzuzeigen, daß er vom Ersticken bedroht ist. Er kann weder sprechen, atmen oder husten, Angst und Aufregung sind ihm buchstäblich ins Gesicht geschrieben

## Maßnahmen:

- **Auf den Rücken klopfen**: Löst sich der festsitzende Gegenstand nicht durch Husten, dem Betroffenen beim Hinsetzen helfen: der Kopf soll niedriger gelagert sein als die Lunge, was z.B. auch durch Nach-vorne-Beugen im Sitzen erreicht werden kann; dann dem Betroffenen mit der flachen Hand oder dem Handballen so oft wie nötig zwischen die Schulterblätter auf die Mitte des Rückens klopfen. Überprüfen, ob der Gegenstand sich zum Mund hin weiterbewegt; falls ja, ihn mit den Fingern herausnehmen. Kinder oder Säuglinge auf den Schoß des Helfers setzen (dieser muß seinerseits auf einem festen Untergrund, z.B. einem Stuhl sitzen) und wie zuvor beschrieben auf den Rücken klopfen.

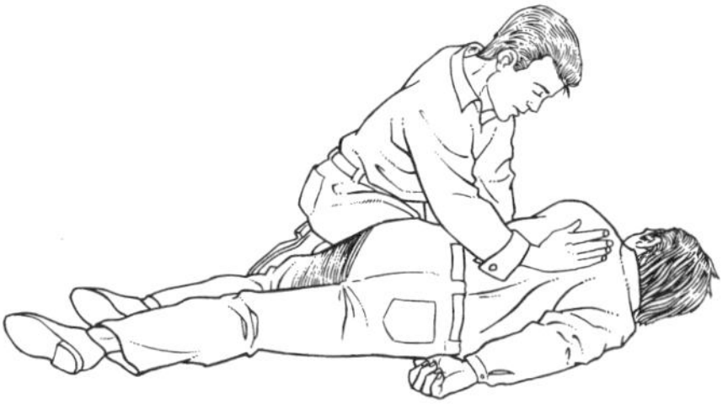

- Bleibt diese Hilfsmaßnahme ohne Erfolg, kann man es mit einer zweiten versuchen: der sogenannten Bauchdruckmethode, auch Heimlich-Handgriff genannt.
- **Der Heimlich-Handgriff**: Durch einen plötzlichen und kraftvollen Druck auf die Magengrube in Richtung Zwerchfell soll durch diesen Griff die noch in der Lunge verbliebene Luft herausgepreßt und dadurch der festsitzende Gegenstand gelöst werden und nach außen gelangen. Steht der Patient, führt man den Handgriff durch, indem man ihn von hinten mit beiden Armen umfaßt; liegt er auf dem Rücken, drückt der Helfer mit übereinandergelegten Händen unmittelbar auf den Magen des Betroffenen. Eine Eigenrettung kann versucht werden,

indem man beide Hände zusammenlegt und sich dabei möglichst an einer Stuhllehne abstützt.

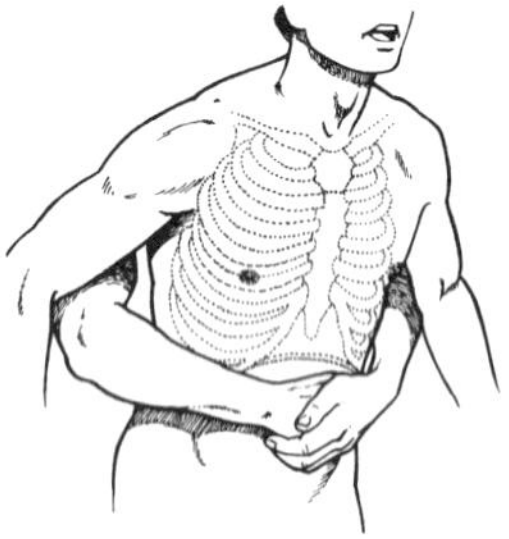

**Druckstoß in Richtung Zwerchfell**

**Heimlich-Handgriff**

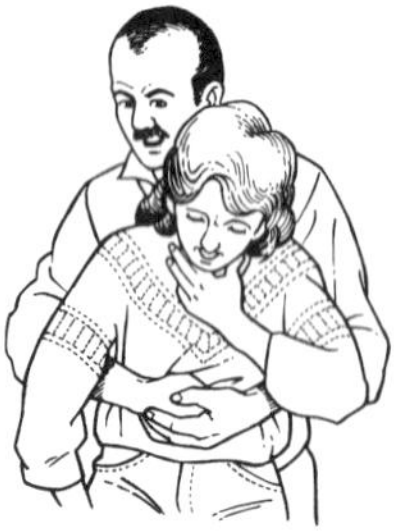

**Stellung des Helfers**

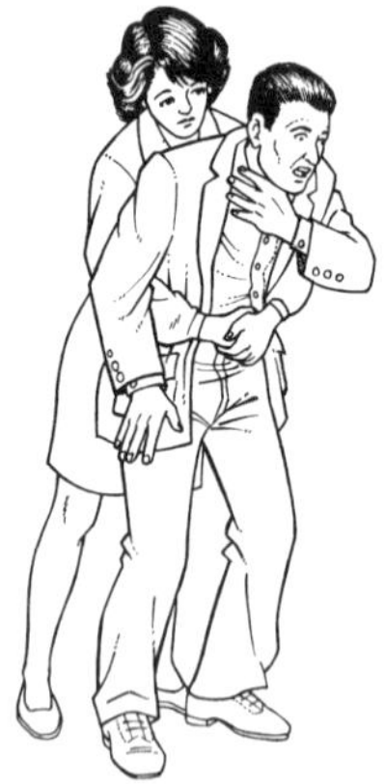

**Man beachte, daß sich der Betroffene an den Hals faßt.**

- **Kinder**: Die Rettungsmaßnahmen sind dieselben wie bei Erwachsenen, wobei bei Ausbleiben eines Ergebnisses zusätzlich versucht werden kann, dem an den Beinen festgehaltenen, mit dem Mund nach unten liegenden Kind den Fremdköprer durch Klopfen auf den Rücken zu entfernen. Bei sehr kleinen Kindern erfolgt der Bauchdruck mit der Spitze von Zeige- und Mittelfinger.

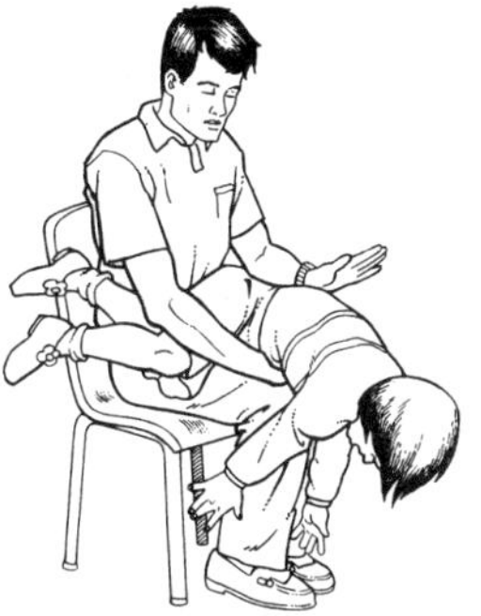

- **Medikation:** Nach Entfernen des Fremdkörpers erfolgt die Auswahl des geeigneten Mittels in Abhängigkeit von den Nachwirkungen; unter anderem sind die im Abschnitt über Ertrunkene beschriebenen Mittel zu erwägen.

## Erstickungszustände durch Giftgase

*Kohlenmonoxid* (CO) und *Kohlendioxid* ($CO_2$) sind zwei Gase, die aufgrund ihrer Geruchlosigkeit von uns nicht wahrgenommen werden können. Kohlenmonoxid wirkt giftig, indem es den Übergang des Sauerstoffs ins Blut hemmt, Kohlendioxid, indem es die Stelle des Sauerstoffs in der umgebenden Luft einnimmt. Kohlendioxid bildet sich am häufigsten, wenn in geschlossenen Räumen der Sauerstoff durch Verbrennung oder ein Feuer völlig verbraucht ist.

Ein anderes Gas, *Schwefelwasserstoff* ($SH_2$), riecht charakteristisch nach faulen Eiern und ist hochgiftig. Dieses Gas wird bei der Zerlegung von Schwefelverbindungen in Erdölraffinerien freigesetzt, außerdem in Bergwerken und bei der Herstellung der Kunstfaser Rayon (aus regenerierter Zellulose). Es bildet sich aber auch in stillstehenden Senk- und Sickergruben sowie in Gerbergräben, wo die biologischen Fäulnisprozesse große Mengen Schwefelwasserstoff freiwerden lassen. Die Arbeiter, die sich zu Reinigungsarbeiten dorthin begeben, werden dann von dem ansonsten ruhig über der Oberfläche treibenden, schweren Gas regelrecht angegriffen. Durch Rühren in der Sickerflüssigkeit steigt das Gas plötzlich auf, entfaltet seine Giftwirkung und führt innerhalb weniger Minuten zur Bewußtlosigkeit. Akute Schwefelwasserstoffvergiftung führt zum Ersticken durch Sauerstoffmangel und direkter Schädigung des zentralen Nervensystems, mit Unruhe,

Trübung der Sehfähigkeit, Übelkeit, Erbrechen, Kopfschmerzen und im Extremfall zu Bewußtlosigkeit und Tod durch Atemlähmung.

Die Ansammlung des Schwefelwasserstoffgases in diesen tödlichen Gruben nennt man in Katalonien *guilla*. Das bedeutet eigentlich „Fuchs“, doch ist dieses Tier ja für eine gewisse Tücke bekannt, und deshalb wurde der Begriff auf diesen Bereich ausgedehnt. Um das Vorhandensein des Gases nachzuweisen, die Oberfläche der Flüssigkeit mit einem langen Stab umrühren und dann mit einer brennenden Kerze in den unteren Bereich der Grube herabsteigen; erlischt die Kerze ohne daß hier Wind geht, ist das Gas ganz sicher vorhanden.

*Kohlenmonoxid* entsteht durch die unvollständige Verbrennung von Stadtgas, Autoabgase und die unvollständige Verbrennung von Kohle in Kohlenbecken[198]. Es ist auch einer der Hauptbestandteile des berühmt-berüchtigten Grubengases, das in Bergwerken entsteht und bei plötzlichem Kontakt mit dem Luftsauerstoff zu verheerenden Explosionen führt. Noch immer kommt es in der Stadt gelegentlich zu Kohlenmonoxidvergiftungen, weil manche Personen beim Duschen ihr Badezimmer mit einem gasbetriebenen Heizstrahler beheizen. In neueren Wohnungen findet man dies freilich nicht mehr, in Altbauwohnungen hingegen trifft man diese Heizmethode durchaus noch an. Das Gas ist hochgiftig, geruchlos und dadurch doppelt gefährlich und tückisch: der Helfer muß Vorsichtsmaßnahmen treffen, um beim Versuch der Rettung der Betroffenen nicht selbst zu ersticken. Dieser weist eine typische kirschrote Färbung von Gesichtshaut und Lippen auf.

(198) In Spanien noch verbreitete Heizmethode, vor allem für kleinere Räume. - Anm. d. Übers.

***Verhaltensmaßregeln:***

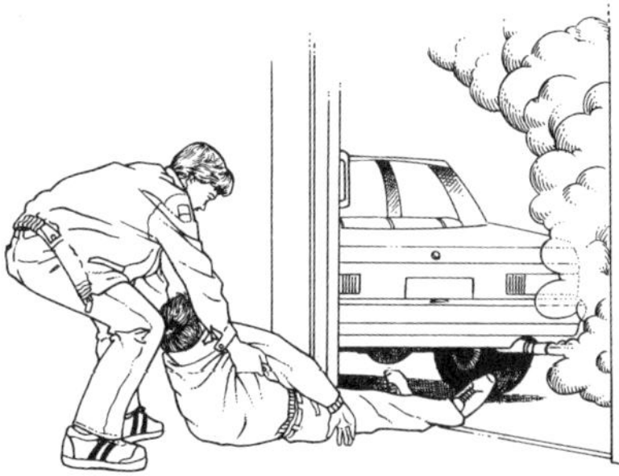

- **Den Verunglückten rasch von der Gasquelle entfernen** und an einen gut belüfteten Ort bringen. Eine solche Rettungsmaßnahme sollte möglichst in Begleitung oder in angeseiltem Zustand erfolgen, wenn der Unfallort tief gelegen und schwer zugänglich ist. Beatmung des Betroffenen mit der Sauerstoffflasche.
- **Herz-Lungen-Wiederbelebung**: Wenn die Untersuchung einen Herz- und Atemstillstand ergeben hat.

**Ergänzende Medikation:**

- **Aconitum napellus** (C 30, eine Gabe sofort, dann während der ersten fünf Minuten jede Minute).
- **Carbo vegetabilis** (C 30, eine Gabe sofort, dann alle 5 Minuten): Bei Zyanose (dunkelviolett-schwärzliche Haut), Kälteempfindlichkeit, hippokratischem Gesicht, Blässe, kaltem Schweiß, Benommenheit und Stimmlosigkeit.
- **Opium** (C 30, eine Gabe sofort, dann alle 5 Minuten): Wenn der Patient nichts mehr fühlt, benommen und wie gelähmt ist; das Gesicht ist stark durchblutet oder blaß, die Augen sind halb geöffnet. Vor allem, wenn der Betroffene in keiner Weise auf Schmerz anspricht. Eines der besten Mittel zur Behandlung von *Vergiftungen durch Kohlenmonoxid* (CO), denn in solchen Fällen sind ein der Bewußtlosigkeit naher Zustand sowie rosafarbene Färbung oder starke Durchblutung des Gesichts charakteristisch.
- Bei Vergiftungen durch toxische Gase mit Blutvergiftung, wie z.B. Gas in Sickergruben (Schwefelwasserstoff) kann die Verabreichung anderer Mittel nötig werden, vor allem

wenn die Vergiftung den charakteristischen Fieberzustand mit Sepsis nach sich zieht. Die wichtigsten Mittel sind hier *Pyrogenium* und *Baptisia tinctoria.*

- **Pyrogenium** (C 30 - C 200, eine Gabe alle 3-12 Stunden, je nach Verlauf). Dieses Mittel geben Clarke[199] und Speight[200] zur Behandlung von *Vergiftungen durch Sickergrubengas* an, die zu Blutvergiftung führen. Das charakteristische Bild ist ein typhusartiger, septischer Zustand mit immer wieder auftretendem Fieber, Unruhe, Schüttelfrost und Schmerzen in Extremitäten und Knochen sowie einem wesentlich schnelleren Puls, als man bei Fieber erwarten würde. Ebenfalls charakteristisch für *Pyrogenium* ist, daß der Magen-Darm-Trakt angegriffen ist, der Patient unter blutigem Durchfall leidet und alle Körpersekrete stark faulig riechen.
- **Baptisia tinctoria** (gleiche Dosierung): Auch dieses Mittel ist angezeigt zur Behandlung septischer und fieberartiger, typhusähnlicher Zustände. Vor allem aber bei Fieber, das einhergeht mit Benommenheit, geistiger Verwirrung und ausgeprägter körperlicher Erschöpfung mit Schmerzen am ganzen Körper (vor allem Kopf und Hals). Der Patient ist benommen und schläft sehr tief; diesen Zustand verläßt er nur, wenn man ihn anspricht, sinkt aber nach der Hälfte der Antwort wieder in den vorigen Zustand. Die Vergiftung verursacht also einen septischen Zustand mit plötzlich einsetzendem Fieber, Erschöpfung und geistiger Verwirrung mit Delirium.

! **Achtung! Falls nötig, den Betroffenen zur künstlichen Beatmung mit hohen Sauerstoffkonzentrationen in ein Krankenhaus einliefern, in sehr schwerwiegenden Fäl-**

(199) Clarke, J. H., *Der Neue Clarke*, Bielefeld 1994, Bd. 8, S. 4608-19.
(200) Speight, Ph., *A comparison of the Chronic Miasms*, Bradford: Health Science Press, S. 52.

**len auch zur Behandlung in der Druckkammer oder zur Austauschtransfusion[201].**

## Erstickung durch Zungen-, Kehlkopf- oder Glottisödem

Zu dieser schwerwiegenden Komplikation kann es durch allergische Reaktionen oder Insektenstiche (Bienen, u.a.) in der Halsgegend kommen. Wenn das Ödem durchsichtig und großflächig ist und sticht oder brennt, besteht die homöopathische Behandlung in der sofortigen Verabreichung von:

- **Apis mellifica** (eine Gabe C 30, alle fünf Minuten wiederholen, bis Besserung eintritt): Das Ödem geht einher mit dem Gefühl, gleich sterben zu müssen, daß jeder Atemzug der letzte sei; der Patient möchte, daß Türen und Fenster weit geöffnet sind, atmet rasselnd und schnappt nach Luft, als wolle er die wenige verfügbare Atemluft einfangen. Mit diesem Krankheitsbild können vor allem bei einer Allergie Anzeichen von Nesselsucht, rote Flecken auf der Haut (Quaddeln) sowie ein Lidödem einhergehen.
- Bei dieser dramatischen Komplikationen als Notfallgaben evtl. ebenfalls zu erwägen sind *Lachesis mutus*, *Histaminum*, *Crotalus horridus*, *Stramonium* und *Kalium iodatum.*
- **Lachesis mutus** (gleiche Dosierung): Die Erstickung entsteht durch Einschnürung des Kehlkopfes, die Atemnot tritt plötzlich ein und verschlimmert sich, wenn sich der Betroffene ausgestreckt hinlegt; sie kann auch im Schlaf auftreten und zwingt den Patienten, an die frische Luft zu gehen, jedes drückende oder nur am Hals reibende Kleidungsstück zu lockern sowie zur besseren Atmung Türen und Fenster zu öffnen.
- **Histaminum**: Erstickung durch Glottisödem mit trockenem Reizhusten, gerötetem Gesicht und Jucken an Kopf und anderen Körperteilen; es können nesselsuchtartige

(201) Farreras-Rozman, Medicina Interna, 11. Aufl., Vol. 2: *Toxicología.* Erill S. Doyma, Barcelona, 1988, S. 2371.

Hautausschläge auftreten. In homöopathischer Potenz verabreicht wirkt das Mittel als Antihistaminikum und somit gegenteilig wie in hohen Dosierungen.

- **Crotalus horridus**: Die homöopathische Darreichungsform des Giftes der Klapperschlange hat in Hals und Kehlkopf eine ähnliche Wirkung wie *Lachesis mutus* (ebenfalls ein Schlangengift). *Crotalus horridus* ist auch angezeigt zur Behandlung von Krämpfen in Speiseröhre und Kehlkopf mit sehr trockenem, erstickendem Husten, der Keuchhusten ähnelt und zur Entstehung eines sehr gefährlichen Glottisödems führen kann. Nach Vijnovsky[202] ist das Mittel angezeigt zur Behandlung von Glottisödemen infolge von „Insektenstichen, mit Atemnot, ängstlicher oder mühsamer Atmung, Zyanose, Larynxstridor, trockenem Husten, kalten Schweißausbrüchen und Erschöpfung."
- **Stramonium**: Wenn das Bild der Erstickung und Atemnot des Glottisödems von dem charakteristischen Symptom von *Stramonium* begleitet ist - äußerst heftige Erregung mit Angst vor dem Alleinsein; der Patient ist vor Schreck außer sich, leidet unter Krämpfen in Kehlkopf und Speiseröhre und hat das Gefühl, einen „Kloß" im Hals zu haben.
- **Kalium iodatum**: Dieses Mittel entfaltet eine intensivere Wirkung als *Iodium* und kann angezeigt sein bei plötzlich auftretenden Glottisödemen, die den Patienten aus dem Schlaf reißen oder beim Erwachen auftreten können; er ist dann völlig stimmlos oder heiser; bei Patienten mit Schluckbeschwerden oder vergrößerter Schilddrüse (Kropf). Hitzige Patienten, die an der frischen Luft Besserung verspüren.

***Weitere Notfallmedikation:***

- Bei der potentiell schwerwiegenden Komplikation des Glottisödems durch allergische Reaktion oder einen (Insekten-) Stich sollte die Nützlichkeit einer intravenösen

(202) Vijnovsky, B., Tratamiento homeopático de las afecciones y enfermedades agudas. Buenos Aires, 1979: S. 77.

Kortikoidmedikation (**Hydrocortison** 200 mg, Infusion) zusammen mit **Adrenalin** (falls nötig) nicht vergessen werden. Der Notfallkoffer von medizinisch geschultem Personal sollte daher neben den homöopathischen Mittel immer auch diese Notfallmedikation enthalten.

## Erstickung durch Blitzschlag

Wie bereits im Abschnitt über Strahlenunfälle erläutert, sind im Fall eines Atemstillstandes sofort folgende Maßnahmen durchzuführen:

- **Herz-Lungen-Wiederbelebung**, zusammen mit der Verabreichung von:
- **Nux vomica** (C 30 oder C 200, sofort unter die Zunge des Betroffenen legen, auch wenn er bewußtlos ist).
- Darüber hinaus sollten auch für Scheintod typische Mittel wie **Opium** erwogen werden.

# 6. Lebensmittelvergiftungen

## Cholera, Tropen- und Amöbenruhr, Giftpilze, Botulismus, allergische Nesselsucht

### *Zur Einführung*

Lebensmittelvergiftungen durch Toxine aus Zersetzungsprozessen, Pflanzengifte, giftige Pilze, Krankheitskeime oder allergene Substanzen können auch bei gesunden Personen rasch zu Schmerzsymptomen und einem Zustand der Erschöpfung, Entwässerung und schwerem Kollaps führen, in manchen Fällen sogar zum Tode. Homöopathische Mittel können hier helfen, diese Prozesse rasch zu lösen und Folgereaktionen zu vermeiden. Da sie gerade Reisenden in entlegene Gegenden (Expeditionen, Trekkingtouren) oder die Tropen - wo die nächste Krankenstation oft weit entfernt ist - sehr nützlich sein können, ist diesen Mitteln ein eigenes Kapitel gewidmet.

Die Auswahl des geeignetsten Mittels ist hier komplexer als bei der Behandlung von Traumata; deshalb geben wir eine Reihe konkreter Richtlinien zur Behandlung mehr oder minder schwerwiegender Fälle von Lebensmittelvergiftung oder Tropenruhr (mit Blut und Schleim vermischter Durchfall mit Fieber und starken Beschwerden am After), die durch die Verabreichung des richtigen homöopathischen Mittels geheilt werden können und durch die einer Verschlimmerung der Symptome vorgebeugt wird.

Das geeignete Mittel wird nach den jeweils vorhandenen Symptomen ausgewählt. Ärztliche Überwachung ist trotzdem dringend anzuraten; bei anhaltendem Erbrechen und wenn der Patient unfähig ist, auch kleine Wassermengen aufzunehmen, muß man sich auf eine Infusion einstellen oder ihn möglichst schnell in ein Krankenhaus einliefern.

Das Kapitel schließt mit Hinweisen zur Behandlung von Pilzvergiftungen und allergischen Reaktionen auf bestimmte Lebensmittel.

## Erste-Hilfe-Maßnahmen

Liegt eine Lebensmittelvergiftung mit Erbrechen und Durchfall vor, sind folgende Verhaltensrichtlinien zu beachten:

- Der Patient soll **ruhen** und **keine feste Nahrung** zu sich nehmen.
- Liegt kein Erbrechen vor, gibt man ihm **Mineralwasser oder salzhaltiges Quellwasser** zu **trinken**, außerdem wiederholt kleine Mengen **Zucker** (löffelweise).
- Die Verabreichung von Medikamenten, die die Bewegung des Darms (Peristaltik) hemmen, kann sich als schädlich erweisen, denn dadurch würde den natürlichen Abwehrmechanismen des Körpers entgegengewirkt, in diesem Falle also der Entleerung der Giftstoffe über den Darm.
- Liegt die Einnahme der gifthaltigen Substanz (z.B. Pilze) erst kurze Zeit zurück, ist die Durchführung einer **Magenspülung** angezeigt, falls der Körper nicht selbst mit plötzlichem Erbrechen reagiert.

## Homöopathische Medikation

- **Mittelgaben**: Eine beliebige Potenz zwischen C 6 und C 30, die während der ersten Stunden je nach Verlauf des Patienten alle 10-20 Minuten als Globuli, oder besser in Wasser gelöst, wiederholt wird.

### *Die Erfahrung von „Homeópatas sin fronteras“*

Im Jahr 1991 führte die Organisation *„Homeópatas sin fronteras“ [Homöopathen ohne Grenzen]* bei einer Choleraepidemie in Peru eine klinische Studie der Wirksamkeit einer homöopathischen Behandlung dieser Krankheit durch. Die hierbei gesammelten Erfahrungen mit der homöopathischen Behandlung von Patienten im Verein mit oraler Rehydrierung waren außergewöhnlich positiv, die Ergebnisse waren besser, rascher und die Behandlung wesentlich kostengünstiger als bei den anderen, schulmedizinisch behandelten Patienten. Genaue Angaben zu den hierbei eingesetzten Mitteln, den Dosierungen, Indikationen und Ergebnissen finden sich in einem Artikel im *British Homoeopathic Journal*[203].

Die folgenden Abschnitte beschreiben die am häufigsten einsetzbaren Mittel, klassifiziert nach dem Krankheitsbild, bei dem sie mit der größten Häufigkeit zur Anwendung kommen: akute Gastroenteritis und Enterokolitis, Cholera, asiatische Cholera, Durchfall auf Reisen und Amöbiasis (Ruhr), übermäßiges Essen und Trinken sowie infektiöse Komplikationen wie Bauchfellentzündung.

- **Bitte beachten**: Diese Klassifizierung dient zur Orientierung, soll die häufigsten Mittel vorstellen und die Auswahl des jeweils richtigen erleichtern. In anderen Gruppen eingeordnete Mittel können bei entsprechender Symptomenlage jedoch ebenfalls angezeigt sein; manche Mittel eignen sich also zur Behandlung von Krankheiten, die in zwei oder mehr Gruppen verzeichnet sind. Deshalb sollte neben der eigentlichen klinischen Diagnose auf die charakteristischen Symptome geachtet werden, denn diese sind in der Homöopathie die Grundlage einer erfolgreichen Verschreibung.

## Akute Gastroenteritis

Krankheitsbilder mit anhaltendem Erbrechen und Durchfall, die mehr oder minder unvermittelt auftreten. Ursache ist das Eindringen eines infektiösen Stoffes in den Körper; manchmal kommt es zu hohem Fieber mit Gefahr der Entwässerung. Die Intensität der Symptome läßt manchmal an Cholera denken, vor allem bei Kindern, weshalb man hier die Symptome als *Cholera infantum* bezeichnet. Zu den wichtigsten Mitteln gehören hier:

- **Arsenicum album**: Vor allem bei Vergiftungen durch verdorbenes Fleisch, besonders wenn sich dieses schon in Zersetzung befindet, oder verdorbenen Soßen; die Sym-

(203) Gaucher, C., Jeulin, D., Peycru, P. Homoeopathic treatment of cholera in Peru: Initial clinical study. *Brit Hom J.* 1992, 81: S. 18-21.

ptome sind schwerwiegend und äußerst heftig. Erste Anzeichen sind unvermittelt *und gleichzeitig auftretendes Erbrechen und Durchfall.* Jedes Nahrungsmittel, das man aufzunehmen versucht, wird wieder erbrochen. Darüber hinaus lassen sich feststellen:

*Ausgeprägtes Schwächegefühl*, Mundtrockenheit und beklemmende Angst vor dem Tode, große *Unruhe* und Aufgeregtheit.

Was in den Magen gelangt, verursacht entweder Sodbrennen oder wird wieder erbrochen.

Große Mengen von flüssigem Durchfall, der den Patienten sehr erschöpft. Durchfall mit Afterjucken und ständigem Stuhldrang, der zu keiner Erleichterung führt (Tenesmus). Choleraartiger Durchfall, der sich nach Mitternacht verschlimmert und durch Wärme und Positionswechsel verbessert.

Brennender Durst nach kaltem Wasser in kleinen Mengen.

Im folgenden ein klinischer Fall, den ich selbst behandelt habe. Er veranschaulicht die rasche und hervorragende Wirkung von *Arsenicum album* bei der Behandlung von Magen-Darm-Beschwerden:

„Der 28-jährige *Roger* leidet unvermittelt unter anhaltendem, flüssigem und brennendem Durchfall, durch den er große Mengen Flüssigkeit verliert. Er fühlt sich entsprechend „fertig". Zu Hause angekommen, setzt außerdem ein heftiges, anhaltendes Erbrechen ein. Sein Zustand ist besorgniserregend, er ist stark geschwächt. Ich erhalte einen Anruf von seiner Frau, die mich besorgt fragt, was man verabreichen könnte. Ich verschreibe Roger *Arsenicum album* C 30 in Wasser gelöst, das alle 20-30 Minuten wiederholt wird. Nach einer Stunden hören Erbrechen und Durchfall auf, er hat noch leichte Beschwerden im Unterleib, kann aber schlafen. Als er am nächsten Morgen aufwacht, geht es ihm deutlich besser, er muß sich kein weiteres Mal übergeben. Aus Furcht, daß es aber erneut dazu kommen könnte, geht er an jenem Morgen nicht ins Büro, doch die Besserung ist so nachhaltig, daß er am gleichen Nachmittag doch wieder zur Arbeit geht.

Ein paar von Rogers Arbeitskollegen erlitten nach einem Essen im selben Restaurant ebenfalls eine Lebensmittelvergiftung und waren danach 3 bis 4 Tage krank.

- **Cantharis vesicatoria**: *Brennen* in Enddarm und Harnröhre, gleichzeitig *Durchfall mit Krämpfen im Unterleib.*

  Heftige Entzündung von Magen und Darm, vor allem des Dickdarms sowie der Harn- und Geschlechtsorgane. Bei Tropenruhr, in Gebieten mit sehr heißen Tagen und kalten Nächten; heftige Darmreizung in Enddarm, mit Brennen, Jucken und anhaltendem Stuhldrang, der auch nach der Darmentleerung nicht nachläßt; vermischt mit Blut und dichtem Schleim.

  Akute und heftig verlaufende Krankheiten mit starker Reizung, die einhergehen mit Gereiztheit, Unruhe, Wut- und Tobsuchtsanfällen, die durch plötzliche Lichtreize oder den bloßen Kontakt der Kehle mit Wasser, wenn der Betreffende zu trinken versucht, erneut auftreten können. Brennen beim Wasserlassen und nicht nachlassender Harndrang.
- **Colocynthis**: Plötzlich auftretendes Erbrechen und Durchfall nach dem Verzehr von verdorbenen Soßen oder Fleisch, wobei Unterleibsschmerzen mit äußerst heftigen Krämpfen und Leibschneiden vorherrschen, die den Patienten sich vor Schmerzen krümmen und unruhig hin- und herwinden lassen.

  Die Schmerzen bessern sich durch kräftiges Andrücken des Leibes auf eine harte Oberfläche (Stuhllehne, Tisch, o.ä.; vergleiche auch *Magnesia phosphorica*).

  Die Schmerzen verschlimmern sich beim geringsten Versuch zu essen oder zu trinken und gehen einher mit Übelkeit, Durchfall und dem Abgang zahlreicher Blähungen.

  Bei Personen, die leicht beleidigt oder verärgert sind, können Wut, Ärger, Kränkungen, Unannehmlichkeiten oder Kummer dem Auftreten eines *Colocynthis*-Bildes ursächlich vorausgehen.

## Cholera

Im allgemeinen epidemisch auftretende Infektionskrankheit des Darms, die durch Abwässer oder verdorbene Lebensmittel übertragen wird; die Folge sind Erbrechen und flüssiger Durchfall in großen Mengen, der zu Entwässerung, Muskelkrämpfen und Fieber führt. Nicht behandelte Cholera kann in manchen Fällen infolge von Komplikationen (vor allem durch Entwässerung) zum Tod des Betroffenen führen.

Cholerapatienten müssen unbedingt durch Trinken von mineralreichem Wasser rehydriert werden. Die Flüssigkeit gibt man am besten wiederholt und in kleinen Mengen. Falls Erbrechen die orale Rehydrierung verhindert, muß sie nach Einlieferung in ein Krankenhaus intravenös erfolgen.

Einige der häufigsten Mittel sind:

- **Veratrum album**: Bei Vergiftungssymptomen, die denen von *Arsenicum album* ähnlich sind (gleichzeitiges Erbrechen und Durchfall), aber zudem mit *Kollaps*, *Schwächegefühl*, *Krämpfen* und *Kälteempfindlichkeit* einhergehen. Der Patient wirkt schwerkrank. Besonders angezeigt, wenn Durchfall und Schweißausbrüche im Vordergrund stehen. Begleiterscheinungen:

  Hippokratisches Gesicht (Blässe, kalter Schweiß auf der Stirn, spitze Nase, ängstlicher Gesichtsausdruck), anhaltende Unterleibskrämpfe.

  Die Stirn ist ständig mit *kaltem Schweiß* bedeckt. Der Leib fühlt sich kalt an.

  *Ohnmacht* bei der geringsten Anstrengung; nach Durchfall stark ausgeprägtes Schwächegefühl.

  Heftiges Erbrechen und Durchfall mit großem Flüssigkeitsverlust. Häufiger, grünlicher, flüssiger Durchfall, der stoßweise und mit kleinen Kotflocken vermischt entleert wird; heftige Krämpfe, der Patient krümmt sich vor Schmerzen; Krämpfe, die an den Händen beginnen und sich dann über den ganzen Körper ausbreiten.

Brennender, nicht nachlassender Durst nach großen Mengen eiskalten Wassers und sauren Getränken.

- **Camphora**: *In den ersten Stadien der Cholera*, bei starkem, lang anhaltendem Schüttelfrost; bei *Kollaps, Schüttelfrost* und *wenn sich der ganze Körper eiskalt anfühlt*; wenig Durchfall, der später zunehmen kann, eine trübe Färbung (wie Reiswasserstuhl) aufweist, anschließend schwere *Kollaps- und Schockzustände*. Auch angezeigt nach dem Verzehr verdorbener Miesmuscheln. Die Wirkung hält nur kurze Zeit an, weshalb es oft wiederholt werden muß; bei Cholera zu Behandlungsbeginn alle 5-10 Minuten.

  Eines der Hauptmittel zur Behandlung von Schock und plötzlichem Kollaps gleich welcher Ursache: plötzliches Nachlassen der Lebenskräfte mit Erschöpfung, hippokratisches Gesicht (blaß, zyanotisch, mit kaltem Schweiß, kalter und spitzer Nase, starrem Blick und erweiterten Pupillen). Sehr schwacher Puls.

  Der gesamte Körper fühlt sich eiskalt an, aber trotzdem möchte der Patient nicht zugedeckt werden. Manchmal kann es zu Zuckungen kommen.

- **Cuprum metallicum**: Heftige Krämpfe sind für sämtliche Symptome von *Cuprum metallicum* charakteristisch. Mit äußerster Heftigkeit auftretende Krämpfe oder in bestimmten Abständen auftretende, regelrecht epileptische Zuckungen, im Anschluß daran Erschöpfung. Plötzlich einsetzende und aufhörende Krämpfe. Weitere Charakteristiken sind:

  *Kontrakturen* begleiten die Cholerabilder mit *heftigem, schmerzhaftem*, dünnflüssigem *Durchfall* mit großem Flüssigkeitsverlust; der Stuhl ist grünlich und mit Blut vermischt. Cholera mit *Kontrakturen der Finger* und Zehen sowie *heftigen*, schmerzhaften *Unterleibskrämpfen*. Krämpfe in der Speiseröhre (gurgelnde Geräusche beim Trinken von Flüssigkeiten), dabei Schluckbeschwerden. Vor dem Erbrechen Krämpfe im Brustkorb.

Fühlt sich bei Cholera die Haut kalt und trocken an, ist *Camphora* zu erwägen. Stehen Erbrechen und Durchfall sowie starkes Schwitzen im Vordergrund, ist an *Veratrum album* zu denken. *Cuprum metallicum* kann ebenfalls zum Kollaps führen, mit kalter Haut und dunkelvioletten Lippen, starkem, trübem Durchfall (Reiswasserstuhl), besonders auffällig sind jedoch die charakteristischen Zuckungen und heftigen Krämpfe.

Die Krämpfe bessern sich nur durch Trinken von kaltem Wasser.

- **Carbo vegetabilis**: Erbrechen und Durchfall mit *Kältegefühl, Kollaps und Verlangen nach Luft* (Zugluft oder Zufächeln von Luft); der Betroffene wirkt wie tot.

  Sehr flüssiger, wäßriger Durchfall mit dunklem Blut, ausgesprochen fauligem Geruch; die abgehenden Blähungen riechen ebenso. Sehr starke Flatulenz mit Völlegefühl und Verlangen, die Kleidung zu lockern.

  Dem äußerlichen Kältegefühl gegenüber stehen Schmerzen und *Brennen im Körperinneren*, das sich nachts verschlimmert. Der Durchfall im Darm brennt, doch nach außen hin fühlt sich der Patient eiskalt an.
- **Phosphoricum acidum**: Weißlicher Durchfall mit unwillkürlichem Abgang von Stuhl; manchmal geruchlos und nicht immer schwächend; Schwächegefühl, wenn der Durchfall unterdrückt wird.

  Darmblutung mit kleinen Blutflecken auf der Haut (Petechien).

  Wenig schmerzhafter Durchfall mit intensivem Schwitzen und starkem Durst.
- **Phosphorus**: Stark schwächender Durchfall, der aber schmerzfrei sein kann, mit *unstillbarem Durst nach kalten Flüssigkeiten*, die wieder *erbrochen* werden, sobald sie sich im Magen erwärmt haben.

  Neigung zu *Blutungen* (blutvermischter Stuhl), zusammen mit dem charakteristischen Bedürfnis nach Gesellschaft,

Angst vor dem Tode und den nachfolgenden Phasen von Apathie und Teilnahmslosigkeit.
Es kann zu einer Entspannung des Schließmuskels mit nicht kontrollierbarem, unwillkürlichem Stuhlgang kommen.

- **Podophyllum peltatum**: *Starker, sehr übelriechender, wäßriger Durchfall* (dessen schlechter Geruch im ganzen Haus wahrnehmbar ist), der beinahe ohne Unterbrechung abgeht; Durchfall, dem Unterleibsschmerzen, Krämpfe (der Betroffene krümmt sich vor Schmerzen), Darmgeräusche und Gluckern im Leib vorausgehen, „als würde sich ein Fisch in einem Aquarienglas drehen und winden".
  Verschlimmerung im Sommer und am Morgen, vor allem von 4 bis 5 Uhr morgens.
  *Durch Magenschmerzen ausgelöstes Schwächegefühl*; Schwächegefühl mit dem Eindruck, man müsse gleich sterben.
  *Rektumprolaps* vor und nach dem Durchfall; ebenso während körperlicher Anstrengung (Geburt, Erbrechen, beim Bücken oder Hochheben schwerer Gegenstände).
- **Colchicum autumnale**: Trüber Durchfall (Reiswasserstuhl) mit Erbrechen, dem eine charakteristische Form der *Übelkeit* vorausgeht: Sie wird ausgelöst durch den Anblick oder Geruch von Speisen, manchmal sogar beim bloßen Gedanken oder der Erwähnung von Essen.
  Heftiges Erbrechen mit Unterleibskrämpfen, Erschöpfung, Kältegefühl und Neigung zum Kollaps.
- **Ipecacuanha**: Das wichtigste Mittel zur Behandlung von *Wechselfieber* mit wiederholtem *Erbrechen*, lang *anhaltender Übelkeit* und grünlichem, schleim- und blutvermischtem Durchfall. Kann auch angezeigt sein bei Cholera infantum mit folgenden charakteristischen Symptomen:
  Hauptcharakteristikum ist eine *lang anhaltende Übelkeit*, wie sie bei jeder Art von Fieber, Durchfall oder Blutung anzutreffen ist.
  *Blutungen* des Rektums mit Erbrechen; ausgeprägte Neigung zu Blutungen.

## Tropen- und Amöbenruhr

Ruhr (Dysenterie) ist eine Infektionskrankheit des Darmes, die zum Abgang nicht sehr großer Stuhlmengen unter heftigen und sehr schmerzhaften Kontraktionen des Rektums führt; der Stuhl ist mit Blut und Schleim vermischt; desweiteren lassen sich Fieber, allgemeines Unwohlsein und Lustlosigkeit feststellen. Charakteristisch für Tropenländer. Die folgenden Mittel sind am häufigsten angezeigt:

- **Mercurius corrosivus**: Beinahe *das* spezifische Mittel zur Behandlung von Tropenruhr; bei akuten, heftigen und *Darmentzündungen* (Dysenterie) mit Zerstörung von Gewebe, zu denen es während der Sommermonate vor allem in Tropenländern kommen kann. Die Entzündung entwickelt sich rasch, dabei Zerstörung von Gewebe, Geschwürsbildung der Schleimhäute des Verdauungsapparates, der Atem- (Hals) und Harnwege mit intensiver Rötung, Entzündung und Brennen, was einhergeht mit *stark stechenden Schmerzen und Abscheidung von aggressivem Sekret.* Wie *Crotalus horridus* eines der Hauptmittel bei Gelbfieber ist, ist *Mercurius corrosivus* eines der Hauptmittel bei Tropenruhr.

  *Entleerung geringer Stuhlmengen*; diese jedoch sind mit *Schleim und Blut* vermischt, brennen im Rektum und After: heftiges Zusammenziehen des Rektums (Tenesmus), das durch Stuhlgang weder verschwindet noch Besserung zeigt (falls diese eintritt, *Nux vomica* erwägen); der in geringen Mengen ausgeschiedene Stuhl ist heiß, bluthaltig und übelriechend; er enthält Darmabschabsel [Stücke der Darmschleimhaut] und geht mit äußerst schmerzhaften Krämpfen einher.

  Der Patient wirkt kränklich, geradezu kachektisch, sein Gesicht ist erdfahl, die Augen sind matt. Öliger Schweiß mit charakteristisch durchdringendem Geruch. Zunge mit Zahneindrücken, sehr starker Mundgeruch (Foetor oris) und ebenso übelriechende Körperausdünstungen.

Geht einher mit starkem Speichelfluß und fauligem Atem.

Ein von einer Trekking-Gruppe in den Himalaya berichteter Fall[204], für die der Autor dieses Buches eine homöopathische Notfallapotheke zusammengestellt hatte, belegt den großen Nutzen dieses Mittels bei der Behandlung von Amöbenruhr, die in dieser Region sehr häufig auftritt:

> „Am fünften Marschtag, mitten in der Monsunzeit, begannen wir Durchfall zu bekommen. Am siebten Tag bekam ich starke Bauchschmerzen, dann Krämpfe, die mich dazu zwangen, dringend und unter heftigen Schmerzen meinen Darm zu entleeren; am Anfang war der Stuhl flüssig und teigig, ein paar Stunden später aber mit Blut und Schleim vermischt. Ich hatte ständig Stuhldrang, konnte dann aber oft meinen Darm gar nicht entleeren. Ich war stark geschwächt und mir war kalt; wahrscheinlich hatte ich Fieber. Die Anderen hatten Antibiotika eingenommen, aber auch sie konnten den Durchfall nicht stoppen und litten mindestens zwei bis drei Tage lang unter Beschwerden. Dann fielen mir die homöopathischen Mittel ein, von denen manche genau zur Behandlung dieser Art von Durchfällen geeignet waren. Ich sah auf der Liste nach und fand das geeignete Mittel: *Mercurius corrosivus* Ich nahm alle halbe Stunde zwei Globuli C 30 ein und nach zwei Stunden ging es mir wesentlich besser. Nach sechs Stunden hatte ich nur ein weiteres Mal Stuhlgang gehabt und verspürte weder das Kältegefühl noch das Unwohlsein wie zuvor. Am nächsten Tag war ich wieder gesund."

- **Mercurius solubilis** ist ein weiteres, ähnliches Mittel, das die weniger drastischen Fälle von Dysenterie abdeckt.
- **Carbolicum acidum**: Ruhr mit flüssigem, dunkel (olivgrün) gefärbtem, *eitrig-fauligem Durchfall, der unerträglich stark riecht,* ausgeprägtem Tenesmus, starker Erschöpfung, *Schwächegefühl und Kollaps.* Blässe und kalte Schweißausbrüche mit Atembeklemmung, Zittern, Krämpfen und Zuckungen.

(204) Den Fall berichteten mir D.S. (Igualada) und P.G. (Barcelona) im Jahr 1993 nach der Rückkehr von ihrer Trekking-Tour durch den Himalaya.

Bei Cholera, wenn *Veratrum album* angezeigt scheint, aber nicht wirkt. Fauliger, unerträglich riechender, schleimvermischter, sehr flüssiger Durchfall mit ausgeprägtem Tenesmus (anhaltender Stuhldrang, der sich durch Darmentleerung nicht bessert), unfreiwilliger Abgang von dunklen Stühlen.
Bei Patienten, die nach Whisky und Tabak verlangen; bei Alkoholikern.

- **China officinalis**: Auftreibung des Unterbauches mit zahlreichen *Blähungen*, durch deren Abgang sich die Beschwerden nicht bessern. Durchfall, vor allem nachts, der durch den Verzehr von Obst bei heißem Wetter ausgelöst werden kann. Im Vordergrund stehen eine *ausgeprägte Flatulenz* mit schmerzlosem Durchfall.
  Starker Durchfall, der *stark schwächend und erschöpfend* wirkt; nachts Verschlimmerung.
  Es kommt zu Blutungen, vor allem zu bluthaltigem Stuhl.
  Krankheitsbilder von Wechselfieber und *periodisch* (tageweise) auftretendem Durchfall.
- **Cantharis vesicatoria**: Kann auch bei Tropenruhr angezeigt sein (siehe auch den Abschnitt „Akute Gastroenteritis" S. 280).

## Übermäßiges Essen und Trinken

- **Nux vomica**: Nach übermäßigem Genuß von Speisen oder Getränken, bei dem nach einigen Stunden Übelkeit, wiederholtes Erbrechen, Unwohlsein im Unterleib und Krämpfe auftreten, die immer wieder an anderen Stellen lokalisiert sind und mit allgemeinem Schüttelfrost einhergehen.
  Der Betroffene ist reizbar, empfindlich und schlecht gelaunt.
  Durchfall und Dysenterie treten wiederholt mit geringen Mengen von schleim- oder blutvermischtem Durchfall auf, der im Gegensatz zu *Mercurius solubilis* nach jeder Darmentleerung vorübergehend Besserung zeigt.

Dysenterie mit anhaltendem Stuhldrang; es werden aber nur geringe Mengen ausgeschieden. Die Darmentleerung lindert die Unterleibsschmerzen vorübergehend, dann kehrt der Stuhldrang plötzlich wieder, es steht aber in unangenehmem Widerspruch zur Unfähigkeit zu normaler Darmentleerung (antiperistaltischer Effekt).

Verdauungsstörung, Durchfall und Aufstoßen des Mageninhalts nach übermäßigem Genuß auf Parties und rauschenden Festen.

Im folgenden der Fall eines von mir behandelten 13-jährigen Patienten, der nach einer Alkoholvergiftung hervorragend auf die Verabreichung von *Nux vomica* ansprach:

„Der nicht an Alkohol gewöhnte *Pedro L.* trank auf einer Hochzeitsfeier eine gewisse Menge Wein und Sekt, worauf er sich wiederholt übergeben mußte, sowie an sehr heftigen Unterleibs- und Kopfschmerzen litt. Man ruft mich an und bittet um Hilfe. Bei ihm zuhause angekommen, finde ich ihn erschöpft im Bett liegend vor, die Augen sind geschlossen, er bewegt sich nicht, antwortet tonlos und artikuliert undeutlich. Dann übergibt er sich erneut, das Erbrochene riecht sauer und nach Alkohol. Ich verabreiche ihm 5 Globuli *Nux vomica* 10 M unter die Zunge, und nach fünf Minuten steht er vom Bett auf und geht zur Darmentleerung auf die Toilette. Danach sagt er, es ginge ihm besser und wundert sich über die Veränderung. Nach einer Viertelstunde hatten das Erbrechen und die Kopfschmerzen beinah völlig aufgehört."

## Komplikationen: akute Bauchfellentzündung

In sehr extremen Fällen kann es bei den genannten Krankheiten (Dysenterie, Cholera u.a.) durch Nachlässigkeit oder mangelnde Behandlungsmöglichkeiten in abgelegenen Gegenden ohne entsprechende Mittel durch den Durchbruch des Darms in die Bauchhöhle zu einer Bauchfellentzündung kommen. Es handelt sich dabei um eine schwerwiegende Komplikation. Die Erwähnung der beiden folgenden Mittel ist nur zur Orientierung gedacht; sie dienen als Notbehelf bei großer Entfernung vom nächsten Krankenhaus oder wenn keine anderen Mittel zur Behandlung vorhanden sind.

**Der Betroffene muß unbedingt in ein Krankenhaus eingeliefert werden.** !

- **Phosphorus**: Zusammen mit *Bryonia alba* das häufigste Mittel zur Behandlung von Bauchfellentzündungen. Es wurde bereits im Abschnitt über die Dysenterie erwähnt. Die Symptome sind ähnlich, dazu kommt ein brennender, stechender Unterleibsschmerz, der sich bei ruckartigen oder Schüttelbewegungen ebenfalls verschlimmert, sowie eine Auftreibung des Unterleibs mit Kontraktur der Bauchmuskelwand.
- **Bryonia alba**: Bei stechendem Unterleibsschmerz und wenn der Magen oder der ganze Leib sich anfühlen, als würden sie gleich explodieren.
  Verschlimmerung durch Druck, in Ruhe Besserung, wenn der Betroffene liegt und die Knie angezogen hat, um den Leib zu entspannen. Er ist *bewegungslos, völlig still* und bewegt sich langsam und nur sehr vorsichtig, denn *Bewegung führt zur Verschlimmerung* sämtlicher Symptome.
  Oberflächliche Atmung zum Vermeiden der geringsten Bewegung, denn diese führt zu weiterer Verschlimmerung. Starker *Durst* auf kalte Flüssigkeiten und Erfrischungsgetränke. Kann mit Verlangen nach süßen Getränken einhergehen.
- Bei septischen Zuständen kann **Pyrogenium** als Alternative erwogen werden.

## Botulismus

### *Zur Einführung*

Als Botulismus bezeichnet man eine Lebensmittelvergiftung, die durch die *lähmend wirkenden Toxine* ausgelöst wurde, die sich in hygienisch nicht einwandfreien Konserven entwickeln können. Diese giftigen Stoffe entstehen vor allem in Konserven nicht saurer Lebensmittel, die in Heimarbeit hergestellt wurden. Am anfälligsten dafür sind *Fleisch- und Wurstwaren* (lat. *botulus* bedeutet „Wurst"), *Fisch und Gemüse* (vor allem grüne Bohnen und Spargel). Seltener betroffen sind Oliven und Dosenobst. Die Giftstoffe sind oft schwer festzustellen, „verraten" sich aber manchmal durch ihren ranzigen Geruch.

Der auslösende Krankheitskeim heißt *Clostridium botulinum*; er ist weit verbreitet, sowohl auf dem Land als im Wasser und lebt im Darm von Mensch und Tier. Hier ist er harmlos. Das 10-minütige Kochen von Lebensmitteln für die Zubereitung von Konserven oder 30 Minuten lang feuchte Hitze bei 120 Grad (dies entspricht den Bedingungen der industriellen Herstellung von Konserven) zerstören den Keim, das zuletzt genannte Verfahren sogar auch dessen Sporen. Unter anderen Bedingungen entsteht allerdings ein stark *neurotoxisch* wirkendes Gift, das durch den Verzehr von Lebensmitteln in den Organismus gelangen und dort zu schweren Lähmungserscheinungen führen kann. Die Giftwirkung setzt ein mit Übelkeit, Erbrechen, Durchfall, Unwohlsein im Unterleib, nach 12-24 Stunden kommt es zu tiefer Ermüdung, Herabsinken der Augenlider (Ptosis), Trübung der Sehfähigkeit oder Doppeltsehen (Diplopie), Schwierigkeiten beim Sprechen (Dysarthrie), Schluckbeschwerden und Muskellähmung, die rasch zu Atemlähmung mit Lähmung der Extremitäten (Quadriplexie) führen kann.

### Erste-Hilfe-Maßnahmen

- Entfernung des Giftstoffes durch **Magenspülung oder Auspumpen des Magens**.
- **Einlieferung in ein Krankenhaus**. Dort Verabreichung von **antitoxischem Botulinusserum** intramuskulär und ständige medizinische Überwachung, falls der Patient im Falle eines Atemstillstandes künstlich beatmet werden muß.
- **Homöopathische Medikation: Gelsemium** ist das Mittel, das sich am besten für die Symptome dieser Art von

Vergiftung eignet; es läßt sich mit der Vergiftung nach dem Verzehr von Tollkirschen (*Belladonna*) vergleichen, führt aber vor allem zur Differentialdiagnose mit einer Viruserkrankung mit Lähmungserscheinungen, dem sogenannten Guillain-Barré-Syndrom.

- Aus demselben Toxin wird auch das Mittel **Botulinum** hergestellt, das in hohen dynamisierten (homöopathischen) Potenzen als Antidot für die schwerwiegenden Vergiftungserscheinungen bei Botulismus eingesetzt werden kann.
- Andere Mittel wie **Rhus toxicodendron**, **Causticum**, **Arsenicum**, **Cocculus**, **Belladonna**, **Plumbum** und **Opium** können im Rahmen der Differentialdiagnose erwogen werden.

## Giftige Pilze

### *Zur Einführung*

Im folgenden behandeln wir die homöopathischen Mittel zur Behandlung der schwerwiegendsten Pilzvergiftungen, die in Spanien [aber auch in Deutschland] auftreten können: die Vergiftung durch Blätterpilze, genauer durch Fliegenpilze (*Amanita muscaria* oder *Agaricus muscarius*) und Grüne Knollenblätterpilze (*Amanita phalloides*). *Amanita phalloides* ist verantwortlich für 90% aller tödlich verlaufenden Pilzvergiftungen und ähnelt auf gefährliche Weise einem anderen Pilz derselben Familie, der ein köstlicher Speisepilz ist, nämlich dem Kaiserling (*Amanita caesarea*). Diese Ähnlichkeit erhöht natürlich das Risiko einer tödlichen Vergiftung, vor allem bei Personen, die die beiden Pilze nicht genau auseinanderhalten können.

### *Vergiftungen durch den Fliegenpilz (Amanita muscaria)*

Die Symptome treten rasch auf, etwa 1 bis 2 Stunden nach dem Verzehr der Pilze. Dadurch ist noch die Möglichkeit einer Magenspülung und somit einer teilweisen Entfernung des Pilzgiftes gegeben. Der Patient verspürt ein intensives *Bren-*

*nen* im Magen, allgemeines Unwohlsein, Erbrechen und Durchfall, denen sich rasch das charakterischste Symptom dieses Giftpilzes anschließt: ein *Zustand von Trunkenheit mit Irrereden*. Der Betroffene wird wütend, hat optische und akustische Halluzinationen und benimmt sich wie ein Patient mit Alkoholvergiftung. In *Alcaloïdes et Plantes Alcaloïfères* schreibt F. MOREAU: „der von der Vergiftung Betroffene wird lustig, munter und redselig; er lacht und singt, d.h. weist die Symptome einer fröhlich gestimmten Trunkenheit auf. Später schwankt er, fällt hin und sinkt dann - wiederum wie ein Betrunkener - in tiefen Schlaf."[205] Dieses klinische Bild erinnert an den Vergiftungszustand nach dem Verzehr einer mexikanischen Pilzart und führt selten zum Tode, dafür aber zu Benommenheit und manchmal zum Koma.

- Wenn der Betroffene nicht erbricht, **Magenspülung** durchführen.
- **Agaricus muscarius** C 30, 4-6 Stunden lang alle 15-30 Minuten (homöopathisches Antidot).
- Wenn der Patient stark benommen ist, **Einlieferung ins Krankenhaus**. Liegt der Betroffene im Koma, muß die Magenspülung im Krankenhaus erfolgen, denn es besteht Gefahr, daß Erbrochenes in die Lunge gerät, also aspiriert wird, und der Patient daran erstickt.

### *Vergiftung durch den Grünen Knollenblätterpilz (Amanita phalloides)*

Neben seiner außergewöhnlich hohen Giftigkeit liegt bei diesem Pilz die größte Gefahr in der *Langsamkeit* der Vergiftungssymptome (zwischen 12-14 Stunden und 1-2 Tagen), wodurch die Maßnahme einer Magenspülung zur Entfernung des Giftstoffes aus dem Körper praktisch nicht in Frage kommt.

(205) Moreau, F. *Alcaloïdes et Plantes alcaloïferes* zitiert in *Plantas Medicinales. El Dioscórides Renovado*, Pius Font i Quer, Ed. Labor, Barcelona, 1980, S. 34.

Die Anfangssysptome ähneln denen der Cholera: wiederholtes, schmerzhaftes Erbrechen, starker, manchmal blutiger Durchfall, der stark riecht und mit Krämpfen und heftigen Kontraktionen des Rektums einhergeht. Dem Betroffenen wird kalt, er schwitzt und verliert immer mehr Farbe, bis er schließlich so leichenblaß ist, daß er wirkt, als hätte er einen Schock erlitten. Brennender Durst. Später kommen *Symptome von Leber-, Nieren und Hirnschädigung* hinzu: gelbliche Färbung der Haut (Ikterus), schmerzhafte Vergrößerung der Leber (Hepatomegalie), verminderte Harnausscheidung (Oligurie) oder völliges Ausbleiben der Harnausscheidung (Anurie), Lungenödem, Kopfschmerzen, Verwirrtheit und Niedergeschlagenheit und Hypoglykämie bis hin zu Koma und Zuckungen. Das vorzeitige Auftauchen von Cholerasymptomen (Erbrechen und Durchfall) kann den Patienten manchmal retten, weil dadurch ein Teil der Giftstoffe ausgeschieden wird.[206,207]

- Wenn der Betroffene nicht erbricht, Magenspülung durchführen.
- **Agaricus phalloides** C 30, die ersten 3-4 Stunden alle 10-20 Minuten, dann 24 Stunden lang einmal pro Stunde.
- **Möglichst rasch Einlieferung in ein Krankenhaus** mit Dialysegeräten und einer Intensivstation. Dort Magenspülung, Aktivkohle, salzhaltiges Abführmittel und unbedingt Diurese [harntreibende Mittel]; es kann nötig sein, Alphaliponsäure als Infusion zu verabreichen; Glukoseserum; Penicillin G i.v. und schließlich Plasmaaustausch.[208,209] Sehr ernste Prognose.

(206) Clarke, J. H., *Der Neue Clarke*, Bielefeld, 1990, Vol. 1, S. 99.
(207) Font Quer, P., Plantas Medicinales (El Dioscórides Renovado). Ed. Labor, Barcelona, 1980, S. 35.
(208) Piqueras, J., Intoxicación por setas tipo Amanita phalloides. *Med Clin* (Barc), 1985; 85: S. 330-340.
(209) Hauraban, J.P., Gordon, M.A., Mushroom poisoning. Case reports and review of therapy. *JAMA* 1984; 251: S. 1057-1061.

### *Halluzinogene Pilze*

Krankheitsbilder von Delirium und Halluzinationen nach Verzehr von halluzinogenen Pilzen können sich so verschlimmern, daß es zu kritischen Zuständen mit ausgeprägt heftigem Delirium, Krämpfen, Zuckungen und Bewußtlosigkeit kommen kann. Zur Behandlung dieser toxischen Komplikationen sind *Absinthium* und *Belladonna* angezeigt.

- **Absinthium**: Wenn es plötzlich zu Schwindel, Delirium und Halluzinationen kommt, mit unruhiger Schlaflosigkeit, an die sich Krämpfe und Zuckungen mit Bewußtlosigkeit anschließen können.
- **Belladonna**: Wenn das Delirium noch rasender und heftiger ist, mit dem für Atropin typischen Anzeichen von Blutandrang im Gesicht, Mundtrockenheit und Trübung des Sehvermögens.

## Nesselsucht durch Lebensmittel

Bestimmte Lebensmittel wie Meeresfrüchte, manche Fischarten, Pfirsiche und andere können sehr heftige und unangenehme allergische Reaktionen mit nesselsuchtartigem Hautausschlag auslösen; die hierbei entstehenden Quaddeln verursachen dem Betroffenen durch ihr intensives Jucken und Brennen großes Unbehagen. Die Dosierungsrichtlinien sind hier für alle Mittel die gleichen.

- **Urtica urens** (C 30, 2-3 Stunden lang alle 10-20 Minuten): Die Verabreichung dieses Mittels löst die Beschwerden rasch. Wenn die Nesselsucht den ganzen Körper betrifft, mit sehr heftigem Brennen und Jucken, das sich durch Wärme und starke körperliche Anstrengung verschlimmert, mit den typischen großen, deutlich abgegrenzten, roten und stark juckenden Quaddeln oder Papeln. Durch Baden kann es zu Verschlimmerung kommen.
- **Chloralum** (Dosierung wie *Urtica urens*): Wenn die Nesselsucht durch alkoholische Getränke verursacht oder dadurch verschlimmert wird, mit heftigem Brennen und Jucken am ganzen Körper, besonders nachts (tagsüber ist

Beschwerdefreiheit nicht auszuschließen); der rötliche Ausschlag ähnelt Scharlach. Es können Symptome von Urtikaria der Schleimhaut und *Urticaria perstans* auftreten, mit Blutandrang im Gehirn (Kopfschmerzen, starke Benommenheit); stark durchbluteten Augen mit dem Gefühl, diese seien größer; Anschwellen der Augenlider, die schwer werden und leicht zufallen; die Atmung kann asthmatisch sein („Pfeifen" der Bronchien).

- **Histaminum** (Dosierung wie *Urtica urens*): Histamin ist bekannt als organische Substanz mit unmittelbarem Bezug zur Entstehung allergischer Reaktionen. Ihr Anwendungsgebiet in der Homöopathie liegt in der Verwendung als Antidot zur Behandlung von akuter Nesselsucht mit dem Gefühl, als würde man von brennenden und juckenden Nadeln gestochen, ähnlich wie bei einer Verbrennung, wobei das Brennen nicht sehr stark ist; rote, nicht sehr große Quaddeln am ganzen Körper. Typisch ist das Auftreten nach dem Baden oder Duschen, mit großer Unruhe und Reizbarkeit, bei der der Betroffene nicht stillhalten kann und sich ständig von Beschwerden geplagt hin- und herbewegen muß.
- Wenn die *Nesselsucht durch Kälte oder kalte Zugluft* an feuchten Orten ausgelöst wurde, sind zwei charakteristische Mittel zu erwägen: **Dulcamara** und **Rhus toxicodendrum**. Sie sind bei Nesselsucht durch Lebensmittel wahrscheinlich nicht besonders häufig - dort ist *Urtica* das Mittel erster Wahl -, können aber aufgrund ihrer Modalitäten der Verschlimmerung durch Kälte und Feuchtigkeit von Interesse sein.

## Glottisödem

Das Glottisödem wurde bereits im Kapitel „Erstickungszustände" behandelt (S. 273); deshalb soll hier nur auf die nützlichsten Mittel vor allem für Fälle von Glottisödem durch *Lebensmittelallergie* eingegangen werden. Das Glottisödem stellt eine schwerwiegende allergische Reaktion dar. Das Innere des Halses schwillt dabei so stark und so rasch an, daß der Luftzufuhr und somit auch die Atmung drastisch abgeschnitten und erschwert wird. In solchen Fällen verabreicht man:

- **Apis mellifica** (C 30, alle 2-3 Minuten als Globuli unter die Zunge gelegt oder in Wasser gelöst): *Apis* deckt Bilder von Glottisödem ab, bei denen der Betroffene glaubt, gleich sterben zu müssen; die Luftröhre ist so stark eingeschnürt, daß jeder Atemzug der letzte sein könnte; der Betroffene ist dem Ersticken nahe und möchte, daß Türen und Fenster geöffnet werden; er schnappt nach Luft; kann gelegentlich mit Lidödem, Nesselsucht und dunkelviolett angelaufenem Gesicht (Zyanose) einhergehen.
- Weitere ergänzende Mittel, die man erwägen und bereithalten sollte, sind **Histaminum**, **Lachesis** und **Kalium iodatum**. Wie zuvor angemerkt, wirkt *Histaminum* in homöopathischer Dosierung als Antihistaminikum, vor allem wenn sich die Symptome in Richtung auf ein Krankheitsbild von Erstickung mit Beklemmung, starker Unruhe, trockenem Husten, heißem, gerötetem Gesicht, Jucken am Kopf und anderen Körperstellen sowie nesselsuchtartigen Hautausschlägen entwickeln.

# 7. Reisekrankheiten

## *Zur Einführung*

Das homöopathische Arzneibuch hält passende Mittel bereit, um Übelkeit auf Bootsfahrten, Schiffsreisen oder anderen in Bewegung befindlichen Verkehrsmitteln schnell und wirksam zu behandeln. Die Auswahl des jeweiligen Arzneimittels erfolgt nach Symptomen und den Umständen, unter denen die Übelkeit beim betroffenen Patienten eintritt. Vorgestellt werden hier die am häufigsten anwendbaren Mittel; dadurch soll der Leser einen Überblick erhalten. Im Bedarfsfall sollte jedoch auch ein homöopathischer Facharzt zu Rate gezogen werden.

## Übelkeit in Fahrzeugen oder auf Schiffen

Die hilfreichsten und häufigsten Mittel zur Behandlung und Vorbeugung von Übelkeit, wie sie vor allem auf Autofahrten und bei Schiffsreisen auftreten kann, sind folgende:

- **Cocculus** (C 6-30; eine Stunde vorher, bei anhaltender Übelkeit: alle 30 Minuten): Schwindel und Übelkeit durch Fahren im Auto, auf Schiffen oder durch das bloße Betrachten eines fahrenden Schiffes; wenn der Schwindel mit *Ekel vor Speisen* (oder dem bloßen Gedanken daran) einhergeht und sich beim Anblick oder dem Geruch von Essen verschlimmert.

  Der Brechreiz geht mit *starkem Speichelfluß* einher.

  Schwindel, durch den der Betroffene *wankt wie ein Betrunkener. Übelkeit, die sich durch ruhiges Liegen und Schließen der Augen bessert.* Gefühl der Leere im Magen.

  Erschöpfung und *ausgeprägtes Schwächegefühl*; der Betroffene ist zu schwach, um laut sprechen zu können. Er muß sich hinlegen; immer wenn er aufsteht oder sich im Bett aufsetzt, kehrt das Gefühl der Übelkeit wieder. Gilt (zusammen mit *Petroleum*) gleichsam als spezifisch bei Personen, denen *vom Schwimmen übel* wird.

Neigung zur Ohnmacht mit plötzlichem Verlust der Orientierung.

- **Petroleum** (C 6-30, in der gleichen Dosierung): Bei *anhaltender Übelkeit* ohne Ekel vor Speisen, wenn sich eine *große Menge Speichel im Mund* ansammelt, die beim Essen abnimmt und sich durch Stehen verschlimmert; Atembeschwerden und saures Aufstoßen; Stechen in der Lebergegend und erhitztes Gesicht.

  Auch hier ein Gefühl der Leere im Magen sowie Schwäche. Der Schwindel verschlimmert sich durch Niederlegen oder Aufstehen von der Stelle, an der sich der Betroffene hingelegt hat.

  Diese Art von Übelkeit kann durch den Ölgeruch auf Schiffen beschleunigt oder verschlimmert werden. Wie *Cocculus* ist auch dieses Mittel hilfreich zur Behandlung von Übelkeit durch Schwimmen.

- **Tabacum** (gleiche Dosierung): Bei äußerst *starker Übelkeit* und Schwindel; der Betroffene ist *leichenblaß*; *Erbrechen*, *kalter Schweiß* und starke Erschöpfung; obgleich er sehr empfindlich auf Kälte reagiert, *zieht* der Patient *es vor, den Unterleib unbedeckt zu lassen.*

  Der Schwindel *bessert sich unter freiem Himmel* und bei geschlossenen Augen (ist auf Deck sehr ruhig, möchte Luftzug spüren).

  Der Kopf fühlt sich an, als würde ihn ein enges Band umschnüren.

  Tabakgeruch und -rauch können diese Art von Übelkeit beschleunigen und verschlimmern.

  Ständiger Drang nach *Herunterschlucken von Speichel.*

- **Nux vomica** (C 6-30, in der gleichen Dosierung): *Fortgesetztes Erbrechen* und Übelkeit (auch auf leeren Magen), anhaltendes *Aufstoßen zum Erbrechen.*

  Der Patient reagiert *überempfindlich* auf alles: Berührungen, Licht, Gerüche und Geräusche; er will nicht angesprochen werden und ist schlecht gelaunt.

Kopfschmerzen mit Blutandrang, der Kopf scheint zerspringen zu wollen; allgemeines Kältegefühl mit Schüttelfrost.

- **Sepia** (C 6-30, in der gleichen Dosierung): *Cocculus* ähnlich bei jenen Formen von Übelkeit, welche sich durch *das Riechen und den Anblick von Speisen* verschlimmern und die durch die Bewegung sowohl von Fahrzeugen als auch Schiffen verursacht werden, jedoch mit folgenden Unterschieden:

  Bei *Sepia* kann *durch Essen Besserung* eintreten, aber auch *durch Ablenkung* oder wenn man der Betroffene sich hinlegt, vor allem auf die linke Seite; Verschlimmerung kann durch starren Blick auf eine bestimmte Stelle oder durch Lesen eintreten, oder wenn nach einer Zeit an der frischen Luft ein warmer, geschlossener Raum betreten wird.

  Kann außerdem angezeigt sein bei blassen Frauen mit schwacher Konstitution, die gelegentlich Schwächeanfälle oder Ohnmachten erleiden.

## Übelkeit an Bord eines Schiffes

- Unter den zuvor genannten Arzneimitteln zur Behandlung von Übelkeit auf Schiffen oder Booten haben sich vor allem **Cocculus** und **Tabacum** sehr gut bewährt. Daneben gibt es aber auch zwei weitere Mittel, die bei anderen Formen von Übelkeit auf Wasserfahrzeugen gegeben werden können:
- **Conium maculatum** (C 6-30): Bei Unwohlsein auf Schiffsreisen, bei der Übelkeit und *Schwindel* mit geringer Neigung zum Erbrechen im Vordergrund stehen; die Beine schwellen an und fühlen sich geschwächt an.

  Während des Schwindelanfalls scheint es, als würde sich alles um einen herum drehen; *durch Schließen der Augen und völliges Ruhighalten des Kopfes tritt Besserung ein*; Verschlimmerung durch Hinlegen und Bettruhe, Bewegen der Augen, seitliches Drehen des Kopfes, Betrachten eines bewegten Gegenstandes sowie Abwärtsbewegungen wie das Heruntergehen einer Treppe.

- **Euphorbia corollata** (C 6-30): Bei Unwohlsein auf Schiffen mit großer *Unruhe, Erschöpfung, dem Gefühl einer nahenden Ohnmacht* sowie plötzlichem Brechreiz. Später: *heftiges Erbrechen* großer Mengen Wasser und Schleim, sowie schließlich starker, *wäßriger Durchfall.*

  Diese Anfälle treten wiederholt auf; Ermattung, Unruhe und kalter Schweiß nehmen entsprechend zu.

### *Weitere Mittel:*

Sollte keines der vorstehenden Mittel zu der im Einzelfall zu behandelnden Übelkeit passen oder die angestrebte Besserung aus anderen Gründen nicht erzielt werden, stehen zur Behandlung von Übelkeit auf Wasserfahrzeugen auch andere Mittel zur Verfügung: **Carbolicum acidum**, **Glonoinum**, **Kalium bichromicum**, **Kresosotum** und **Staphysagria** (siehe Materia medica). Auch an das mit besonderen Modalitäten verknüpfte *Theridion* läßt sich denken.

- **Theridion curassavicum** (gleiche Dosierung): zur Behandlung von Übelkeit, die *durch Schließen der Augen Verschlimmerung* zeigt; der Betroffene fühlt sich aber auch durch Licht gestört (siehe Materia medica S. 496).

## Übelkeit auf Flugreisen

Neben den vorher genannten Arzneimitteln gibt es ein spezifisches Mittel zur Behandlung von Beschwerden durch jähe Abwärtsbewegungen einer Maschine:

- **Borax veneta** (C 30, eine Gabe eine Stunde vor Abflug): Angezeigt bei Personen, bei denen der Landeanflug, Luftlöcher oder das vorübergehende Absacken der Maschine beim Eintritt in eine entsprechende Thermik großes Unwohlsein, Schrecken und sogar Panikreaktionen hervorruft.

  *Beklemmung bei Abwärtsbewegungen* der Maschine.

Erschrickt leicht, besonders bei plötzlichen Geräuschen, und ist äußerst nervös: hat auch Angst vor Gewittern.

- **Psorinum** (C 200, eine Gabe eine Stunde vor Abflug): Wurde zusammen mit dem vorherigen Mittel von Dr. Pierre Schmidt empfohlen.

## Übelkeit bei Langstreckenschwimmern

Ein Gefühl der Übelkeit kann auch Langstreckenschwimmer befallen, vor allem im Meer und wenn entsprechender Wellengang herrscht. Zur Behandlung solcher Fälle sei zu zwei Mitteln geraten:

- **Tabacum** (C 30, eine Einzelgabe): Bei Schwimmern, bei denen die *Übelkeit zusammen mit einem Kältegefühl* eintritt, und die zu dauerndem Herunterschlucken des Speichels neigen.
- **Cocculus** (C 30; eine Einzelgabe vor dem Start, oder falls nötig im Abstand von 30 Minuten im Wasser wiederholen): Bei heftiger Übelkeit mit *Schwindelgefühl* und Brechreiz zusammen mit plötzlichem *Verlust der Orientierung*.

# 8. Panik und Angstreaktionen, Ohnmachtsanfälle

### *Zur Einführung*

Unfälle gehen immer mit einer verschieden starken emotionalen Betroffenheit einher. Solche Eindrücke gehen tief und können *Angst, Panik, Verzweiflung* und einen Verlust der Selbstbeherrschung zur Folge haben. Diese Reaktionen können ihrerseits die Situation des Betroffenen verkomplizieren und die Rettungsmaßnahmen erschweren. Um entsprechenden Situationen angemessen begegenen zu können, wurde eine Reihe von Mitteln ausgewählt, deren Verabreichung den Erregungszustand des Betroffenen deutlich senken kann. Sie helfen ihm, sich wieder von dem lähmenden Schockerlebnis zu erholen. Dadurch kann ihm leichter geholfen werden, und er wird im Rahmen des Möglichen sogar zur Unterstützung des Rettungspersonals befähigt.

Das Kapitel schließt mit einigen Anmerkungen zum Thema Ohnmacht, wie sie sich infolge eines Unfalls ebenfalls einstellen kann.

## Unfälle, tätliche Übergriffe und Vergewaltigungen

Unfälle und gewälttätige Angriffe können bei der betroffenen Person innerhalb von Sekunden tiefe emotionale Spuren hinterlassen. Als eines der ersten Mittel läßt sich hier *Aconitum* erwägen:

- **Aconitum** (C 30 oder 200; eine Einzelgabe C 200 oder mehrere, im Laufe einer Stunde 2-3 mal wiederholte Gaben der Potenz C 30 können ausreichend sein): Bei plötzlich auftretender *Angst* oder *Schrecken* infolge eines Unfalls; bei *Panik* und Verzweiflung, über die man den Betroffenen nicht hinwegtrösten kann, mit großer Unruhe und Ungeduld (der Verletzte reagiert im allgemeinen mit Ausrufen wie: „Schnell, so tut doch etwas!“). Wenn der Patient beim geringsten Anlaß erschrickt. Angezeigt bei Personen, die soeben einen Unfall erlitten oder im

Zusammenhang mit einem Unfall, Mord oder Selbstmord den *Tod eines Anderen miterlebt* haben und die hierfür charakteristischen Anzeichen von Panik und Verzweiflung aufweisen. Nach Überfällen oder Angriffen, bei denen mit Gewaltanwendung durch Feuer- oder Stichwaffen gedroht wurde, sowie bei Vergewaltigung oder Vergewaltigungsversuchen mit gewaltsamer Einschüchterung. Hier ein Fall aus meiner Praxis, bei dem die Verabreichung von *Aconitum* nötig wurde[210]:

„Ein junger Mann wurde bei seinem morgendlichen Waldlauf plötzlich von einem sehr großen deutschen Schäferhund angefallen und heftig in Beine und Hände gebissen. Der Angriff dauerte nur ein oder zwei Minuten, doch dem Betroffenen schien es wie eine Ewigkeit. Dann ließ der Hund von ihm ab und er sank mit verschiedenen Verletzungen in einem Zustand von noch nicht völlig bewältigter Panik zu Boden und brach in Tränen aus. Später schleppte er sich zur nächsten Ortschaft, von wo man ihn in ein Krankenhaus begleitete. Dort erhielt er die entsprechende Hilfe sowie Gammaglobulin als vorbeugende Maßnahme gegen Wundstarrkrampf. Am folgenden Tag war der Schrecken aber noch nicht abgeklungen, die Wunden schmerzten immer stärker. In der Sprechstunde verabreiche ich dem Patienten drei Gaben *Aconitum* C 30 im Abstand von jeweils einer Stunde. Sechs Stunden später war er bereits ruhiger, die durch den Schreck bedingte Aufgewühltheit schien völlig nachgelassen zu haben. Spätere Gaben von *Hypericum* und einige Tage später *Lyssinum* brachten dann auch die Schmerzen zum Verschwinden und die Wunden vernarbten erwartungsgemäß gut.

Ein weiterer Fall, hier nach versuchter Vergewaltigung[211]:

„Um 3 Uhr nachts klingelt das Telefon. Freunde teilen mir mit, daß jemand versucht hat, ihre Tochter zu vergewaltigen. Sie sei außer sich, völlig aufgelöst.
Als ich dort ankomme, weint das Mädchen hemmungslos. Ihr Gesicht ist gezeichnet von der panischen Angst, die sie durchge-

(210) Fall aus der Praxis des Verfassers, August 1989.
(211) Fall aus der Praxis des Verfassers, September 1990.

macht hat. Sie zittert, ist unruhig, weiß nicht, was tun. Nach einer Gabe *Aconitum* C 200 beruhigt sie sich sichtlich. Nach drei Tagen verhältnismäßiger Ruhe kommt es erneut zu Beklemmung und dem Gefühl von Panik; sie weigert sich, das Haus zu verlassen. Eine weitere Gabe *Aconitum* C 200 bringt ihr die innere Ruhe zurück; ab diesem Zeitpunkt sind keine weiteren Gaben mehr nötig."

*Aconitum* kann auch als Arzneimittel zur Langzeitbehandlung von Patienten eingesetzt werden, die *infolge eines sehr großen Schreckens für den Rest ihres Lebens eine defensive Haltung* einnehmen: sie müssen alles vorher wissen, treffen alle nur erdenklichen Sicherheitsvorkehrungen zur Vermeidung weiterer Überraschungen und tödlicher Bedrohungen. Angst und Furcht vor einer todbringenden Situation sind allgegenwärtig; sie treiben *Aconitum*[212] „zum Studium, zum Wissen und sogar zum Weitblick, jedoch immer in Eile und überstürzt, denn der Betroffene betrachtetet alles als dringend. Eine solche Person kann Arzt oder Feuerwehrmann werden und für jede Eventualität gewappnet sein. Am schwersten tut sich *Aconitum* mit Anlässen, die ihm sein unaufhaltsames Fortschreiten in Richtung Alter und Tod vor Augen führen: *Geburts- und Jahrestage*, denn diese sind Meilensteine der vergehenden Zeit." Hier ein Fall von Grandgeorge[213]:

„... Als kleiner Junge verliert er seine Eltern auf dramatische Weise bei einem Bombenangriff. Dann entkommt er selbst mehrere Male nur mit knapper Not dem Tode: *'Ich war ein Knirps, und in der Welt um mich herum herrschte der Tod, wohin man auch sah.'* Er begreift, daß er sich nur auf sich selbst verlassen kann, denn *'am Leben zu sein ist ein großer Glücksfall'*. Doch die Vorstellung vom Tod verfolgt ihn... 'Seit zwanzig Jahren vergeht kein Tag, an dem ich nicht an den Tod denke.' Manche werfen ihm vor, er sei stets in Hetze und wirke leider so, als wüßte er immer alles besser."

(212) Grandgeorge, D., *El remedio homeopático*, Barcelona: Ed. Kairós, 1994, S. 27-28.
(213) ebd. S. 28.

- **Ignatia** (C 200, 1M oder 10 M; eine Einzelgabe oder über mehrere Stunden wiederholte Gaben) - ein weiteres, sehr wichtiges Mittel: Bei Personen mit nervösem Temperament mit *Neigung zu hysterischen Reaktionen* auf jede Art von Unfall, Enttäuschung, Widrigkeit oder Unannehmlichkeit; bei sensibel veranlagten, leicht erregbaren Frauen mit rascher Auffassungsgabe und Reaktionsfähigkeit. Akute Nachwirkungen eines Unfalls oder infolge des Todes eines Familienmitgliedes, mit *Verlust der Selbstbeherrschung, Weinkrämpfen unter Schluchzen und immer wieder auftretendem Seufzen.* Rasche Stimmungswechsel, ausgeprägte emotionale Labilität. Schlaflosigkeit infolge nervöser Erregung.

  In meiner eigenen Praxis habe ich *Ignatia* wiederholt mit gutem Erfolg in hohen Dosierungen (C 200, 1 M und 10 M) zur Behandlung der Folgeerscheinungen schwerer Unfälle, des Todes eines Familienmitgliedes oder Freundes mit den hier typischen Symptomen von Schlaflosigkeit, ausgeprägter Verzweiflung, Aufgewühltheit, anhaltendem Weinen oder immer wieder auftretendem Seufzen eingesetzt. Der Patient wird gelassener, ruhiger, schläft wieder besser und kann nun die zur Verarbeitung des Erlebnisses notwendige Kraft aufbringen.

- **Opium** (C 30 oder C 200; je nach Verlauf während der ersten Stunden mehrmals wiederholen): Bei nicht nachlassenden *Angstzuständen* infolge eines Unfalls oder starken Schockerlebnisses; der Betroffene wirkt *wie gelähmt, gefühllos* und verharrt in einem *Zustand der Benommenheit* (klagt über nichts, hat keine Wünsche); er wirkt geistesabwesend und ist von der Angst völlig blockiert. Wie bei Fällen, in denen *Arnica* oder *Apis* zur Anwendung kommen, kann ein von einem jähen Schockerlebnis betroffener Patient, dem *Opium* verabreicht werden muß, offenkundige Symptome aufweisen und doch von sich behaupten, daß es ihm „bestens“ gehe und ihm „nichts weh“ tue.

Auf einer Versammlung der Homöopathischen Fakultät von London legte Dr. Priestman eine Beschreibung von zwei klinischen Fällen vor, deren Symptome auf starke Schocks oder Schreckerlebnisse zurückzuführen waren.[214] Die Ärztin berichtet:

„Ich habe eine sehr interessante Patientin, die mich während des Zweiten Weltkrieges wegen epileptischer Anfälle aufsuchte. Ich behandelte sie eine Zeitlang ohne nennenswerten Erfolg. Eines Tages fragte sie mich, ob ich Zeit hätte, mir ein Problem anzuhören, das sie schon lange beschäftigte. Unser Gespräch führte uns zurück in die Zeit der erste Luftangriffe auf London während des Ersten Weltkrieges. Die Patientin war damals gerade sechs Jahre alt, doch sie konnte sich noch ganz genau daran erinnern, und auch an das Gefühl des maßlosen Schreckens, der sie damals packte. Eben zu jener Zeit stellten sich ihre ersten epileptischen Anfälle ein. Sie erklärte mir, daß sie während der Aura ihrer jetzigen Anfälle dieselbe furchtbare Angst durchmache wie damals bei den ersten Bombenangriffen. So kam ich auf die Idee, eine Behandlung mit *Opium* zu versuchen. Dadurch wurden die Anfälle seltener, traten nur noch alle anderthalb bis zwei Jahre auf; völlig zurück ging das Gefühl von Sorge und Angespanntheit, unter dem sie sowohl geistig als auch körperlich so viele Jahre gelitten hatte.“

„Ein weiterer interessanter Fall ist der einer Frau, die die Nachricht vom Tod ihres Mannes erhalten hatte. Ich besuchte sie in der Notaufnahme; sie klagte über furchtbare Unterleibsschmerzen. Drei Wochen zuvor hatte sie die Nachricht erhalten - seitdem hatte sie keinen Stuhlgang mehr gehabt. Ihr Zustand war nun so extrem geworden, daß man den hartgewordenen Stuhl den Dickdarm entlang von außen tasten konnte. Wir verabreichten ihr Olivenöl, oral und als Einlauf, außerdem eine Gabe *Opium* 10 M. Sie ging nach Hause; drei Tage später kam sie wieder und war wie ausgewechselt. 24 Stunden nach Beginn der Behandlung hatte sie Stuhlgang gehabt und spürte seitdem eine deutliche Besserung.“

(214) Anonymus, 'Homoeopathic injury remedies', in: *British Hom. J.* 1959; 48: S. 281-289.

Auf derselben Versammlung der Londoner Fakultät schilderte Dr. Twentyman einen weiteren Fall von *Opium*:

„Mich konsultierte ein Patient, nachdem er in einem Abstand von nur drei Metern die Detonation einer 454-Kilo-Bombe miterlebt hatte; er hatte einen Arm verloren, blieb aber bei Bewußtsein; in jenem Augenblick stellten sich weder ein Schock noch sonstige Formen von tiefer Gemütsbewegung ein. Nach dem Kriege jedoch wurde er zu einem der größten Opfer der Angst, die ich in meiner Praxis jemals erlebt habe. Psychiater pumpten ihn mit Unmengen an Beruhigungsmitteln voll, er stand an der Schwelle zum Selbstmord. 24 Stunden nach der Einnahme von *Opium* C 30 setzte Besserung ein: die Symptome verschwanden, und abgesehen von gelegentlichen Gaben des Mittels blieb der Patient auch weiterhin beschwerdefrei."

Dr. Grandgeorge schildert einen weiteren hochinteressanten Fall von *Opium* aus seiner Praxis[215]:

„Die 28-jährige Dominique ist im vierten Monat schwanger, als sie an einem Geldautomaten überfallen wird. Der Räuber droht, ihr sein Messer in den Bauch zu stechen, wenn sie ihm das Geld nicht herausgibt. Nach der Entbindung fällt auf, daß das Kind häufig müde ist und nicht an Gewicht zunimmt. Eine Gabe *Opium* C 15 bringt die Dinge ins rechte Lot. Wichtig ist jedoch festzustellen, daß die Mutter sich an nichts erinnerte! Die Schwangerschaft war anscheinend problemlos verlaufen.
Mit vier Monaten wird das Kind erneut müde und schläfrig, leidet unter Verstopfung, nimmt wiederum nicht zu. Ein Gabe *Opium* C 30 führt zu Besserung, und diesmal wird auch der Mutter eine Gabe verabreicht ... , die sich nun an wieder an jene dramatischen Augenblicke aus dem vierten Schwangerschaftsmonat erinnert."

Abschließend ein Fall aus meiner eigenen Praxis, bei dem das Miterleben eines Unfalls mit tödlichem Ausgang zu *Opium*-Symptomen führte:

(215) Grandgeorge, D., *El remedio homeopático*, Barcelona: Ed. Kairós, 1994, S. 176.

„Auf einer Klettertour löst sich ein großes Felsstück, von dem ein Bergsteiger so unglücklich erfaßt wird, daß er innerhalb wenigen Minuten seinen Verletzungen erliegt. Sein weiter oben in der Wand befindlicher Kamerad findet ihn tot auf. Der hohe Schwierigkeitsgrad der Wand, zusammen mit der plötzlichen Einsamkeit und den dramatischen Umständen des Unfalls, macht nicht nur die Bergung unmöglich, sondern bemächtigt sich auch des Überlebenden so stark, daß er sich gezwungen sieht, auf Hilfe zu warten und die Nacht an der Seite seines toten Kameraden zu verbringen. Nach erfolgter Bergung ist er noch immer wie gelähmt, wirkt geistesabwesend und antwortet nur das Allernötigste. Seine Umwelt scheint ihn nicht mehr zu interessieren. Auch in den folgenden Tagen zeigt sich keine Änderung. Dann wenden sich seine Freunde an mich; in der Tat zeigt er einen Ausdruck völliger Benommenheit, wirkt von der Angst wie gelähmt und läßt weder irgendeine Gemütsbewegung noch Aufgewühltheit erkennen. *Opium* C 200 im Abstand von 24 Stunden bringt ihm Energie und Reaktionsfähigkeit zurück. Nach drei Tagen hat er sich von dem erlittenen emotionalen Schock wieder völlig erholt.

- **Stramonium** (C 200, 1 M *Korsakow* oder 10 M *Korsakow*): Zusammen mit *Aconitum* und *Ignatia* ist *Stramonium* einer der Hauptmittel zur Behandlung schwerer Nachwirkungen von *Schrecken, Beleidigungen und Kränkungen*, die mit Wut einhergehen, den Geisteszustand des Betroffenen jedoch so stark beeinträchtigen können, daß er vorübergehend von geistiger *Verwirrung* ergriffen wird und ins *Delirium* fällt. *Panikartiger Zustand mit Angst vor Dunkelheit und Alleinsein, dabei auch Aggressivität.* Innere Unruhe und Angst vor der Einsamkeit, Dunkelheit und tätlichen Übergriffen von näherkommenden Personen; außerdem Angst vor dem Durchschreiten von Tunnels, vor Hunden und Wasser. Redseligkeit, manische Phasen, in denen sich Lachen und Weinen abwechseln, Stottern mit Delirium sowie auf Religiöses gerichtete Melancholie. In seinem Wahn kann der Betroffene sehr aggressiv werden, Gegenstände zertrümmern, die eigene Kleidung zerreißen oder Dinge ins Feuer werfen.

## Vor Prüfungen, Bühnenauftritten o.ä.

Manche Menschen werden vor mit gewissen Risiken behafteten Unternehmungen wie Flügen, Prüfungen, Vorstellungsgesprächen, Auftritten in der Öffentlichkeit (Schauspieler, Referenten usw.) oder einem öffentlich ausgetragenen Spiel von großer Angst befallen. Schauspieler, aber nicht nur sie, leiden immer wieder unter solchem „Lampenfieber“. Um dem bevorstehenden Ereignis besser und mit mehr Gelassenheit begegnen zu können, hält die Homöopathie eine Reihe von Arzneimitteln bereit. Hier einige der interessantesten:

- **Aconitum** (C 200, eine Einzelgabe): Derselbe bereits vorher beschriebene Zustand von Angst und *Panik*, mit ausgeprägter Unruhe und Gedanken an Versagen bzw. die Möglichkeit eines Unfalls, denen der Betroffene nicht Herr wird. Hat furchtbare *Angst vor dem Fliegen* (wie *Argentum nitricum*, *Calcarea carbonica* und *Phosphorus*).
- **Argentum nitricum** (C 30 oder C 200, eine Einzelgabe oder wiederholt eine Stunde vor und während des Ereignisses): Gegen *Angst und düstere Vorahnungen vor allen Ereignissen* oder Unternehmungen, *die mit gewissem Risiko verbunden sind*; wenn das Ereignis schon im Vorfeld intensiv „erlebt“ wird und alles in Hektik erledigt wird, so als würde er stets fürchten, zu spät zu kommen; wenn all diese Gedanken zu mehr oder minder flüssigem *Durchfall* führen, der vor dem Ereignis wiederholt auftreten kann. Vor, aber auch während des gefürchteten Ereignisses bleibt die Angst bestehen.
- **Gelsemium sempervirens** (C 30 oder C 200, eine Stunde zuvor geben und während des Ereignisses wiederholen. Mit der Einnahme kann in manchen Fällen bereits 12-24 Stunden zuvor begonnen werden; man wiederholt dann alle 3-4 Stunden): Auch dieses Mittel ist angezeigt, wenn der Patient vor jedem Ereignis unter starker Erregung leidet, wiederum mit *Durchfall* wie bei *Argentum nitricum*; hier jedoch ist er *ruhig, zittert, ist eingeschüchtert und unter-*

*würfig*, als sei er *wie gelähmt*. Er ist vor Angst buchstäblich gelähmt, macht sich geradezu in die Hosen! Schwach, schwerfällig, gelähmt vor Angst. Im Gegensatz zu *Argentum nitricum* verflüchtigen sich die Symptome normalerweise nach Beginn des gefürchteten Ereignisses.

- **Silicea terra** (C 200, 1 M oder 10 M *Korsakow*, eine Einzelgabe ein paar Tage vor dem Ereignis): Bei unsicheren, ängstlichen und zu perfektionistischen Personen, die die Anerkennung der Anderen brauchen und tiefe, unüberwindliche Angst vor öffentlichem Auftritten haben. Hier ein Fall aus meiner klinischen Praxis:

  „In meine Sprechstunde kam ein Berufsphotograph, der soeben einen Laden eröffnet hatte. Er litt unter großer Unsicherheit, erlebte jeden Kundenbesuch, Verkaufsgespräche oder geschäftliche Verpflichtungen wie eine schwere Prüfung. Das führte zu großer Unruhe, Versagensangst und dem Gefühl, die Dinge nicht richtig zu machen. Außerdem fürchtete er, die Kunden würden seine Fehler bemerken und ihn dafür zurechtweisen. Die Ängstlichkeit manifestierte sich in einem inneren Zittern und Schwitzen der Hände, was die Lage noch komplizierter machte, denn so konnte ihn ein bloßer Händedruck verraten. Durch die Verabreichung von *Silicea* wurde Besserung erzielt. Nach wenigen Monaten hatten die körperlichen Symptome und die Unsicherheit so nachgelassen, daß er selbst sie als nurmehr unwesentlich bezeichnete; nach einem halben Jahr schließlich hatte sich alle Angst vor öffentlichem Auftreten gelegt."

- **Aethusa cynapium** (C 200, eine Gabe vor und nach der Prüfung): Besonders bei Fällen, in denen der Prüfungskandidat die berühmte *„totale Mattscheibe"* hat und keinerlei Mittel und Wege findet, um sich Fragen zu stellen, auf die er vorbereitet war und die er vorher einwandfrei beantworten konnte. Das Mittel geht auf Vorschläge von CLARKE[216] und FOUBISTER[217] zurück. CLARKE schildert mehrere Fälle:

(216) Clarke, J. H., *Der Neue Clarke*, Bielefeld 1990, Bd. 1, S. 77.
(217) Foubister, D., *Tutorials on Homoeopathy*, Beaconsfield: Beaconfield Publischers, 1989: S. 189.

„Intensiver geistiger und körperlicher Kraftverlust. Ein charakteristisches Symptom ist die *Unfähigkeit, zu denken oder die Aufmerksamkeit auf einen bestimmten Gegenstand zu konzentrieren.* Dieses Symptom brachte mich zur Verabreichung des Mittels an einen Stundenten, der sich auf eine Abschlußprüfung vorbereitete - mit durchschlagendem Erfolg. Zuvor hatte der junge Mann seine Studien eine Zeitlang ruhen lassen müssen. Dann aber konnte er sie wieder aufnehmen und eine glänzende Abschlußprüfung ablegen. Mehrere *Aethusa*-Gaben verabreichte ich mit ebenso gutem Ergebnis auch einem Kind, das im Waisenhaus aufwuchs und unter Kopfschmerzen und beim Lernen unter Konzentrationsschwäche litt."

- **Anacardium orientale**: *Anacardium*-Patienten haben einen ausgeprägten *Mangel an Selbstvertrauen* und *andauernde Zweifel* - daher ihre Neigung, sich selbst Prüfungen aufzuerlegen. Unfähigkeit zum Treffen von Entscheidungen und chronische Unentschlossenheit. Plötzliches Versagen des Gedächtnisses, besonders in Prüfungssituationen. Angst vor Prüfungen: ausgeprägte Nervosität, sie wissen nicht, welche Antwort am besten paßt und welches Prüfungsgebiet sie zuerst bearbeiten sollen.

## Ohnmachten

Eine Ohnmacht ist ein vorübergehender Verlust der Kräfte und des Bewußtseins infolge eines kurzzeitigen Nachlassens der Blutversorgung im Gehirn. Ursachen sind Blutungen, Müdigkeit, Fasten, zu langer Aufenthalt in schlecht gelüfteten oder überfüllten Räumen, plötzliche starke Gefühlsregungen, Angst, Hiobsbotschaften oder der plötzliche Wegfall der inneren Unruhe nach einer Phase großer Anspannung. Enge Kleidungsstücke können hier beschleunigend wirken.

### *Was tun bei Ohnmachten?*

Den Betroffenen flach auf den Boden legen, Kleidung lokkern (vor allem an Hals, Handgelenken und in der Brustgegend), um ihn herum einen möglichst gelüfteten freien Raum schaffen und verhindern, daß der Raum von zu vielen Menschen betreten wird. Die Befolgung dieser einfachen Regeln kann dem Betroffenen helfen, innerhalb weniger Minuten wieder sich zu kommen.

Personen, die über längere Zeit nüchtern bleiben, stehen oder sich ruhig verhalten mußten (in der Kirche, im Stadion, auf Prozessionen, Konzertveranstaltungen, u.ä.) erholen sich besser, wenn man ihnen nach Wiedererlangung des Bewußtseins heiße, gezuckerte Getränke gibt.

- **Camphora** (C 30 oder C 200): eine Einzelgabe als Erste-Hilfe-Maßnahme, wenn der Betroffene ohne ersichtlichen Grund blaß, kalt und von kaltem Schweiß bedeckt ist.
- **Nux moschata** (C 30 oder C 200): eine Einzelgabe, *wenn der Betreffende leicht in Ohnmacht fällt.*
- **Coffea cruda** (eine Einzelgabe C 30): wenn die Ohnmacht *infolge einer* unerwarteten, sehr intensiv erlebten *freudigen Nachricht* eintritt.
- **Ignatia** (C 200, 1 M oder 10 M *Korsakow*): wenn die Ursache *tief empfundener Kummer oder eine schlechte Nachricht* ist. Eine solche Situation ist recht häufig; *Ignatia* hilft dem Betroffenen, sich rasch wieder zu erholen (Shepherd[218]).
- **Pulsatilla pratensis**: Ohnmachten in vollbesetzten, geschlossenen oder sehr heißen Räumen, besonders bei hitzig veranlagten Frauen.
- Verliert jemand infolge großer Aufregung oder nach einer verbalen Auseinandersetzung das Bewußtsein, sind **Nux vomica, Chamomilla** oder **Gelsemium** zu erwägen.
- Nach einem plötzlichen Schrecken oder einem tätlichen Angriff sind **Aconitum** und **Opium** die nützlichsten Mittel. Tritt die Ohnmacht durch eine Hiobsbotschaft ein, verabreicht man **Ignatia**, vorausgesetzt, die Reaktion paßt zum Charakterbild des Patienten (leicht verletzbar, launisches Gemüt und zu Erregtheit neigend); besonders dann,

(218) Shepherd, D., *Homoeopathy for the First-Aider*, Saffron Walden: Health Science Press, 1953, S. 37.

wenn die Ohnmacht in keinem rechten Verhältnis zum auslösenden Reiz steht und von einer hysterischen Reaktion ausgegangen werden kann.

- **Nux vomica** und **Phophorus** sind die Hauptmittel, wenn sehr empfindsame, erregbare und überempfindliche Personen durch die Wahrnehmung starker Gerüche ohnmächtig werden.

## Schlaflosigkeit nach Unfällen

- In seinem Buch *Athletic Injuries* erwähnt PIERRE SCHMIDT die Anwendung von **Sticta pulmonaria** C 200 zur Behandlung von Schlaflosigkeit nach Verletzungen, Zerrungen oder Frakturen:[219]

> „Wenn Ihnen der Patient nach einer Wunde, einer Verstauchung oder einem Bruch sagt: 'Seit meinem Unfall kann ich nicht schlafen, ich schlafe schlecht', bringt ihm eine Gabe *Sticta pulmonaria* C 200 Schlaf. Das ist ein Mittel, mit dem Charakteristikum, daß es im allgemeinen bei Schlaflosigkeit nicht wirkt, es sorgt aber dafür, daß das Opfer eines Bruches schläft."

## Schlaflosigkeit nach starken Gefühlserlebnissen

Es liegen auch Mittel zur Behandlung von Schlaflosigkeit vor, die unvermittelt durch starke Gefühlserlebnisse, einen jähen Schrecken, unerwartete freudige Erlebnisse, ein emotionales Problem oder intellektuelle Überanstrengung ausgelöst wurde.

- Unter den hier hilfreichen Mitteln sollen *Coffea cruda*, *Ignatia* und *Nux vomica* hervorgehoben werden.
- **Coffea cruda** ist das homöopathische Gegenmittel par excellence zur Behandlung der schädlichen Auswirkungen von Kaffee, gleichzeitig aber auch eines der besten Mittel zur Behandlung zahlreicher Formen von Schlaflosigkeit. Wenn die Schlaflosigkeit von intensiver geistiger Tätigkeit herrührt, bei der einem so viele Gedanken durch den Kopf

(219) Schmidt, P. Athletic Injuries, *Hahnemanian Homoeopathic Sandesh* 1988; 12: 119.

gehen, daß sich ein äußerst schwer kontrollierbarer Zustand permanenter Erregung einstellt. Schlaflosigkeit durch übermäßigen Kaffeegenuß oder nach Erhalt einer freudigen Nachricht, die den Geist in Hochstimmung versetzt.

- **Ignatia amara**: Wie bereits erwähnt, ist *Ignatia* das Mittel zur Behandlung akuter, kurz zuvor eingetretener oder jäher Gemütserregungen wie z.B. Tod eines Familienmitgliedes, Freundes oder einer geliebten Person, aber auch bei Enttäuschungen in der Liebe, jähem Schrecken, Kummer usw. Der Betroffene ist stark in Mitleidenschaft gezogen, kann an nichts anderes denken als diese eine, quälende Vorstellung; er möchte allein sein und hat keine Lust auf Unterhaltungen.
- **Nux vomica**: Dies ist das Mittel für unermüdliche Arbeiter, deren Schlaflosigkeit durch ein Zuviel an anregenden Mitteln, Essen, Kaffee, Tee oder Alkohol sowie intensive, ja frenetische geistige Arbeit bedingt ist. Starke, überempfindliche, energische Naturen, die intensiv arbeiten und Aufputschmittel benötigen, um nach wie vor in vorderster Front dabei zu sein. In diesen Fällen hilft die Verabreichung von *Nux vomica* und ein konsequentes Meiden anregender Substanzen beim Wiederfinden des verlorenen Gleichgewichts.
- *Tritt die Schlaflosigkeit während der Zahnung ein*, ist **Chamomilla** eines der Hauptmittel.
- Ist die Schlaflosigkeit auf *Heimweh* zurückzuführen (vor allem *bei Kindern, die für ein paar Tage von zu Hause wegfahren*), ist **Capsicum annuum** das geeignete Mittel.

# Die homöopathische Reiseapotheke

## *Zur Einführung*

In dieser homöopathischen Reiseapotheke sind alle im Text aufgeführten Arzneimittel erwähnt. Die Einteilung der einzelnen Mittel erfolgt nach der Art der einzurichtenden Notfallpotheke. Dabei werden folgende Typen unterschieden:

### *Notfallapotheke mit Grundausrüstung*

- Mittel und Verbandmaterial zur Behandlung von Schock, Verletzungen, Verbrennungen, Übelkeit auf Reisen, Sonnenstich, Vergiftungen sowie von Bissen und Stichen.
- Für Personen ohne ärztliche und krankenpflegerische Erfahrung.
- Einsatzbereich: Haushalt, Schule, Arbeitsplatz, Sportanlagen, Ausflüge etc.

### *Notfallapotheke für den Fachmann*

- Umfassendere Auswahl von Mitteln und Verbandmaterial zur Behandlung, die den Großteil der möglichen Situationen abdeckt, in denen Unfallhilfe und Erste Hilfe geleistet werden muß.
- Für Personen mit ärztlicher und/oder krankenpflegerischer Erfahrung.
- Stationäre oder tragbare Notfallapotheke in ärztlichen Behandlungszentren bzw. in ländlichen Gebieten.

### *Ergänzende Varianten:*

### *Expeditionen*

- Für abgelegene Gegenden ohne ärztliche Versorgung.

### *Tropenapotheke*

- Zur Behandlung der besonderen Risiken in Tropengebieten, wie Verletzungen durch giftige Tiere und endemische Fiebererkrankungen.

### Hochgebirge

- Bei Bergtouren und Expeditionen oberhalb von 3.000 m.

### Seereisen

- Seekrankheit, Behandlung von Stichen oder Bissen durch Meerestiere.

### Strahlenschäden

- Schäden durch radioaktive Strahlung oder Strahlentherapie.

### Zur Dosierung

Die Potenz C 30 kann für die Mehrzahl der in diesem Buch beschriebenen Einsatzzwecke als Richtlinie angenommen werden. Dennoch können auch niedrigere Potenzen (beispielsweise C 6, C 9 oder C 15) sehr nützlich sein, auch wenn sie gegebenenfalls öfter wiederholt werden müssen. Höhere Potenzen (wie C 200, 1 M und 10 M) wiederum können eher angezeigt sein, wenn beim Betreffenden eine starke emotionale oder nervliche Involviertheit zu beobachten ist. Die Potenzen LM oder Q (1:50.000) - zur Anwendung kommen vor allem LM 2 und 6 - können zur Behandlung akuter Fälle ebenfalls von großem Nutzen sein.

### Wiederholung der Gaben

Die Wiederholung derselben Dosis gestaltet sich wirkungsvoller, wenn das Mittel in Mineralwasser aufgelöst wird (2-3 Globuli auf 200 ml) und man den Behälter vor jeder weiteren Gabe 8-10 mal schüttelt. Dies ist nötig, wenn die Gaben häufig wiederholt werden und sich die Behandlung über einen längeren Zeitraum erstreckt.

Wie bereits im einleitenden Teil bemerkt, hängt die Häufigkeit der Wiederholung von der Schwere der Erkrankung und dem Zustand des Patienten ab und kann zwischen 4-5 Minuten und 24-48 Stunden liegen.

## Notfallapotheke mit Grundausrüstung

### *Arzneimittel*

- **Aconitum napellus** 200 *Korsakow*: Panik, Angst nach Unfällen, plötzliche Schreckerlebnisse.
- **Apis mellifica** C 30: Insektenstiche, Bienen.
- **Arnica montana** C 30: Verletzungen, Prellungen und Schlagverletzungen.
- **Arsenicum album** C 30: Gastroenteritis, Vergiftungen. Verbrennungen. dritten Grades. Schneeblindheit (Conjunctivitis nivalis); Höhenkrankheit.
- **Belladonna** C 30: Sonnenstich. Blutfülle, mit Blutandrang einhergehende Fieberzustände.
- **Calendula officinalis** C 30: Verletzungen und Schürfwunden (desinfiziert und fördert die Vernarbung).
- **Cantharis vesicatoria** C 30: Verbrennungen (1. und 2. Grades) mit Bläschenbildung.
- **Causticum** C 30: Verbrennungen und Verätzungen (auch im Körperinneren).
- **Cocculus indicus** C 30: Übelkeit in Fahrzeugen. Übelkeit auf Schiffen.
- **Hypericum perforatum** C 30: Sehr schmerzhafte Stichwunden. Behandlung von Wundstarrkrampf.
- **Ledum palustre** C 30: Insektenstiche, Schlangen- und Spinnenbisse. Wunden; sich kalt anfühlende Blutergüsse. Behandlung von Wundstarrkrampf.
- **Rhus toxicodendron** C 30: Verstauchungen und Zerrungen, nach *Arnica montana.*
- **Ruta graveolens** C 30: Schlagverletzungen der Knochen; Frakturen und Sehnenzerrungen.
- **Urtica urens** C 30: Verbrennungen ersten Grades. Stiche. Nesselsucht.

### *Verbandmaterial*

- 250 ml physiologische Kochsalzlösung: Wundreinigung.
- **Calendula officinalis**: Lokale Wundversorgung durch 1%ige Lösung (20 Tropfen auf 100 ml Alkohol, 60 ml phy-

siologische Kochsalzlösung). Bei Verletzungen und Schürfwunden. Desinfiziert und fördert die Vernarbung. Bei Blutungen unverdünnt verabreichen.

- 96°-iger Äthylalkohol (250 ml): Zur Desinfektion. Lokale Wundversorgung von Verbrennungen.
- Keimfreie Mullbinden (einzeln verpackt): Wundreinigung und Wundversorgung.
- Verbandmaterial aus Baumwolle (5 u. 10 cm breit): Wundverbände; zum Ruhigstellen.
- Verbandpflaster (2,5 und 5 cm breit): Befestigung von Verbänden.
- Klammerpflaster: Zusammenhalten von Wunden und Wundrändern.
- Rund auslaufende Pinzette: Entfernung von Dornen und Fremdkörpern aus Wunden.
- Große Sicherheitsnadeln: Befestigung provisorischer Verbände (am Arm etc.).
- Sterile Einwegspritzen (10 ml): Auswaschen von Wunden unter Druck.
- Latex-Handschuhe: Schutz vor Infektionen.
- Schere: Zurechtschneiden von Verbandmull und Pflaster.

## Notfallapotheke für den Fachmann

Der Notfallapotheke für den Fachmann besteht in der oben genannten Notfallapotheke mit Grundausrüstung, die um folgende Mittel (in den Potenzen C 9 bis C 30 und 200 *Korsakow*) ergänzt wird:

- **Antimonium tartaricum** C 9-30: Erstickung durch Untertauchen; höhenbedingtes Lungenödem.
- **Argentum nitricum** C 9-30: Ängstliche Vorahnungen mit Durchfall; Platzangst; Stimmlosigkeit.
- **Bellis perennis** C 9-30: Schlagverletzungen am Unterleib, an Drüsen; Auskühlung von Körperstellen.
- **Camphora** C 9-30: Kollaps und Ohnmacht; Cholera (Durchfall und Kollaps).

- **Carbo vegetabilis** C 9-30: Schwächegefühl, Zyanose und Atemnot (Cholera; Höhenkrankheit).
- **Chamomilla** C 9-30: Ausgeprägte Schmerzempfindlichkeit (reizbare Kinder während der Zahnung).
- **China officinalis** C 9-30: Blutungen und Schockzustände; Wechselfieber.
- **Colocynthis** C 9-30: Unterleibskrämpfe (Gastroenteritis; Menstruation).
- **Cuprum metallicum** C 9-30: Muskelkrämpfe (Anstrengung; Cholera; Entbindung).
- **Euphrasia officinalis** C 9-30: Augenverletzungen mit starker Reizung.
- **Ferrum phosphoricum** C 9-30: Nasenbluten und Blutandrang durch Schläge.
- **Gelsemium sempervirens** C 9-30: Schwächegefühl, Zittern und Durchfall in Prüfungssituationen; Grippe.
- **Glonoinum** C 9-30: Schwere Fälle von Sonnenstich, Migräne durch Sonneneinstrahlung und auf großen Höhen.
- **Hamamelis virginica** C 9-30: Venenentzündung und Blutungen durch Schläge; Verletzungen und Verbrennungen am Auge mit Blutung.
- **Ignatia amara** C 9-30: Beschwerden durch Kummer; Schlaflosigkeit; Ohnmacht; Migräne.
- **Lachesis mutus** C 30: Gangränöse Wunden, Schußverletzungen; Bisse und Stiche. Glottiskrämpfe, Ersticken. Sonnenstich.
- **Lyssinum** 200 *Korsakow*: Bisse und deren Folgeerscheinungen. Vorbeugend gegen Tollwut.
- **Natrium sulphuricum** C 30: Schädeltraumata und deren Folgeerscheinungen.
- **Nux moschata** C 30: Leicht eintretende, wiederholte Ohnmacht.
- **Nux vomica** C 30-200 *Korsakow*: Alkoholvergiftung; Erbrechen durch übermäßiges Essen.
- **Oxalicum acidum** C 30: Sehr schmerzhafte Bisse und Stiche (Schlangen, Spinnen, Rochen etc.).

- **Phosphorus** C 30: Stromschlag, Nasenbluten. Blutungen von Zähnen und Zahnfleisch.
- **Sol** C 30: Sonnenstich. Sonnenbrand. Strahlenschäden.
- **Staphysagria** C 30: Schmerzen durch Schnittverletzungen (Haut, Augen, Schließmuskeln).
- **Stramonium** C 30: Alkoholvergiftung bei chronischem Alkoholismus (Gewalttätigkeit und Delirium).
- **Symphytum officinale** C 30: Frakturen (nach *Arnica montana*). Augenprellungen.
- **Tetanotoxinum** 1 M *Korsakow*: Wundbehandlung. Tollwutprophylaxe.
- **Veratrum album** C 30: Durchfall, Erbrechen und Krämpfe mit Kollaps (Cholera).

***Zum Injizieren:***

- **Hydrocortison** (500 mg-Ampulle): Schockzustände (intramuskulär oder intravenös).
- **Adrenalin** (1 ml-Injektionsspritze): Schockzustände (intramuskulär oder intravenös).
- **Glucoselösung** (*Glucosmon*; 10 ml, 33%ig): Notfallbehandlung (intravenös) bei drastisch vermindertem Blutzucker (Hypoglykämie).

***Verbandmaterial***

(der Notfallapotheke mit Grundausrüstung hinzufügen; Anbringung nur durch ärztlich und krankenpflegerisch geschultes Personal)

- Chirurgische Schere: Reinigen und Nähen von Wunden.
- Gezahnte Pinzette: Reinigen und Nähen von Wunden.
- Nadelhalter: Nähen von Wunden.
- Nähfaden mit Nadel: Stärke der Seide: 0, 00, 000.
- Einwegspritzen (5 und 10 ml): Intramuskuläre oder intravenöse Injektionen.
- Nadeln für Einwegspritzen: Intramuskuläre oder intravenöse Injektionen.
- Einwegspritzen (20 ml): Wundreinigung.
- Guedel-Tuben: Wiederbelebung.

- Watte: Hautreinigung (Injektionen).
- Staubinde: Intravenöse Injektionen.
- Phonendoskop: Auskultation, Blutdruckmessung.
- Blutdruckmeßgerät mit Staumanschette: Blutdruckmessung

***Lösungen und Salben:***

- **Hypericum perforatum** (Urtinktur): Schmerzhafte Wunden, Verbrennungen. 60 ml Alkohollösung in 1%iger Verdünnung (20 Tropfen auf 100 ml physiologische Kochsalzlösung).
- **Urtica urens** (Urtinktur): Stiche und Verbrennungen. 60 ml 1-2%ige Lösung; zur direkten, örtlichen Anwendung.
- **Calendula-Salbe** (50 g-Tube): Wunden, Schürfwunden, Verbrennungen.
- **Polyvidon-Jod-Lösung** (250 ml): Desinfektion der Haut, von Wunden und nicht trinkbarem Wasser.

## Notfallapotheke für Expeditionen

Die Notfallapotheke für den Fachmann (siehe oben) wird hier um die folgenden Mittel erweitert:

- **Allium cepa** C 9-30: Hautblasen durch Reibung; Erkältungen; Neuritis.
- **Antimonium crudum** C 9-30: Schwächegefühl und Ohnmacht durch Hitze und Sonneneinstrahlung.
- **Baptisia tinctoria** C 9-30: Septische Fieberzustände mit Stupor; Gasvergiftungen.
- **Botulinum** C 30: Neurotoxische Vergiftung durch verdorbene Konserven (Botulismus).
- **Bryonia alba** C 9-30: Akute Fieberzustände (Pleuritis und Peritonitis); Sehnen- und Muskelverletzungen; Zahnschmerzen.
- **Capsicum annuum** C 30: Heimweh und Sehnsucht; Pharyngitis und Stimmlosigkeit.

- **Carbo animalis** C 30: Schwächegefühl und Erschöpfung durch Unfälle und Krankheit. Vergiftung (verdorbener Fisch, verdorbenes Gemüse).
- **Carbolicum acidum** C 30: Kollaps, allergische Schockzustände durch Stiche; Verbrennungen.
- **Cicuta virosa** C 30: Posttraumatische Zuckungen (Schädel).
- **Coffea cruda** C 30: Folgeerscheinungen plötzlicher Gemütsbewegungen; Kaffeemißbrauch.
- **Conium maculatum** C 9-30: Bildung von Geschwülsten nach Verletzungen (der Drüsen).
- **Ficus religiosa** C 9-30: Starke Blutungen mit leuchendrotem Blut.
- **Graphites** C 9-30: Wundgescheuerte Körperstellen; breite, deformierte Narben.
- **Helleborus niger** C 30: Gehirnerschütterung, Koma und Hirnödem.
- **Hepar sulphur** C 9-30: Sehr schmerzhafte Abszesse; Laryngitis durch Kälteeinwirkung.
- **Histaminum** C 30: Allergische Anfälle mit Nesselsucht und Trockenheit der Schleimhäute.
- **Hyoscyamus** C 30: Gehirnerschütterung und posttraumatische Zuckungen.
- **Ipecacuanha** C 9-30: Ohnmacht durch Blutungen, mit Brechreiz. Keuchhusten.
- **Magnesia phosphorica** C 9-30: Bauchkrämpfe durch Verdauungsstörungen und Cholera.
- **Mercurius solubilis** C 9-30: Tropenruhr. Eitrige Mandelentzündung.
- **Millefolium** C 9-30: Stark blutende Wunden; Nasenbluten.
- **Natrium carbonicum** C 9-30: Ermattung durch sommerliche Hitze; Sonnenstich. Leicht eintretende Verrenkungen des Fußknöchels.
- **Natrium muriaticum** C 9-30: Schädeltraumata; Sonnenstich; Malaria.

- **Nitricum acidum** C 9-30: Tiefgehende Wunden, schmerzhafte Narben und Geschwüre.
- **Opium** C 30-200 *Korsakow*: Stupor, traumatischer Schock, Scheintod (durch Gas).
- **Phosphoricum acidum** C 30: Ermattung bei Durchfall; Amputationsschmerzen. Sehnsucht, Folgeerscheinungen von Kummer.
- **Pulex irritans** C 6-15: Mückenstiche (Vorbeugung und Behandlung).
- **Pyrogenium** C 30: Septische und eitrige Fieberzustände; Gasvergiftung.
- **Silicea terra** C 9-30: Wunden und Panaritien mit im Gewebe feststeckenden Fremdkörpern.
- **Sulphur** C 9-30: Entzündete, eiternde Narben; traumatische Fieberzustände. Zerrungen und Überdehnungen.
- **Sulphuricum acidum** C 9-30: Schwächegefühl, Blutergüsse, die nicht von allein reabsorbiert werden.
- **Trillium pendulum** C 9-30: Ohnmacht infolge von Blutungen; Nasenbluten.
- **Veratrum viride** C 9-30: Schwere Formen von Sonnenstich (Meningismus).

### *Material für Wundversorgung und Serumtherapie*

- Aufblasbare oder Vakuumschiene: Ruhigstellung bei Frakturen von Arm oder Bein; Verstauchungen.
- Halskrause: Ruhigstellung bei Nackenverletzungen.
- Faltbare Krankenbahre: Transport von Verletzten (für Expeditionsgruppen).
- Glukoselösung, Laktat oder Ringerlösung: Mindestmenge 2 bis 3 Liter.
- Kanülen und Infusionsausrüstung: Flüssigkeitsausgleich bei Schockzuständen. Pneumothorax.

### *Anmerkung:*

Je nach Teilnehmerzahl, Reisedauer und Art der Expedition sollten entsprechend größere Mengen Verbandmaterial und Seren mitgeführt werden. Der Expeditionsarzt sollte nach Möglichkeit Kenntnisse in Homöopathie, Reanimation und Traumatologie haben. Darüber hinaus sollte ihm die medizinische Vorgeschichte jedes Expeditionsteilnehmers bekannt sein und wenn möglich auch das jeweilige konstitutionelle Mittel.

**Nicht in der Notfallapotheke enthaltene konstitutionelle Arzneimittel oder Polychreste vor Antritt der Reise besorgen.**

## Ergänzende Notfallapotheke für Tropengebiete

Notfallapotheke für den Fachmann bzw. für Expeditionen (siehe oben) je nach Reisebedingungen und Teilnehmerzahl ergänzen. Die Mittelauswahl erfolgt in Abhängigkeit vom Reiseziel (siehe Kapitel „Bisse und Stiche“ S. 166ff.). Als Breitbandantidot zur Behandlung von giftigen Bissen sollte *Toxicaserpentium* mitgeführt werden.

***Arzneimittel***
***Giftschlangenantidote:***

- **Bothrops lanceolatus** C 30: Gelbviper.
- **Carbolicum acidum** C 30: Schockzustände durch Schlangenbiß oder den Stich einer Biene.
- **Cedron** C 30: Biß einer Lachesis, Korallenotter; Insektenstiche.
- **Crotalus horridus** C 30: Klapperschlangenbiß. Auch bei Gelbfieber.
- **Echinacea angustifolia** C 30: Septische Wunden; allgemeines Antidot.
- **Elaps corallinus** C 30: Korallenotterbiß; Lähmungserscheinungen.
- **Euphorbia polycarpa** C 9-30: Allgemeines Antidot und Prophylaktikum.
- **Lachesis mutus** C 30: Biß einer Lachesis; Gangrän; Blutungen.
- **Naja tripudians** C 30: Kobrabiß.
- **Vipera vera** C 30: Europäische Vipernarten.

### *Andere Antidote (Spinnen, Tausendfüßler, Skorpione...)*

- **Latrodectus mactans** C 30: Biß der Schwarzen Witwe; Angina pectoris.
- **Scolopendra** C 30: Giftiger Tausendfüßler.
- **Scorpio** C 30: Stich verschiedener Skorpionarten.
- **Toxicaserpentium** (plus Angabe der Region): Breitbandantidote (Genaueres siehe S. 166ff.)
- **Indigo** (pulverisierte Tinktur): Lokales Antidot zur Behandlung von Schlangen- und Spinnenbissen.
- **Lobelia purpurascens**: Aus Australien stammendes Antidot gegen Schlangenbisse.
- **Kaliumpermanganat**: Lokalantidot gegen Schlangen- und Spinnenbisse.

### *Weitere Mittel:*

- **Cadmium sulphuratum** C 9-30: Gelbfieber.
- **Caladium** C 9-30: Stiche von Mücken und anderen Insekten.
- **Mercurius corrosivus** C 9-30: Tropenruhr; Blasenentzündung mit Blutungen; eitrige Augenentzündung.
- **Podophyllum** C 9-30: Stark übelriechender, flüssiger Durchfall.

### *Erste-Hilfe-Material*

- Vakuumspritze: Absaugen des Giftes aus der Bißstelle.

## Ergänzende Notfallapotheke für das Hochgebirge

### *Arzneimittel*

(der Notfallapotheke für Expeditionen hinzufügen):

- **Agaricus muscarius** C 9-30: Erfrierungen.
- **Ammonium carbonicum** C 9-30: Höhenbedingtes Lungenödem.
- **Cactus grandiflorus** C 9-30: Höhenbedingtes Gehirnödem. Höhenbedingte Migräne.
- **Calcarea carbonica** 30-200 *Korsakow*: Höhenkrankheit (konstitutionelles Mittel).
- **Digitalis purpurea** C 30: Höhenkrankheit (Lungenödem).

- **Ferrum phosphoricum** C 9-30: Erfrierungen (Phase mit starkem Blutandrang).
- **Mercurialis perennis** C 9-30: Schneeblindheit (Conjunctivitis nivalis).
- **Secale cornutum** C 9-30: Erfrierungen (Gangrän); Raynaud-Syndrom.
- **Zincum metallicum** C 9-30: Erfrierungen.
- **Azetazolamid** (*Edemox*; Tabletten): Höhenkrankheit; Schlaflosigkeit auf großen Höhen.

### *Zum Injizieren*

(neben den Mitteln aus der Notfallapotheke für den Fachmann):

- **Naloxon** (Ampulle; 0,4 mg): Höhenbedingtes Lungenödem (intramuskulär oder subkutan).

### *Erste-Hilfe-Material*

- Tragbare Druckkammer: Reanimation bei schwerwiegenden Formen von Höhenkrankheit.
- Tragbare Sauerstoffflaschen und Sauerstoffmasken: Reanimation und Hilfe beim Aufstieg.

## Ergänzende Notfallapotheke für Seereisen

### *Arzneimittel*

(je nach Einsatzzweck ergänzend zur Grundausrüstung oder zur Notfallapotheke für den Fachmann):

- **Cocculus** C 30: Schwindel (vergleiche Grundausrüstung). Schwindelgefühl bei Schwimmern.
- **Conium maculatum** C 9-30: Schwindel und Übelkeit.
- **Euphorbia corollata** C 9-30: Seekrankheit, Übelkeit, Erbrechen und Durchfall.
- **Kalium bichromium** C 9-30: Seekrankheit, dabei verschwommenes Sehen.
- **Medusa** C 9-30: Hautkontakt mit Quallen; Nesselsucht.
- **Oxalicum acidum** C 9-30: Sehr schmerzhafte Stiche (Rochen, Seespinnen etc.) (vergleiche Notfallapotheke für den Fachmann).

- **Petroleum** C 9-30: Schwindel auf Schiffsreisen, durch Schwimmen; Besserung durch Essen.
- **Sepia** C 9-30: Seekrankheit; Verschlimmerung durch den Anblick und den Geruch von Essen.
- **Tabacum** C 9-30: Seekrankheit; Besserung an der frischen Luft; bei Schwimmern.
- **Theridion curassavicum** C 9-30: Schwindel und Übelkeit bei der geringsten Bewegung; Verschlimmerung durch Schließen der Augen. Reagiert empfindlich auf Geräusche.

## Ergänzende Notfallapotheke für Strahlenschäden

### *Arzneimittel*

(Anwendung in besonderen Notfällen):

- **Cadmium sulphuratum** C 9-30: Verbrennungen durch Strahlentherapie.
- **Fluoricum acidum** C 9-30: Verbrennungen und Dermatitis durch Strahlentherapie.
- **Phosphorus** C 9-30: Folgeerscheinungen von radioaktiver Strahlung und 200 *Korsakow* von Strahlentherapie (vergleiche Notfallapotheke für den Fachmann).
- **Radium bromatum** C 9-30: Verletzungen durch radioaktive Strahlung und Röntgenstrahlen. Naevus, Epitheliom.
- **Sol** C 9-30: Dermatitis durch Strahlentherapie.
- **Uranium nitricum** C 9-30: Folgeerscheinungen radioaktiver Strahlung; Diabetes; Epitheliom.
- **X-Ray** C 9-30: Verletzungen durch Röntgenstrahlung; Dermatitis; Hautkrebs; Atrophie von Hoden und Eierstöcken.

# Die homöopathische Materia medica

## Die Wirkungsweise der Arzneimittel im einzelnen

### *Zur Einführung*

- Die Materia medica beschreibt die in diesem Band aufgeführten Arzneimittel, und zwar sowohl ihre allgemeinen und als auch ihre besonderen Eigenschaften im Hinblick auf die Erste Hilfe.
- In der Überschrift findet sich der lateinische Name des Mittels; wir richten uns also nach der im homöopathischen Arzneibuch gebräuchlichen Bezeichnung. Beispiel: **Aconitum napellus**.
- In der Folgezeile steht dann die offizielle botanische Bezeichnung bzw. der Name im Volksmund (in diesem Fall: *Blauer Eisenhut*).
- Danach folgt die Zuweisung zur entsprechenden Familie bzw. die chemische Formel (in unserem Beispiel: *Ranunculaceae*).
- Den Abschluß der einzelnen Abschnitte bilden Anmerkungen zu den häufigsten Anwendungsgebieten jedes Mittels unter besonderer Berücksichtigung der Ersten Hilfe und der Notfallmedizin; Beispiel:
  „emotionale Schockzustände",
  „Scheintod",
  „Höhenkrankheit" usw.
- Darüber hinaus finden sich auch Hinweise zu nützlichen und besonders charakteristischen Anwendungsgebieten der einzelnen Mittel, die nicht streng auf die Erste Hilfe beschränkt sind; bei *Antimonium tartaricum* z.B. findet sich neben der Anwendung „Erstickung bei Neugeborenen" auch der Hinweis auf „Windpocken und Pustelausschläge, die mit choleraartigem Durchfall einhergehen".

## Artemisa absinthium

Wermuth, Wurmkraut – Compositae

Die homöopathische Potenz wird als Gegenmittel bei Vergiftungen durch Alkohol und halluzinogene Pilze eingesetzt. Das stark bitter schmeckende Kraut wird auch zur Zubereitung von Wermuth und Aperitiven verwendet. In übermäßigen Mengen genossen, ruft es Vergiftungserscheinungen hervor, die noch über die des Alkohols hinausgehen, mit Bildern von *Halluzinationen, Schwindel und Zuckungen*, nicht unähnlich den *Vergiftungserscheinungen nach dem Genuß halluzinogener Substanzen* (vor allem Pilzen).

- Nervöser Tremor, dann plötzlich einsetzender Schwindel und Delirium mit Halluzinationen und Verlust des Bewußtseins. Nervöse Erregung mit Schlaflosigkeit. Unfreiwillige Zuckungen wie beim Veitstanz (Chorea). Bei Kindern: Nervosität, Erregung, Zuckungen und Schlaflosigkeit.
- *Epileptische Zuckungen* mit Kiefersperre; beißt sich in die Zunge.
- Schwindel und geräuschvolles Aufstoßen bei entspanntem Unterleib sowie Blähungskoliken. Übermäßige Berührungsempfindlichkeit der Haut bis hin zum Schmerz.

**Angezeigt bei:**

- Vergiftungen durch halluzinogene Pilze.
- Zuckungen. Veitstanz. Schlaflosigkeit (vor allem bei Kindern).

## Aconitum napellus

Blauer Eisenhut – Ranunculaceae

*Plötzlich und unvermittelt heftig auftretende Krankheitsbilder*, bei denen der Patient verzweifelt um ärztliche Hilfe bittet. *Panik- und Angstreaktionen, Beklemmung* bei großer nervöser Reizbarkeit, *vor allem infolge eines Unfalls.* Eine *ausgeprägte, panikartige körperliche und geistige Unruhe* ist das Hauptcharakteristikum von *Aconitum*. Unruhig, ängstlich, tut alles in großer Hast. Muß häufig die Lage wechseln und erschrickt beim geringsten Anlaß. Mittel gegen akute Beschwerden; stets angezeigt, wenn akute physische oder geistige Streßsituationen (Kälte bzw. Angst) zu einem plötzlichen Energieverlust des Organismus führen, der eine Krankheit nach sich zieht.

- Starke Schmerzempfindlichkeit. *Die Schmerzen sind unerträglich, nicht mehr auszuhalten, buchstäblich „zum Schreien“*. Sehr unruhig, nachts Verschlimmerung. Stechen, das von einem Körperteil zum anderen wandert, die Schmerzen sind so stark, als würde der Betroffene davon „auseinandergerissen“.
- Selbst die geringsten Beschwerden gehen mit Gedanken der Beklommenheit, Angst und Sorge einher.
- Beim Aufstehen wird das Gesicht leichenblaß, dem Betroffenen wird übel und schwindlig, er fällt hin und hat Angst, wieder aufzustehen. Häufig begleitet von Nachlassen des Sehvermögens und Ohnmacht.
- Nach *Aufenthalten in kaltem, trockenem Wetter*, vor allem, wenn der naßgeschwitzte Körper kaltem Luftzug ausgesetzt ist; kann auch von sehr heißem Wetter ausgelöst werden (Magen-Darm-Beschwerden). Geht im allgemeinen mit starkem, unstillbarem *Durst* einher.
- Akute Beschwerden durch einen *Schrecken*, einen Unfall oder eine Kränkung; nach extremer Kälte oder Hitze; nach kalten Bädern.
- Das Mittel läßt sich zur Langzeitbehandlung erwägen, wenn der Betroffene *infolge eines sehr starken Schreckens Zuflucht in einer defensiven Lebenshaltung* sucht: er muß alles wissen, gegen alle Risiken Vorsorge treffen, um weitere Überraschungen und tödliche Bedrohungen zu vermeiden. Angst und ein Gefühl der Beklommenheit beim Gedanken an den Tod sind allgegenwärtig und drängen *Aconitum* „zum Studium, zum Wissen und sogar zum Weitblick, jedoch immer in Eile und überstürzt, denn der

Betroffene betrachtetet alles als dringend. Eine solche Person kann Arzt oder Feuerwehrmann werden und für jede Eventualität gewappnet sein." (Grandgeorge)

**Angezeigt bei:**

- Beschwerden nach dem Miterleben eines Unfalls oder einem heftigen Schrecken.
- Schockzuständen infolge eines Unfalls.
- Schrecken, Unfällen, Neuralgien, Bauchfellentzündung, Gastroenteritis (Ruhr), beginnenden Fieberzuständen sowie zur Behandlung von Folgeerscheinungen chirurgischer Eingriffe (Schock).
- Scheintod durch Kohlenmonoxidvergiftung.
- Höhenkrankheit.
- Die Weiterbehandlung kann erfolgen durch: *Belladonna*, *Sulphur* und *Mercurius*.
- Kann nach Unfällen bei entsprechenden Symptomen komplementär zu *Arnica* gegeben werden.

## Aethusa cynapium

Gartenschierling, Hundspetersilie – Umbelliferae

Wie *Argentum nitricum* und *Gelsemium* ist auch *Aethusa* eines der Mittel zur Behandlung von Prüfungsangst; *charakteristisch ist, daß der Prüfungskandidat mit einem Mal alles vergessen zu haben scheint.* Er findet keinerlei Mittel und Wege, um sich Fragen zu stellen, auf die er vorbereitet war und die er vorher einwandfrei beantworten konnte (Clarke, Foubister). Bei Stundenten, die sich „eine große Menge Prüfungsstoff einverleibt haben und sich plötzlich *dem Studium völlig verweigern.*" (Grandgeorge)

- Charakteristisch ist die *Plötzlichkeit und Heftigkeit*, mit der die Symptome auftauchen (Verwirrung, Gedächtnisverlust, Delirium, Krämpfe und Schmerzen).
- *Unfähigkeit zu denken, geistige Verwirrung.* Unfähigkeit, etwas zu verstehen, als gäbe es eine Schranke zwischen seinen Sinnen und der Außenwelt.

- *Unverträglichkeit von Milch und Erbrechen bei Säuglingen.* Nach dem Erbrechen kein Durst, aber Appetit und Schläfrigkeit. Kleinkinder, die unablässig weinen und denen die Mutter sehr oft die Brust gibt, wodurch sich ein Widerwille gegen die Milch entwickeln kann (Erbrechen, Durchfall oder Allergie).

**Angezeigt bei:**

- „Blackout“ in Prüfungssituationen; geistiger Verwirrung.
- Erbrechen mit Unverträglichkeit von Milch bei Kleinkindern.

## Agaricus muscarius

Fliegenpilz – Agaricales (Fungi)

Im Bereich der Unfallmedizin ist *Agaricus* angezeigt zur Behandlung von *Erfrierungen.* Auch zur Behandlung des *Krankheitsbildes von Veitstanz* [Chorea] mit unwillkürlichen Bewegungen, Zuckungen und Tremor sowie bei Kopfschmerz und Delirien durch *Alkoholvergiftung*, vor allem bei Alkoholikern. Auch bei Symptomen von Delirium tremens, mit Geschwätzigkeit, aggressivem Verhalten, wenn der Betroffene mit Gegenständen um sich wirft, niemanden wiedererkennt, singt und redet, aber nicht auf Fragen antwortet und übertrieben auf die Umwelt reagiert: die Gegenstände erscheinen ihm weit entfernt, beim Gehen hebt er die Beine übermäßig an, als würde er hohe Treppenstufen steigen, Gegenstände fallen ihm aus der Hand. Delirium tremens ist die akute Folgeerscheinung schweren Alkoholmißbrauchs und kann durch übermäßigen Alkoholgenuß oder abruptes Absetzen des Alkohols ausgelöst werden.

- Reagiert sehr empfindlich auf *Kälte*; *Frostbeulen*, die durch Kälte schlimmer werden. Kältebedingte Verletzungen wie *Erfrierungen*, *Frostbeulen*, die *stechen*, brennen und schmerzen, als würden Nadeln aus Eis in der Haut stecken; die damit verbundene Schwellung und Rötung verschlimmert sich durch Wärme.

- Gut bewährt hat sich das Mittel bei der Behandlung einiger Formen von chronischer Sehnenentzündung, die mit stechenden Schmerzen und Kältempfindlichkeit einhergehen. Sehnenentzündung am Ellbogen („*Tennisarm*") infolge Überlastung und ruckartiges Ziehen an Muskeln und Sehnen. Nach Auffassung von GRANDGEORGE setzt sich der betreffende Sportler zu ehrgeizige Ziele, seine innere Energie geht über die Belastungsfähigkeit der Muskeln hinaus, wodurch es fast zwangsläufig zu einer Verletzung kommen muß.
- Das Mittel kann auch zur Behandlung von *Fliegenpilzvergiftungen* eingesetzt werden, die zu einem plötzlich einsetzenden Brennen im Magen, allgemeinem Unwohlsein, Erbrechen und Durchfall, und später deliriumsartiger Trunkenheit, optischen und akustischen Halluzinationen, starkem Speichelfluß und Schweiß sowie Pupillenverengung führen.

**Angezeigt bei:**

- Erfrierungen, Frostbeulen.
- Chronischen Sehnenentzündungen. „Tennisarm".
- Alkoholvergiftung, Delirium tremens.
- Veitstanzähnlichen Krankheitsbildern.
- Fliegenpilzvergiftung.

## Agaricus phalloides

Grüner Knollenblätterpilz – Agaricales (Fungi)

Die größte Gefahr bei *Vergiftungen* durch den Verzehr von Grünen Knollenblätterpilzen liegt neben der außerordentlichen Giftigkeit der Art im verzögerten Auftreten der Vergiftungssymptome (12-14 Stunden, manchmal auch ein oder zwei Tage). Dadurch werden Magenspülungen als Maßnahme zur Entfernung des Giftstoffes aus dem Körper praktisch nutzlos.

- Die Anfangssymptome ähneln denen bei Cholera: wiederholtes, schmerzhaftes Erbrechen, reichlicher, manchmal blutvermischter Durchfall, der sehr intensiv riecht und - infolge heftigen Zusammenziehens des Enddarms - mit Krämpfen und Zuckungen einhergeht. Der Körper kühlt aus, der Betroffene schwitzt und verliert nach und nach seine Gesichtsfarbe, bis er schließlich so leichenblaß ist, daß man an einen Schockzustand glauben könnte. Brennender Durst.

- Später kommen Symptome von Leber-, Nieren- und Hirnschädigung hinzu: Gelbsucht, schmerzhafte Vergrößerung der Leber sowie verringerte oder ganz aussetzende Harnausscheidung; Lungenödem, Kopfschmerz, Verwirrung und Niedergeschlagenheit, Hypoglykämie [Verminderung des Blutzuckers] bis hin zu Koma und krampfartigen Zuckungen. Ein frühzeitiges Auftreten der choleraähnlichen Symptome (Erbrechen und Durchfall) kann den Patienten oft retten, weil dadurch ein Teil der Giftstoffe aus dem Körper ausgeschieden wird.[220,221]

**Angezeigt bei:**

- Vergiftungszuständen mit Gastroenteritis und Leberschädigung.
- Komplementär zur Behandlung von Pilzvergiftungen (Knollenblätterpilz).

## Allium cepa

Küchenzwiebel – Liliaceae

Erkältungen und *akute, katarrhalische Zustände* mit vermehrter Sekretion. Aus der Nase tropft reichlich wäßrige, scharfe Absonderung, die Nasenflügel und Oberlippen reizt. Die Augen brennen und jucken, als wäre die Luft voller Rauch, die Augen tränen reichlich, aber wäßrig, die dadurch entstehende Reizung ist gering. Häufiges, heftiges Niesen. Er-

(220) Clarke, J. H., *Der Neue Clarke*, Bielefeld, 1990, Bd. 1, S.99.
(221) Font Quer, P., *Plantas Medicinales (El Dioscórides Renovado)*. Ed. Labor, Barcelona, 1980, S. 35.

kältungen durch naßkalte Witterung. Nachmittags und an warmen Orten Verschlimmerung; an der frischen Luft Besserung. Die so typischen Symptome beim Zwiebelschälen lassen sich mit *Allium cepa* in homöopathischer Dosierung wirksam behandeln.

- Sehr starker *Heuschnupfen* im Frühling oder Sommer, mit morgendlichen Erkältungssymptomen und heftigem Niesen. Diese allergische Reaktion auf die Blütezeit der Pflanzen und den Pollenflug führt zu verstopfter Nase mit Jucken, Niesen und Sekretabsonderung sowie Bindehautentzündung, Lichtempfindlichkeit und Anschwellen der Augenlider. Der Betroffene reagiert äußerst empfindlich auf den Geruch von Blumen und Pfirsichen. Die Symptome können auch in beheizten Räumen auftreten. Wäßriges Tränen der Augen mit beißender Absonderung aus der Nase.
- Angezeigt bei *traumatischer Nervenentzündung und Neuralgien infolge von Amputationen* mit anhaltend starken Schmerzen, die den Betroffenen zur Verzweiflung bringen.
- Nach Schlagverletzungen und Verwundungen mit periodisch auftretendem Ziehen im Rücken, Kiefersperre und Schmerzen im Brustkorb. Wenn Wunden nicht verheilen.
- Phlebitis [Venenentzündung] nach Zangengeburt.

**Angezeigt bei:**

- Erkältungen, akuten katarrhalischen Entzündungen. Heuschnupfen.
- Traumatischer Neuritis, Neuralgien nach Amputationen.
- Wasserblasen durch Reibung, Schmerzen beim Gehen durch Hautstellen, die an Schuhwerk oder Kleidung reiben.
- Phlebitis nach Zangengeburt.

## Ambra grisea

Grauer Amber (feste Abscheidung aus dem Darm der Pottwale) – Nosode

*Ambra* ist angezeigt zur Behandlung von *chronischer Sehnenentzündung durch Überanstrengung.* Das Mittel ist *Agaricus* in gewisser Hinsicht darin ähnlich, daß sich die betroffenen Patienten unbewußt einer permanenten Überanstrengung oder Überlastung aussetzen, da sie nicht imstande sind, den Ansprüchen der Anderen Grenzen zu setzen; gleichzeitig entwickeln sie Angst davor, zu stark von ihrer Umwelt vereinnahmt zu werden. Die Unfähigkeit, den Ansprüchen der Außenwelt am rechten Ort Einhalt zu gebieten, kann sich im sportlichen Bereich in Form von *chronischen Sehnenschädigungen* auswirken.

- Extreme *nervöse Überempfindlichkeit* bei Patienten, die durch ständige Überlastung ausgelaugt sind. Personen, die vorzeitig altern, unter einem Nachlassen der geistigen Kräfte, Gedächtnislücken und Zittern leiden; depressive Phasen wechseln sich mit Temperamentsausbrüchen ab. Schüchterne und sehr verschämte Patienten, denen leicht etwas peinlich ist. *Verschlimmerung in Gegenwart anderer Personen*; sie arbeiten lieber allein und unbeobachtet. Kinder, die kein Wasser lassen oder Stuhlgang haben können, wenn sie jemand beobachtet. Allein geht es besser.
- Fast alles verursacht ihnen Beunruhigung und Sorge; sie sind leicht aus der Fassung zu bringen. Dadurch, daß sie *leicht zu beeindrucken* sind, leidet das Nervensystem; das manifestiert sich in Symptomen wie Hustenanfällen, Asthma, Zittern, schnellem Herzklopfen, Kontrakturen und Krämpfen.
- Nach Aussage von GRANDGEORGE handelt es sich um Personen, die *„alles Negative aus ihrer Umwelt"* in sich aufnehmen, Anderen alle möglichen Krankheiten detailliert erläutern und nicht imstande sind, ihrer Umwelt Grenzen aufzuzeigen; Ärzte und Sozialarbeiter, die sich überrollt

fühlen von der andauernd auf sie einstürmenden Lawine von Negativinformation, aber unfähig sind, die Anderen zu bremsen.

**Angezeigt bei:**

- Chronischer Sehnenentzündung durch Überanstrengung.
- Überlastung: Tics, Zittern, Husten, Asthma sowei Herzrasen, bei sehr beeindruckbaren und schüchternen Personen.

## Ammonium carbonicum

Riechsalz, Hirschhornsalz – Ammoniumkarbonat $NH_3COONH_4$

Dieses Mittel ist angezeigt für schwere Formen von Höhenkrankheit, *bei höhenbedingtem Lugenödem*, wenn das Gewebe stark mit Sauerstoff unterversorgt ist, sowie bei großer Empfindlichkeit gegen kalte Luft. Der Sauerstoffmangel führt zu einem Zustand der Schläfrigkeit und Ausgezehrtheit, der auch charakteristisch für fettleibige Patienten mit chronischer Bronchitis und Lungenemphysem ist. Wenn das Lungenödem mit Husten, Erstickungsgefühl, Herzrasen und Brennen im Brustkorb einhergeht, vor allem beim Hochsteigen einer kleinen Anhöhe oder einer Treppe.

- Druckgefühl im Brustkorb mit verlangsamter, mühsamer Atmung und rasselnden Lungengeräuschen. Nachts Verschlimmerung, vor allem zwischen 3 und 4 Uhr morgens.
- Kälte, Feuchtigkeit und die Anstrengung, die das Überwinden eines Höhenunterschieds bedeutet, können bei geschwächten, emphysemkranken und herzschwachen Patienten einen Anfall auslösen. Patienten mit niedriger Vitalität.
- Heftiges Herzklopfen mit Angst, kaltem Schweiß, Tränenfluß und Schwierigkeiten beim Sprechen.
- Im Schlaf kann die Atmung zeitweise aussetzen. Schlaf-Apnoe (vorübergehendes Aussetzen der Atemtätigkeit),

ein für die Anfangsphase der Akklimatisierung in großen Höhen typisches Symptom.

- *Ammonium carbonicum* wirkt ähnlich wie *Lachesis* und soll daher möglichst nicht zusammen mit diesem Mittel verabreicht werden.

**Angezeigt bei:**

- Höhenbedingtem Lungenödem.
- Asthma, Bronchitis, Husten und Lungenemphysem.

## Anacardium orientale

Malakkanuß (Semecarpus anacardium) – Anacardiaceae

*Anacardium* ist hier wegen seiner Nützlichkeit bei der *Behandlung mikroskopisch kleiner Sehnenverletzungen* aufgeführt. Ansonsten richtet sich seine Wirkung besonders auf eine Reihe von Beschwerden, die dem Bereich der Psychosen zuzuordnen sind, mit Veränderung des Gedächtnisses, fixen Ideen und Halluzinationen, Depressionen, Reizbarkeit, Ängsten und einer Neigung zur Durchführung perverser Handlungen und zur Gotteslästerung. Psychotische Krankheitsbilder mit grausamem, unmenschlichem und bösartigem Verhalten; der Patient ist nachtragend und neigt zu Racheakten.

- Der Patient *fühlt zwei Persönlichkeiten* oder zwei verschiedene Willenskräfte *in sich*: die eine ist gut, die andere böse, beide quälen ihn fortwährend und erhöhen dadurch seine Reizbarkeit und Unsicherheit. Er wird mißtrauisch und glaubt, man würde ihn verfolgen; alles um ihn herum wird ihm verdächtig.
- *Mangelndes Selbstvertrauen*; versucht, sich selbst auf die Probe zu stellen. Unfähigkeit zum Treffen von Entscheidungen und *anhaltende Zweifel*. Plötzlicher Gedächtnisverlust, vor allem in Prüfungssituationen. Angst vor Prüfungen; ausgeprägte Nervosität, weiß nicht, welche Antwort die richtige ist, welches Prüfungsgebiet er zuerst bearbeiten soll. Die Betroffenen zweifeln eine Stunde lang, welches Kleidungsstück sie auswählen, welche Marke

sie kaufen sollen... Ihre Wahl stellt sie aber nie zufrieden und sie vermissen das, wogegen sie sich entschieden haben. Bleiben sie zu Hause, mutmaßen sie, daß sie besser daran getan hätten, auszugehen; wenn sie aus dem Haus gehen, denken sie daran, wie schön es gewesen wäre, zu Haus zu bleiben... Das Muster läßt sich analog auf die verschiedensten Situationen anwenden.

- Beim Essen stellt sich im allgemeinen vorübergehende Besserung ein. Hat das Gefühl, einen Kloß im Körper zu haben, als würde ihm ein Band auf verschiedene Körperteile drücken.
- Angezeigt zum Ausheilen von *Sehnenverletzungen* (auch mikroskopisch kleinen).

**Angezeigt bei:**

- Chronischer, traumatischer Sehenenentzündung.
- Psychotischen Krankheitsbildern.
- Gedächtnisverlust in Prüfungssituationen.

## Antimonium crudum

Antimoniumsulfid, Schwarzer Spießglanz – $Sb_2S_3$

Große Empfindlichkeit gegen *Sonnenhitze*, vor allem bei körperlicher Bewegung. Ermattung *bei heißer Witterung*; der Betroffene ist erschöpft, sommerliches Wetter und die Hitze des Feuers können zu Verschlimmerung führen. Auch kalte Bäder werden schlecht vertragen, sie können Kopfschmerzen, ein Ausbleiben der Monatsblutung und Erkältungen hervorrufen. Ohnmacht durch körperliche Anstrengung oder Aufenthalt in der Sonne an sehr heißen Tagen.

- Besonders angezeigt bei Kindern und Jugendlichen mit Neigung zur *Fettleibigkeit*; sie möchten nicht angesprochen, angefaßt oder angeschaut werden, die kleinste Aufmerksamkeit ist ihnen zuwider.
- Tiefe Traurigkeit mit Drang zum Weinen. *Sentimentalität*, die vom Mondlicht gefördert wird, ähnelt dem Hochge-

fühl bei Verliebtheit; Folgeerscheinungen einer enttäuschten Liebe.
- Beschwerden durch Überessen mit dem charakteristischen dicken, weißen Belag auf der Zunge.

**Angezeigt bei:**

- Ohnmachten durch Hitze und körperliche Anstrengung an der Sonne.
- Ausgeprägter Schwäche in heißen Sommern.
- Beschwerden durch Überessen.

## Antimonium tartaricum

Tartarus emeticus, Brechweinstein. – $K(SbO)C_4H_4O_6$

Angezeigt zur Behandlung von Krankheitsbildern mit *Erstickung.* Zustände großer Erschöpfung mit ausgeprägten Atembeschwerden, die zu Zyanose, kaltem Schweiß und Schläfrigkeit oder Benommenheit führen. Die Atmung zeigt, daß die Bronchien stark verschleimt sind, doch der Patient ist zu schwach, um dem Schleim abzuhusten. Auch *bei höhenbedingtem Lungenödem.*

- Es scheint, als würde eine große Menge Schleim abgehustet werden müssen, doch es kommt nichts herauf. Die Lunge verliert an Kraft, der Husten an Heftigkeit; durch die starke Schleimansammlung in den Bronchien verfällt der Patient in eine Art benommene Schläfrigkeit, die zum Tode führen kann.
- Krankheitsbilder von *Atemnot von Neugeborenen*, Atemnot *durch Untertauchen* (Ertrinken) und *in Hals oder Luftröhre eingedrungene Fremdkörper*, mit Anzeichen von Scheintod, Benommenheit oder Koma, zu deren Heilung *Antimonium tartaricum* beitragen kann.
- Bleiches, dunkelviolett gefärbtes, von kaltem Schweiß bedecktes Gesicht. Geweitete Nasenöffnungen. Schläfrigkeit mit großer Ansammlung von Schleim in den Bronchien.
- Bei *Lungenödem*: Atemnot mit schneller, kurzer, mühsamer Atmung aufgrund großer Ansammlung von Schleim

in den Bronchien. Schwächegefühl, schwacher Husten und brennendes Gefühl in der Brust.

- Eines der Mittel zur Behandlung von Windpocken und Pustelausschlägen, die mit choleraartigem Durchfall einhergehen.

**Angezeigt bei:**

- Atemnot (durch Untertauchen, Fremdkörper, bei Neugeborenen).
- Höhenbedingtem Lungenödem.
- Windpocken und Pustelausschlägen mit Durchfall.

## Apis mellifica

Honigbiene (Gewinnung durch Zerreiben des ganzen Tieres) – Hautflügler

Zur Behandlung von *Insektenstichen*, Nesselsucht und manchen Formen von *Verbrennungen und Erfrierungen*, die *Stechen und Brennen* hervorrufen, *das sich durch Kälte bessert.* Ödematöses Anschwellen der Haut, Schleimhäute und Serosen [Haut über den inneren Organen] (Gelenke, Hirnhäute, Pleura; die Haut wird sehr berührungs- und hitzeempfindlich, Stechen und Schmerzgefühl, das *durch Wärmeeinwirkung schlimmer* wird und sich durch kalte Anwendungen bessert). Transparenter, fahler, ödematöser Bläschenausschlag. *Glottisödem.*

- Geht einher mit körperlicher Unruhe und Durstlosigkeit, insbesondere bei großen Ödemen oder starker Flüssigkeitsansammlung.
- Wachsartiges, durchsichtiges, weißliches oder gelbliches Ödem mit Spannungsgefühl oder Ziehen.
- Bei eher chronischen Krankheitsbildern kann auch der Allgemeinzustand beeinträchtigt sein: Ermattung, Kräfteverfall, Ungeschicktheit, dem Betroffenen fallen Gegenstände aus der Hand.
- *Gereizte Stimmung*, schwer zufriedenzustellen, mißtrauisch und *eifersüchtig.*

- Im allgemeinen Verschlimmerung durch Hitze, gleich welcher Art.

**Angezeigt bei:**

- Isopathisches Gegenmittel bei Bienenstichen (akute Beschwerden und Spätfolgen).
- Stichen anderer Insekten, Pflanzen oder Tiere, die ähnliche Symptome hervorrufen, mit Laryngitis, Diphterie, angioneurotischem Ödem und Zungenödem.
- Verbrennungen und Erfrierungen.
- Glottisödem; angioneurotisches Ödem.
- Meningitis und bestimmte Formen von Aszites [Bauchwassersucht].

## Argentum metallicum

Silber – Ag

Dieses Mittel läßt sich besonders zur Behandlung von Kehlkopfbeschwerden einsetzen. Hervorzuheben ist seine Wirkung bei *Stimmlosigkeit und Heiserkeit durch übermäßigen Gebrauch der Stimme.* Auch die Gelenke sind betroffen, es sind entzündliche Infiltration, Schmerzen und Schwächegefühl vorhanden.

- *Völliger Stimmverlust bei Sängern.* Der Kehlkopf ist gereizt und schmerzt, *Husten durch Sprechen oder Lachen.* Klang und Färbung der Stimme sind verändert. Der Betroffene bemerkt ein Schwächegefühl in der Brust. Beim Husten sind die Halsschmerzen heftiger als beim Schlucken. *Mund und Hals* fühlen sich so *ausgetrocknet* an, daß die Zunge am Gaumen festklebt.
- Mundtrockenheit mit Verschleimung und gleichzeitiges Ansteigen der Urinmenge können auf *Diabetes* im Anfangsstadium hinweisen.
- *Kopfschmerzen* bei Geschäftsleuten; Kopfschmerz und Verdauungsprobleme durch geistige Anstrengung, durch stunden- und tagelange Krankenpflege. Der Betroffene

verliert an Kraft, bekommt große Ringe um die Augen, welche tief in die Augenhöhlen versunken scheinen.

- Angezeigt bei *Patienten, die stets in Hast sind*, unruhig und immer „auf dem Sprung", aber eine ausgeprägte Neigung zur Melancholie und Schweigsamkeit besitzen, während sie in Momenten der Zufriedenheit redselig und fröhlich werden.
- Gelenkrheuma ohne Entzündungssymptome, ein sogenanntes „hysterisches Gelenk" ohne krankhafte Veränderungen. Schwellung von Fußknöcheln und Füßen, vor allem bei Diabetes. Unbeweglichkeit und Krämpfe in den Extremitäten.

**Angezeigt bei:**

- Stimmlosigkeit und Heiserkeit durch übermäßigen Gebrauch der Stimme.
- Gelenkrheuma; „hysterisches" Gelenk.
- Diabetes.

## Argentum nitricum

Silbernitrat - $AgNO_3$

*Beschwerden* durch Angst, Nervosität und Beklommenheit *vor einem bestimmten Ereignis*, die - ähnlich wie *Gelsemium* und *Silicea* - mit Durchfall einhergehen. *Angst und Schüchternheit vor öffentlichem Auftreten.* Angst vor Menschenansammlungen. Angst vor dem Auftritt bei Schauspielern, Sängern oder Vortragenden, die mit Durchfall einhergeht (also das typische „Lampenfieber").

- Das Bild von *Argentum nitricum* findet man bei Personen mit geschwächter Konstitution, vor allem infolge anhaltender geistiger Anstrengung oder wenn über die eigenen Möglichkeiten hinausgegangen wurde. Vorzeitig gealtertes, eingefallenes Gesicht, zittriger, kraftloser Blick.
- In geistiger Hinsicht ist der Betroffene *impulsiv*, möchte die Dinge rasch erledigen, geht sehr schnell, lebt in ständiger Aufgewühltheit, hat niemals Zeit für das, was er tun

möchte oder glaubt, tun zu müssen, und erzeugt so um sich herum ein quirliges, hektisches Klima, das seine Umwelt erschöpft und gegen ihn aufbringt. Er ist *zielstrebig, dickköpfig und eigenwillig.* Kann unter plötzlichen Selbstmordanwandlungen leiden: Sprung von einer Brücke oder aus dem Fenster; hat aber Angst vor dem Tod; findet, daß die Zeit zu langsam vergeht.

- Sieht der Zukunft mit dem weiter oben beschriebenen ängstlichen Vorgefühl entgegen: wenn der Theaterbesuch, der Bühnenauftritt, Prüfungstermin oder das Gespräch mit dem Vorgesetzten dann aber unmittelbar bevorsteht, kommt es zu nicht unterdrückbarem *Durchfall.* Paßt zu dem im Volksmund gebräuchlichen Ausdruck: „er macht sich vor Angst in die Hosen".
- Klaustrophobie und Schwindelgefühle erschrecken ihn: es scheint, als würden hohe Gebäude und Wände über ihm zusammenstürzen. Geht auch mit Höhenangst einher.
- Allgemein: *unwiderstehliches Verlangen nach Süßspeisen,* die Verschlimmerung bringen; seltsames Gefühl der Ausdehnung, des Stechens und der Eingeschnürtheit an verschiedenen Körperstellen; starke Entzündung der Schleimhäute mit Geschwürbildung und starker Eiterung (eitrige Augenentzündung); Flatulenz im Unterleib mit dem Gefühl, der Darm würde gleich zerreißen, durch Aufstoßen keine Besserung. Der grünlich gefärbte Durchfall läßt sich kaum zurückhalten, schießt geradezu heraus.
- Durch Wärme und geistige Überanstrengung im allgemeinen Verschlimmerung, Verlangen nach frischer Luft.
- *Stimmlosigkeit* bei Sängern und Heiserkeit durch starke Beanspruchung der Stimme. Chronische Kehlkopfentzündung bei Sängern; beim Versuch, die Stimme anzuheben oder zu schreien: Hustenreiz mit dem Gefühl, die Stimmbänder würden von etwas blockiert. Der innere Hals ist gerötet, stechendes Gefühl beim Atmen und Schlucken. Klebrig-zäher Schleim.

**Angezeigt bei:**

- Beschwerden durch ängstliche Vorgefühle vor Ereignissen, mit Durchfall. „Lampenfieber".
- Stimmlosigkeit und -verlust bei Sängern und Vortragenden.
- Klaustrophobie und andere Phobien.

## Arnica montana

Arnika, Bergwohlverleih – Compositae

*Arnica* ist *das Wundheilmittel* schlechthin. Es ist angezeigt für die Erste Hilfe bei allen *Verletzungen*, Schlägen, Zerrungen, Wunden oder Überanstrengungen, die mit *Schmerz, Entzündungen, Gefühl einer Quetschung* und Bewegungsschwierigkeiten einhergehen, vor allem aber auch bei frischen Muskelverletzungen mit schmerzhaften Blutergüssen.

*Muskelschmerz* zieht Kraftverlust nach sich und das *Gefühl, in einem zu harten Bett zu liegen*, was zu fortwährendem Hin- und Herwälzen des Betroffenen auf der Suche nach einer weichen Stelle führt. Er hat Angst davor, berührt zu werden oder mit jemandem zusammenzustoßen, wenn man sich ihm nähert und ist übermäßig schmerzempfindlich.

Eine weitere Ursache von Muskelschmerzen und -ermüdung liegt in *fortwährende*r körperlicher oder geistiger *Überanstrengung* und übermäßiger Sexualtätigkeit. *Arnica* ist daher auch bei schmerzhaftem Muskelkater nach langen Fußmärschen oder Langstreckenläufen angezeigt (*Marathon, ausgedehnte Bergwanderungen*), besonders bei wenig durchtrainierten Personen; bei Leistungssportlern nach langer, ermüdender sportlicher Tätigkeit mit Ermattungsgefühl und dem Gefühl, Quetschungen erlitten zu haben. Ebenfalls angezeigt bei Schmerzen im Brustkorb durch lange Hustenanfälle, besonders bei Keuchhusten.

- Bei Gehirnverletzungen von außen (durch Schlageinwirkung) oder innen (Gehirnschlag), durch die der Patient fortwährend *benommen ist, auf Fragen zwar korrekt antwor-*

*tet, aber danach wieder in Stupor verfällt* (z.B. bei typhösem Fieber).

- Bei *posttraumatischem Fieber* mit Schläfrigkeit und saurem Schweiß. Ermattende Fieberzustände, in denen der Patient reagiert, danach aber wieder einschläft; er sagt, es gehe ihm gut, man solle ihn in Ruhe lassen.
- In geistiger Hinsicht ist das Krankheitsbild sehr komplex, besonders bei chronischen Fällen. Der Patient ist schlecht gelaunt, möchte in Ruhe gelassen und von niemandem angesprochen werden. Die Schmerzen sind unerträglich und er hat *Angst davor, daß man sich ihm nähert und ihn berührt.* Jeder Anstrengung, selbst dem Sprechen, möchte er ausweichen. Er ist vergeßlich, erschrickt leicht und ist übermäßig erregbar. Seine geistige Haltung ist widersprüchlich: gerade bei schwerer Krankheit sagt er: „Es geht mir gut, ihr müßt keinen Arzt rufen". Er neigt zu Launen, Halsstarrigkeit und dazu, seine Umwelt in Diskussionen zu verwickeln; er kann sogar unterschwellige autoritäre und diktatorische Züge ausbilden. Die Betroffenen halten sich für unentbehrlich, arbeiten mit vollem Einsatz und neigen zu einer Tollkühnheit, die dazu führt, daß sie eines Tages einen Schicksalsschlag hinnehmen müssen oder in einen Unfall verwickelt werden. GRANDGEORGE schreibt: „Hätte der erste Marathonläufer *Arnica* eingenommen, wäre er nach seiner Ankunft möglicherweise nicht tot umgefallen. Weshalb wollte er so schnell und ohne Rast vorankommen? Warum hat er den Staffelstab nicht weitergereicht? *Arnica muß verstehen, daß er nicht allein auf der Welt ist, daß man delegieren muß* und mit der Umwelt in Wechselwirkung treten."
- „Vorbeugendes Mittel bei Blutungen nach einer Entbindung und gegen Komplikationen im Wochenbett, wenn es direkt nach der Geburt verabreicht wird." (MATHUR[222]).

---

(222) Mathur, K.N., *Systematic Materia Medica* in: Vermeulen, Frans, *Synoptic Materia Medica*, Merlijn Publischers, 1992, S. 40.

**Angezeigt bei:**

- Akuten Verletzungen und Traumata und deren Folgen.
- Traumatischen Prellungen und Erschütterungen des Gehirns und deren Folgen (Meningitis, Epilepsie).
- Traumata mit Fieber und Stupor.
- Traumatischen Zahnextraktionen; Blutungen nach der Extraktion.
- Nasenbluten durch Schläge, beim Waschen des Gesichtes oder bei Keuchhusten.
- Schmerzen nach zahnärztlichen Eingriffen.
- Zangengeburt und schwere Geburt; zur Vorbeugung von Blutungen und Komplikationen.
- Gehirnschlag mit den oben beschriebenen Symptomen.
- Müdigkeit und Schmerzen durch körperliche, geistige Überanstrengung oder übermäßige Sexualtätigkeit.
- Grippale Infekte mit Fieber und *Arnica*-Symptomatik (Schmerzen und Schläfrigkeit).
- Scheintod beim Neugeborenen.

## Arsenicum album

Weißes Arsenik – $As_2O_3$

*Arsenicum* verweist ganz allgemein auf ein schwerwiegendes Krankheitsbild, sei es bei Infektionen, Erkrankungen der Atemwege, des Verdauungstraktes oder der Haut (Verbrennungen). Es ist das Hauptmittel *zur Behandlung schwerer, großflächiger Verbrennungen*, bei Lebensmittelvergiftungen durch verdorbenes oder in Zersetzung befindliches Fleisch, bei schweren Formen von *Höhenkrankheit*, *Bindehautentzündung durch Sonneneinstrahlung* sowie *Verletzungen, die gangränös werden.*

- Eine *ausgeprägte körperliche und geistige Unruhe* läßt den Patienten sich *ohne Pause von einer Seite zur anderen* bewegen, selbst bei sehr schwächenden Krankheiten.
- *Von der kleinsten Anstrengung schwach und erschöpft*, fortwährende übermäßige Ermattung und Niedergeschlagen-

heit. Alles *verängstigt und besorgt* ihn, er ist überzeugt davon, daß es schlimm um ihn steht und lebt *Verzweiflung und Mißtrauen* so sehr aus, daß er sich nicht die Mühe machen möchte, seine Symptome zu beschreiben, Nahrung und die Einnahme von Arzneien verweigert und sagt: „Das nützt doch auch nichts mehr...". Zustand reizbarer Erschöpftheit.

- Ausgesprochen starker *Ordnungssinn, Detailversessenheit und peinliche Genauigkeit* im Hinblick auf eigene Angelegenheiten und die der Anderen, was sich derart steigert, daß der Betroffene aufdringlich, lästig und auf unangenehme Weise fordernd wird. Deshalb beurteilt er Tun und Denken der Anderen auch sehr *kritisch und tadelnd*, wenn er der Meinung ist, daß sie von den vorgeschriebenen Regeln abweichen.
- Reagiert *überempfindlich* auf die Umgebung, Schmerzen, Geräusche und Gerüche, vor allem von Speisen.
- Die *Angst* überfällt ihn vor allem nachts; wenn es ihm schlecht geht, steigert sie sich bis zur Panik. Hat Angst vor dem Tod, dem Alleinsein, vor allem in der Dunkelheit, und daß ihn jemand mit einer Waffe verletzen könnte. Angst vor schweren Krankheiten, empfindet *schreckliche Angst vor dem Tod.*
- Im allgemeinen handelt es sich um *sehr kälteempfindliche Patienten, die am Herd oder einer Feuerstelle Wärme suchen. Durstig*, trinkt wenig, aber häufig und bei Fieber in großen Mengen. *Brennende, sengende Schmerzen*, als hätte er glühende Kohlestücke in sich, vor allem bei Beschwerden in der Bauchgegend, weshalb das Mittel sich auch zur Behandlung von Verbrennungen eignet. *Durch warme Anwendungen beruhigt sich das Brennen.* Auch die Körperabsonderungen brennen und reizen, riechen scharf und faulig. Die Symptome wiederholen sich mit periodischer Regelmäßigkeit und neigen zur Bösartigkeit. *Von Mitternacht bis 3 Uhr morgens Verschlimmerung.*

- Neigung zu Verdauungsbeschwerden mit Ekel vor Speisen, vor allem bei Vergiftungen durch fauliges Obst und Fleisch (Leichengift): *gleichzeitiges Erbrechen und Durchfall*, vor allem wenn versucht wird, etwas zu essen oder zu trinken, auch wenn es wenig ist. *Reichlicher, dünnflüssiger Durchfall, der Erschöpfung nach sich zieht.* Durchfall durch kalte Getränke. Nesselsucht durch Verzehr von Meeresfrüchten.
- Erkrankungen der Luftwege: *Atemnot bei der geringsten Anstrengung*, ausgeprägte Ermattung, Reizbarkeit und Verzweiflung, nachts deutliche Verschlimmerung: er bewegt sich im Bett unruhig hin und her und muß aufstehen. Auch angezeigt bei schweren Formen der *Höhenkrankheit* mit Atemnot (*höhenbedingtes Lungenödem*). Ebenso anzuwenden zur Behandlung von nächtlichen Asthmaanfällen.

**Angezeigt bei:**

- Lebensmittelvergiftung durch fauliges Obst und Fleisch.
- Lebensvergiftung nach Verzehr von verdorbenen Soßen und Giftpilzen.
- Gleichzeitiges Auftreten von schwächendem, reichlichem Durchfall und Erbrechen (Gastroenteritis).
- Höhenkrankheit, schwere Formen von höhenbedingtem Lungenödem.
- Schneeblindheit (Conjunctivitis nivalis) (Schnee und Hochgebirge).
- Infizierte Wunden, die gangränös werden (anaerobe Keime) und brennen, jucken, eitern usw.; Wunden durch Rattenbisse.
- Schwerwiegende septische Zustände.
- Schwere, großflächige Verbrennungen (je nach den Symptomen vor *Causticum* und *Cantharis*).
- Fliegerkrankheit (auch *Coca*, *Borax*, *Belladonna* und *Psorinum*).
- Beschwerden auf Schiffsreisen.
- Heftige nächtliche Asthmaanfälle.

## Arum triphyllum

Ein Aronstab – Araceae

*Arum* enthält eine Substanz, die Reizungen hervorruft und zu *Entzündungen der Schleimhäute* mit Zerstörung des darunterliegenden Gewebes führt. Diese *Ätzwirkung* betrifft besonders *Nase und Hals*. Aus diesem Grund ist *Arum* in seiner homöopathischen Verwendung zur Behandlung von *Halsschmerzen* und einiger Erscheinungsformen von Heiserkeit und Stimmlosigkeit angezeigt.

- Gegen *Stimmlosigkeit bei Rednern*, vor allem infolge von Verkühlung und Luftzug. Die *Stimme* ist heiser, *ändert ständig den Klang*, ist unsicher. Die Heiserkeit ist schmerzhaft und geht mit Halsschmerzen und einem brennenden Gefühl beim Schlucken einher.
- *Arum triphyllum* ist eines der Hauptmittel zur Behandlung von Halsschmerzen und Kehlkopfentzündung. Die Schleimhäute weisen eine intensive *rote Färbung* auf. Gefühl von Eingeschnürtheit, Schwellung, Brennen und Jukken.

**Angezeigt bei:**

- Heiserkeit und Stimmlosigkeit durch übermäßigen Gebrauch der Stimme.
- Halsschmerzen.
- Scharlach.

## Baptisia tinctoria

Wilder Indigo – Leguminosae

*Baptisia* wird aus der Wurzel einer in Amerika beheimateten Pflanze gewonnen und ist vor allem zur Behandlung von *mit Stupor einhergehenden und typhösen Fieberzuständen* angezeigt.

- Septische und typhusähnliche Fieberzustände mit Stupor, geistiger Verwirrung und ausgeprägter Ermattung; diese gehen einher mit allgemeiner Unpäßlichkeit, Kopf- und

Halsschmerzen. *Kräfteverfall, geistige Verwirrung und Delirium.* Der Patient ist schläfrig und verläßt diesen Zustand nur kurzzeitig, beispielsweise um auf Fragen zu antworten.

- *Schmerzempfinden* am ganzen Körper, als wäre das Bett zu hart (wie bei *Pyrogenium* und *Arnica*).
- *Stinkender, reichlicher, faulig riechender Stuhl, der den Patienten schwächt.* Wie bei *Arsenicum* und *Pyrogenium.* Der Durchfall riecht nach faulen Eiern (Schwefelwasserstoff und Methan).
- Schmerzfreiheit, obgleich das Aussehen der entzündlichen Absonderungen und Ausscheidungen (Hals; Durchfall) auf Schmerzen hindeuten würde.
- *Baptisia* ist also angezeigt zur Behandlung von *Vergiftungen durch Gas aus Abwasserkanälen* (Schwefelwasserstoff, $SH_2$), vor allem wenn diese septische Krankheitsbilder mit Fieber und neurologischen Symptomen (Stupor und Delirium) hervorrufen.

**Angezeigt bei:**

- Vergiftungen durch Gas aus Abwasserkanälen (siehe auch *Pyrogenium*).
- Septischen oder typhösen Fieberzuständen mit Stupor.
- Grippalen Fieberinfekten oder Halsschmerzen mit Fieber und Stupor.

## Belladonna

Tollkirsche (*Atropa belladonna*) – Solanaceae

Die Symptome können auftreten durch kalte Zugluft oder einen Sonnenstich. Eines der besten Mittel zur Behandlung von *Sonnenstich*, besonders bei Kindern.

- Für plethorisch, lymphatisch und biliös veranlagte Kinder und Erwachsene, die durch eine Erkrankung gewälttätig werden und zum Delirium neigen können. Krankheiten setzen *plötzlich* ein und verlaufen *heftig. Akute, lokal begrenzte Entzündungen mit klopfendem Schmerz, starkem Hitzegefühl und Blutandrang mit Rötung der betroffenen Haut,*

*Schleimhäute und Serosen.* Der Patient reagiert *überempfindlich* auf Licht, ruckartige Erschütterungen, Druck, Kälte, Lärm, Bewegungen und Berührung. Verschlimmerung durch lokale kalte Anwendungen (im Gegensatz zu *Glonoinum*).

- Bei Fieber und Sonnestich *scheint der Patient zu glühen*: das Gesicht ist feuerrot, die Pupillen erweitert, starrer, verschreckter und beinahe wild wirkender Blick. Der Betroffene scheint eher wütend als verängstigt (wie *Aconitum*). In den deutlich hervortretenden Kopf- und Halsschlagadern pocht das Blut.
- Der Geist reagiert *überempfindlich auf alles, Erschrecken* beim geringsten Anlaß und hohe Erregbarkeit. Der auf Hochtouren laufende Kreislauf kann zu *Tobsuchtsanfällen* führen, mit Neigung zum Beißen, Kratzen, Zerstörungswut oder Fliehen. Solchen Abschnitten kann aber auch eine Phase des Stupors folgen. Halluzinationen und Delirien. Angst vor Gespenstern, er sieht Gesichter, Insekten, furchterregende schwarze Tiere, Hunde und Wölfe, die ihn bedrohen.
- Kann mit einem Gefühl von Krämpfen und Kontrakturen im Hals, in der Leber- und Gebärmuttergegend einhergehen. Der Patient hat starken Durst, ist aber unfähig zu trinken (Hydrophobie).

**Angezeigt bei:**

- Sonnenstich und Hitzschlag, besonders bei Kindern.
- Bewährtes Mittel zur Behandlung eines großen Spektrums von Erkrankungen: Delirium, mit Blutandrang einhergehende Anfangsstadien von Entzündungs- oder Fieberzuständen (Nagelgeschwüre, Blinddarm- und Lungenentzündung, Halsschmerzen und Ohrenentzündung).
- Fliegerkrankheit.
- Nervliche Beschwerden und Folgeerscheinungen von Schrecken, Angst und Beleidigungen mit den entsprechenden, geschilderten Symptomen.

- Krämpfe aller Art im Zusammenhang mit Vorgängen, die mit Blutandrang und Schleimproduktion einhergehen.
- Vergiftungszustände durch den Verzehr giftiger und halluzinogener Pilze.
- Neuralgien nach einer Amputation.
- Außerdem gegen Schmerzen bei Leberkoliken, Scharlach, Hirnembolien, Scheintod bei Neugeborenen, Phlebitis, Irresein infolge von Schreck oder Kummer sowie Selbstmordneigungen während einer Alkoholvergiftung.
- Später können komplementär *Calcarea carbonica* und *Sulphur* gegeben werden.

## Bellis perennis

Gänseblümchen – Compositae

Die Pflanze gehört zur selben Familie wie *Arnica* und *Calendula*; auch sie eignet sich zur *Wundbehandlung* und ist besonders nützlich bei Verletzungen der Weichteile, *Drüsen* (vor allem der Brüste) *und wenn der erhitzte Körper plötzlich in Kontakt mit Kälte kommt oder naß wird.* Es wirkt ganz ähnlich wie *Arnica bei starken Schmerzen* in Muskelfasern und Blutgefäßen, Schwächegefühl, als sei das Gelenk gezerrt, sowie bei Blutandrang in den Venen durch Schlageinwirkung. Eines der besten Mittel, wenn sehr gut durchblutete Gewebsstellen durch einen Schlag in Mitleidenschaft gezogen werden.

- *Verhärtung, Knötchen* und Schwellungen der Brüste *nach einem Schlag* (vergleiche *Conium*); Brustkrebs nach einer Verletzung der Brust. Schwellung und Verhärtung aller Arten von Drüsen nach Schlägen. Neigung zur Ausbildung von Zysten und Wulstnarben.
- Folgeerscheinungen von *Nervenverletzungen* mit intensiven Schmerzen, und Unverträglichkeit von kalten Bädern. Tiefgehende Verletzungen oder septische Wunden, vor allem des Beckens und Unterleibs.
- Zu den Hauptcharakteristiken des Mittels zählen Beschwerden durch kalte Speisen oder Getränke, die in erhitztem Zustand eingenommen wurden.

- Verletzungen: Wenn die Schwellung auch nach der Behandlung mit *Arnica* nicht zurückgeht.
- Durch mechanische Ursachen ausgelöste Gebärmutterbeschwerden während der *Schwangerschaft*: das Gehen wird mühsam durch Unterleibsschmerzen, Fußtritte oder heftige Bewegungen des Fötus, oder wenn das Gewicht des Fötus auf das Becken drückt.
- *Besserung durch lokale Druckeinwirkung*, Massagen oder Verbände; auch durch Bewegung stellt sich Besserung ein.
- Verletzungen mit Exsudaten, Entzündung und Blutstauung. Blutandrang durch mechanische Verletzungen von besonders berührungsempfindlichen Stellen. Geschwulstbildungen nach Schlageinwirkung.
- Ältere, vom Berufsleben ausgezehrte Arbeiter, wenn der Kopf nicht mehr richtig arbeitet; bei älteren Leuten, die nach wie vor im Arbeitsleben stehen. Personen, die äußerst anstrengende körperliche Arbeit verrichtet haben oder viel gereist sind.

**Angezeigt bei:**

- Ähnlich wie *Arnica*, bessert sich aber durch Bewegung und Massagen.
- Wenn nach einem Trauma die Schwellung nicht nachläßt.
- Traumata durch Auskühlen des Körpers.
- Geschwulstbildungen infolge eines Traumas.
- Durch mechanische Ursachen (z.B. Schläge) ausgelöste Gebärmutterbeschwerden während der Schwangerschaft.

## Borax veneta

Natriumtetraborat – $Na_2B_4O_710H_2O$

Angezeigt bei Personen, denen schnelle Abwärtsbewegung, kurzzeitiges Absacken eines Flugzeuges, unebene Landstraßen, Skilifte oder Achterbahnfahrten Gefühle von Schreck, Panik und großes Unwohlsein bereiten.

- *Angst und Beklemmungen bei Abwärtsbewegungen.*

- Erschrickt leicht, insbesondere bei plötzlichen Geräuschen, ist sehr nervös; Angst vor Gewittern.
- Von Dr. Pierre Schmidt stammt der Vorschlag, *Borax* zur Behandlung von Personen anzuwenden, die in großen Höhen leben und bei Aufenthalt auf Meereshöhe unter Beschwerden leiden.

**Angezeigt bei:**

- Angst bei plötzlichen Abwärtsbewegungen (Flugzeuge, Achterbahn, stürmische See).
- Beschwerden bei der Rückkehr in geringe Höhen.

## Bothrops lanceolatus

Gelbe Viper, Gelbe Buschmeister – Schlangen (Crotalidae)

Der Biß dieser auf der Insel Martinique beheimateten Schlange ruft einseitige Lähmungen einzelner Körperregionen hervor. Nach einem Biß in den kleinen Finger einer Hand beispielsweise setzen die Lähmungserscheinungen an den *Fingerspitzen der anderen Hand* ein und steigen hoch, bis der ganze Arm der dem Biß gegenüberliegenden Körperseite von der Lähmung betroffen ist. Hemiplegie mit Aphasie (Unfähigkeit, sich zu artikulieren). Ausgeprägt diagonaler Verlauf der Symptome: ein in den linken Daumen gebissener Patient empfindet unerträgliche Schmerzen am großen Zeh des rechten Fußes.

Wie *Lachesis* ist auch das Gift von *Bothrops* hochgradig blutgerinnungsfördernd und führt entsprechend zu *Thrombosen* mit neurologischen Symptomen im Gehirn (Hemiplegie, Aphasie) sowie später zu *Blutungen* durch den Verbrauch der Gerinnungsfaktoren, wie dies z.B. bei der schwerwiegenden Komplikation der disseminierten intravasalen Gerinnung der Fall ist. Blutungen aus allen Körperöffnungen, mit dunkelvioletten Flecken oder schwärzlichen Ekchymosen.

*Tiefgehende Gangrän und Nekrosen*; Blutandrang in der Lunge, beklommene Atmung und blutiger Auswurf. *Blutungen mit dünnflüssigem, dunklem Blut.*

- Tritt mit dem bemerkenswerten Symptom der *Tagblindheit* auf. Ab dem Morgengrauen sehen die Betroffenen zunehmend schlechter, besonders wenn die Sonne am Himmel steht (dasselbe Symptom auch bei *Mercurius*). Blindheit infolge von Netzhautblutung. *Intraokulare Blutungen* nach Traumata oder chirurgischen Eingriffen sollten reabsorbiert werden (vergleiche *Sulphuricum acidum*).

**Angezeigt bei:**

- Isopathisches Gegenmittel bei Bissen durch *Bothrops.*
- Intraokularen Blutungen nach Traumata oder chirurgischen Eingriffen.
- Blutungen der Netzhaut.
- Veränderter Blutgerinnung (Thrombose und Blutungen); gangränösen Erkrankungen (Milzbrand, bösartige Formen von Erysipel [Wundrose].
- Tagblindheit.

## Botulinum

Toxin des Bazillus *Clostridium botulinum* (Krankheitserreger des Botulismus).

Nach der Beschreibung in der Materia medica von Boericke kann eine Vergiftung durch Lebensmittel aus Konservendosen (vor allem Spinat, Spargel, Fleisch und Wurstwaren) zu *Bulbärparalyse mit neurologischen Symptomen und Augenbeschwerden* führen.

- Herabsinken der Augenlider (Ptose), Doppeltsehen (Diplopie) und verschwommenes Sehen.
- Schwierigkeiten beim Schlucken und Atmen, Erstickungsgefühl; unsicherer, taumelnder Gang, Schwindel und undeutliche Artikulation.
- Magenkrämpfe.

- Ausdrucksloses, maskenartiges Gesicht durch Gesichtslähmung.
- Schwere Verstopfung.

**Angezeigt bei:**

- Botulismus (schwerwiegende neurotoxische Vergiftung).
- Guillain-Barré-Syndrom, Bulbärparalyse durch Viren (vergleiche *Gelsemium*).

## Bryonia alba

Weiße Zaunrübe – Cucurbitaceae

Entzündungen der Gelenke, Drüsen und Serosen mit einem wichtigen Charakteristikum: *die Schmerzen bessern sich bei völliger (körperlicher und geistiger) Ruhe und verschlimmern sich deutlich bei Bewegung, Atmen und Husten*, blockieren also die Tätigkeit des betroffenen Organs oder Gelenks. Dasselbe gilt bei Verletzungen der Bänder und Muskeln: ruht der Patient, hat er keine oder fast keine Schmerzen, bewegt er sich auch nur ein wenig, steigt der Schmerz stark an, die Bewegungsfähigkeit wird blockiert.

- Die Schmerzen von *Bryonia* sind *stechend, bessern sich durch Ruhe und verschlimmern sich bei Bewegung.*
- Der Hauptanwendungsbereich des Mittels liegt bei Krankheitsbildern mit Fieber, Gelenk- oder Pleurabeschwerden (der Serosen).
- Die *Fieberzustände* sind rheumatisch, typhös, biliös und remittierend, bei der geringsten Bewegung verschlimmern sich die Schmerzen und der Zustand des Patienten; Reizbarkeit und zeitweilig Delirium. Der Patienten reagiert empfindlich auf jede Störung, er liegt ganz ruhig im Bett, fällt nachts in Delirium und sagt, er wolle „nach Hause" oder spricht von Arbeit oder finanziellen Angelegenheiten.
- *Starker Durst*, die *Schleimhäute sind ausgetrocknet*, vom Mund bis zum Rektum. Verstopfung mit trockenen, dunklen, harten, wie verbrannt aussehenden Stühlen.

- Zahnschmerzen, die sich durch kaltes Wasesr bessern.
- Eher angezeigt zur Behandlung von Personen mit cholerischem, reizbarem und ungestümem Temperament und Neigung zu Rheuma und biliösen Anfällen. Objektive, geschäftstüchtige Personen, die in der Welt des Materiellen tief verwurzelt sind, zu heftigen Gefühlsausbrüchen neigen, aber ein starkes Bedürfnis nach Sicherheit und Beistand haben. Ordnungsliebend, methodisch, kritisch, sparsam und wortkarg. Angst vor der Armut und dem Verlust ihrer ökonomischen Sicherheit. Bleiben lieber zu Hause, wollen ihr gewohntes Umfeld nicht verlassen. Können durch Kummer, tiefe Kränkungen, wirtschaftliche oder schwere materielle Verluste krank werden; durch Aufregung und Verkühlung bei sommerlichen Temperaturen.
- Besonderes Charakteristikum: *jede Gemütsbewegung führt zu einem allgemeinen Brennen.*

**Angezeigt bei:**

- Akuten Fieberzuständen (im Zusammenhang mit rheumatischen Beschwerden, grippalen Infekten oder Erkrankungen von Galle oder Lunge).
- Muskel- und Sehnenverletzungen, die sich durch Ruhe bessern und bei der geringsten Bewegung schlimmer werden (Abriß).
- Phlebitis und Mastitis.
- Zahn- und Kopfschmerzen mit den beschriebenen Charakteristiken.

## Cactus grandiflorus

Königin der Nacht (Cereus grandiflorus) – Cactaceae

Die Anwendung von *Cactus* bei der Behandlung von Höhenkrankheit mit Herz- und Atemsymptomen geht auf einen Vorschlag des englischen Homöopathen Dr. Dudgeon zurück und wurde erstmals von einem namentlich nicht bekannten Arzt angewandt, der seinen Erfahrungsbericht im

Jahr 1926 unter dem Pseudonym „A Traveller" in *The Homoeopathic World* publizierte (siehe den Bericht auf S. 256). Nach homöopathischen Kriterien sind die charakteristischsten Symptome von *Cactus*:

- Als Hauptcharakteristikum ein *ausgeprägtes Gefühl des Eingeschnürtseins.* Der ganze Körper fühlt sich wie in einem Käfig, gefangen zwischen Stahlseilen, die immer stärker angezogen werden, mehr und mehr drücken. *Starke, einschnürende Schmerzen*, die unerträglich werden und den Betroffenen laut aufschreien lassen (vergleiche *Aconitum*). *Gefühl des Eingeschnürtseins, Zusammenziehens und von Blutfülle.*
- *Drückender Kopfschmerz* oder Gefühl eines großen Gewichtes auf dem Scheitel; neuralgieähnlich, kongestiv, periodisch auftretend, rechtsseitig und sehr stark; als würde der Kopf gleich bersten; Besserung durch Druck und Verschlimmerung durch Lärm und Licht.
- *Angst vor dem Tod*; hält seine Krankheit für unheilbar.
- Verschwommenes Sehen und Geräusche im Ohr mit Verringerung des Hörvermögens.
- Atembeschwerden mit Gefühl der Eingeschnürtheit in der Brust, als würde diese von Stahlbändern zusammengepreßt; erschwerte Atmung durch Druckgefühl im Brustkorb; *präkordiale Schmerzen, die zum linken Arm bis zu den Fingerspitzen ausstrahlen*, dabei Schwellung, schwacher Puls, Atemnot und starkes Herzklopfen, das sich durch Gehen und beim Liegen auf der linken Seite verschlimmert; allgemeines Schwächegefühl und Kräfteverfall. *Angina pectoris, die ihn am Sprechen hindert.* Kropf mit Exophthalmus (Hypertrophie der Schilddrüse mit Symptomen von Schilddrüsenüberfunktion und stark hervortretenden Augen) und Herzbeschwerden. Endokarditis mit Mitralklappeninsuffizienz.
- Gesichts- oder Trigeminusneuralgie, besonders rechtsseitig.

**Angezeigt bei:**

- Höhenkrankheit: schwere Erscheinungsformen mit Symptomen an Herz und Lunge (höhenbedingtes Lungenödem) sowie des Gehirns (höhenbedingtes Hirnödem).
- Sonnenstich mit intensiv drückender Migräne.
- Angina pectoris.
- Gesichtsneuralgie.

## Cadmium sulphuratum

Cadmiumsulfid – CdS

GRIMMER empfiehlt *Cadmium* zusammen mit *Phosphorus* als Gegenmittel bei *Verbrennungen durch Strahlentherapie*. In der Natur besteht eine enge Beziehung zwischen *Cadmium* und *Zincum*: beide wirken ähnlich, *Cadmium* jedoch intensiver.

- Ein *heftiges, wollüstiges Jucken* ist sein wichtigstes Charakteristikum bei Hautverletzungen; es tritt besonders nachts auf und bessert sich durch Kratzen. *Strahlungsbedingte Verletzungen führen zur Hautabschuppung, Rissen und nässenden, schmerzhaften Sprüngen in der Haut*, die eitern; an diesen Stellen kann es zu Herpesausschlag kommen. Bessern sich durch Sonneneinstrahlung.
- *Cadmium* entfaltet eine tiefgreifende Wirkung auf den *Magen: Brennen, schneidende Schmerzen und heftiges Erbrechen* mit Schleim und geronnenem Blut (Hämatemesis); der Patient möchte ruhig verharren, ist sehr erschöpft und ausgezehrt (vergleiche *Bryonia* und *Arsenicum*). Auch angezeigt zur Behandlung von *Gelbfieber*.

**Angezeigt bei:**

- Verbrennungen durch Strahlentherapie.
- Gelbfieber.

## Caladium seguinum

Giftiger Aron (Arum seguinum) – Araceae

Das zur selben Familie wie *Arum* gehörige *Caladium* verursacht ebenfalls eine heftige Reizung der Schleimhäute und der Haut, insbesondere an den äußeren Geschlechtsorganen; ebenfalls angezeigt *bei Insektenstichen*.

- Der süßliche Geruch des Schweißes zieht Insekten, und vor allem *Mücken* an. Ihre Stiche rufen starken *Juckreiz und Brennen* hervor. Diejenigen Stiche, für die *Caladium* besonders angezeigt ist, brennen sehr stark und verursachen einen erysipelatösen Hautausschlag [wie bei Wundrose]. Ausgeprägtes Stechen und Jucken; stark juckende Quaddelausschläge, die abwechselnd mit Asthmaanfällen auftreten können.
- Weibliche Genitalien: angezeigt bei *Vulvitis mit Brennen und quälendem Juckreiz* der Vulva, vor allem während der Schwangerschaft. Männliche Genitalien: Brennen, vor allem an der Eichel, die stark gerötet und entzündet ist. Dabei kann Impotenz auftreten.

**Angezeigt bei:**

- Stichen von Mücken und anderen Insekten.
- Brennen der Vulva, vor allem während der Schwangerschaft.

## Calcarea carbonica

Austernschalenkalk (*Calcarea ostrearum*) – Mittlere Lage der Austernschale

*Calcarea carbonica* ist eines der am häufigsten und am tiefsten wirkenden Mittel im homöopathischen Arzneibuch. Es entfaltet vielschichtige Wirkungen auf den gesamten Organismus und ist bei der Behandlung einer großen Zahl von Krankheiten und Leiden anwendbar. In diesem Handbuch nennen wir es besonders als eines der am häufigsten angezeigten Mittel bei *Höhenangst, Höhenkrankheit, Schwindelgefühl auf großen Höhen und verzögerter Heilung von Frakturen.*

- Bei phlegmatisch veranlagten Personen mit Neigung zur Fettleibigkeit und Korpulenz, aber schlaffem Gewebe; kälteempfindliche, hellhäutige, blasse Personen mit wächserner Haut, die leicht schwitzen; blasse, schwache, schüchterne, ängstliche Personen, die bei jeder Art körperlicher Anstrengung leicht ermüden.
- Bei Personen, die *ängstlich und besorgt* sind; sehr *vorsichtig*, angstvoll, vorausschauend, treffen viele *Vorsichtsmaßnahmen*; Menschen, die sich gerne ins Umfeld brillanter, selbstsicherer und unternehmungslustiger Persönlichkeiten begeben.
- Ausgeprägtes *Schwindelgefühl auf Höhen*; Brücken, Treppen, Abgründe, Schluchten oder steile Abhänge verursachen den Betroffenen ein Gefühl von Unsicherheit und Gleichgewichtsverlust. Sie fürchten, das Nichts ziehe sie zu sich hin und verschlinge sie; Angst vor plötzlichen Stürzen.
- Diese Personen *können beim Aufstieg auf große Höhen unter Atemnot und ausgeprägtem Schwächegefühl leiden.* Infolgedessen kann der weitere Aufstieg zum angestrebten Ziel oft nicht fortgesetzt werden.
- *Migräneartige*, klopfende *Kopfschmerzen*, der Kopf droht zu zerbersten.
- Verlangen nach Eiern während Krankheit und Genesungszeit.
- Alle Absonderungen, besonders Schweiß, Erbrochenes und Durchfall, sind scharf und säuerlich.
- Heftig brennende Fußsohlen durch Schwitzen, Hautblasen und stinkender Fußschweiß.
- Durch Kälte, Feuchtigkeit, kaltes Wasser und Waschen Verschlimmerung; auch morgens und bei Vollmond. Bei trockener Witterung tritt Besserung ein.
- *Verzögerungen* beim Ausheilen von *Frakturen*, bei der Zahnung, dem Laufenlernen und der endgültigen Schlie-

ßung der Fontanellen am kindlichen Schädel (besonders der vorderen Fontanelle; *Calcarea phosphorica* wirkt sowohl auf die vordere als auch die hintere).

**Angezeigt bei:**

- Höhenkrankheit bei leukophlegmatischen Temperamenten und Konstitutionen.
- Verzögertem Ausheilen von Frakturen.
- Wenn sich Laufenlernen und Zahnung verzögern, bei vorzeitig auftretender Karies und verzögertem Zusammenwachsen der Fontanellen.
- Zahlreichen weiteren Krankheitsbildern, die den charakteristische Symptomen von *Calcarea carbonica* entsprechen.

## Calcarea phosphorica

Calciumphosphat – $Ca_3(PO_4)_2$

Dieses Mittel ist angezeigt, wenn *Knochenbildung, Wachstum, das Ausheilen von Frakturen* und das Zusammenwachsen der Fontanellen verzögert sind.

- Systematisch eingesetztes Mittel zur Vorbegung und Behandlung von langsamem und verzögertem Ausheilen von Frakturen. SCHÜSSLER und andere Autoren haben sowohl niedrige (Dezimal-) Potenzen als auch mittlere und hohe (Centimalpotenzen) von Beginn der *Fraktur* bis zu deren endgültigem Ausheilen eingesetzt.
- Angezeigt vor allem bei Kindern, *bei unzureichender Knochenbildung und Abmagerung*, schlaffen Muskeln, offener vorderer und hinterer Fontanelle, weichem, schmalem Schädel, der bei Druck knistert wie Pergamentpapier, langsamer Zahnung, rasch fortschreitender Karies, Skoliose [seitliche Verkrümmung der Wirbelsäule] sowie auch bei verzögertem Laufenlernen.
- Zustände geistiger *Schwäche*: Gedächtnisschwäche mit Unfähigkeit zu geistiger Anstrengung. Bei Zuständen von Kretinismus und Hydrozephalus (GRAUVOGL betrachtet es als das wichtigste Mittel bei chronischem Hydrozephalus).

Angezeigt zur Behandlung der Folgeerscheinungen großer geistiger Anstrengungen, beispielsweise bei Schulkindern mit Kopfschmerzen und beeinträchtigtem Denkvermögen.

- *Schlanke Patienten.*
- Hat Verlangen nach Salz, Rauchfleisch und Frühstücksspeck.
- Reagiert empfindlich auf kaltes, regnerisches Wetter.
- *Verzögertes Ausheilen von Frakturen.* Bei schmerzhaften Frakturnähten, wenn die Frakturenden schmerzen; vor allem bei geschwächten, schlanken Kindern, die spät laufen gelernt haben oder eine Zeitlang nicht gelaufen sind.

**Angezeigt bei:**

- Verzögertem Ausheilen von Frakturen.
- Kinder: verzögertes Wachstum, spätes Laufenlernen und Schließen der Fontanellen.
- Skoliose.
- Chronischem Hydrozephalus.
- Rachitis, Kretinismus.

## Calendula officinalis

Ringelblume – Compositae

Sowohl in Potenz als auch in Urtinktur ist *Calendula* ein hilfreiches Mittel *zur sicheren Vernarbung, Vermeidung von Infektionen und einer späteren Eiterung von Wunden.* Auch zur Förderung der Vernarbung von Weichteilen bei Wunden, bei denen der Gewebsverlust so groß ist, daß die Wundränder keinen Kontakt haben. Auch *zur Behandlung oberflächlicher Verbrennungen.*

- Fördert außerdem eine gesunde Granulation von Wunden, verhindert Eiterung und die Entstehung unförmiger Narben.
- Bei traumatischer Neuritis (wie *Hypericum* und *Allium cepa*).

- *Bei Muskel- und Sehnenrissen;* Rissen während der Wehen; durchdringende Gelenkverletzungen mit Verlust von Synovialflüssigkeit.
- *Traumatischer Geschlechtsverkehr,* Riß des Jungfernhäutchens, Vergewaltigungen. Gebärmutterhalsriß und *Scheidenriß bei der Geburt.*
- Übermäßig schmerzhafte Wunden und Risse; Wunden, die während der Fieberhitze schmerzen. Schlecht versorgte, alte, eiternde Wunden mit Neigung zur Gangrän.
- Dekubitus; entzündete Geschwüre mit aggressivem Eiter; wund werdende, variköse Geschwüre. Die Geschwüre werden *schmerzhaft, als hätte man ihnen einen Schlag versetzt* (vergleiche *Arnica*); *übermäßig starke Eiterung.*

**Angezeigt bei:**

- Spezifisches Mittel zur Wundreinigung, Vorbeugung von Infektionen und Sicherstellung einer einwandfreien Vernarbung.
- Schmerzhaften, eiternden Geschwüren. Dekubitus.
- Traumatischer Neuritis.
- Muskel- und Sehnenrissen.
- Traumatischem Geschlechtsverkehr, Scheidenriß während der Entbindung, Vergewaltigungen.

## Camphora

Kampfer (*Cinnamomum camphora*) – Lauraceae

*Kollaps- und Schockzustände.* Eines der Hauptmittel zur Behandlung von Schock, gleich welcher Ursache. *Unvermittelter Kräfteverfall mit Rückgang der Lebenskräfte und hippokratischem Gesicht* (blaß, blau, kalter Schweiß, die Nase ist kalt und spitz, starr blickende Augen und Pupillenerweiterung). Der *Kollaps* kann *mit heftigen Krämpfen* einhergehen.

- Die ganze Körperoberfläche ist *eiskalt.* Peripher *kleiner, schwacher Puls.* Trotz der Kälte des Körpers *möchte* der Patient *nicht zugedeckt werden.* Unvermittelt kommt es zu *Er-*

*brechen und Durchfall.* In den Anfangsstadien von Cholera auch heftiger, lang anhaltender Schüttelfrost.

- Angezeigt bei körperlich und geistig schwachen und reizbaren Personen. Bei Personen, die außergewöhnlich empfindlich auf kalten Luftzug reagieren.
- Besonderes Symptom: *Schmerzen und Beschwerden gehen zurück, wenn man daran denkt.* Außerdem Besserung durch warme Luft und Trinken von kaltem Wasser.
- Muß aufgrund seiner kurzen und vorübergehenden Wirkung häufig wiederholt werden; bei Cholera zu Anfang der Behandlung alle fünf bis zehn Minuten.
- *Achtung*: Kampfer und auch *Camphora antidotieren* fast jedes pflanzliche Arzneimittel und muß von den anderen Mitteln getrennt aufbewahrt werden, sowohl in homöopathischer Zubereitung (*Camphora*) als auch in seiner Rohform (Kampfer, Naphtalin [z.B. in Mottenkugeln]).

**Angezeigt bei:**

- Kollaps und Schockzuständen gleich welchen Ursprungs, vor allem bei choleraartigen Erkrankungen, posttraumatischen Schocks und bestimmten Verdauungsschwächen. Frühstadien von Cholera und Erkältungen.
- Schockzustände nach operativen Eingriffen (rapide Abnahme von Temperatur und Blutdruck).
- Schockzustände durch Unfälle und Sonnenstich (mit Kälteempfindlichkeit, Schwächegefühl und hippokratischem Gesicht).

## Cantharis vesicatoria

Spanische Fliege (*Lytta vesicatoria*) – Cantharidae (gehört trotz ihres Namens zu den Käfern)

Überempfindlichkeit und ein charakteristischer *brennender Schmerz* sind die Leitsymptome dieses Mittels. Das Cantharidin, Hauptgiftstoff des Stiches der spanischen Fliege, führt zu starker Hautreizung und Blasenbildung. In homöopathischer

Zubereitung ist es daher zur Behandlung aller Arten von *Verbrennungen* hervorragend geeignet.

- *Blasenausschlag* auf der Haut, entzündete Hautregionen mit Bildung von Bläschen und Wundschorf. Im Körperinneren heftige Entzündungen des Magen-Darm-Traktes, vor allem des Dickdarms, mit Tenesmus [andauernder, schmerzhafter Entleerungsdrang]; Entzündung der Harn- und Geschlechtsorgane mit sehr schmerzhafter Blasenentzündung und starkem Brennen.
- Akute, heftig verlaufende Krankheiten mit stark brennenden Schmerzen, die einhergehen mit Gereiztheit, Unruhe, Tobsuchtsanfällen und bis zum Paroxysmus gesteigerter Raserei, wenn der Betroffene vom Licht geblendet wird oder seine Kehle mit Wasser in Berührung kommt.
- *Brennen* beim Wasserlassen mit anhaltendem Harndrang, der niemals befriedigt werden kann; als würde ein glühendes Eisen durch die Harnröhre gezogen - die daraus resultierenden Berschwerden sind so stark, daß der Betroffene schreit oder sich vor Schmerzen windet. Ansteigen der Libido, vor allem nachts; anormale, schmerzhafte Erektion ohne sexuelles Verlangen (Priapismus) mit auffälliger Heftigkeit und großen Schmerzen.
- *Verbrennungen und Verbrühungen*, vor und nach der Ausbildung von Blasen (*Cantharis* in verdünnter, örtlicher Anwendung und innerlich). Bläschenausschlag mit *Brennen, Stechen und Jucken*; Erysipel mit Bläschen und ausgeprägter Unruhe.
- Bei *Tropenruhr* in Gebieten mit sehr heißen Tagen und sehr kalten Nächten; intensive Darmreizung, Brennen, Stechen und andauernder Stuhldrang, der auch nach der Darmentleerung nicht nachläßt; der Stuhl ist mit Blut und zähflüssigem Schleim vermischt.
- Auch zur Entfernung eines toten Fötus und der zurückgehaltenen Placenta geeignet.
- *Cantharis* kann auch hilfreich sein, wenn nach einer *Streßsituation, die den Betroffenen „ausgebrannt" hat*, Beschwer-

den auftreten, z.B. bei Asthma nach dem Ablegen von Examen; scheint der Situation zunächst gut gewachsen, wird danach aber krank.

**Angezeigt bei:**

- Verbrennungen aller Art.
- Infekten der Harnwege mit heftigem Brennen und Tenesmus.
- Priapismus.
- Delirien mit großem sexuellen Verlangen.
- Erysipel [Wundrose] mit Bläschenausschlag.
- Tropenruhr.
- Entfernung eines toten Fötus.

## Capsicum annuum

Cayennepfeffer – Solanaceae

Ein Mittel mit tiefer, konstitutioneller Wirkung, das wegen seiner guten Eigenschaften bei der Behandlung von *Stimmlosigkeit und Heiserkeit durch übermäßigen Gebrauch der Stimme* in dieses Erste-Hilfe-Handbuch aufgenommen wurde. *Capsicum* gehört zur Familie der Solanaceae, der auch andere wichtige Mittel wie *Belladonna*, *Stramonium*, *Hyoscyamus*, *Dulcamara*, verschiedene Arten von *Solanum* (*carolinense*, *nigrum* und *tuberosum* - letzteres bezeichnet die Kartoffel) sowie die Tomate (*Lycopersicum esculentum*) angehören. Das Mittel entfaltet seine Wirkung auf Schleimhäute und Knochen.

- Angezeigt *bei fettleibigen, trägen Personen*, die vor jeder Art körperlicher Betätigung zurückschrecken; Körperhygiene ist ihnen nicht wichtig, sie haben eine Aversion gegen Frischluft und sind sehr kälteempfindlich. Abneigung gegen das Verlassen der gewohnten Umgebung, Ausscheren aus der Alltagsroutine, außerdem große Neigung zu *Heimweh*. Hellhaarige Menschen mit blauen Augen; Gewebe und Muskeln sind schlaff. Ältere Menschen, die ihre Vitalität durch intensive geistige Arbeit oder schlechte Lebensbedingungen eingebüßt haben; Personen mit mangelnder Reaktionsfähigkeit. Wie *Dulcamara* zeigt auch *Capsicum* bei Kälteeinwirkung und Feuchtigkeit Verschlimmerung; große Empfindlichkeit bei entsprechenden Witterungsbedingungen.

- *Heiserkeit*, die *durch übermäßiges Schreien oder Sprechen* zum *Verlust der Stimme* führen kann. Heiserkeit *mit brennend-scharfem Gefühl.*
- Halsschmerzen bei Gewohnheitsrauchern und -trinkern mit Brennen beim Herunterschlucken von Speichel und trockenem, eingeschnürtem Hals; dieses Gefühl strahlt bis zu den Ohren hin aus.
- Charakteristisches Brennen und Stechen, das durch kaltes Wasser schlimmer wird.
- Schmerzhafte Schwellung am Knochen hinter dem Ohr (*Mastoid*) mit ausgeprägter Empfindlichkeit. Eines der Hauptmittel bei akuter Mastoiditis, einer besonders schwerwiegenden Komplikation der Otitis media purulenta [Mittelohreiterung].

**Angezeigt bei:**

- Halsschmerzen und Stimmlosigkeit durch übermäßigen Gebrauch der Stimme.
- Intensivem Heimweh bei dazu neigenden Konstitutionstypen.
- Akuter Mastoiditis durch Otitis media purulenta [Mittelohreiterung].

## Carbo animalis

Tierkohle (verkohlte Stücke von frischem, ungegerbtem Kalbsleder) – Unreiner Kohlenstoff und Kalziumphosphat

Hauptcharakteristikum von *Carbo animalis* ist eine ausgeprägte Schwäche, ein Energiemangel mit Kräfteverfall bei älteren oder durch langwierige, schwere Erkrankungen in der Vergangenheit sehr geschwächten Patienten. Neigung zu venöser Blufülle mit dunkelvioletter Färbung der Haut; Lippen, Hände und Füße sind *blau angelaufen.*

- *Ausgeprägte Kälteempfindlichkeit*, die Haut ist kalt, die Lebenswärme geht stark zurück, äußere Wärme wird aber nicht vertragen. Brennendes Gefühl.
- Langsam, aber nachhaltig auftretende *Verhärtung und Hyperthrophie der Drüsen*, die hart und dunkelviolett werden.
- Verstauchungen und Zerrungen bei der geringsten Kraftanstrengung oder beim Heben von schweren Lasten.
- *Alte Narben brechen wieder auf.* Dies ist ein Charakteristikum des bei diesem Mittel vorherrschenden Nachlassens der Lebenskraft.
- Genau wie *Carbo vegetabilis* angezeigt bei Personen, die sich seit einem Unfall oder einer früheren Erkrankung nicht mehr richtig erholt haben, nicht genügend Vitalität aufbringen konnten, um ihre Gesundheit wieder völlig herzustellen. Bei Patienten, die auf andere Mittel nicht reagieren.
- Lebensmittelvergiftung durch verdorbenen Fisch oder verdorbenes Gemüse.
- *Ausgeprägte Auftreibung des Unterleibes* mit starker Gasansammlung *nach operativen Eingriffen in der Unterleibsgegend.*
- Bei älteren, kälteempfindlichen und geschwächten Personen, die alten Zeiten nachtrauern, sich schlecht an das jetzige Leben anpassen und es nicht auskosten. Typisch sind Aussagen wie: „Früher war alles besser" oder „Zu *meiner* Zeit...". Gefühl des Alleingelassenseins mit bitterem Humor und fortwährenden Klagen. Hat keine Kraft, sich dem Leben zu stellen.

**Angezeigt bei:**

- Schwäche und Erschöpfung nach Krankheiten und Unfällen.
- Gelenkschwäche mit Verstauchungen und Zerrungen bei der geringsten Kraftanstrengung.

- Muskel- und Sehnenzerrungen beim Hochheben von schweren Lasten.
- Aufbrechen alter Narben.
- Lebensmittelvergiftung durch verdorbenen Fisch oder Gemüse.
- Auftreibung des Unterleibes mit starker Gasansammlung (nach Unterleibsoperationen).
- Revitalisierendes Mittel, wenn sich der Patient von Unfällen, schweren Krankheiten oder als unheilbar geltenden Krankheiten nie mehr richtig erholt hat.

## Carbo vegetabilis

Holzkohle (von Buchen oder Birken) – Unreiner Kohlenstoff

Bei *Nachlassen der Lebensenergie und Kollaps* durch lange Krankheiten, Verlust von Körperflüssigkeiten oder Traumata.

- Angezeigt bei jenen Personen, die sich nie ganz von den negativen Auswirkungen früheren Erkrankungen erholt haben, junge oder alte kachektische Menschen mit Neigung zu venöser Blutfülle. Jede mit *Kollaps* einhergehende Krankheit im Spätstadium: hippokratisches Gesicht (blaß, blau, kalter Schweiß, kalte, spitze Nase, starrer, entrückter Gesichtsausdruck), Zyanose, der Körper und die Extremitäten sind kalt, kalter Schweiß und Atem, ausgeprägtes Schwächegefühl bei der geringsten Kraftanstrengung. Er ist geschwächt, die Stimme versagt ihm, er *will* an die frische Luft und *andauernd Luft zugefächelt bekommen;* er *möchte, daß die Fenster geöffnet werden.* Gefühl der Mattigkeit im Kopf, geistige Trägheit, langsames Denken. Bei den Anfangsstadien von Cholera kann *Camphora* eher angezeigt sein.
- Bei *Höhenkrankheit*: bei ausgeprägtem Schwächegefühl, Kältempfindlichkeit, Blaufärbung der Haut, Atemnot, Wunsch nach Frischluft und Zufächeln von Luft. Bei schwerwiegenden Fällen von höhenbedingtem Lungenödem.

- Wacht von Kälte in Armen und Beinen auf, *hat nachts kalte Knie.* Im Gegensatz zur Kälteempfindlichkeit stehen die *brennenden Schmerzen und Gefühle*, die nachts schlimmer werden.
- Schlaffer Unterleib mit vermehrten Geräuschen durch Gasansammlung (*Flatulenz*) aufgrund unvollständiger und stark verlangsamter Gärungsprozesse. Abgang stinkender Körperabsonderungen, vor allem Stühle (Durchfall). Durchfall durch Trinken kalter Flüssigkeiten. *Kollaps nach Durchfällen.*
- Anhaltende, passive, *venöse Blutungen* (aus Nase, Rektum und Gebärmutter). Starkes Bluten kleiner Wunden.
- *Dunkelviolette Färbung* bei schmerzloser Gangrän, Krampfadern, Geschwüren; die sie umgebende Purpurfarbe ist charakteristisch.
- Mangelnde Reaktion auf richtig ausgewählte Mittel. Bei Zuständen von Agonie. Bei Arsenvergiftungen.

**Angezeigt bei:**

- Cholera mit Kollaps, Kältegefühl und Zyanose; in fortgeschrittenen Stadien mit ausgeprägter Ermattung.
- Spätstadien von Erkrankungen mit den beschriebenen Symptomen, die zum Kollaps führen können.
- Gangrän, variköse Geschwüre.
- Immer wieder auftretenden, charakteristischen venösen Blutungen.
- Dyspepsie mit Flatulenz.
- Vergiftungen durch verdorbenes Fleisch, verdorbenen Fisch, schlechtes Fett oder verfaultes Gemüse.
- Höhenkrankheit (Atemnot, ausgeprägtes Schwächegefühl, Ermattung, Haut und Lippen sind blau verfärbt).
- Asthma mit Zyanose bei alten Patienten.

## Carbolicum acidum

Phenol, Eisessig - $C_6H_5OH$

Hauptanwendungsgebiet dieses Mittels in der Homöopathie ist die *Behandlung des anaphylaktischen Schocks durch Bienenstiche und Schlangenbisse, sowie von Verbrennungen.* Wie alle Kohlenstoffverbindungen wirkt auch Phenol stark *antiseptisch* und entfaltet seine homöopathische Wirkung bei folgenden Krankheitsbildern:

- Entzündungen der Haut mit Brennen, Stechen, Jucken und Schwellung. Akute, unvermittelt auftretende, stechend-brennende Schmerzen. Angezeigt bei *Verbrennungen*, vor allem wenn diese geschwürig werden und aggressiven Eiter absondern. Großflächige Verbrühungen.
- *Eitrige, jauchige Absonderungen* aus allen Körperöffnungen und Wunden (vergleiche *Anthracinum*, *Psorinum* und *Pyrogenium*). Rißwunden durch stumpfe Gegenstände; kleine Frakturen; Nekrosen und eitrige Absonderungen. Verstopfung mit unerträglich stinkendem Atem.
- Zustände von *Kollaps mit ausgeprägtem Kräfteverfall*, körperlicher Ausgezehrtheit, Blässe und kaltem Schweiß. Geht in manchen Fällen mit tonischen Krämpfen der Arme, Tremor und Zuckungen einher. Zudem unregelmäßige, rasselnde Atmung mit Gefühl der Beklommenheit und Seufzen-Müssen. Bei allen Vergiftungserscheinungen, die mit Ermattung und Kollaps einhergehen (besonders Schlangenbissen und Bienenstichen). *Anaphylaktischer Schock* durch den Stich einer Biene.
- Bei *Cholera*, wenn *Veratrum* angezeigt scheint, aber nicht wirkt. Unerträglich faulig stinkender, flüssiger, mit Schleim vermischter, dunkler, unfreiwillig abgehender Durchfall mit Tenesmus (anhaltender Stuhldrang, der durch Darmentleerung keine Besserung zeigt). Manche Patienten verlangen nach Whisky und Tabak. Erbrechen bei Alkoholikern, Schwangeren, krebskranken Personen oder auf Schiffsreisen; das Erbrochene ist dunkel oder olivgrün.

**Angezeigt bei:**

- Großflächigen Verbrennungen und wunden Stellen (äußerlicher und innerlicher Gebrauch).
- Kollapsartigen Zuständen.
- Schweren allergischen Reaktionen (anaphylaktischer Schock) auf Insektenstiche (Bienen).
- Giftschlangenbissen.
- Cholera.
- Faulig riechenden Ausscheidungen und Eiter, auch bei offenen Wunden und Frakturen.

## Castor equi

Schuppen des rudimentären Großzehnagels des Pferdes

*Castor* wird schon seit langer Zeit zur Behandlung eingesetzt und wurde von HERING ins homöopathische Arzneibuch aufgenommen. Seiner klinischen Erfahrung nach ist es angezeigt bei Rissen und ulzerierten Brustwarzen. Der gut auf *Castor* ansprechende Verletzungstyp zeigt speziell *sehr schmerzhafte Risse, die den Kontakt mit der Kleidung nicht vertragen.*

- Die Brustwarzen neigen zum Eitern und Bluten.
- Der Warzenhof ist gerötet, die Brüste angeschwollen; sie schmerzen bei ruckartigen Bewegungen wie z.B. beim Herabsteigen von Treppen.
- Die Verletzungen können mit unerträglich heftigem *Juckreiz* einhergehen.
- Knochenschmerzen am Schienbein und Steißbein.

**Angezeigt bei:**

- Rissen und stark schmerzenden Geschwüren der Brustwarzen.

## Causticum

Hahnemanns Ätzstoff

*Causticum* wurde von Hahnemann durch die Destillation einer dicken Mischung von Kalziumhydroxid (gelöschtem Kalk) und Kaliumbisulfat hergestellt. Dieses tiefwirkende Mittel eignet sich für ein breites Spektrum von Anwendungsgebieten. Die für die Erste Hilfe besonders relevanten liegen in der Behandlung von akuten Lähmungserscheinungen durch Kälte oder Überanstrengung, Verbrennungen und wieder aufbrechenden, alten Narben.

- *Lähmungen einzelner Körperteile*, lähmungsartiges Schwächegefühl *durch kalten, trockenen Wind oder Luftzug* (kältebedingte Gesichtslähmung); auch bei *mit der Zeit stärker* werdenden, chronischen Lähmungserscheinungen durch Unterdrückung von Hautausschlägen oder Aufregung, die einhergehen mit einem immer stärkeren Zusammenziehen der Sehnen, wodurch der Patient eine gekrümmte Haltung einnehmen muß. Eines der Hauptmittel bei Multipler Sklerose und Gesichtslähmung.
- *Stimmlosigkeit und Heiserkeit* durch kalten, trockenen Luftzug und übermäßiges Singen oder Sprechen. Stimmverlust bei Sängern.
- Bei Beschwerden nach seelischem Kummer. Eignet sich zur Behandlung ängstlicher, nervöser, mißtrauischer und zur Krittelei neigender Patienten, die Angst vor einem Unglück, Schuldgedanken (als hätten sie eine schwerwiegende Untat begangen) und ein ausgepräges Mitgefühl für die Leiden ihrer Mitmenschen haben. Sie identifizieren sich mit dem Leid Anderer, können darüber sogar in Tränen ausbrechen. Soziale Ungerechtigkeit verursacht ihnen Unbehagen, worauf sie mit religiösem Fanatismus, einem gegen die bestehende Ordnung gerichteten anarchistischen Denken oder mit Idealismus (Kampf für „eine bessere Welt“) und Hilfsaktionen für die Unterdrückten und Bedürftigen reagieren können. Sie beharren felsenfest auf ih-

ren Standpunkten und können sogar der Stimme ihres Gewissens überhören.
- Rheumatische Beschwerden mit *Verkürzung der Sehnen* und Spannen der Muskeln, die sich durch Kälte verschlimmern und bei feuchter Hitze Besserung zeigen.
- Kinder, die während der ersten Schlafphase *einnässen.* Harninkontinenz durch Gemütsbewegung oder Anstrengung (Husten, Laufen, Lachen).
- Bei allen Arten von *schmerzhaften Verbrennungen und dem Gefühl, das Fleisch läge bloß.* Bei langsam ausheilenden Verbrennungen, die wäßrige seröse Flüssigkeit abscheiden. Verletzungen durch Kontakt mit Brennesseln. *Erfrierungen* der Extremitäten mit Rötung, Schmerz und dem Gefühl, das Fleisch läge bloß. Wunden, die schon verheilt waren und nun von neuem schmerzen. *Wunden, besonders von alten Verbrennungen, die wieder wehtun und aufgehen.* Die Betroffene sagt: „seit dieser Verbrennung ist es mir nie wieder gut gegangen“.
- *Causticum* antidotiert Lähmungen durch Bleivergiftung (wie sie früher oft bei Schriftsetzern durch das Halten der Typen im Mund auftraten) und Mißbrauch von *Mercurius* und *Sulphur* bei Krätze.
- Verschlimmerung bei klarem, trockenem Wetter, durch Kälte und Luftzug, Besserung bei feuchtem Wetter und Wärme.
- Risse in den Brustwarzen während der Stillzeit, mit Brennen, Jucken und Stechen.

**Angezeigt bei:**

- Lähmungserscheinungen durch Luftzug (kältebedingte Gesichtslähmung).
- Fortschreitenden Lähmungen (Multiple Sklerose, Polyneuropathien).
- Stimmlosigkeit und Heiserkeit durch übermäßgen Gebrauch der Stimme (Radio- und Fernsehansager, Lehrer und Sänger).

- Arthritis mit Verkürzung von Sehnen.
- Nächtlichem Bettnässen oder Inkontinenz durch Gemütsbewegungen. Blasenentzündung.
- Verbrennungen und Erfrierungen.
- Verletzungen durch Berührung mit Brennesseln.
- Alten, wieder aufspringenden Narben.
- Lähmungen durch Bleivergiftung.
- Rissen in den Brustwarzen während der Stillzeit.

## Cedron

„Klapperschlangenbohne“ (*Simaruba cedron*) – Simarubaceae

Die Tinktur aus den Samen dieses Tropenbaumes aus der Familie der Simarubazeen gilt in Panama und Südamerika als wirksames Gegengift bei Bissen von Schlangen wie dem „Buschmeister“ *(Lachesis)* oder Insektenstichen. Teste führte das Mittel in die homöopathische Praxis ein, nachdem er eine Probe der Samen aus Panama mit der Erklärung erhalten hatte, diese wirken als *Gegengift bei Giftschlangenbissen und zur Behandlung von Wechselfieber.* Im Abschnitt über giftige Stiche und Bisse findet sich die Beschreibung eines Falles aus der Praxis dieses Autors (S. 160).

- Das ausgeprägteste Merkmal dieses Mittels ist seine *Periodizität*, eine Periodizität, die im Hinblick auf das Wiederauftreten der Symptome die Genauigkeit eines Uhrwerks besitzt. Dementsprechend hoch ist die Eignung des Mittels zur Behandlung von tageweise auftretendem Wechselfieber (Sumpffieber) und intermittierenden Neuralgien.
- *Wechselfieber*, wie es in tief gelegenen, sumpfigen Regionen tropischer Länder während der heißen Jahreszeit auftritt. Fieber mit Gesichtsrötung und Blutandrang, Durst auf warme Getränke, ausgiebigem Schwitzen und einem Zustand der Erregtheit vor dem Schüttelfrost. Periodisch auftretender Schüttelfrost, oft bei Tagesanbruch (4 Uhr morgens), gefolgt von Schweißausbrüchen.

- *Veitstanz* ([Chorea]; unwillkürliche Muskelkontraktionen) in Gesicht und an den Schultern, besonders während der Fieberanfälle.
- Ausgeprägte sexuelle Erregtheit.
- Nervöse Symptome mit Schwellung, Gefühl von Aufgedunsenheit, Unwohlsein und Lähmungen.
- *Orbitalneuralgie*: Schmerz (vor allem über dem linken Auge), der plötzlich auftritt und um das Auge herum ausstrahlt, mit hautreizendem Tränenfluß; periodische Supraorbitalneuralgie (von 7 bis 8 Uhr abends).
- Delirium tremens mit Tremor. Krämpfe und Chorea; Chorea nach dem Geschlechtsverkehr.

**Angezeigt bei:**

- Als Gegengift bei Giftschlangenbissen (Lachesis, Korallenschlange) und Insektenstichen in tropischen Gebieten.
- Tropischem Wechselfieber (Malaria).
- Intermittierenden Neuralgien (besonders der Augenhöhle).

## Chamomilla

Echte Kamille (*Matricaria chamomilla*) – Compositae

*Chamomilla* ist ein Mittel zur Behandlung von plötzlich und heftig auftretenden Beschwerden *bei sehr schmerzempfindlichen Personen, vor allem Kindern.* Bei launischen Kindern, die zur Verzweiflung getrieben sind und völlig außer sich geraten; sie sind ungeduldig, *schreien und brüllen aus Leibeskräften* beim geringsten Widerspruch.

- *Ausgeprägte Schmerzempfindlichkeit, Schreien und Verzweiflung.* Das Gesicht ist gerötet und fühlt sich heiß an; manchmal ist eine Wange rot und die andere blaß; Neigung zu Ohnmachten, Schlaflosigkeit, starker Schweißabsonderung sowie Ermattung durch die Schmerzen. Diese treten vor allem nachts auf. Ohrenschmerzen bei Kindern (Ohrenentzündung), besonders wenn diese sich verkühlen. Während der Anfälle starker Durst.

- *Launische und sehr reizbare Kinder während der Zahnung.* Kinder während der Stillzeit, die Krämpfe bekommen, wenn ihre Mutter in Wut oder Aufregung geraten ist. Kinder, die während der Zahnung unter Krämpfen leiden. Ihre Reizbarkeit geht nur dann zurück, wenn man sie in den Arm nimmt und fortwährend mit ihnen umhergeht.
- Schockzustände nach einem Unfall.
- Entzündete Wunden, ausgeprägte Schmerzempfindlichkeit und Reizbarkeit.
- Magenschmerzen und Erbrechen durch Aufregung.

**Angezeigt bei:**

- Verzweiflung, Schreien und ausgeprägter Schmerzempfindlichkeit nach Unfällen.
- Schockzuständen nach einem Unfall.
- Entzündeten, sehr empfindlichen Wunden.
- Kinder: Beschwerden während der Zahnung mit Krämpfen und Durchfall.
- Säuglinge: Krämpfe, nachdem sich die Mutter aufgeregt hat.

## China officinalis

Chinarinde (*Cinchona officinalis*) – Rubiaceae

*Schwächegefühl nach Verlust von Körperflüssigkeiten, besonders durch Blutungen, übermäßig starken Milchfluß, Durchfall, Samenabgang und Eiterungen. Sumpffieberähnliche Beschwerden* mit ausgeprägter Periodizität (kehrt alle zwei Tage wieder). Angezeigt bei stämmigen, dunkelhäutigen Menschen, die nach Verlusten von Körperflüssigkeit unter Schwäche und Erschöpfungserscheinungen leiden. Beschwerden *durch Verlust von Körperflüssigkeiten: Schwächegefühl, Erschöpfung, Kopfschmerzen, Blutleere und Auftreibung des Unterbauches.*

- Der Patient ist *apathisch, gleichgültig und schweigsam*; schlechte Laune, keine Freude am Leben, aber auch kein ausreichender Mut zum Selbstmord.

- Blasses, hippokratisches Gesicht mit kaltem Schweiß und spitzer Nase, die Augen sind eingesunken; kränkliches Aussehen durch bläuliche Augenringe.
- Das ausgeprägte *Schwächegefühl* des Patienten geht mit Zittern und Abneigung gegen körperliche Betätigung einher: schon das bloße Aufstehen von einem Stuhl scheint ihm äußerst kraftraubend. Wird sehr empfindlich auf Berührungen, Schmerzen und Luftzug.
- Das gesamte Nervensystem ist überempfindlich. Zustand einer *gereizten Schwäche.*
- Auch *Kopfschmerzen* können auftreten: *als ob der Schädel platzen wollte*, starkes Klopfen an den Kopf- und Halsschlagadern, Blutandrang im Gesicht. Bei Hinsetzen oder -legen Verschlimmerung, der Patient muß stehenbleiben oder umhergehen, um die Schmerzen erträglicher zu machen. Vor allem nach Blutungen und sexuellen Ausschweifungen.
- *Flatulenz*, der Unterleib ist gewölbt wie ein Paukenkessel, starke Gasansammlung, die sich durch Aufstoßen nicht bessert. Ausgeprägtes Verlangen nach *Süßspeisen*, starker Durst.
- *Wechselfieberähnliche Zustände*, intermittierend, sumpffieberartig, mit deutlich voneinander abgesetzten, heftigen Phasen von Schüttelfrost bzw. Hitzegefühl mit ausgiebigem Schwitzen. Periodisches, intermittierendes Fieber mit Durst vor und nach dem Schüttelfrost und während des Schwitzens. Die Fieberanfälle können sich zwei bis drei Stunden vor jedem neuen Anfall ankündigen. Alle zwei, sieben oder vierzehn Tage. Ausgiebiges Schwitzen an den von Kleidung bedeckten Stellen, aber auch während des Schlafens. Verlangen nach Süßspeisen. Besserung durch festen Druck oder Zusammenkrümmen. Gelbsucht. Kann bei entsprechenden Symptomen zur Behandlung von Sumpffieber angezeigt sein, in manchen Fällen aus homöopathischer Sicht aber nicht das spezifische Mittel dar-

stellen: die Charakteristiken und besonderen Modalitäten jedes Patienten sind von Fall zu Fall genau abzuwägen.

- *Neigung zu Blutungen* aus allen Körperöffnungen; hilfreich nach langwierigen Blutungen.
- Bei Patienten, die durch übermäßiges Trinken von Tee oder Kamillentee leicht Vergiftungserscheinungen aufweisen.
- Geeignet für *„künstlerische" Persönlichkeiten*, die Farben fühlen und einen ausgeprägten Schönheitssinn besitzen. Sie möchten nur das Beste, wollen tiefe Freundschaften anknüpfen und meiden oberflächliche Beziehungen. Sie denken an alle Arten von positiven und wunderschönen Dingen, im Gegensatz zu *Natrium muriaticum*, das negative Gedanken nicht vermeiden kann. Äußere Eindrücke hinterlassen in ihnen tiefe Spuren, die so intensiv sein können, daß sie sich dabei völlig verausgaben. Dann werden sie reizbar, grob, anspruchsvoll und beleidigend. Sie finden, die Welt habe sich gegen sie verschworen und fühlen sich vom Pech verfolgt. Dies entspricht dann dem eingangs erwähnten Zustand der Reizbarkeit.

**Angezeigt bei:**

- Folgeerscheinungen schwerer Blutungen und dem Verlust von Körperflüssigkeiten.
- Schwächegefühl durch Blutungen und lange Stillzeit.
- Zur Unterstützung der Genesung nach einer Fehlgeburt, einer Entbindung oder Lungenentzündung.
- Schockzuständen durch Unfälle oder Traumata, vor allem wenn Blutungen vorliegen.
- Verschiedenen Arten von Wechselfieber.
- Fortwährender, allgemeiner Neigung zu Blutungen.
- Vergiftungserscheinungen durch übermäßigen Genuß von Tee oder Kamillentee.

## Cicuta virosa

Wasserschierling – Umbelliferae

*Krämpfe und Zuckungen infolge von Traumata von Gehirn und Wirbelsäule.* Bei Muskelkontrakturen der Kiefer (Trismus) oder des ganzen Körpers (Tetanuskrämpfe) durch tiefgehende, verschmutzte Stichwunden. *Krämpfe durch heftiges Erschrecken* (vergleiche *Opium*, *Ignatia* und *Aconitum*).

- Die Krampfanfälle von *Cicuta* sind *heftig, mit furchtbaren Verrenkungen* der Extremitäten und des gesamten Körpers, Bewußtlosigkeit, bogenförmigem Überstrecken des gesamten Körpers nach hinten (Opisthotonus); sie treten bei der geringsten Berührung, Geräusch oder ruckartigen Bewegung wieder auf. Der Krampf kann zu momentanem Aussetzen der Atmung des Patienten führen, der dann wie tot wirkt. Zeitweise kataleptisch. Während des Krampfes schreit der Patient, sein *Gesicht ist rot* oder blau angelaufen. Die Paroxysmen sind in der Nacht häufiger und können zunächst häufig und später in immer größeren Abständen auftreten. Die Aura (das heißt, der Anfang oder die den Anfall ankündigenden Symptome) setzt mit einem schockartigen Gefühl in der Magengegend ein.

  *Cicuta*-Zustände können aber auch bei Frauen während der Entbindung (Eklampsie) und bei Kindern während der Zahnung auftreten.

- Zwischen den einzelnen Anfällen ist der Patient sanftmütig, liebenswürdig und friedlich. Über mehrere Tage anhaltender Bewußtseinsverlust mit verändertem Zeitempfinden und „Rückkehr" in die Kindheit ist möglich. Orte und Menschen erscheinen ihm fremd, er kann einen Hang zum Spielen mit Spielsachen entwickeln und von traurigen Geschichten zutiefst gerührt sein. Möchte allein sein, ist mißtrauisch und ängstlich.

- Einwärtsschielen nach einem Trauma.

**Angezeigt bei:**

- Starken posttraumatischen Krämpfen und Zuckungen.
- Krämpfen durch einen Schrecken.
- Eklampsie.
- Krämpfen während der Zahnung.
- Meningitis und Petit mal.
- Posttraumatischem Einwärtsschielen.

## Cimicifuga racemosa

Wanzenkraut (*Actaea racemosa*) – Ranunculaceae

*Cimicifuga* gehört zur selben Familie wie *Aconitum*, *Pulsatilla*, *Helleborus*, *Staphysagria* und *Chelidonium*; in der Sportmedizin verwendet man es zur Behandlung von *übermäßigem Muskelschmerz* nach intensiver körperlicher Betätigung, Tanzen oder Rollschuhlaufen. Auch angezeigt bei rheumatischen Schmerzen der Hals- und Rückenmuskulatur, mit Starre und Kontrakturen durch Tätigkeiten, die diese Körperregionen mit Spannung belasten, wie Nähen, Schreiben an der Schreibmaschine oder am Computer und Klavierspielen.

- *Cimicifuga* ist angezeigt bei Menschen mit Neigung zum Rheumatismus, vor allem Frauen mit hysterischem Temperament, bei denen das *Rheuma abwechselnd mit Eierstock- oder Gebärmutterbeschwerden* auftritt. Patientinnen während der Menopause, der Regelblutung oder mit Frauenleiden.
- Muskelschmerzen (Mylagien) und unfreiwillige Muskelkontraktionen (Chorea) während Monatsblutung und Schwangerschaft. Hysterische oder epileptische Krämpfe während der Monatsblutung. Schwindel und Übelkeit während der Schwangerschaft und wehenartige Schmerzen. Kann die Entbindung erleichtern und verkürzen (und, sofern angezeigt, im letzten Schwangerschaftsmonat verabreicht werden). Bei einer drohenden Fehlgeburt durch Angst.

- Starke *Depressionen*, die Patientin glaubt, sie würde verrückt werden, und Geschwätzigkeit mit ständigem Wechseln des Themas, vor allem während der Menopause. Sie hat den Eindruck, von einer schweren, schwarzen Wolke umgeben zu sein, die ihre Stimmung „nach unten zieht". Seufzen-Müssen, Traurigkeit und Schwatzhaftigkeit über Dinge des alltäglichen Lebens (weit entfernt von der aggressiven, lästernden Geschwätzigkeit von *Lachesis*, obgleich man *Cimicifuga* auch als kaltes Lachesis [was sich jedoch ausschließlich auf die Temperatur bezieht] bezeichnet hat).
- Angina pectoris, die auf den linken Arm ausstrahlt.
- *Intensive Muskelschmerzen, „Muskelkater" nach körperlicher Betätigung.* Muskelschmerzen am Rücken verursachen Schlaflosigkeit; kann sich nicht auf den Rücken legen. Die Muskelschmerzen verschlimmern sich durch Bewegung. Schmerzen, Starre und Ziehen an der Achillessehne, die durch Gehen schlimmer werden. Schmerzen an den Fersen, als hätte man einen Schlag versetzt bekommen. Bewegungsdrang infolge der durch die Muskelschmerzen verursachten Unruhe. Morgens sind die Gelenke steif, als hätte der Betroffene am Vortag intensiv körperlich gearbeitet.
- Ausgelaugtheit durch intensive Krankenpflege.

**Angezeigt bei:**

- Muskelschmerzen durch sportliche Betätigung.
- Schmerzen an Fersen und Achillessehne.
- Abwechselnd mit Genitalbeschwerden auftretendem Rheumatismus.
- Psychose und Wochenbettpsychose.
- Depression in der Menopause mit Geschwätzigkeit und Seufzen.
- Chorea und Krämpfe durch Ergriffenheit und Aufregung während der Entbindung.
- Ohnmacht während der Entbindung.

- Angina pectoris.

## Coca

Coca (*Erythroxylon coca*), die heilige Pflanze der Inkas – Erythroxylaceae

Die Inkas benutzten *Coca* als Rauschdroge bei religiösen Zeremonien, aber auch zur Behandlung von *Höhenkrankheit* oder aller jener Beschwerden, die durch Sauerstoffmangel im Gewebe (Hypoxie) bei Personen ausgelöst wurden, die auf großen Höhen leben. Im folgenden nennen wir die charakteristischsten Symptome, die aus Prüfungen von *Coca* hervorgegangen sind.[223] Sie fallen Punkt für Punkt mit denen der Höhenkrankheit zusammen und belegen eindeutig, daß *Coca* ein ähnliches Mittel ist und daher zur Behandlung der Höhenkrankheit - wenn auch nicht als einziges - besonders angezeigt.

- *Kopfschmerzen* beim Steigen auf große Höhen, als würde ein Gummiband auf die Stirn pressen. Unlust zu jeder Form von körperlicher Betätigung infolge *nervöser Erschöpfung*. Energieverlust. Schwindel, kurze „Blackouts", Ohnmacht und heftige Übelkeit beim Aufstieg auf Berge. Sehr starke Kopfschmerzen in Stirn oder Nacken, mit einem Gefühl der Völle und Schwere sowie getrübter Wahrnehmung; schlimmer beim Senken des Kopfes und durch Husten. Schmerzhafte Atembeklemmung. *Schweregefühl im Brustkorb und mühsame Atmung*, die zu langsamem Gehen zwingt. Es kann beim Aufstieg auf einen Berg infolge Überanstrengung auch zu präkordialen Schmerzen wie bei einer Angina pectoris kommen; dem Patienten wird dann sehr kalt. Herzrasen, Atemnot und Schwächegefühl beim Aufstieg auf einen Berg.
- Angezeigt bei Menschen, die unter der physischen und emotionalen Spannung eines sehr hektischen Lebens ste-

(223) in Hering, C., *The Guiding Symptoms of Our Materia Medica*, Philadelphia 1884, Vol. 4, S. 244 ff.

hen; auch bei Patienten, die unter *Erschöpfung von Hirn und Nerven* leiden.

- *Atemnot* bei Athleten, alten Menschen sowie starken Rauchern und Trinkern.
- Husten mit blutigem Auswurf (Hämoptyse), Druckgefühl im Brustkorb und Atemnot.
- Herzklopfen durch Überanstrengung des Körpers und besonders des Herzens.
- Höhenbedingte Beschwerden durch Bergsteigen oder Ballonfahren.

**Angezeigt bei:**

- Höhenkrankheit.
- Unterstützt die Genesung bei Zuständen körperlicher und geistiger Erschöpfung durch Überanstrengung (siehe *Arnica*).
- Kopfschmerzen, Atemnot, Angina pectoris, Herzklopfen und Ermattung durch Bergsteigen.

## Cocculus indicus

Kokkelskörner – Menispermaceae

*Übelkeit oder Erbrechen durch Reisen* in Fahrzeugen aller Art, ob Autos, Schiffe oder Züge, und sogar *durch das Betrachten eines in Bewegung befindlichen Schiffes.* Durchfall beim Fahren, Übelkeit und Kopfschmerzen beim Befahren sehr kurviger Landstraßen. Der Patient möchte „die Bewegungen des Lebens im Griff haben" - wenn er von unkontrollierbaren, plötzlichen Bewegungen von einer Seite zur anderen geschüttelt wird, wird ihm entsprechend übel. Labile Menschen mit Angst vor Bewegung und Veränderung, weshalb alle Dinge, die ihren festen Stand gefährden, ihnen Schwindelgefühle bereiten. Jegliche Veränderung ist ihnen zuwider.

- *Übelkeit auf Schiffsreisen*, die durch Schließen der Augen besser wird.
- Ausgeprägte *Schlaffheit und Ermattung* des ganzen Körpers; muß sich sehr anstrengen, um sich auf den Beinen zu

halten; zu schwach, um laut sprechen zu können. Gefühl einer inneren Leere. Wirkt wie berauscht, geistesabwesender, erschreckter Blick oder Versunkensein in tiefe Schläfrigkeit. Das Sprechen fällt ihm schwer, er kann nicht gleich antworten. Die Bewegungen wirken übermäßig kalkuliert. Arme und Beine scheinen steif, wie gelähmt. Langsames Begreifen, scheint stumpfsinnig, findet nicht die richtigen Worte und bringt nichts zu Ende. Kann aber auch in einem Zustand freudiger Erregtheit mit Lust zum Singen sein. Läuft Schlangenlinien *wie ein Betrunkener*, taumelnder, wackliger Gang.

- *Völliger Verlust des Appetits*, der bloße *Gedanke an Essen verursacht Übelkeit* und sogar Hochwürgen. Starker Durst, vor allem auf Bier. Schwindel mit *starker Speichelansammlung* (wie *Petroleum*).
- *Besserung* durch Hinlegen und völlige Ruhe. Beim Aufstehen werden Schwindel und Übelkeit wieder schlimmer.
- Im Rahmen der Allgemeinsymptome kann es zu Zittern, Krämpfen und einseitigen Lähmungen kommen, die durch schlaflose Nächte hervorgerufen oder verschlimmert wurden. Beschwerden, wenn körperliche oder geistige Überanstrengung wie beispielsweise die Pflege eines Kranken hinzukommen (man schläft wenig und leidet unter dem schlechten Zustand des Kranken), weshalb es auch bekannt ist als *Mittel der Krankenschwestern, der am Krankenbett Wachenden und derer, die den Sterbenden zur Seite stehen*. Nach Aussage von GRANDGEORGE will „*Cocculus* die Geheimnisse des Lebens ergründen und seine Bewegungen unter Kontrolle haben, woraus eine Art von barmherzigem Voyeurismus entsteht, der ihn in Berufe wie Krankenschwester, Arzt und Psychoanalytiker treibt". Es handelt sich um Patienten mit einem „schwindelerregenden" Bedürfnis, Andere heftig zu umsorgen und sich aufzuopfern; dabei tritt Schwindel auf. Obgleich labil und ängstlich vor Bewegungen, die ihren festen Stand gefährden könnten, empfinden sie auch eine ausgeprägte Anzie-

hung für die Geheimnisse des in stetem Wandel begriffenen Lebens.

**Angezeigt bei:**

- Schwindel, Übelkeit und Erbrechen durch Fahrten im Auto, Schiff oder Zug.
- Ausgeprägter *Schlaffheit und Ermattung* mit charakteristischem Schwindelgefühl wie beim Autofahren.
- Beschwerden durch physische und emotionale Überanstrengung (Krankenpflege).

## Coffea cruda

Ungerösteter, roher Kaffee (*Coffea arabica*) – Rubiaceae

In homöopathischer Zubereitung ist *Coffea* angezeigt zur Behandlung von *Folgeerscheinungen jäher Gemütsbewegungen und sehr unagenehmer Überraschungen.* Vergießt Tränen vor Freude, Vergnügen, Glück, wobei sich Weinen und Lachen abwechseln können (siehe *Gelsemium*). *Geistige und körperliche Überaktivität.* Alle Sinne sind aufs äußerste geschärft, Sehen, Hören, Schmecken, Riechen und Tastsinn können Eindrücke auffangen, die sonst kaum wahrgenommen werden. Ißt und trinkt hastig.

- *Sehr empfindlich gegen Geräusche*: Schritte, Uhrticken, Glocken und leises Sprechen stören und bringen ihn auf.
- Auch *Schmerzen* werden übertrieben intensiv wahrgenommen; sie scheinen beinah unerträglich und können den Patienten zur Verzweiflung treiben (wie *Aconitum* und *Chamomilla*).
- *Kopfschmerzen* durch geistige Überaktivität, in Form von halbseitigem Kopfschmerz (Hemikranie), als würde den Betroffenen ein Metall- oder ein Fingernagel ins Hirn getrieben (wie *Ignatia*, *Nux vomica* und *Thuja*); als würde der Kopf jeden Augenblick zerspringen.
- Intermittierende, klopfende *Zahnschmerzen*, die durch kaltes Wasser Besserung zeigen; beim Warmwerden des Was-

sers treten die Schmerzen erneut auf (wie *Bryonia* und *Pulsatilla*).

- *Ohnmacht durch plötzliche Gemütsbewegungen* (siehe *Ignatia*). Schockzustände nach Unfällen.
- *Schlaflosigkeit durch geistige Überaktivität* und zu intensive Emotionen. Schlaflosigkeit durch Mißbrauch von Kaffee, eine große Freude oder ein aufregendes Ereignis; durch viele Stunden kontinuierlicher geistiger Arbeit bis zur Erschöpfung; durch kleine Geräusche; wenn man den Kopf voller Ideen hat und dem Gedankenandrang keinen Einhalt gebieten kann.

**Angezeigt bei:**

- Ohnmacht, Schlaflosigkeit, Aufregung und Weinen durch plötzliche Gemütsbewegungen.
- Kopf- und Zahnschmerzen mit den entsprechenden Charakteristiken.
- Schockzuständen nach Unfällen.
- Schlaflosigkeit durch geistige Überaktivität, Mißbrauch von Kaffee und ähnliches.

## Colocynthis

Koloquinte (*Citrullus colocynthis*) – Cucurbitaceae

Das wichtigste Charakteristikum dieses Mittels sind *qualvolle Bauchschmerzen, die den Patienten zwingen, sich niederzuhocken und zu winden; sie gehen mit großer Rastlosigkeit einher.* Der Zustand entspricht einer Bauchkolik mit ausgeprägter Auftreibung des Unterbauches durch Blähungen, die zu heftigen, anfallsartig gesteigerten, schneidenden und einschnürenden Schmerzen führen, die der Patient erlebt, „als wären die Gedärme zwischen zwei Steinen zusammengedrückt" oder „als würde der Magen zwischen zwei Fingern einer eisernen Hand zerquetscht". Die Beschwerden treten unvermittelt auf und legen sich allmählich wieder.

- Verschlimmerung der Schmerzen bei Trinken oder Essen selbst geringer Mengen; sie geht mit Übelkeit, Durchfall und dem Abgang zahlreicher Blähungen einher. Das Schmerzzentrum ist die Nabelgegend.

- *Vorübergehende Beruhigung der Schmerzen durch Drücken des Bauches gegen eine Stuhllehne* oder eine Tischkante, außerdem nach dem Abgang von Blähungen. Der Durchfall geht einher mit Tenesmus (Stuhldrang, der nach erfolgter Darmentleerung jedoch weiterbesteht), ist meist reichlich, flüssig und schießt geradezu aus dem Enddarm heraus. Unterleibsschmerzen durch Trinken kalter Flüssigkeiten in erhitztem Zustand.
- Bei *stolzen Menschen, die leicht beleidigt sind und wütend werden*, können diese schmerzhaften Beschwerden *durch Aufregung* entstehen. Dem Auftreten eines *Colocynthis*-Zustandes können Wut, Empörung, eine tiefe Kränkung, Unannehmlichkeiten oder Kummer vorausgehen. Schlaflosigkeit nach einer Aufregung.
- Andererseits können die Beschwerden auch *als Begleitsymptome krampfartiger neuralgischer Schmerzen* anderer Körperregionen auftreten: Beine (Ischiasbeschwerden), Gebärmutter, Eierstöcke, Muskeln und Gelenke; der Patient hat das Gefühl, als würde er von Metalldrähten zusammengeschnürt. Diese schießenden Schmerzen gehen mit Schwellung einher. Neuralgische Beschwerden wie Trigeminusneuralgie und Ischias können in Zusammenhang mit einer Gastroenteritis auftreten. Betroffen ist meist die linke Körperseite.
- Als Mittel ähnelt *Colocynthis Magnesia phosphorica*. Beide decken Krankheitsbilder sehr akut auftretender, kolikartiger Unterleibskrämpfe ab, doch während diese bei *Colocynthis* durch Aufregung verursacht werden, treten sie bei *Magnesia phosphorica* durch Waschen mit kaltem Wasser, bei stark ermüdeten und erschöpften Menschen und Kindern während der Zeit der Zahnung auf. Während sich bei *Colocynthis* durch Druck und den Abgang von Winden Besserung einstellt, bessert sich *Magnesia phosphorica* durch warme Anwendungen, nicht jedoch durch den Ab-

gang von Blähungen; beide müssen sich in die Hocke begeben und bessern sich durch Druck, vor allem *Colocynthis*, das auf der linken Körperseite vorherrscht, während bei *Magnesia phosphorica* besonders die rechte Körperseite betroffen ist.

**Angezeigt bei:**

- Durch Aufregung verursachte Unterleibskoliken und Neuralgien.
- Unterleibskoliken durch Trinken kalter Flüssigkeiten in erhitztem Zustand.
- Akute Verdauungsbeschwerden mit den hierfür typischen Krämpfen.
- Tropenruhr oder Cholera mit krampfenden Schmerzen.

## Conium maculatum

Gefleckter Schierling – Umbelliferae

Der Gefleckte Schierling ist eine seit im Altertum bekannte Giftpflanze und wurde im antiken Griechenland zur Vollstreckung der Todesstrafe bei Verurteilten verwendet. Noch immer ergreifend zu lesen ist PLATONS berühmter Bericht von der Hinrichtung des von seinen Athener Mitbürgern verurteilten SOKRATES - auch der Philosoph starb durch den Trank aus dem Schierlingsbecher. Die Ähnlichkeit der Pflanze zum genießbaren Gartenkerbel (*Anthriscus cerefolium*), hat immer wieder zu Vergiftungsfällen geführt. Aus dem Schierling gewinnt man das homöopathische Mittel *Conium maculatum*. Es ist in der Unfallmedizin bei *Drüsenverhärtung* nach einem Schlag oder Trauma von großem Nutzen. Schwellung und Hartwerden der Brüste, der Gebärmutter oder anderer Drüsengewebe mit Verschlimmerung nach der Monatsblutung. Die Brüste sind hart, schmerzen und reagieren äußerst empfindlich auf Berührungen und Erschütterungen. Ausbildung steinharter Fasergeschwulste, auch bei Menschen mit Krebsneigung.

- Besonders angezeigt bei alten Menschen, bei sehnigen, kräftigen Menschen mit sitzender Lebensweise, die unter den Folgeerscheinungen eines unterdrückten Sexualtriebes und mangelnder Befriedigung ihrer sexuellen Bedürfnisse leiden (dabei auch unter Depressionen, Ängstlichkeit und Traurigkeit), oder aber unter einem exzessiven Ausleben dieser Triebe, ob es sich dabei um alte Junggesellen handelt oder nicht. Schwächegefühl bei älteren Menschen und Beschwerden infolge eines Schlages oder Sturzes; Menschen mit Krebsneigung und vergrößerten Drüsen.
- Allgemein manchmal *Schwindel* beim seitlichen Drehen des Kopfes, Zur-Seite-Schauen oder Betrachten eines bewegten Gegenstandes.
- Außerdem kann es zu *gesteigerter Lichtempfindlichkeit der Augen* (Photophobie) kommen, die in keinem Verhältnis zu den geringfügigen oder nicht vorhandenen Entzündungssymptomen des Auges steht.
- In geistiger Hinsicht ist der Patient sehr träge, scheint zu geistiger Arbeit praktisch unfähig. Teilnahmslos, passiv, gleichgültig, an nichts interessiert.
- Das Nervensystem kann in Form einer *aufsteigende lähmungsartigen Schwäche* und Tremor betroffen sein. Allmählich fortschreitende Lähmung in allen Bereichen mit Schwächegefühl und Schwellung. Langsamkeit und Starre. Im Gefühlsbereich Gleichgültigkeit, zunehmende Verhärtung und Hinwendung zu materiellem Besitz.

**Angezeigt bei:**

- Drüsenschwellungen infolge eines Traumas (siehe *Bellis perennis*).
- Fibrösen Geschwulsten bei älteren Menschen infolge anderer Ursachen.
- Photophobie ohne diagnostisch feststellbaren Anlaß.
- Schwindelgefühl.
- Hypochondrie, Hysterie und anderen Beschwerden infolge Unterdrückung des Geschlechtstriebes.

## Crotallus horridus

Gift der Klapperschlange – Schlangen (*Crotalidae*)

Bei *Schlangenbiß*: schnell erscheinende Vergiftungssymptome mit Sepsis und Blutungen, Schock und tiefer nervöser Ermüdung, geistiger Verwirrung, Delirium und krankhaften Veränderungen in Körperflüssigkeiten und Geweben. Ruft Blutungen aus allen Körperöffnungen und -oberflächen hervor, eine richtiggehende hämorrhagische Diathese mit dunklem, nicht gerinnendem Blut. Äußerst schmerzhafte örtliche Entzündungen mit dunkelvioletten Flecken; gelbliche Färbung der Haut (Ikterus); stinkender Atem. Das Krankheitsbild ähnelt dem des Gelbfiebers. Als Gegengift bei einem Biß nennt HERING auch *Lachesis* in homöopathischer Zubereitung, Ammoniak, *Camphora*, *Opium*, *Coffea*, Alkohol in innerlicher Anwendung sowie Wärmebestrahlung. Einen hochinteressanten Fall zum Einsatz von *Crotalus horridus C 30 als homöopathisches Antidot bei Klapperschlangenbiß* hat CLARKE[224] vorgelegt (siehe die Schilderung auf S. 152).

**Homöopathische Symptome:**

- Vor allem die rechte Körperseite ist betroffen (bei *Lachesis* die linke Körperseite). Lähmung der rechten Körperseite.
- Zur Behandlung und Prophylaxe von *Gelbfieber* oder maligner Gelbsucht mit Blutung und Fäulnis aller Körperflüssigkeiten (Pest, Cholera, maligner Scharlach und Karbunkel); bei Purpura vom hämorrhagischen Typ und Erbrechen einer schwärzlichen, kaffeesatzartigen Flüssigkeit (Hämatemesis).
- Schmerzen, die nach einer Zeit wieder verschwinden und dann erneut auftauchen. Schmerzen in der Lebergegend.
- Schläfrigkeit beim Auftreten der Symptome, doch der Patient findet keinen Schlaf.

(224) Clarke, J. H., *Der Neue Clarke*, Bielefeld 1991, Bd. 3, S. 1542-43.

- Periodizität wie auch bei anderen Giften, vor allem bei jedes Jahr wiederkehrenden Beschwerden.
- Intraokulare Blutungen: zur Reabsorption von Blutungen des Glaskörpers und besonders von nicht durch Entzündungen hervorgerufenen Netzhautblutungen. Nasenbluten, das Blut ist schwarz und mit Fasern und Schleimfäden vermischt.

**Angezeigt bei:**

- Als isopathisches Antidot bei Klapperschlangenbiß.
- Gelbfieber und anderen malignen Arten von Gelbsucht mit Blutungen (Pest, Cholera, maligner Scharlach und Karbunkel).
- Intraokularen Blutungen (besonders des Glaskörpers und der Netzhaut).
- Nasenbluten bei hämorrhagischer Diathese (schwarzes, fadenziehendes Blut).

## Culex musca

Stechmücke – *Culicidae* (Stechmücken)

Einem Hinweis von VIJNOVSKY[225] zufolge wird Mückentinktur zur Herstellung eines homöopathischen Mittels gegen *Insektenstiche* verwendet. Man vergleiche ihre Wirkung mit der von *Ledum*, *Urtica* und *Apis*. Die wichtigsten Symptome sind:

- *Sehr starker Juckreiz*, die Stelle *brennt wie Feuer*, lokales Wärmegefühl; der Patient möchte sich die Haut in Fetzen abreißen; bessert sich durch Kratzen, danach jedoch Verschlimmerung. Auch ein Stechen wie von Nadeln kann auftreten, das durch leichten Druck schlimmer wird, bei starkem Druck aber Besserung zeigt.

---

(225) Vijnovsky, B., *Tratamiento homeopático de las afecciones y enfermedades agudas*, Buenos Aires, 1979: S. 77.

- Besitzt ein besonders, klinisch nachgewiesenes Symptom (Clarke[226]): *beim Schneuzen der Nase Schwindel* und Völlegefühl in den Ohren.

**Angezeigt bei:**

- Mückenstichen.
- Schwindel beim Schneuzen der Nase.

## Cuprum metallicum

Kupfer (Cu) – Metall

*Spasmen, Krämpfe und Zuckungen* sind kennzeichnend für alle Symptome von *Cuprum*; sie treten stets mit großer Heftigkeit auf. Anfallsartige Krämpfe oder sogar epileptische Anfälle, die periodisch wiederkehren und nach denen der Patient körperlich und geistig völlig ermattet ist. Die Krämpfe beginnen und enden plötzlich. Auslöser sind entweder ein Schrecken oder eine Beleidigung; sie können auch mit Zuständen von Blut- oder Harnvergiftung und dem Zurückdrängen von Hautausschlägen in Zusammenhang stehen.

- Bei einem typischen *epileptischen Anfall* bricht der Patient nach dem Ausstoßen eines Schreis bewußtlos zusammen; die Kiefer sind zusammengepreßt, das Gesicht verzerrt, die Augen nach oben verdreht, die Lippen blau verfärbt (Zyanose), die Daumen krampfartig auf die Handinnenfläche gepreßt; *Kontraktur aller Finger und Zehen*, der gesamte Körper ist von kaltem Schweiß bedeckt. Die Krampfbewegungen führen zu abwechselndem Ausstrecken bzw. Zusammenziehen der Beine. Gleichzeitig tritt Harn- und Stuhlinkontinenz ein. Die Anfälle können sich nachts ereignen oder neigen zu regelmäßigem Auftreten, bei Frauen vor allem während der Monatsblutung. Geistige und körperliche Erschöpfung durch zuviel Arbeit oder Schlafmangel kann die Anfallsneigung zusätzlich verstärken.
- *Krämpfe durch Schädeltrauma.*

(226) Clarke, J. H., *Der Neue Clarke*, Bielefeld 1991, Bd. 3, S. 1580.

- *Muskelkrämpfe*: während der Schwangerschaft (wie *Veratrum*); bei der Entbindung (wie *Dioscorea*); bei Cholera (wie *Sulphur* und *Veratrum*); die Krämpfe in den Beinen bessern sich durch Ausstrecken (im Gegensatz zu *Calcarea carbonica* und *Sulphur*, wo sie durch Ausstrecken der Beine im Bett ausgelöst werden); nach rechts gedrehter steifer Hals durch Ausüben athletischer Sportarten, vor allem sehr schmerzhafte, wiederholt auftretende Krämpfe.
- Zu Krämpfen kann es auch infolge sehr heftiger *Durchfälle* kommen (*Cholera*); bei reichlichen, heftigen und schmerzhaften Durchfällen; der Stuhl ist sehr flüssig, grünlich und mit Blut vermischt. Cholera mit Spasmen der Finger und Hände sowie *heftigen, schmerzhaften Krämpfen des Unterbauches*. Krämpfe in der Speiseröhre, beim Trinken geht die Flüssigkeit mit einem gurgelnden Geräusch hinunter, außerdem Schluckbeschwerden. Vor dem Erbrechen Krämpfe im Brustkorb. Kommt es bei einer Cholera-Erkrankung zu Kollaps, Kälte und ausgetrockneter Haut, ist an *Camphora* zu denken. Stehen dagegen Erbrechen, Durchfall und ausgiebiges Schwitzen im Vordergrund, sollte *Veratrum album* gegeben werden.
- Die Krämpfe können auch den Atmungsapparat in Form von unvermittelt auftretenden Anfällen von *Asthma* sowie *Krampfhusten* (Keuchhusten) in Mitleidenschaft ziehen; das dabei auch mögliche *Erbrechen* führt zu erhöhter Erstickungsgefahr. Zwischen den einzelnen Anfällen liegen kurze Abschnitte, in denen die Atmung aussetzt und der Patient wie tot wirkt.
- Das einzige Mittel, das zur Besserung der Spasmen (gleich welcher Körpergegend) führt, ist kurioserweise das Trinken von kaltem Wasser; durch Berührung tritt Verschlimmerung ein.
- Zur Behandlung der Restschmerzen einer *schmerzhaften Einwärtsdrehung* von Hand oder Fuß (Pronation) bei Kindern läßt sich *Cuprum* ebenfalls gut anwenden. Diese Sub-

luxation muß aber zunächst durch einen fachkundigen Helfer wieder eingerichtet werden (vergleiche *Plumbum*).

- Körperlich oder emotional verkrampfte, ernste oder sehr selbstkritische Menschen; Kinder, die um sich treten, Gegenstände kaputtmachen, spucken, alle Welt nachäffen und den dummen August spielen. Auftreten gegensätzlicher Charakterzüge wie bei den Krämpfen: Liebenswürdigkeit und Starrsinn; Entspannung und Verkrampfung. Menschen, die sich „nicht auf der Höhe" fühlen oder in einer Situation befinden, die ihre Kräfte überfordert; diese Umstände zwingen zum Aufrechterhalten einer Spannung und übermäßiger Anstrengung, die die Muskeln so stark belastet, daß der Krampf eintritt.

**Angezeigt bei:**

- Muskelkrämpfen bei intensiver sportlicher Anstrengung; während der Schwangerschaft und bei der Geburt.
- Cholera mit Spasmen und Krämpfen.
- Epileptischen Zuckungen, Spasmen und Krämpfen.
- Von Krämpfen begleitetem Schock infolge eines Traumas.
- Asthma, Keuchhusten und Husten mit Bronchospasmus.
- Spastischem Schiefhals.
- Restschmerzen nach einer schmerzhaften Pronation.

## Digitalis purpurea

Roter Fingerhut – Scrophulariaceae

Eines der von KNERR[227] zusammen mit *Aconitum*, *Arnica*, *Hypericum*, *Lachesis*, *Opium* und *Veratrum* zur Behandlung von *traumatischem Schock* vorgeschlagenen Mittel. Von VIJNOVSKY[228] stammt der Vorschlag, das Mittel bei *Höhenkrankheit* (in südamerikanischen Spanisch *puna* oder *apunamiento* genannt) anzuwenden.

---

(227) Knerr, C., *Repertory of Hering's Guiding Symptoms of Our Materia medica.* Philadelphia: Davis Co., 1896.
(228) Vijnovsky, B., *Tratamiento homeopático de las afecciones y enfermedades agudas*, Buenos Aires, 1979: S. 28.

- Todesangst während der Herzsymptome (beim Gehen).
- Gefühl, das Herz werde stehenbleiben, wenn er sich bewegt.
- *Langsamer, zeitweise aussetzender Puls*, der langsamer ist als der Herzschlag.
- Brechreiz und Schwindelgefühl bei langsamem Puls; durch Erbrechen keine Besserung.
- *Dunkelblaue Färbung* von Lippen und Haut an Armen und Beinen.
- Bei *schwerwiegenden Formen der Höhenkrankheit* (höhenbedingtes Lungen- und Hirnödem) mit Symptomen wie Schwindel und Brechreiz, der sich durch Erbrechen nicht bessert; außerdem intensives Herzklopfen bei körperlicher Anstrengung oder jeglicher Bewegung sowie langsamer und unregelmäßiger Puls, was im Gegensatz zur Atemnot steht.
- Fällt beim Aufstehen in Ohnmacht.
- Schwellung und Ödem der Lunge und der Extremitäten.

**Angezeigt bei:**

- Traumatischem Schock mit langsamem Puls.
- Höhenkrankheit; höhenbedingtem Lungenödem.

## Echinacea angustifolia

Kegelblume (*Rudbeckia angustifolia*) – Compositae

Eingesetzt als pflanzliches Antidot bei *Giftschlangenbissen* und *zur Versorgung der septischen Wunden*, die diese Art von Bissen in der Regel hervorrufen; die Wunden werden gangränös, sondern stinkenden Eiter ab, der Patient magert ab und wird in hohem Maße geschwächt.

- Gangränöse Wunden, die das Gewebe austrocknen; Wunden durch *Giftpflanzen*.
- Ängstliches Gefühl mit Schmerz in der Herzgegend, Blutandrang im Gesicht und beschleunigter Puls.

- Geistige Stumpfheit, Ermattung, Niedergeschlagenheit und allgemeines Schwächegefühl. Die Schläfrigkeit ist ein besonders charakteristisches Anzeichen.
- Stechende, neuralgische Schmerzen, die ausstrahlen und die betreffende Körperstelle wie eine Klaue umfangen. Stechen und Kribbeln auf Zunge, an den Lippen und am Hals.
- Abgang stinkender Blähungen und dünner, gelblicher Stuhl.
- Fieberzustände mit ausgeprägter Ermattung (wie bei typhösen Fiebern). Septische Zustände im allgemeinen. Puerperalsepsis.

**Angezeigt bei:**

- Als Gegengift bei giftigen Schlangenbissen, Bissen tollwütiger Tiere und Stichen im allgemeinen, die zu Reizung und Gangrän neigen.
- Septische Wunden durch Giftpflanzen. Wunden, die gangränös werden.
- Blutvergiftung; Wochenbettfieber; Typhus.

## Elaps corallinus

Korallenotter – Elapidae

Der Biß der *Korallenotter* verursacht Lähmungserscheinungen und Blutungen mit sehr dunklem Blut. Als homöopathisches Mittel ist *Elaps* daher als Gegengift zur Behandlung von Bissen der *Korallenotter* angezeigt sowie bei jenen Beschwerden, deren Hauptcharakteristiken *sehr dunkle Blutungen und Sektretabsonderungen* und *Lähmungen* darstellen. Hinzu kommen Übelkeit, Erbrechen und Durchfall, die den Patienten völlig auslaugen. Krämpfe, gefolgt von Parese; Lähmung der rechten Körperseite; Krämpfe in der Speiseröhre, Zusammenschnürung des Schlundes, Nahrung und Flüssigkeit bleiben plötzlich stecken und fallen dann schwer in den Magen. Zur Behandlung von Korallenotterbissen empfiehlt HERING auch

Wärmebestrahlung, Alkohol in innerlicher Anwendung sowie *Arsenicum* in homöopathischer Darreichungsform.

- Gefühl, als würde die Nahrung wie über eine Wendeltreppe in den Magen gelangen.
- Kältegefühl im Magen, vor allem nach Obst und kalten Getränken.
- Gefühl, als würde die Pleura aus dem Brustkorb gezogen und die Lungenflügel auseinandergerissen.
- Gefühl einer sehr schweren Last, Eisenstange oder eines großen Gewichtes an den betroffenen Körperstellen.
- Krampfartiges Zusammenziehen der Speiseröhre.
- Stark ausgeprägte Periodizität, wie auch bei anderen Giften.

**Angezeigt bei:**

- Als Gegengift bei Bissen der Korallenotter.
- Metrorrhagie [langdauernde Gebärmutterblutung außerhalb der Menstruation] und Nasenbluten mit schwarzem Blut.
- Rechtsseitiger Lähmung.

## Euphorbia corollata

Eine Wolfsmilchart – Euphorbiaceae

*Schwindel und Übelkeit bei Schiffsreisen* oder ähnlichen Situationen.

- Nach dem folgenden Muster auftretende Verdauungsbeschwerden: 1) ihm ist zum Sterben *übel*; 2) plötzliches und kräftiges *Erbrechen* des Mageninhalts; 3) *Erbrechen großer Mengen* mit Schleim vermischten *Wassers*; 4) später klarer Flüssigkeit wie Reiswasser, 5) reichliche, *wäßrige Durchfälle*.
- Diese Symptome werden von großer *Angst*, tödlicher Erschöpfung und kaltem Schweiß begleitet. Der Puls ist schwach und langsam (bis zu 40 Schlägen pro Minute). Die *Anfälle* kehren nach kurzen Pausen wieder.

**Angezeigt bei:**

- Seekrankheit.
- Erbrechen und Durchfällen mit Übelkeit wie sie bei Seekrankheit auftreten.

## Euphorbia polycarpa

Golondrina – Euphorbiaceae

*Euphorbia polycarpa* ist ein *pflanzliches Gegengift zur Behandlung von Schlangenbissen.* Nach BOERICKE macht es gegen Schlangenbisse immun und ist daher auch *zur Prophylaxe* geeignet. Die ebenfalls zu den Wolfsmilchgewächsen gehörige *Euphorbia prostata* wird von den Indios als hochwirksames Mittel gegen Insektenstiche und Giftschlangenbisse verwendet, besonders gegen den Biß der Klapperschlange.

**Angezeigt bei:**

- Als Antidot zu Schlangengift.
- Kann auch zur Prophylaxe verabreicht werden.

## Euphrasia officinalis

Augentrost – Scrophulariaceae

Angezeigt zur Behandlung von *Augenverletzungen* und katarrhalischer Leiden mit reichlichen Absonderungen aus Augen und Nase. Charakteristisch sind:

- Reichlicher, *scharfer Tränenfluß* und wäßriger Fließschnupfen (anders herum bei *Allium cepa*). Die Augen tränen unentwegt und sind beim Aufwachen verklebt. Die Augenränder sind gereizt, gerötet, angeschwollen und brennen. Gefühl, Sand in den Augen zu haben. Entzündung und Rötung des Auges nach einer Verletzung. *Hornhauttrübung* infolge einer Verletzung.
- *Photophobie* (übermäßige Lichtempfindlichkeit), besonders gegen Tageslicht und Sonneneinstrahlung. Krampfartiges Zusammenziehen der Augenlider mit dauerndem

Blinzeln bedingt durch Photophobie und das starke Brennen der Augen.

- Hornhautentzündung (Keratitis) nach *Traumata und Augenoperationen*, mit Stechen, Brennen und scharfem Tränenfluß, die davon betroffenen Gewebe wirken wie mit Lack bestrichen; außerdem Absonderung von Nasensekret und ausgeprägte Photophobie. Das Brennen ist so stark, daß er die fortwährend *blinzelnden* Augen fast nicht öffnen kann.
- Keuchhusten, nur tagsüber, mit starkem Tränenfluß.

**Angezeigt bei:**

- Augenverletzungen (Bindehautentzündung, Entzündung der Horn- und Regenbogenhaut, kleinen Bläschen auf der Hornhaut).
- Hornhauttrübung nach Augenoperationen.
- Katarrhalischen Beschwerden von Augen und Nase.

## Ferrum phosphoricum

Eisenphosphat – $FePO_4$

*Ferrum phosphoricum* eignet sich zur Behandlung von *Entzündungen mit starkem Blutandrang* und in den *Frühstadien von Entzündungen durch Unfälle und Infektionen* (beispielsweise bei Ohrenentzündungen), vor der Eiterung. *Bei Blutandrang und gesteigerter Durchblutung (Hyperämie) durch Traumata. Frische Wunden, Prellungen und Zerrungen* mit starkem Blutandrang, Schmerzen und Blutverlust; Augenverletzungen. Bei Auswurf von Blut aus den Atemwegen (Hämoptysis) durch Stürze oder Schläge; auch im Frühstadium einer Lungenentzündung. Bei *Frakturen:* am Beginn, zur Behandlung der *Entzündungen der umliegenden Weichteile*, die gerötet und heiß sind und schmerzen.

- *Erfrierungen ersten Grades:* In der Phase vermehrter Durchblutung und starken Blutandrangs, wenn sich der Schmerz durch Bewegung verschlimmert und durch Kälte bessert.

- Im allgemeinen angezeigt zur Behandlung der *Frühstadien von Entzündungen*, bei phlegmatischen Patienten, jungen Leuten mit Krampfadern; stark abgemagerten Menschen, die sich leicht verkühlen und empfindlich auf kalten Luftzug reagieren.
- Die Schmerzen steigen von unten nach oben. Besserung durch Ruhen, Verschlimmerung durch Bewegung. Bei Zahnschmerzen, die durch warme Getränke Verschlimmerung zeigen und sich durch Kälte und kalte Getränke bessern.
- Bei Entzündungen, die durch *plötzliche Unterdrückung des Schwitzens* an sehr heißen Tagen hervorgerufen wurden.
- *Neigung zu Blutungen* aus allen Körperöffnungen.
- *Fieber* durch Blutandrang, Sonnenhitze oder Traumata.
- Wirkt *nach Operationen* schmerzlindernd und hilft beim Stillen von Blutungen.

**Angezeigt bei:**

- In der kongestiven Phase von Traumata (starker Blutandrang).
- Erfrierungen (Phase starken Blutandrangs).
- Fieber durch Blutandrang, Hitze oder Traumata.
- Schmerzen und Blutungen nach operativen Eingriffen.

## Ficus religiosa

Götzenfeigenbaum – Moraceae

Dieser in Indien beheimatete Baum verdankt seine Verwendung in der homöopathischen Praxis Dr. Chandra aus Midnapur (siehe Clarke[229]), der entdeckte, daß *Ficus religiosa* verschiedene Arten von Blutungen auslöst und entsprechend auch zu heilen vermag: Nasenbluten, blutende Hämorrhoiden, Menorrhagien (ungewöhnlich lang dauernde Regelblutung), Bluterbrechen (Hämetemesis) und blutver-

(229) in Clarke, J. H., *Der Neue Clarke*, Bielefeld 1992, Bd. 4, S. 1959.

mischte Durchfälle (Ruhr). Vijnovsky[230] zufolge besitzt *Ficus* hervorragende blutstillende Eigenschaften und ist hilfreich bei „*Blutungen mit kräftig rotem Blut*, bei denen die Wirkung fast an Magie grenzt und sich in vielen Fällen sofort entfaltet, vor allem *bei Blutungen aus verschiedenen Körperöffnungen*. Die Verabreichung erfolgt tropfenweise (ein bis fünf Tropfen Tinktur) oder in der Potenz D 3. Ebenfalls erfolgreich eingesetzt wurde *Ficus religiosa* in lokaler Anwendung bei *stark blutenden Wunden*."

- Blutungen mit leuchtend rotem Blut.
- Schwäche und Unruhe, aber Bewegungsunfähigkeit. Traurige und melancholische Stimmung.

**Angezeigt bei:**

- Kräftig roten Blutungen aus den verschiedenen Körperöffnungen.
- Stark blutenden Wunden.

## Fluoricum acidum

Flußsäure, Fluorwasserstoffsäure (*Acidum hydrofluoricum*) – FH

In Fällen, in denen *Silicea* angezeigt scheint, ist wegen seiner ähnlichen Wirkung auf Haut, Nägel und Knochen auch *Fluoricum acidum* zu erwägen; es bestehen aber folgende Unterschiede: Besserung durch kalte Anwendungen und Gehen an der frischen Luft; die Materia medica umschreibt dies so: „Ein ständiges, unwiderstehliches Verlangen, im Freien zu gehen; es ermüdet nicht."[231]

- Angezeigt bei schwachen, abgemagerten und ausgezehrten Menschen mit Neigung zur Ausbildung von *Fisteln*, wieder aufspringenden *wulstigen Narben* und *Bildung von schadhaftem Zahnschmelz bei der Zahnung*.

(230) Vijnovsky, B., *Tratamiento homeopático de las afecciones y enfermedades agudas*. Buenos Aires, 1979; S. 112.
(231) Clarke, J. H., *Der Neue Clarke*, Bielefeld 1992, Bd. 4, S. 1965.

- Scheint angstfrei und mit sich zufrieden, ist aber der eigenen Familie gegenüber gleichgültig; dem kann ein Zustand der Ängstlichkeit mit Schweißabsonderung und Gedächtnislücken (Termine, Erledigungen) folgen. Die Betreffenden können dominant, dickköpfig und sehr energiegeladen sein, meiden aber Verantwortung und verweigern sich jeder Form von Zwang. Menschen, die sich durch kurzes Ausruhen wieder völlig regenerieren. Menschen mit starkem Sexualtrieb, der sie zu einem ausschweifenden Leben drängen kann. Obwohl hitzig veranlagt, zeigen sie bei extremer Wärme oder Kälte Verschlimmerung; Menschen mit Vorliebe für herzhaftes, stark gewürztes Essen.
- Gerötete, schmerzhafte *Risse in den Brustwarzen.*
- *Gerötete Narben, die jucken* und wieder aufplatzen.
- Frühzeitige *Karies*, schadhafter Zahnschmelz.
- Jucken der Körperöffnungen, das sich durch lokale Wärmeanwendung verschlimmert.
- *Verbrennungen durch Strahleneinwirkung* (Röntgenstrahlen); Dermatitis nach Strahlentherapie oder Strahlenunfällen. Symptome: Jucken, Rötung und Verschlimmerung durch Wärme, besser durch kalte Bäder.
- Erweiterung der Adern mit *Krampfadern*, Anschwellen der benachbarten Gewebe, Jucken und Brennen. Besser durch kalte Anwendungen und Spaziergänge im Freien (wie *Pulsatilla*).

**Angezeigt bei:**

- Wulstigen Narben, die jucken und wieder aufplatzen.
- Rissen in den Brustwarzen.
- Verbrennungen, Dermatitis und Strahlenunfällen (Röntgenstrahlen, Strahlentherapie).
- Krampfadern.

## Gelsemium sempervirens

Gelber Jasmin – Loganiaceae

*Gelsemium* gehört zur gleichen Familie wie *Curare*, *Ignatia*, *Nux vomica* und *Spigelia* und kann bei Überdosierung den Tod durch Atemlähmung hervorrufen. Es besitzt eine *ausgeprägte Affinität zum Nervensystem*, wo es Lähmungen verschiedener Muskelgruppen hervorruft, *Schwäche, Trägheit der Muskeln, Lähmung* und Verlust der Kontrolle über die Schließmuskeln, erschwerte Atmung und träge Blutzirkulation; an den Schleimhäuten löst es katarrhalische Zustände mit Entzündungen aus. In homöopathischen Gaben setzt man es zur Behandlung dieser Beschwerden ein.

- Das Hauptanwendungsgebiet liegt bei all jenen Beschwerden, die zu *Lähmungserscheinungen, ausgeprägter Schwäche, Schweregefühl und Zittern* führen, ob nun emotionalen (*schlimme Vorahnungen, Schrecken, Angst oder schlechte Nachrichten*), infektiösen (Grippe, Virusinfekte) oder toxischen Ursprungs (Botulismus). Schwäche und Lähmungen reichen von Doppeltsehen, verschwommenem Sehen und Herabsinken der Augenlider bis hin zur Atemlähmung mit letalem Ausgang.
- *Allgemeine Erschöpfung* mit geistiger Trägheit. Folgeerscheinungen von traumatischem Schock.
- *Beschwerden vor einer Verabredung, Prüfung oder öffentlichem Auftreten*, Beschwerden durch schlimme Vorahnungen. Panik vor Prüfungen oder Bühnenauftritten. Nach Aufregungen, Kummer oder Hiobsbotschaften, mit Schluckstörungen (Dysphagie), Hysterie und Stimmlosigkeit nach Erregung. Das gesamte Muskelsystem ist entspannt, geschwächt, Arme und Beine scheinen so schwer, daß sie fast nicht bewegt werden können. Die Augenlider sind schwer, halb herabgesunken, kraftlos, die Muskelschwäche der Augen kann zu Doppeltsehen (Diplopie) führen. Risiko einer Fehlgeburt durch den Schock unangenehmer Nachrichten.

- *Beschwerden durch schlimme Vorahnungen* (wie *Argentum nitricum*), vor allem mit schmerzfreiem Durchfall. Die klassischen Texte beschreiben diesen Zustand mit dem „Durchfall des Soldaten, der in die Schlacht ziehen muß“. Durchfall durch jede Art von Aufregung, Überraschung oder *Schrecken*. Ein *Schreck verschlägt ihm die Sprache.*
- Grippale Fieberinfekte, Frühstadien von Fieber mit *Schüttelfrost, der den Rücken auf- und abläuft*, der Kopf und die Glieder sind schwer, geistige Langsamkeit und Schwerfälligkeit, mit dem charakteristischen *Fehlen von Durst* während des Fiebers und Schmerzen am Hinterhaupt mit getrübtem, verschwommenem Sehen. Während des Fiebers Redseligkeit. Von 16 bis 20 Uhr Verschlimmerung. Verlangen nach ungestörter Ruhe.
- Verschlimmerung in warmen Räumen oder durch direkte Sonnenbestrahlung. Entsprechend angezeigt zur Behandlung von *Sonnenstich* mit den beschriebenen nervösen und allgemeinen Symptomen. Kopfschmerzen durch Aufenthalt in der Sonne.

**Angezeigt bei:**

- Beschwerden durch schlimme Vorahnungen: panische Angst vor Bühnenauftritten oder Prüfungen.
- Durchfall durch schlimme Vorahnungen oder einen Schrecken.
- Beschwerden durch schlechte Nachrichten; durch den Tod eines Kindes.
- Beginnenden Fieberzuständen und grippalen Infekten (auch zur Prophylaxe).
- Lähmungen (wie dem Guillain-Barré-Syndrom).
- Botulismus (Lähmung durch Verzehr verdorbener Lebensmittel).
- Drohender Fehlgeburt durch unangenehme Nachrichten.
- Sonnenstich und Schwächegefühl nach Aufenthalt in der Sonne.
- Traumatischen Schocks.

## Glonoinum

Nitroglyzerin – $C_3H_5(NO_2)O_3$

Nitroglyzerin wirkt stark *gefäßerweiternd* und besonders stark auf Hirn- und Herzkranzarterien, weshalb es in der Schulmedizin als Notfallmedikament bei Angina pectoris eingesetzt wird. Außerdem kennt man es als hochwirksamen *Sprengstoff*; es reagiert sehr empfindlich auf Erschütterungen, woraus sich auch einige seiner wichtigsten Charakteristiken für die Anwendung in der Homöopathie ergeben: zum Bersten starke Kopfschmerzen mit hoher Berührungs- und Erschütterungsempfindlichkeit. Die Sprengkraft des Stoffes ist so hoch, daß man es in der Raumfahrt zur Herstellung fester Brennstoffe für Raketen verwendet. Seine Hauptsymptome lauten wie folgt:

- *Blutfülle im Gehirn* mit geistiger Verwirrung, *klopfende Kopfschmerzen* durch Aufenthalt in der Sonne oder Wärmestrahlung (Herde, Öfen oder starke Lichtquellen). *Sonnenstich* und Kopfschmerzen durch Sonneneinwirkung.
- Die *Kopfschmerzen* von *Glonoinum* sind *zum Bersten heftig, pochend* und *treten unvermittelt auf.* Gefühl, als wäre das Gehirn zu groß für den Schädel, aufgeschwollen und würde gleich zerplatzen; kräftiger Puls, der mit jeder ruckartigen Bewegung noch stärker hämmert. Mit jedem Pulsschlag breiten sich furchtbare Schmerzen über den ganzen Kopf aus. Verschlimmerung der Kopfschmerzen durch den Druck einer Kopfbedeckung, Geräusche, Weintrinken, Strecken, Hinlegen, Treppensteigen oder durch die Sonne, mit einem Wort: durch alles, was vermehrten Blutandrang zur Folge hat. Besserung durch Hinsetzen und völlige Ruhe.
- *Geistige Verwirrung* infolge des Blutandranges, empfindet Bekanntes als fremdartig, verläuft sich in wohlbekannten Straßen.
- Zu einem *Glonoinum*-Zustand kann es auch durch Erregung kommen, durch Schrecken, Ängste, *traumatische Ge-*

*hirnerschütterungen* und deren Folgeerscheinungen oder zu ausgiebiges Sonnenbaden nach dem Haareschneiden. Zu Blutfülle, klopfendem Puls und Verwirrung kann es aber auch bei *Seekrankheit* oder nach einer langen Autofahrt kommen. Die Kopfschmerzen können auch anstelle der Monatsblutung eintreten (unterdrückte Menstruation).

- Besonders angezeigt bei Sanguinikern und Menschen, die sich leicht beeindrucken lassen.
- *Migränebeschwerden bei Höhenkrankheit* durch plötzliche Erweiterung der Gefäße aufgrund körperlicher Anstrengung und Sauerstoffmangels.

**Angezeigt bei:**

- Sonnenstich, vor allem in seinen schweren Formen (vergleiche *Belladonna*).
- Migränebeschwerden durch Sonne, Wärmebestrahlung, durch Gehirnerschütterungen, durch geistige Erregung oder Unterdrückung der Monatsblutung.
- Seekrankheit.
- Ictus (Apoplexie).
- Angina pectoris mit Blutandrang im Herzen.

## Graphites naturalis

Reißblei – Kohlenstoff mit Eisenrückständen

Ein geeignetes Mittel für fettleibige, kälteempfindliche Menschen, die beim Gehen leicht zwischen den Beinen *wund werden.* Menschen mit empfindlicher, ungesunder Haut, schmerzhaften Rissen in den Hautfalten, Schwielen an Händen und Füßen, Rissen auf Körperstellen mit Ekzembefall, die eine zähflüssige, honigähnliche Flüssigkeit absondern. *Alle Wunden neigen zum Eitern.*

- Ungesunde, empfindliche Haut, die brennt und sich durch Reibung und Schwitzen leicht abschürft, vor allem zwischen den Fingern, den Gesäßhälften und an den Beinen.

- Leicht eiternde Wunden. Infekte und Eiter in jeder kleinen Verletzung, jedem Kratzer, dabei verlangsamte Vernarbung.
- *Breite, deformierte Wulstnarben (Keloid)*, die nach dem Zuheilen erneut aufspringen können. Eines der Hauptmittel bei Keloid.
- Ekzematöse Hautausschläge, die jucken und eine zähflüssige, honigähnliche Flüssigkeit absondern; vor allem hinter den Ohren; *schmerzhafte Risse* über den Ausschlägen, an den Brustwarzen, den Hautfalten der Extremitäten (Knie, Ellbogen, Finger) oder der Haut (Hals, Ohren, Mund, Analbereich). Neigung zu Talgzysten. Lidekzem. Schwielen an Händen und Füßen, die Haut ist hart und rauh. Dicke, deformierte und brüchige Nägel.
- Kälteempfindliche, fettleibige, schüchterne, furchtsame Menschen, die leicht erschrecken und zur Traurigkeit neigen; manchmal ausgeprägtes Feingefühl für Musik, die sie zu Tränen rühren kann. Kinder hingegen können unverschämt sein und bei Zurechtweisung lachen.

**Angezeigt bei:**

- Hautabschürfungen und Abschälen der Haut an Reibung ausgesetzten Körperstellen.
- Abschälen der Haut an den Zehen duch Schwitzen.
- Leicht eiternden Wunden und Kratzern.
- Breiten, deformierten Wulstnarben (Keloid).

## Hamamelis virginica

Virginische Zaubernuß – Hamamelidaceae

Das Mittel zur Behandlung von Verletzungen der Weichteile mit schmerzhafter venöser Blutfülle, Blutungen, Blutergüssen, Venenentzündung bei Krampfadern und Hämorrhoiden. Die heftigen Schmerzen der betroffenen Blutbahnen werden durch die Wirkung von *Hamamelis* beseitigt.

- *Blutungen* aus allen Körperöffnungen: Nase, Lunge, Eingeweiden, Gebärmutter und Blase. Hämorrhagische Purpura. *Dunkel gefärbte Blutungen durch venöse Blutfülle.* Zur Reabsorption von *posttraumatischen intraokularen Blutungen*; bei Augenblutungen durch plötzlichen Hustenreiz. Anhaltendes *Nasenbluten durch Schläge*, das Blut gerinnt nicht (siehe *Crotalus*); Nasenbluten, durch das sich Kopfschmerzen bessern. *Blutungen nach Zahnextraktionen.*

- Ausgeprägte *Erschöpfung* nach einer Blutung, die in keinem Verhältnis zum Blutverlust steht.
- *Venöse Blutfülle* von Haut und Schleimhäuten; bei Krampfadern mit Venenentzündung (Phlebitis); Hämorrhoiden. Die ausgeprägte venöse Blutfülle ruft ein Gefühl der Völle und Schwere hervor. Sehr empfindliche und schmerzhafte *Krampfadern* und Hämorrhoiden mit starkem Blutandrang; sie können geschwürig werden und stark bluten. Die Blutfülle führt zum Platzen von Venen.
- *Starke Schmerzen mit Prickeln und Stechen* der betroffenen Körperstellen: Hämorrhoiden, Krampfadern, Wunden, Darm- und Genitalbeschwerden. Dieses Charakteristikum ist bei der venösen Blutfülle und den Blutungen von *Hamamelis* immer vorhanden.
- *Wunden* (Risse oder Schnitte), Prellungen, zur Behandlung von Blutungen, beseitigt Schmerz und Wundheit und fördert die Vernarbung. *Verbrennungen. Traumata mit großflächigen Ekchymosen* (Schläge auf Kopf oder ins Gesicht; *„blaues" Auge*).
- Drohende Fehlgeburt oder Gebärmutterblutung nach einem Sturz.
- Augenverletzungen durch Schläge und Verbrennungen mit ausgeprägter Blutfülle und starken Schmerzen; zur Reabsorption intraokularer Blutungen.
- Ähnliche Wirkung wie *Arnica* und *Calendula.* Nach HERING ist *Hamamelis zur Reabsorption intraokularer Blutungen* das am besten geeignete Mittel. Wie *Conium* ist es hilfreich zur Behandlung der chronischen Folgeerscheinungen von Traumata mit schmerzhafter Blutfülle und Verhärtung. Beim *„blauen" Auge* zunächst *Arnica* verab-

reichen, im Falle unveränderter Beeinträchtigung des Sehvermögens *Hamamelis* geben.

- Nach Schlagverletzungen der Hoden, die *Orchitis* und posttraumatische Blutansammlung (Hämatozele) hervorrufen.

**Angezeigt bei:**

- Traumata und Verbrennungen der Augen mit intraokularen Blutungen.
- Ekchymosen und Schmerzen durch Traumata.
- Traumatischen Blutungen; nach Zahnextraktionen.
- Metrorrhagien und drohender Fehlgeburt nach Traumata.
- Varikösen Venen (durch Schläge, Schmerzen, Entzündung, Geschwüre und Blutungen).
- Schmerzhaften, blutenden Hämorrhoiden.
- Blutungen von Krampfadern und Hämorrhoiden sowie Nasenbluten mit den beschriebenen Charakteristiken.
- Posttraumatischer Orchitis und Hämatozele.

## Helleborus niger

Schwarze Nieswurz; Christrose – Ranunculaceae

*Helleborus* ist eines der Hauptmittel bei *traumatischer Gehirnerschütterung*. Es ist angezeigt, wenn der Patient auch nach *Arnica*-Gaben noch benommen, schläfrig und geistesabwesend ist.

- *Stupor und Gleichgültigkeit* bis hin zu Bewußtlosigkeit und *Koma*. Gleichgültiger, geistesabwesender Gesichtsausdruck; der Patient kann langsam antworten, fällt aber danach wieder in Stupor zurück. Völlige Lähmung mit dem für Zustände der Dezerebration, Hirnödem oder Hydrozephalus typischen Schrei (*cri encéphalique*).
- *Geisteabwesender Gesichtsausdruck, weit geöffnete Augen*, starrer, aber ausdrucksloser Blick; die Pupillen reagieren nicht auf Licht, sind erweitert (Mydriasis) oder abwechselnd verengt und erweitert.

- Soporöser Schlaf mit plötzlichen *Schreien* und ruckartigen Bewegungen. Automatische Bewegungen eines Armes oder Beines. Automatische Kaubewegungen. Automatische Bewegungen der Hände; beißt sich in die Lippen; zupft am Bettzeug oder an seiner Kleidung herum oder steckt sich während des Komas den Finger in die Nase. Schluckt gierig kaltes Wasser und beißt auf den Löffel, trotz Bewußtlosigkeit.
- Vergräbt den Kopf im Kissen, *reißt den Kopf von einer Seite zur anderen* und schlägt dabei auf sich ein.
- *Krämpfe* bei erkaltetem Körper (außer dem Kopf).
- Gehirnödem mit *Ausbleiben der Harnproduktion* (Anurie); Durchfall während der akuten Phase des Hydrozephalus.

**Angezeigt bei:**

- Traumatischer Gehirnerschütterung.
- Komatösen Zuständen durch Hirnödem, Hydrozephalus oder Meningitis.

## Hepar sulphur

Kalkschwefelleber – Durchglühtes Gemisch aus Austernschalenkalk und Schwefelblüten

Dieses Mittel eignet sich für schwere, destruktive Krankheitsbilder mit Neigung zum Eitern und übermäßiger Schmerzempfindlichkeit.

- *Jede kleine Wunde eitert* auf einer ungesunden Haut, die zu Abzessen führt; die Drüsen sondern Eiter ab; stinkende Geschwüre und Pickel oder Pusteln rund um die Wunde. Chronische Ohrenentzündung mit anhaltender Eiterung.
- *Große Schmerzempfindlichkeit* mit körperlicher und geistiger Überempfindlichkeit, die selbst bei leichten Schmerzen bis zur *Ohnmacht* führen kann. Der Patient ist in jeder Hinsicht *verletzlich*, fühlt sich seiner Umwelt schutzlos ausgeliefert. Daraus ergibt sich eine ausgeprägte *Unsicherheit*, die die Betroffenen mit „Sicherheit, Geld, Schutz und Komfort“ zu kompensieren suchen.

- Angezeigt bei überempfindlichen Personen, die beim kleinsten Widerspruch in Rage geraten. Sie sind gereizt und schlecht gelaunt. *Jähzornige* Menschen, die immer unzufrieden sind und bei der kleinsten Beleidigung Mordgelüste entwickeln können (wie *Mercurius* und *Nux vomica*). Ihr Charakter weist *grausame*, inhumane Züge auf. Sie sprechen schnell, um eventuelle Einwürfe zu unterbinden. Bedrohlicher Ton und Haltung. Neigung zum Alkoholismus, die erbbedingt sein kann. Reagieren außerdem empfindlich auf Schauergeschichten, die sie tief bewegen können. Lust am Feuerlegen mit Neigung zur *Pyromanie.*
- Körperlich überempfindliche Menschen, die auf den kleinsten Schmerz empfindlich reagieren, sehr berührungsempfindlich sind; der geringste *Luftzug* stört, vor allem *Kaltluft.* Ihre Vorlieben beim Essen sind klar umrissen: Essig, saure und stark gewürzte, herzhafte Speisen.
- Stechende Schmerzen, *Stiche* bei Halsschmerzen, Abszessen und infizierten Wunden. Es kann auch zu Laryngitis mit pfeifendem Atemgeräusch (Krupp) kommen, vor allem, wenn sich der Patient kaltem Wind aussetzt.

**Angezeigt bei:**

- Eiternden Wunden mit schmerzhaften Abszessen.
- Großer Schmerzempfindlichkeit mit Ohnmacht.
- Laryngitis mit pfeifendem Atemgeräusch (Krupp) durch Kälte.
- Stechenden Halsschmerzen durch Kälte.
- Überempfindlichen, jähzornigen, aggressiven und gewalttätigen Personen.

## Hirudo medicinalis

Blutegel (*Sanguisuga*) – Blutegel

Die aus Blutegeln gewonnene Tinktur wird zur Zubereitung des homöopathischen Arzneimittels *Hirudo medicinalis* verwendet, das zur Behandlung *anhaltender, wäßriger Blutun-*

*gen* angezeigt ist, die denen nach einem Blutegelbiß ähneln. Mit dem Biß eines Blutegels wird die gerinnungshemmende Substanz Hirudin übertragen. In der Schulmedizin wird es als gerinnungshemmende Substanz eingesetzt (*Hirudo medicinalis*), in der Homöopathie hingegen als *Gerinnungsmittel*; entsprechende Prüfungen bei Fällen von anhaltenden, wäßrigen Blutungen haben Burnett und Clarke[232] durchgeführt. Von Lessell[233] stammt der Vorschlag, es zur Behandlung anhaltender Blutungen nach dem Abnehmen einer Blutegels von der Haut einzusetzen.

**Angezeigt bei:**

- Anhaltenden, wäßrigen Blutungen durch Blutegelbiß.

### Histaminum

Histamin-Chlorhydrat

Die Prüfung dieses Arzneimittels (Dr. Gringauz[234]) vervollständigte den Kenntnisstand über die Wirkung des Histamins. In der Homöopathie wird *Histaminum* - paradoxerweise und doch im Einklang mit dem Ähnlichkeitsprinzip - als „Antihistaminikum" eingesetzt. Die wichtigsten Indikationen des Mittels sind:

- Auf kleine Flächen beschränktes, *brennendes Gefühl* mit schmerzhafter Überempfindlichkeit. Brennen, Stechen, Kribbeln und Schwellung; Gefühl, als würde man einen Stromschlag erhalten.
- *Unruhe*, die sich durch einen energisch durchgeführten Spaziergang bessert. Anfälle von *Reizbarkeit* mit großer Ungeduld.
- *Trockenheit* der Schleimhäute mit Mundtrockenheit, trokkener, schmerzender Nase und kalter Nase beim Atmen. Trockener Hals, Gefühl eines Kloßes oder Fremdkörpers

(232) Clarke, J. H., *Der Neue Clarke*, Bielefeld 1991, Band 3, S. 1090.
(233) Lessell, C.B., *The World Traveller's Manual of Homoeopathy*, Saffron Walden: CW Daniel, 1993; S. 172.
(234) Gringauz, J., *Homeopatía*, 1959; vi: S. 73.

im Hals. Verschlimmerung durch Wärme, Besserung durch kalte Anwendungen.
- *Ermüdung* wie nach übermäßiger Kraftanstrengung, mit Quetschungsgefühl. Schwächegefühl mit Schwindel, Hitze und Schwitzen. Plötzlich *niedriger Blutdruck.*
- *Trockene Bindehautentzündung* mit ausgeprägtem Brennen, Rötung und Trockenheit.

**Angezeigt bei:**

- Allergischen Anfällen mit Nesselsucht und Trockenheit der Schleimhäute.
- Trockener Bindehautentzündung.

## Hyoscyamus niger

Bilsenkraut – Solanaceae

Dieses wie *Belladonna* und *Stramonium* zur Familie der Nachtschattengewächse gehörende Mittel ist zusammen mit *Arnica*, *Cicuta*, *Hypericum* und *Helleborus* angezeigt zur Behandlung von *Gehirnerschütterungen durch Traumata.* Im Hinblick auf *Stupor, Krämpfe und die Gesten mit den Fingern* ähnelt es *Helleborus*, unterscheidet sich jedoch durch die folgenden Charakteristiken:

- *Stupor*, in den er nach dem Antworten zurückfällt; Abneigung gegen Antworten, antwortet nicht; Delirium mit Blässe des Gesichts, spricht von der Arbeit; antwortet korrekt, wenn er gefragt wird, verfällt aber sofort wieder in Delirium und Bewußtlosigkeit. Komatöser Zustand mit offenen Augen und starrem Blick.
- Zustand der Erregtheit mit *Wahn und Schwatzhaftigkeit*, Angst vor dem Alleinsein und daß man ihn vergiften könnte. Sehr mißtrauisch. Erkennt die eigene Familie nicht mehr. Schamgefühl und Anstand werden abgestreift, der Patient ist streitlustig, möchte sich ausziehen und nackt spazierengehen, benutzt zahlreiche unflätige Ausdrücke und singt obszöne Lieder. Ebenfalls möglich ist lautes, stumpfsinnig wirkendes Lachen.

- Sieht sich von Schlangen umgeben; bildet sich ein, man wolle ihn vergiften oder er sei von einem fremden Wesen besessen. *Spricht schnell*, laut und hebt die Stimme immer mehr an.
- *Bewegt dem Kopf* auf dem Kissen *hin und her*; unwillkürliche Bewegungen der Augen (Nystagmus); herabhängender Unterkiefer, im Schlaf Zähneknirschen, faßt sich mit den Händen an die Genitalien. *Ständiges Zupfen am Bettbezug* (Karphologie).
- *Schreit vor den Krämpfen.* Nachts epileptische Krämpfe, im Schlaf oder während des Fiebers. Krämpfe mit Inkontinenz und großer Unruhe. *Jeder Muskel des Körpers zuckt*, von den Augen bis zu den Füßen.
- Anhaltende *Schlaflosigkeit* aufgrund geschäftlicher Probleme, die oft eingebildet sind.
- *Fieber mit Stupor*, starrem Blick, Zupfen an der Bettdecke, die Zähne sind mit einer sordesartigen Ablagerung [schmutzige Flecken] bedeckt.

**Angezeigt bei:**

- Traumatischer Gehirnerschütterung.
- Posttraumatischen Krämpfen.
- Fieber mit Stupor und Delirium.
- Psychotischen Zuständen und Manien (Paranoia, Wollust).

## Hypericum perforatum

Johanniskraut – Guttiferae

Das große Mittel zur Behandlung von *Nervenverletzungen*, vor allem von Körperteilen mit vielen Sinnesnerven, außerdem bei Verletzungen des Kopfes und der Wirbelsäule und deren Folgeerscheinungen, weshalb es als „*Nerven-Arnica*" bezeichnet wird. Verletzungen von Körperstellen, die mit vielen Sinnesnerven durchzogen sind: Zehen, Nagelbett, Handflächen oder Fußsohlen, Wirbelsäule und Steißbein, wenn die unerträglichen Schmerzen zeigen, daß die Nerven schwerwiegend angegriffen sind. *Sehr schmerzhafte Stich-, Schnitt- oder Rißwunden*, besonders wenn sie lange nicht heilen. In Türen eingeklemmte oder eingequetschte Finger. Offene Brüche. Verletzungen der Zahnnerven. Schußwunden. Sturz auf das Gesäß mit Verletzung des Steißbeins. Zur Behandlung von Schmerzen nach chirurgischen Eingriffen.

- Leitsymptom sind die *unerträglichen, übermäßigen Schmerzen* und die *ausgeprägte Schmerzempfindlichkeit* des verletzten Patienten. Doch nicht nur die Schmerzhaftigkeit, sondern auch die Wahrnehmung von Gehör und Geruchssinn sind übertrieben stark. Jede Verletzung, jedes Trauma, jeder Stich oder Biß, der mit ungewöhnlich starken Schmerzen einhergeht, weist auf *Hypericum* hin.
- Verschlimmerung durch *Berührung* und *Kälte*. Bei Wetterwechsel verschlimmern sich die neuralgischen Beschwerden.
- *Prellungen der Wirbelsäule*: Nach einem Sturz reagiert der Verletzte auf die geringste Bewegung von Armen oder Hals mit Schmerzensschreien; die Wirbelsäule ist äußerst schmerzempfindlich.
- *Kopfschmerzen nach einem Sturz* auf den Rücken mit Aufschlagen auf den Hinterkopf. Der Patient hat das merkwürdige Gefühl, als würde er hochgehoben und hat Angst, von dort oben herunterzufallen.
- *Krämpfe* nach Schlägen auf den Kopf oder Gehirnerschütterungen. Asthmatische Atmung nach Verletzungen der Wirbelsäule (KENT).
- *Nervöse Verstimmung* nach Verletzungen oder chirurgischen Eingriffen. Bessert schlimme Folgen von Schocks, Schreckerlebnissen oder Hypnosezuständen.
- *Zur Vorbeugung von Tetanusinfektionen* (vergleiche *Physostigma*, *Hydrophobium*, *Strychninum* und *Nux vomica*). Im Kapitel über Wundbehandlung (S. 27f.) beschreibt PIERRE SCHMIDT einen durch *Hypericum* geheilten Fall.

**Angezeigt bei:**

- Sehr schmerzhaften Verletzungen stark innervierter Körperstellen.
- Gequetschten Fingern, Rißwunden und Stichwunden an Handflächen und Fußsohlen; Schußwunden.
- Offenen Frakturen, Wirbelsäulen- und Steißbeinverletzungen, Verletzungen der Zahnnerven.
- Operativer Öffnung der Bauchhöhle und anderen chirurgischen Eingriffen.
- Kopfschmerzen nach einer Gehirnerschütterung.
- Krämpfen nach Gehirnerschütterungen oder Kopfverletzungen.
- Nervöser Verstimmung durch Wunden, operative Eingriffe, Schocks, Schreckerlebnisse oder Hypnosezustände.
- Vorbeugung von Wundstarrkrampf.

## Ignatia amara

Ignatiusbohne (*Strychnos ignatia*) – Loganiaceae

*Ignatia* ist bekannt als Mittel bei Todesfällen und bei Liebeskummer, denn es unterstüzt den Betroffenen beim Wiederfinden des emotionalen Gleichgewichtes nach dem Verlust eines geliebten Menschen. Hierbei ist jedoch Vorsicht geboten, es darf nicht vorschnell verallgemeinert werden. In solchen Fällen ist nämlich auch an *Aurum*, *Gelsemium*, *Hyoscyamus*, *Natrium muriaticum*, *Opium*, *Phosphoricum acidum* und *Staphysagria* zu denken.

- *Emotionale Unausgeglichenheit* mit körperlicher und geistiger Erschöpfung durch Kränkungen, Widerspruch, Kummer oder gescheiterte Liebesbeziehungen. Beschwerden durch Schrecken, Heimweh, wirtschaftliche Verluste, Scheitern in Schriftstellerei oder Wissenschaft, sozialen Abstieg, Vorwürfe oder öffentliche Blamagen.
- Der Patient verfällt in einen Zustand der *Melancholie, mit schlechter Laune, stillem Kummer, Empfindsamkeit, einander abwechselnden oder widersprechenden hysterischen Reaktio-*

*nen*, die beim geringsten Versuch ihn zu trösten, schlimmer werden. Setzt sich und *seufzt* wiederholt; inmitten von Schluchzen seufzt er häufig, ohne es zu merken. Erschrickt leicht. Durch Kummer ausgelöste Schlaflosigkeit.

- *Hysterische Ohnmachten* durch unvermittelte Erregung oder unangenehme Neuigkeiten, einen Schrecken, das Miterleben eines Unfalls, Überfalls oder des gewaltsamen Todes eines Menschen. Ohnmacht in überfüllten Räumen. Schnelles Herzklopfen durch eine Beleidigung. Durch Kummer ausgelöste Schmerzen in der Herzgegend.
- Der oberflächliche und unberechenbare Charakter seiner Symptome ist kennzeichnend.
- Reagiert auf alles überempfindlich, ausgeprägte Überempfindlichkeit der Sinne und Auftreten klonischer Krämpfe. Schmerzüberempfindlichkeit. *Sehr leicht beleidigt*, gerät beim geringsten Widerspruch in Wut, man kann ihm nichts rechtmachen. Hat an allem etwas auszusetzen. Dadurch regt er sich aber auch wieder über sich selbst auf und steigert sich noch stärker in seinen stillen Kummer hinein.
- Auftreten krampfartiger Beschwerden emotionalen Ursprungs wie Schrecken, Kummer oder Strafen: *Veitstanz, Krämpfe und Spasmen. Krämpfe nach einer Strafe.*
- Charakteristische Kopfschmerzen in der Stirn, „als würde ihm ein Nagel durch die Stirn getrieben"; Besserung durch starken Druck.
- Widersprüchliche Symptome: *lacht und weint* gleichzeitig oder abwechselnd; Halsschmerzen bessern sich durch Schlucken; das Leeregefühl im Magen wird durch Essen nicht besser; die Schmerzen der Hämorrhoiden bessern sich beim Gehen; Husten bessert sich durch Husten [d.h., wenn er länger hustet, wird der Husten weniger beschwerlich], und Kopfschmerz durch Druck.
- Paßt besonders gut bei nervösem Temperament, zu sensibel veranlagten und leicht erregbaren (hysterischen) Frauen mit dunkler Haut und dunklen Haaren, die lie-

benswürdig sind, wenn es ihnen gut geht, eine rasche Auffassungsgabe haben und reaktionsschnell sind.

- Verschlimmerung durch Gemütserregung, Kummer, starke Gerüche sowie und durch Tabak-, Kaffee- und Branntweingenuß.

**Angezeigt bei:**

- Emotionalen Beschwerden durch Kummer, Verdruß oder Aufregungen.
- (Hysterischer) Ohnmacht durch schlechte Nachrichten, Schreckerlebnisse, starke Eindrücke, Schmerzen und Gerüche.
- Schlaflosigkeit aus den gleichen Gründen.
- Überempfindlichkeit gegenüber Schmerzen und Gerüchen.
- Krämpfen, Veitstanz, nervösen Tics und Zuckungen emotionalen Ursprungs (Kummer, Strafen oder Schrecken).
- Durch Emotionen bedingte Kopfschmerzen und Migräne in der Stirn (als würde ein Nagel durch die Kopfseite nach außen getrieben).

## Indigo tinctoria

Oxidationsprodukt des Saftes von *Indigofera tinctoria* – Leguminosae

Auf *Bißwunden von Schlangen* oder Spinnen aufgebrachtes Pulver der *Indigo*-Tinktur *wirkt lokal als Gegenmittel* und verhindert die allgemeine toxische Wirkung.

- Als homöopathisches Mittel entfaltet es seine Wirkung auf das Nervensystem, besonders bei Fällen von Epilepsie, die mit tiefer Traurigkeit einhergehen. Nervöse Erregung mit Bedürfnis nach Beschäftigung; Neurasthenie und Hysterie.
- Zusammenschnüren der Speiseröhre mit blauem Anlaufen.

**Angezeigt bei:**

- Als lokales Gegengift bei Schlangen- oder Spinnenbiß.
- Epilepsie mit ausgeprägter Traurigkeit.

## Ipecacuanha

Brechwurzel (*Cephaëlis ipecacuanha*) – Rubiaceae

Die im Volksmund *Brechwurzel* genannte Tropenpflanze ist in Mittelamerika beheimatet und besitzt eine hervorragende Heilwirkung. In der Unfallmedizin verwendet man sie zur Behandlung traumatischer Schocks, vor allem aber bei Ohnmachten infolge von Blutungen oder dem Verlust anderer Körperflüssigkeiten. Übelkeit und Erbrechen stellen die Hauptleitsymptome des Mittels dar und treten fast durchgehend auf.

- *Ohnmacht infolge von Blutungen:* Nasenbluten, Blutungen nach der Entbindung (*Trillium pendulum*, *Cannabis sativa* und *Crocus sativus* erwägen); Ohnmacht durch Verlust von Körperflüssigkeiten, wie Durchfall, Erbrechen und ausgiebiges Schwitzen (hier ist auch an *China*, *Phosphoricum acidum*, *Trillium pendulum*, *Carbo vegetabilis* und *Veratrum album* zu denken).
- *Traumatische Schocks* durch Unfälle, vor allem wenn es hierbei zu Blutungen, Ohnmacht, Krämpfen und Erbrechen kommt.
- Charakteristisch für alle Beschwerden von *Ipecacuanha* ist eine *anhaltende Übelkeit.* Übelkeit durch Essensgeruch, während der Schwangerschaft oder durch Tabak. Die Übelkeit ist sehr heftig und nachhaltig und *bessert sich durch Erbrechen nicht.* Reichlicher Speichelfluß.
- Neigung zu kräftig roten *Blutungen* aus allen Körperöffnungen.
- *Trockener Krampfhusten*, ähnlich dem Keuchhusten, der bis zur Atemnot führen kann. Husten mit Übelkeit und Erbrechen von Schleim. Keuchhusten mit Blutungen aus Mund und Nase. Asthma bei Kindern.

- Juckende Haut mit Übelkeit; muß sich kratzen, bis er erbricht.
- Verschlimmerung durch Hitze, muß sich zur Linderung seiner Beschwerden abdecken oder ausziehen.
- Bei Cholera, wenn Übelkeit und Erbrechen im Vordergrund stehen.

**Angezeigt bei:**

- Ohnmacht durch Blutungen nach der Entbindung oder durch Nasenbluten.
- Traumatischem Schock.
- Keuchhusten; Asthma bei Kindern.
- Anhaltender Übelkeit.
- Cholera.

## Kalium bichromicum

Kaliumbichromat – $K_2Cr_2O_2$

Wirkt vor allem an den Schleimhäuten, wo sich Infekte ansiedeln, die zur Bildung von dickflüssigem Sekret und Geschwüren führen; auch bei Gelenkrheuma, das abwechselnd mit Magenbeschwerden, Migräne, Sinusitis und Neuralgien auftritt. In diesem Erste-Hilfe-Buch ist es wegen seiner guten Eigenschaften bei *Seekrankheit* aufgeführt.

- *Übelkeit durch Bootsfahrten oder Schiffsreisen* mit Schwindelgefühl und getrübtem Sehen. Beim Anblick von Essen steigt die Übelkeit an; Magenschmerzen und Hochwürgen von Nahrung unmittelbar nach dem Essen.
- Verschlimmerung durch feuchte Hitze und im Sommer, aber auch, wenn dem Patienten kalt wird.
- Paßt besonders zu fettleibigen, hellhaarigen Menschen, die häufig unter katarrhalischen Erkrankungen leiden. Menschen mit Neigung zu Konformismus und Routinedenken, die nach vorgefertigten Normen handeln und Problemsituationen meiden.
- Der *Schleim* ist sehr *dickflüssig, zäh, klebrig und kann in lange Fäden gezogen werden.* Schmerzhafter Druck in Stirn-

und Kieferhöhle (Sinusitis). Laryngitis mit pfeifendem Atemgeräusch (Krupp), heiserem, metallischen Husten, der mit dem typischen schleimigen Auswurf einhergeht.

- Rheumatische Beschwerden, die von einem Gelenk zum anderen wandern und an Stellen lokalisiert sind, die mit einer Fingerspitze bedeckt werden können. Die Schmerzen (Fibrositis, im Sommer Verschlimmerung) treten abwechselnd mit Magen- und Atembeschwerden auf (Durchfall, Bronchitis und Asthma, im Frühjahr und Herbst Verschlimmerung).
- *Runde, tiefgehende* einzelne *Geschwüre an den Schleimhäuten*, die sich mit einem schleimigen Sekret füllen, wodurch sich die Geschwüre hart und knotig anfühlen; nach ihrer Vernarbung hinterlassen die Geschwüre einen Hohlraum in der Schleimhaut.
- *Migräne mit verschwommenem Sehen* oder vorübergehendem Verlust des Sehvermögens vor dem Anfall; bei Einsetzen der Kopfschmerzen kehrt das Sehvermögen zurück.

**Angezeigt bei:**

- Seekrankheit.
- Migräne (mit verschwommenem Sehen).
- Tiefen Geschwüren der Schleimhäute. Sinusitis. Absonderung von zähflüssigem Schleim.
- Rheuma im Wechsel mit Magen- und Atembeschwerden.

## Kalium iodatum

Kaliumiodid – KI

Eines der Hauptmittel bei *Glottisödem.*

- *Plötzlich auftretendes Glottisödem* mit heftigerem Erscheinungsbild als bei *Iodium*, beim dem der Patient *nachts* aufwacht oder das Ödem mit dem Aufwachen auftritt; dabei völlige Stimmlosigkeit. Zwischen 2 und 5 Uhr morgens Verschlimmerung.
- Bei Patienten mit Schluckbeschwerden oder Kropf (vergrößerter Schilddrüse).

- Hitzig veranlagte Patienten, denen es durch Spaziergänge an der frischen Luft besser geht.
- Neigung zu Sinusitis und stark zähflüssigen Schleimabsonderungen (wie *Kalium bichromium*).

**Angezeigt bei:**

- Glottisödem.
- Sinusitis.

## Kalium permanganicum

Kaliumpermanganat – $KMnO_4$

Schon seit langem bekannt als *starkes Desinfektionsmittel*; wurde, wie auch *Indigo*, zur *Behandlung von giftigen Schlangenbissen* (aber auch Spinnenbiß) eingesetzt. Wirkt als direktes chemisches Antidot auch als Gegenmittel für Morphium und Opiumderivate.

- In der Homöopathie als Mittel zur Behandlung von Diphtherie verwendet.

**Angezeigt bei:**

- Lokalantidot gegen Schlangen- und Spinnengift.
- Chemisches Opium-Antidot.
- Diphterie.

## Kreosotum

Kreosot (Holzteerdestillat) – $C_8H_{10}O_2$

Eines der Mittel zur Behandlung von *Verbrennungen*; es wirkt auf Verletzungen von Haut und Schleimhäuten die brennen, stark riechen und scharfe, wundmachende Absonderungen abscheiden.

- *Heftiges Brennen und Jucken* der Haut, das gegen Nachmittag und Abend schlimmer wird. Gegen Nachmittag wird das Jucken so heftig, daß der Patient fast verzweifelt. Ausschläge: Herpes, Pusteln und Gangrän.
- Kleinere Wunden *bluten* reichlich; passive Blutungen, danach Ermattung (vor allem bei Typhus); das Blut ist

dunkel und tritt langsam aus; Blutungen *nach einer Zahnextraktion* (vergleiche *Arnica*, *Hamamelis*, *Lachesis* und *Phosphorus*).

- *Verbrennungen* mit heftigem Jucken und Brennen sowie scharfen, ätzenden Absonderungen.
- *Seekrankheit.*
- *Reichliche Monatsblutungen, schlimmer beim Niederlegen.*
- Kinder, die sehr schnell gewachsen und für ihr Alter ungewöhnlich groß sind; alt aussehende Kinder mit runzliger, welker Haut; Kinder mit problematischer Zahnung und sehr rasch einsetzender Karies, die gleich beim Austritt der Zähne anfängt. Bettnässen bei Kindern während der ersten Schlafphase. Sie träumen vom Wasserlassen und tun es tatsächlich. Bei Erkrankungen während der Menopause.

**Angezeigt bei:**

- Verbrennungen mit scharfen, brennenden Absonderungen.
- Pusteln, Herpes, Gangrän.

## Lachesis mutus

Gift der Surukuku- oder Buschmeisterschlange – Crotalidae

Das Gift dieser Schlangenart enthält ein breites Spektrum an hochwirksamen proteolythischen, zytotoxischen, neurotoxischen und gerinnungsfördernden Enzymen. Es wirkt vor allem auf das Blut und bewirkt die Auflösung der roten Blutkörperchen (Hämolyse), verringert nach einer anfänglichen Thrombosephase seine Gerinnungsfähigkeit und verändert die natürliche Widerstandskraft gegen Infektionen, so daß sich schließlich Gangrän und Nekrosen bilden. Das zentrale Nervensystem ist in Form von Delirium, Koma und Lähmung von lebenswichtigen Organen betroffen. Herz und Kreislauf leiden unter niedrigem Blutdruck, kalten Schweißausbrüchen, und schließlich kommt es zum Kollaps. Die Bißstelle schwillt dick an und färbt sich purpurfarben oder schwärzlich; Bildung von blutgefüllten Blasen und furchtbare Schmerzen. Da es sich um ein Mittel mit breitem Anwendungsspektrum und großer Tiefenwirkung handelt, sind die Anwendungsmöglichkeiten entsprechend vielfältig. Für den Einsatz in der Ersten Hilfe hier die wichtigsten im Hinblick auf die Wundversorgung:

- *Rißwunden, Wunden mit abgestorbenem Gewebe und Gangrän*, purpuner oder schwärzlicher Färbung, ausgeprägter Schwellung, starken Schmerzen, die anhaltend ein sehr dunkles Blut absondern, das nicht gerinnt. Verschmutzte *Schwußwunden* mit großem Anteil an abgestorbenem Gewebe, Neigung zur Gangrän und starker Berührungs- und Wärmeempfindlichkeit.
- *Blutungen mit dunklem Blut*, das nicht gerinnt und anhaltend und reichlich blutet; Blutungen nach einer Zahnextraktion; Nasenbluten während des Klimakteriums; anhaltend blutende Wunden.
- *Gangränöse Wunden*; langsam verheilende Wunden mit dunkelblauen Rändern, die zu Eiterung, Gangrän und üblem Geruch neigen; Narben können wieder aufbrechen.
- *Erstickungszustände* durch Zusammenschnürung der Luftröhre - muß alle störenden Kleidungsstücke entfernen und sucht verzweifelt nach frischer Luft, um besser atmen zu können.
- Paßt gut zu Menschen mit cholerischem Temperament, Sommersprossen und roter Haut, besonders während der Menopause.
- *Geschwätzigkeit* und Reizbarkeit wechseln sich auf extreme Weise mit ängstlicher Niedergeschlagenheit ab. Der Patient spricht schnell, wechselt andauernd das Thema, möchte stets reden, ist egozentrisch und hört niemand anderem zu; reizbare Stimmung, wie in Extase, mit fast prophetischen Vorahnungen, dann wieder Stille, Niedergeschlagenheit und Ängstlichkeit, bei denen auf die Spitze getriebenes *Mißtrauen* und *Eifersucht* ein eindeutig para-

noides Krankheitsbild ergeben, bei dem auch Gedächtnisverlust und veränderte Zeitwahrnehmung auftreten.

- *Rücksichtslos und aggressiv*, im Umgang schwierig und sogar beleidigend, vermutet Böses hinter den harmlosesten Handlungen und Vorschlägen und ist stets bereit, die negativste Seite der Dinge herauszustreichen. Mangelndes Pflichtbewußtsein und Gewissen, schmiedet Pläne und Komplotte, um Menschen, von denen er glaubt, daß sie ihn gekränkt hätten, zu verletzen oder sich an ihnen zu rächen.
- Berührungen und Beengendes sind ihm zuwider, vor allem am Hals und an der Taille. Enge Kleidung macht ihn unruhig und nervös; muß sie rasch wieder lockern.
- *Beim Einschlafen* oder Erwachen *Verschlimmerung*. Viele Beschwerden treten im Schlaf auf.
- Die meisten *Symptome bessern sich durch den Menstruationsfluß*: während der Regel stets Besserung, mit Einsetzen der Monatsblutung gehen alle Schmerzen zurück.
- Die Beschwerden sind vorwiegend in der *linken Körperhälfte* lokalisiert und strahlen auf die rechte aus.
- *Ausgeprägte Verschlimmerung durch Wärmeeinwirkung* und Sonnenwärme. Starke Abneigung gegen hochsommerliche Hitze. Heiße Getränke verschlimmern die Halsschmerzen.

**Angezeigt bei:**

- Giftschlangenbissen.
- Bissen von Hunden, Ratten usw.
- Wunden mit Gangrän, Schußwunden.
- Wieder aufplatzenden Narben.
- Blutungen: der Netzhaut, nach Zahnextraktionen, bei kleinen Verletzungen.
- Traumatischen Schocks.
- Sonnenstich.
- Scheintod bei Ertrunkenen.
- Glottisspamus mit Atemnot.

- Höhenkrankheit.
- Auf den linken Arm ausstrahlender Angina pectoris.
- Paranoiden Psychosen.
- Beschwerden während des Klimakteriums (Erstickungsgefühl mit Schweißausbruch, Hämorrhoiden und Metrorrhagie; verschiedenen Formen geistiger Verwirrung).

## Latrodectus mactans

Schwarze Witwe (*Aranea mactans*) – Arachnoidae

Das homöopathische Arzneimittel *Latrodectus* wird aus dem Gift der „Schwarzen Witwe" gewonnen. Das Gift dieser Spinne ist eines der stärksten, die heute bekannt sind, doch enthält ein Biß nur solch geringe Giftmengen, daß seine Wirkung nur bei Kindern unter 15 kg Körpergewicht lebensgefährlich werden kann (die Mortalität liegt nach Dreisbach[235] bei 1%). Neben der toxischen Wirkung führt ein Biß zu ausgeprägten lokalen Nekrosen mit stark verzögerter Heilung.

- Der Biß ruft eine *tetanische Wirkung* hervor, die einige Tage anhält. Krampfschmerz, Gefühl von Spannung, Zusammengeschnürtsein und Erschöpfung.
- Sehr heftige Krämpfe im Brustkorb mit *Schmerzen wie bei Angina pectoris*, die zu Schultern und Rücken ausstrahlen; außerdem Kontraktur der Bauchmuskeln. „Kann bei Anfällen von Angina pectoris, die zum linken Arm hin ausstrahlen, genauso gut oder besser wirken als Nitroglyzerin." (Morrison[236])
- Der ganze Körper ist *eiskalt*, wie Marmor.
- Lähmung von Rektum und Blase.
- *Extreme Unruhe* des Patienten, der sich nicht ruhig halten kann.

(235) Dreisbach, R.H., *Manual de Envenenamientos*, Mexico: El Manual Moderno SA, 1974. Originaltitel: *Handbook of Poisoning*. Lange Medical Publications.
(236) Morrison, R. *Small Remedies (Seminars)* in Vermeulen, Frans, *Synoptic Materia Medica*, Merlijin Publishers, 1992, S. 231.

**Angezeigt bei:**

- Spinnenbissen.
- Septischen Nekrosen von Wunden.
- Angina pectoris.

## Ledum palustre

Wilder Rosmarin, Sumpfporst – Ericaceae

Wilder Rosmarin wächst in kalten Gegenden Nordeuropas; aus ihm stellt man *Ledum* her, das besonders auf Muskeln, Bänder, Sehnen und das Gefäßsystem wirkt und zu Stauungen in den Kapillargefäßen, Entzündungen und Kälte der Hautoberfläche infolge gestörter Versorgung der Gewebe führt. Angezeigt bei all jenen *traumatischen Verletzungen*, die viele Tage andauernde *Ekchymosen* (Zerrungen, „blaues" Auge) nach sich ziehen. Zusammen mit *Arnica* und *Hypericum* eines der Hauptmittel bei Traumata; es sollte daher in einer Notfallapotheke unbedingt mitgeführt werden. Außerdem hilfreich zur Vorbeugung und Behandlung von *Mückenstichen*.

- Hauptcharakteristikum von *Ledum* ist die ausgeprägte *Kälte* der betroffenen Hautstellen, es herrscht *Mangel an Lebenswärme*, der im Widerspruch zu der Verschlimmerung durch örtliche Erwärmung oder die bloße Bettwärme steht; der Betroffene braucht Abkühlung so sehr, daß er die verletzte oder schmerzende Körperstelle manchmal sogar in kaltem Wasser baden möchte.
- *Tiefgehende Wunden und Stichverletzungen der Handflächen und Fußsohlen* durch Nägel, Katzen- und Rattenbisse; *Insektenstiche* (vor allem Mücken) und andere giftige Stiche und Bisse (von Schlangen, Spinnen und Seespinnen), besonders wenn die verletzten Körperteile kalt sind. Wunden, und vor allem Stichwunden (Splitter, Nägel, Dornen), werden von Infekten betroffen und bilden Panaritien aus. Schmerzhafte Wunden, in denen Infekte entstehen, fühlen sich kalt an und verlieren Lebenswärme; Kälte

und mangelnde Lebenswärme sind vorherrschende Kennzeichen in allen Erscheinungsformen.

- Heftig juckende *Insektenstiche*, die sich durch kalte Anwendungen bessern und durch Wärme verschlimmern. Hilfreich zur Behandlung aller Arten von Insektenstichen (Mücken, Wespen usw.), aber auch gegen die giftigen Bisse und Stiche anderer Tiere (Schlangen, Spinnen etc.). Wirkt bei manchen Patienten *vorbeugend gegen* die manchmal von einem Insektenstich ausgelösten *Überreaktionen. Insektenstiche* (*Ledum*, wenn die Schwellung begrenzt ist; *Urtica* bei allergischer Reaktion mit Schwellung und juckendem Brennen über die Einstichstelle hinaus).
- *Blutungen der vorderen Augenkammer* nach einer Iridektomie [operativer Eingriff in die Regenbogenhaut]. Prellungen von Auge und Lid mit Austritt von Blut ins Gewebe („blaues" Auge); Ekchymosen von Augenlidern und Bindehaut (vergleiche *Hamamelis*).
- Krämpfe infolge von Kopfverletzungen.
- Neigung zu Knöchelzerrungen (wie *Carbo animalis*).
- Wurde auch zur *Tetanusprophylaxe* eingesetzt, vor allem bei den beschriebenen Verletzungstypen. Wundstarrkrampf durch Verletzungen der Extremitäten; die betroffenen Körperstellen werden eiskalt, von der Wunde ausgehend setzen Spasmen ein.
- Hitzebedingte Akne bei Personen, die zum ersten Mal in die Tropen reisen; Aufwachen mit Muskelkrämpfen, Mundtrockenheit, „verstopftem" Hals und Atembeschwerden.
- Eignet sich für *Menschen mit Neigung zu Rheuma und Gichterkrankungen*; Menschen, die Alkoholmißbrauch getrieben haben. Rheumatismus oder Gicht, setzt in den Beinen ein und steigt dann nach oben; Gichtknoten an den Gelenken; akute und chronische Arthritis, mit stechenden, reißenden und klopfenden Schmerzen; sie zeigen *Verschlimmerung durch Bewegung* und sowie nachts durch die Bettwärme und bessern sich nur, wenn die Füße in eis-

kaltes Wasser getaucht werden. Bei Gicht, Schwellung des Fußes und des großen Zehes, mit unerträglichen Schmerzen beim Gehen, als hätte er eine Prellung erlitten; intensiver Schmerz. Bei Menschen, die leicht frieren, mangelnde Lebenswärme aufweisen oder regelmäßig zuviel Alkohol konsumiert haben. Bei einzelgängerischen Menschen, die Gesellschaft meiden, Menschenfeinden und Unzufriedenen.

**Angezeigt bei:**

- Stichwunden, die kalt sind und sich infizieren (Panaritien).
- Stichen von Insekten und anderen giftigen Tieren.
- Vorbeugend gegen Insektenstiche.
- Ekchymosen mit langwierigem posttraumatischem Verlauf („blaues“ Auge).
- Intraokularen Blutungen nach einer Iridektomie.
- Unverträglichkeitsreaktionen bei einem Aufenthalt in tropischen Klimazonen.
- Zur Prophylaxe gegen Wundstarrkrampf.
- Rheuma und Gicht.

## Lobelia purpurascens

Scharlachrote Lobelie – Lobeliaceae

*Lobelia purpurascens* ist eine in den tropischen Gebieten und den Urwäldern Australiens beheimatete Pflanze. Man sagt, daß Leguane, die mit einer Schlange gekämpft haben und gebissen wurden, danach versuchen, *Lobelia purpurascens* zu fressen, um sich gegen die Wirkung des Giftes zu schützen. Andererseits sind schon ganze Schafherden am irrtümlichen Verzehr der Pflanze verendet; die Symptome sind denen nach einem *Giftschlangenbiß* sehr ähnlich.

Es kommt zu einer tiefgreifenden Erschöpfung aller Lebenskräfte und des Nervensystems mit *Atemlähmung*; Schwindel und Kopfschmerzen bis hin zum Stupor; ihm ist furchtbar kalt, er hat aber keinen Schüttelfrost; Erbrechen, schließlich Koma. Kann die Augen nicht offen halten, diese schließen sich unter krampfartigen Bewegungen. Langsame, oberflächliche Atmung, als wären Herz und Atemmuskulatur gelähmt. Auch angezeigt bei grippalen Infekten mit Symptomen nervöser Erschöpfung.

**Angezeigt bei:**

- Antidot bei Giftschlangenbissen (wird im australischen Urwald so eingesetzt).
- Typhösen und grippalen Fieberzuständen mit den genannten Symptomen.

## Lycopodium clavatum

Bärlappsporen – Lycopodiaceae

*Lycopodium clavatum* ist ein Mittel mit breitem Anwendungsspektrum und ist hier wegen seiner guten Eigenschaften bei der Behandlung von *Flatulenz und Auftreibung des Unterbauches* nach Bauchoperationen (Besserung durch Abgang von Blähungen) aufgeführt. Die geräuschvollen, anhaltenden Blähungen gehen nur unter starken Schmerzen ab, als befände sich der Leib, und besonders der rechte Teil des Hypochondriums, in andauernder Gärung.

- Menschen mit sehr *schwach entwickeltem Selbstvertrauen*, das sie durch eine *hochmütige, arrogante Haltung* zu kompensieren suchen, die zur Ausbildung *diktatorischer Züge* führt: „Außer Haus die Sanftmut selbst, zu Hause der reinste Tyrann". Sie sind beleidigend und ertragen keinen Widerspruch. Hochtrabend, dünkelhaft und anmaßend, das *Ego* scheint stark entwickelt. Im Grunde aber haben sie ein tiefes Gefühl der *Wehrlosigkeit*, gehen mit Vorsicht zu Werke und stecken voller Zweifel.
- Sie *befehlen und bestimmen gerne* und verfolgen *halsstarrig* ihre Ziele, doch ihr mangelndes Vertrauen kann dazu führen, daß sie Angst bekommen und *Verantwortung* meiden. „Oft handelt es sich um den Typ des *engstirnigen, kleinen Abteilungsleiters* mit autoritärem Stil, aber geringer Entschlußkraft" (GRANDGEORGE[237]). Im Gegensatz zu *Natri-*

*um muriaticum*, das in der Vergangenheit lebt, leben sie stets in der *Zukunft*, als Sklaven ihres ehrgeizigen Strebens nach Macht und Handlungsbefugnissen (SANKARAN[238]).

- *Flatulenz,* der Patient ist voller Blähungen, vor allem nach dem Mittagessen. *Verschlimmerung durch blähende Speisen.*
- Neigung zu Leberbeschwerden; die Patienten sind entweder *schnell satt* oder empfinden nach wenigem Essen großen Appetit. *Abends und nachts* sind sie *hungrig* und können vom Hunger aufwachen; müssen vor dem Schlafengehen etwas essen. Müssen in regelmäßigen Abständen essen, um keine Kopfschmerzen zu bekommen. Ausgeprägtes *Verlangen nach Süßspeisen.* Mögen *heißes Essen*, das auch viele ihrer Symptome bessert.
- *Nach dem Mittagessen im Laufe des Nachmittags Verschlimmerung* (16-20 Uhr).
- Charakteristisch ist die Tatsache, daß viele der *Beschwerden* vor allem *auf der rechten Seite lokalisiert* sind (Lungen-, Mandel-, Ohrenentzündung usw.). Es besteht ein Ungleichgewicht nach *rechts* hin, also zur vernunftgesteuerten und maskulinen Seite des Lebens, mit Verlangen nach Macht und Herrschaft und geringer Berücksichtigung der femininen, gefühls- und intuitionsbestimmten Seite des Lebens.
- Obgleich die Betroffenen intellektuell aufgeweckt sind, kann es zu Problemen wie *Dyslexie* (Verwechseln der richtigen Wortreihenfolge) und Vergessen von Personennamen kommen.

**Angezeigt bei:**

- Flatulenz nach dem Essen; nach Bauchoperationen.
- Folgeerscheinungen von Unfällen bei *Lycopodium*-Konstitutionen.

(237) Grandgeorge, D. *El Remedio homeopático*, Barcelona, Editorial. Kairós, 1994, S. 146.
(238) Sankaran, R. *The Spirit of Homoeopathy*, Bombay: Homoeopathic Medical Publishers, 1992, S. 290.

## Lyssinum (Hydrophobinum)

Speichel eines tollwütigen Hundes – Nosode

Die homöopathische Zubereitung dieser *Nosode* (aus Krankheitserregern oder -stoffen hergestelltes Arzneimittel) erfolgt durch Trituration von Milchzucker, der mit dem Speichel eines tollwütigen Hundes gesättigt ist; das Produkt wird dann so lange verdünnt und verschüttelt, bis es therapeutisch einsetzbar ist. In der Unfallmedizin wird dieses Mittel neben der Maßnahme der lokalen Wärmebehandlung als *Tollwut-Prophylaktikum* angewendet, wenn kein Tollwutserum vorhanden ist; außerdem *bei Beschwerden nach Hundebissen*, ob durch tollwütige oder gesunde Tiere. HERING war der erste, der diese Nosode prüfte (1833) und ihre Verwendung in der Medizin vorschlug[239]), noch lange bevor Pasteur seinen Tollwutimpfstoff vorlegte. Die wichtigsten Symptome des Mittels sind:

- Der *Anblick und das Geräusch von fließendem* oder tropfendem *Wasser* führt zur *Verschlimmerung* aller Beschwerden.
- Erträgt keine *Sonnenhitze.*
- Bläuliche oder *dunkelviolette Färbung der Wunden.* Ausbildung harter, hervorstehender Geschwüre, die eitern und sehr schmerzhaft sind. Nach der Vernarbung halten die Schmerzen an.
- Angst vor dem Verücktwerden und krankhafte Angst vor Tollwut. Plötzliche Ausbrüche von Zorn und Zerstörungswut, gefolgt von raschem Bedauern. Große *Empfindlichkeit und Aufbrausen*, wenn er sich gestört oder gepeinigt fühlt. Glaubt, man würde ihn ungerecht behandeln und wolle seine Ruhe stören.

---

(239) Siehe seine ausführliche Monographie über *Lyssin* im *North American Journal of Homoeopathy*, 1879, sowie Hering, C., *The Guiding Symptoms of Our Materia Medica*, Philadelphia, 1888, Vol. 7, S. 159.

- *Krämpfe* durch gleißendes oder in Wasser oder Spiegeln reflektiertes Licht; durch Luftzug, die geringste Berührung oder den bloßen Gedanken an Flüssigkeiten aller Art.
- *Kopfschmerzen* nach dem Biß eines Hundes, ob gesund oder tollwütig.
- Dichter, zäher Schleim, *muß ständig ausspucken.*
- Schluckbeschwerden, beim Trinken Krämpfe in der Speiseröhre.
- *Mit Blut und Schleim vermischter Durchfall* (Dysenterie) mit heftigen Kontrakturen des Rektums (Tenesmus) und Verschlimmerung durch das Hören oder den Anblick von fließendem Wasser.
- *Tollwutprophylaxe* (siehe Kapitel Bisse S. 147).

**Angezeigt bei:**

- Hundebissen (tollwütiger oder gesunder Tiere) mit ihren Folgeerscheinungen und Komplikationen.
- Prophylaxe von Tollwut oder Hydrophobie [Wasserscheu].
- Kopfschmerzen und Beschwerden nach Hundebissen.

## Magnesia phosphorica

Magnesiumphosphat – $MgHPO_4 7H_2O$

*Magnesia phosphorica* ist ein bewährtes Mittel zur Behandlung von *Schreibkrämpfen.* Siehe auch *Colocynthis* (Differentialdiagnose zu *Magnesia phosphorica* S. 390).

- *Krämpfe der Hände und Finger durch Schreiben*; Krämpfe bei körperlicher Betätigung; Krämpfe in den Fingern beim Klavier- oder Geigenspiel.
- Bei Neuralgien mit *Krämpfen*; Säuglinge: bei Bauchkrämpfen, die sich durch Wärme und Massagen bessern; Kinder: Zuckungen und Spasmen während der Zahnung. Bei Blähungskoliken, die sich durch den Abgang der Blähungen nicht bessern. Die Krämpfe verschlimmern sich durch Kälte und bessern sich durch Wärme, Massagen und in Hockstellung.

- Unfreiwilliger Harnabgang nach Einführen eines Katheters.
- *Bei sensiblen Menschen* oder feinfühligen Intellektuellen mit Neigung zu Nervosität, Unruhe und krampfartigen Beschwerden, die an allen Körperstellen Muskelkrämpfe und Koliken bekommen. Reizbare, *impulsive* Menschen. Sprechen ständig nur von ihren Schmerzen.

**Angezeigt bei:**

- Schreibkrämpfen (Schriftsteller).
- Bauchkrämpfen (Magenverstimmungen, Cholera).
- Unfreiwilligem Harnabgang nach Einführung eines Katheters.
- Neuralgien mit krampfartigen Schmerzen.

## Medusa

Qualle [verschiedene Spezies]

In homöopathischer Darreichungsform antidotiert *Medusa* das durch den Hautkontakt mit einer *Qualle* hervorgerufene *Jucken und Brennen.* Wenn es zu einem solchen Kontakt kommt (beispielsweise beim Baden im Meer), bildet sich ein nesselsuchtartiger Hautausschlag mit ödematösen Entzündungssymptomen, intensivem Brennen, Jucken und Schwellung; die betroffene Körperstelle wird heiß, später entwickelt sich Bläschenausschlag. Außerdem können allergische Reaktionen in Form eines Anschwellens von Gesicht, Augen, Nase, Ohren und Lippen ausgelöst werden.

- Das Mittel entfaltet homöopathische Wirkung bei *nesselsuchtartigen Hautausschlägen.*
- Bei stillenden Müttern kann es - wie auch *Urtica urens* - eine zum Stillstand gekommene oder verringerte Bildung der Muttermilch erneut anregen. CLARKE[240] beschreibt den Fall einer Mutter, bei der die Verabreichung von *Medusa* die Milchbildung in den Brüsten drei Jahre nach der

(240) Clarke, J. H., *Der Neue Clarke*, Bielefeld 1993, Bd. 6, S. 3291.

Geburt ihres letzten Kindes mit Erfolg wiederherstellte; die Frau hatte zwölf Kinder zur Welt gebracht, aber keines stillen können, weil die Milchsekretion ausgeblieben war.

**Angezeigt bei:**

- Als Antidot bei Ausschlägen durch Hautkontakt mit Quallen.
- Nesselsuchtartigen Reaktionen der Haut.
- In der Stillzeit (bei Verringerung oder Ausbleiben der Milchsekretion).

## Mercurialis perennis

Ausdauerndes Bingelkraut – Euphorbiaceae

Die in lichtarmen europäischen Bergwäldern beheimatete Pflanze ist giftig und wird daher von weidenden Rindern gemieden. Wie andere Vertreter der Wolfsmilchgewächse ist auch das Bingelkraut ausgesprochen bitter und reizauslösend, weshalb viele ihrer Symptome denen der stärker ätzenden Quecksilbersalze ähnlich sind: Brennen, Reizung von Augen, Nase und Hals, Tenesmus nach der Entleerung von Stuhl oder Harn usw.

- Trockenheit der Schleimhäute mit lokalem Brennen und allgemeiner Mattigkeit.
- In den Augen kommt es zu Symptomen, die mit denen der *sonnenbedingten Bindehautentzündung* oder Schneeblindheit übereinstimmen; der Schnee führt zum Verlust des Sehvermögens; unter freiem Himmel und bei Sonnenlicht Blinzeln der Augen; Trockenheit und Blutfülle in der Bindehaut, mit Brennen und ausgeprägter Lichtempfindlichkeit, die das Brennen und Blinzeln verstärken.

**Angezeigt bei:**

- Sonnen- oder strahlungsbedingter Konjunktivitis (zu Schneeblindheit, siehe *Arsenicum* S. 347).

## Mercurius corrosivus

Quecksilber-Sublimat – $HgCl_2$

Das Vorhandensein von Chlor in dieser Verbindung scheint die Quecksilberwirkung dieses Mittels zusätzlich zu verstärken. *Mercurius corrosivus* ähnelt *Mercurius solubilis*, wirkt jedoch schneller. Angezeigt zur Behandlung *heftig verlaufender, akuter und gewebezerstörender Darmentzündungen* (Dysenterie), wie sie vor allem im Sommer in tropischen Gegenden vorkommen. Die Entzündung schreitet rasch und mit zerstörerischer Wirkung fort, es kommt zu Geschwürbildungen in den Schleimhäuten von Verdauungs- und Atmungsapparat (Hals) sowie der Harnwege, starker Rötung, Entzündung und Brennen, die *mit akuten Schmerzen und Absonderung von aggressivem Sekret* einhergehen. So wie *Crotalus horridus* eines der Hauptmittel zur Behandlung von Gelbfieber darstellt, ist *Mercurius corrosivus* ein Hauptmittel bei Tropenruhr. Beide Mittel sind von größter Wichtigkeit und sollten bei Reisen in die Tropen unbedingt mitgeführt werden.

- Das typische Krankheitsbild der *Tropenruhr*: heftiges, krampfartiges Zusammenziehen des Rektums (Tenesmus), das durch Darmentleerung weder zurückgeht noch verschwindet (falls Besserung eintritt, *Nux vomica* erwägen), mit geringem, aber heißem, blutigem und stinkendem Stuhl, der Beimengungen von Schleimhaut enthält und mit äußerst schmerzhaften Krämpfen einhergeht. *Blutige und schmerzhafte Stühle*, außerdem Erbrechen und ein anhaltendes, drängendes Stuhldrang, das sich durch nichts bessert. Kann auch mit Tenesmus der Blase einhergehen, bei dem es zu heftigem Brennen in der Harnröhre und zur Ausscheidung von mit Schleim und Blut vermischtem Urin kommt.
- Weitere Begleitsymptome sind: *ausgeprägte Schwäche*, intensives Schwitzen auf der Stirn, starker Speichelfluß mit beißend salzigem Geschmack, Halsentzündung mit häufi-

gem Stechen sowie Schlaflosigkeit, bei der der Betroffene keine ihm bequeme Lage findet.

- Auch die *Augen* können betroffen sein durch akute Entzündungen, heftige Schmerzen, Photophobie sowie beißend scharfen Tränenfluß. An den Serosen, vor allem am Bauchfell, bei Bauchfell- und Blinddarmentzündung, kurz bevor sich ein Abszeß bildet. Nieren: bei chronischer, gewebezerstörender Nierenentzündung mit heftig ausgeprägten Symptomen einer Blasenentzündung mit Brennen und starken Muskelkontrakturen.
- Im Hinblick auf die allgemeinen Modalitäten ähnelt dieses Mittel *Mercurius solubilis*: Speichelfluß, Abdrücke der Zähne auf der Zunge, Schweißabsonderung, die dem Patienten keine Besserung bringt, Verschlimmerung nachts, bei feuchter Witterung, durch Berührung und Bettwärme.

**Angezeigt bei:**

- Tropenruhr.
- Blasenentzündung mit Blutungen.
- Follikularer Mandelentzündung mit Nekrosen.
- Eitriger Bindehautentzündung. Augenentzündung bei Neugeborenen.
- Syphilis und Lymphdrüsentuberkulose im Mesenterium [Dünndarmgekröse].

## Mercurius solubilis

Quecksilber – Hg

*Mercurius solubilis* ist ein Syphilis-Mittel mit breitem Anwendungsspektrum und wie *Mercurius corrosivus* zur Behandlung bestimmter Fälle von Dysenterie und geschwüriger Dickdarmentzündung angezeigt. Es wirkt besonders bei Krankheitsverläufen mit Neigung zur *Zerstörung und Nekrosen der Gewebe*, insbesondere von Schleimhäuten, Knochen, Speicheldrüsen, Lymphknoten, Leber und Nieren, Nervensystem, Blut und Haut. Die hervorstechenden Charakteristiken dieses Mittel sind:

- Der Patient sieht kränklich, ja kachektisch aus, das Gesicht ist erdfahl, die Augen sind matt und glanzlos. Wirkt aufgedunsen, dunkelviolette Färbung um die Augen. *Verschwitztes Gesicht, öliger Schweiß* mit charakteristisch durchdringendem Geruch. Belegte Zunge mit ausgeprägt *starkem Mundgeruch*, außerdem stinkender Körpergeruch. Allgemeines *Zittern*. Verhaspelt sich beim Sprechen, stottert oder macht übermäßig lange Pausen.
- Geist und Willen sind geschwächt und „zittern" wie der Körper. *Unstetig, hastig*, unruhig, aufgeregt und voller Ängste, möchte, daß alles rasch und überstürzt erledigt wird. Nichts kann ihm schnell genug gehen. Geistige Langsamkeit mit langen Pausen vor den Antworten. Verlust von Gedächtnis und Willenskraft. Entwickelt Selbstmordneigungen als Ausweg aus dem eigenen Leiden und ausgesprochen *gewalttätige Reaktionen* auf Menschen, die es wagen, Widerspruch zu erheben: jede Beleidigung, und sei sie noch so harmlos, führt zu Angriffs- und sogar Mordlust (siehe *Hepar sulphur*, *Platina* und *Nux vomica*).
- Ist feinfühlig wie ein *„menschliches Thermometer":* Verschlimmerung durch Kälte und Hitze, reagiert auf Temperaturänderungen von nur wenigen Grad mit Beschwerden. Wetterwechsel, vor allem das Umschlagen zu feuchtem Wetter sowie Luftzug, werden sehr schlecht vertragen. Auf großen Höhen fühlt der Patient sich besser (GIBSON).
- *Nachts Verschlimmerung*, vor allem Knochenschmerzen.
- Beinahe alle Beschwerden gehen mit *ausgiebigem Schwitzen* einher, das dem Patienten aber keine Erleichterung oder Besserung bringt.
- *Zittern* von Kopf, Händen und Zunge; es setzt an den Fingern ein und schreitet unter Schwächegefühl und Lähmungserscheinungen fort; eines der besten Mittel zur Behandlung des Parkinson-Syndroms (Paralysis agitans).
- *Geschwürbildung* und Absonderung von gelbgrün gefärbtem, blutvermischtem Eiter; Brennen und Stechen in den Höhlen, in denen diese sich bilden.

- *Zähflüssiger, blutiger Durchfall* mit ausgeprägtem Tenesmus, der sich durch Darmentleerung nicht bessert (Dysenterie). Nach dem Durchfall Schwächegefühl.
- Das Liegen auf der rechten Körperseite fällt schwer oder ist unmöglich; Stechen auf der Leberseite, dort Blutandrang und Entzündung, weder Berührung noch Druck werden vertragen.

**Angezeigt bei:**

- Tropenruhr.
- Arsenvergiftung.
- Verletzungen: chronische Folgeerscheinungen von Schlangenbiß (Granulation und Eiterung).
- Parkinson-Syndrom.
- Krankheiten durch Unterdrückung von Gonorrhoe. Syphilis. Aids.
- Entzündung der Bauchspeicheldrüse.
- Mandelinfektionen.
- Bösartig verlaufenden Krankheiten, Bildung schmerzhafter Knochengeschwulste sowie bei einigen Tuberkulosearten.

## Millefolium

Schafgarbe (*Achillea millefolium*) – Compositae

*Achillea millefolium* wird in der Schulmedizin zusammen mit Heparin als eine der wichtigsten gerinnungshemmenden Substanzen eingesetzt und dient zur Herstellung von Dicumarin (*Sintrom*® beispielsweise ist ein häufig gebrauchtes Medikament zur Prävention von Embolien der Arterien bei Patienten mit Risikoerkrankungen: nach mehrfachem Auftreten von Embolien und Thrombosen, bei Patienten mit künstlichen Herzklappen). Die Heilwirkung der Pflanze ist schon seit langer Zeit bekannt; manche behaupten, sie habe ihren Namen von Linné erhalten. Die Schafgarbe wird bereits in der „Ilias" erwähnt: Chiron bediente sich ihrer, als er Achill in der Behandlung verletzter Soldaten unterwies.[241]

In der Homöopathie wendet man das Mittel zur Behandlung von *Blutungen mit dünnflüssigem, glänzendem Blut* an, wie sie durch Traumata und Zahnextraktionen ausgelöst werden können. Das Mittel kann auch zur *Prophylaxe von Blutungen* vor Zahnextraktionen, vor einer Entbindung oder einer Operation eingesetzt werden. In seiner Wirkung auf Wunden und Traumata ist es *Arnica* ähnlich, sollte aber vorzugsweise bei stark blutenden Wunden angewandt werden.

- *Blutungen mit dünnflüssigem, stark rot gefärbtem Blut* aus allen Körperöffnungen; kräftig rotes Nasenbluten. Blutungen nach einer starken körperlichen Anstrengung, einem Trauma oder durch Heben großer Gewichte.
- Heftig *blutende Wunden.*
- Häufiger bei älteren Menschen, atonischen Personen, Frauen und Kindern.

**Angezeigt bei:**

- Stark blutenden Wunden.
- Kräftig rotem Nasenbluten. Blutungen infolge einer Überanstrengung; nach Traumata oder Zahnextraktionen.
- Vorbeugend gegen Blutungen vor einer Entbindung, Operation oder Zahnextraktion.

## Naja tripudians

Gift der Kobra – Elapidae, Schlangen

Diese Schlangenart dient den Schlangenbeschwörern im Hindustan für ihre bekannten Vorführungen. Der Biß eines solchen Tieres führt zum typischen Krankheitsbild einer Bulbärparalyse. Blutungen treten nicht auf, nur Ödeme, weshalb die durch einen Kobrabiß verursachten Wunden rein äußerlich recht unscheinbar wirken: zu sehen ist höchstens ein kleiner Kratzer oder Stich. Die Wunde färbt sich purpurn, um sie herum kommt es zu einer großen Ansammlung blutiger,

(241) Siehe auch Clarke, J. H., *Der Neue Clarke*, Bielefeld, 1993, Bd. 6, S. 3473.

schleimiger Flüssigkeit. Das erste Symptom ist ein heftiges Brennen an der Bißstelle. Bis zum Auftreten der übrigen Symptome vergeht eine weitere Stunde, dann aber entwickeln sie sich rasch. Der Patient fühlt sich vergiftet, dann wird ein Kräfteverlust in den Extremitäten spürbar; er kann weder sprechen noch schlucken und hat die Bewegungen seiner Lippen nicht mehr unter Kontrolle; aus dem Mund rinnt reichlich Speichel, die Atmung verlangsamt sich mehr und mehr und setzt schließlich aus. Der Patient bleibt die ganze Zeit über bei Bewußtsein und muß seine immer weiter fortschreitende Lähmung wehrlos mitansehen (siehe die Beschreibung auf S. 154).

- In Fällen von Angina pectoris haben manche Patienten das *Gefühl, als steckte ein rotglühendes Eisen im Brustkorb und als würde ein schweres Gewicht darauf lasten*; dies gilt auch bei Cholera in den Phasen von Kollaps mit nicht mehr wahrnehmbarem Puls und Atembeschwerden.
- Sprechen ist unmöglich - Gefühl, als würde man erwürgt, dabei chronisches, nervöses Herzklopfen. Dieses Gefühl des Eingeschnürtseins ist wegen der Giftwirkung auf die Zungenschlundnerven auch für andere Schlangengifte typisch, bei *Naja* aber besonders stark ausgeprägt: der Patient erwacht um Mitternacht mit dem *Gefühl, zu ersticken und nicht mehr weiteratmen zu können.*
- Präkardiale Schmerzen, die zum Nacken, zur linken Schulter und zum linken Arm ausstrahlen, dabei Beklemmungen und Todesangst. Herzasthma mit Atemnot, der Patient kann sich nicht niederlegen, sondern muß sich zum Schlafen hinsetzen. Anschwellen der Hände und Füße mit trockenem, keuchendem Husten, der sich durch geringfügige körperliche Anstrengungen verschlimmert.

**Angezeigt bei:**

- Als Antidot bei Kobrabiß.
- Angina pectoris; Herzleiden; Herzasthma.
- Krämpfen der Speiseröhre.

## Natrium carbonicum

Natriumcarbonat - $Na_2CO_3$ $10H_2O$

Eines der Hauptmittel zur Behandlung von *Schwäche bei sommerlichen Temperaturen* und *Sonnenstich*. Auch anwendbar bei Personen, die sich *leicht Zerrungen und Verrenkungen des Fußknöchels* zuziehen.

- *Ausgeprägtes Schwächegefühl durch sommerliche Temperaturen*; Erschöpfung bei der geringsten körperlichen oder geistigen Anstrengung; Neigung zum Zusammenbruch nach langen Fußmärschen; *chronische Nachwirkungen eines Sonnenstichs.*
- *Kopfschmerzen durch Sonnenbaden.*
- Geistige Erschöpfung und verringerte Aufasssungsgabe durch übermäßiges Studieren.
- *Neigung zu Zerrungen und Verrenkungen der Fußknöchel.* Die Knöchel sind so schwach, daß es leicht zu Zerrungen kommt (vergleiche *Ledum* und *Carbo animalis*).
- Reagiert überempfindlich auf *Lärm, Musik, Gewitter* (wird sehr nervös und flüchtet sich nach Hause), *Sonnenhitze, Kälte* und auf *Milch* (Flatulenz und Durchfall).
- Bei sanftmütigen und aufmerksamen Menschen; sehr großzügigen Menschen, die dazu neigen, sich für Andere aufzuopfern, ohne Gegenleistungen zu verlangen. Empfindet Mitgefühl mit dem Leid der Anderen, kümmert sich um sie, ohne etwas dafür haben zu wollen und bleibt dabei stets im Hintergrund. Möchte den Anderen Unannehmlichkeiten ersparen, sagt, es gehe ihm gut, obwohl in seinem Inneren sehr viel Leid und Kummer angesammelt sein können, der aber still und mit großer Würde ertragen wird.

**Angezeigt bei:**

- Sonnenstich; ausgeprägtem Schwächegefühl durch große Hitze.
- Chronischen Nachwirkungen eines Sonnenstichs.

- Kopfschmerzen durch starke Sonnenstrahlung.
- Neigung zu Zerrungen des Fußknöchels.
- Magenverstimmungen durch Trinken von Milch.

## Natrium muriaticum

Kochsalz – NaCl

Die homöopathische Darreichungsform des Kochsalzes stellt eines der wichtigsten Mittel des homöopathischen Arzneibuches dar. Als konstitutionelles Mittel ist es zur Behandlung von einer Vielzahl akuter und chronischer Fälle angezeigt, als Erste-Hilfe-Mittel hingegen ist es eher unbekannt, obgleich es auch hier einer Reihe von wichtigen Anwendungsgebieten besitzt: es wird eingesetzt bei *traumatischen Schocks, Schädeltraumata und posttraumatischen Kopfschmerzen*, schädlichen Auswirkungen der *Sonne*, bei *Wiederaufbrechen alter Narben*, Beschwerden durch *Überanstrengung der Augen* sowie *Nesselsucht durch sportliche Betätigung*. Im folgenden ein Blick auf die wichtigsten Charakteristiken von *Natrium muriaticum*:

- Anämische, kachektische oder durch schwere - körperliche oder emotionale - Verluste geschwächte Personen. Verluste von Blut oder Samenflüssigkeit; emotionale Verluste (von Zuneigung, nahestehenden Verwandten, Kindern oder Freunden).
- Explosive, klopfende *Kopfschmerzen* durch *Sonnenbäder*, nach einer Anstrengung, einem Schlag oder einem Trauma; auch durch Überanstrengung der Augen (Lesen, Nähen, Miniaturmalereien, bei Uhrmachern usw.). Die Beschwerden können wie ein typischer Migräneanfall mit verschwommenem Sehen einsetzen und auf eine Kopfhälfte beschränkt sein.
- *Augenschmerzen durch Überanstrengung.*
- *Schwächegefühl beim Sonnenbaden*; Schwächegefühl in Kopf und Brust. Neuralgie und Zahnschmerzen durch Sonnenbaden. Heuschnupfen (Allergie mit Fieber durch

Kontakt mit Heu), der durch sommerliche Hitze und Sonnenstrahlung verschlimmert wird.

- *Nesselsucht durch übermäßige sportliche Anstrengung*, Hitze oder körperliche Betätigung. Unfähigkeit, bei körperlicher Anstrengung zu schwitzen. Ohnmacht in überfüllten Räumen.
- *Antidot bei Verätzungen durch Silbernitrat.*
- Hat ein *starkes Bedürfnis nach Salz und gesalzenen Speisen*; außerdem *starker Durst* auf kalte Getränke.
- Neigung zu *Herpes labialis*; Trockenheit der Vagina; Risse in der Unterlippe; Lumbago.
- Vorbeugung und Behandlung von *Malaria oder Sumpffieber*: wie GRIMMER[242] in seiner Abhandlung zur Prophylaxe in der Homöopathie ausführt, handelt es sich hierbei um eines der Hauptmittel: „mit den am häufigsten angezeigten können wir 95% der Fälle heilen. Hierzu gehören *Natrium muriaticum*, *Arsenicum album* und *China*." Nach Aussage von BOERICKE muß man vier bis fünf Wochen vor der Abreise in das Sumpfgebiet mit der Einnahme einer C 30 oder einer höheren Potenz beginnen. Dies kann bei jenen Malariaformen, die gegen Chinarinde resistent sind, besonders nützlich sein, aber auch von Nutzen sein, um die Nebenwirkungen einzelner Malariamittel zu umgehen.
- Wenn *emotionale Ursachen* - Verdruß, Enttäuschungen in der Liebe, Beleidigungen oder der Tod eines geliebten Menschen - schweren Erkrankungen vorausgehen. Bei Patienten mit hohem Verantwortungsbewußtsein, aufrichtigen Menschen, die das Leid Anderer am eigenen Körper miterleben; sehr empfindsamen und sensiblen Patienten, die übermäßig achtsam und vorsichtig werden. Menschen, die nach einer schweren Enttäuschung keinen Trost, sondern die Einsamkeit suchen und still über ihrem Kummer

(242) zitiert in: Sankaran, P., *Prophylactics in Homoeopathy*. The Homoeopathic Medical Publishers, Bombay 1985; S. 9.

brüten. Sie brauchen Andere, fühlen sich aber deren Angriffen ausgesetzt und schützen sich, indem sie Kontakte meiden; es können starke und nachhaltige Ressentiments vorliegen, die einer Änderung der eigenen Haltung im Wege stehen.

**Angezeigt bei:**

- Schädeltraumata.
- Traumatischem Schock.
- Sonnenstich, Kopfschmerzen durch Sonneneinstrahlung.
- Antidot bei Silbernitratverätzungen.
- Wiederaufbrechen alter Narben.
- Augenschmerzen durch Überanstrengung.
- Nesselsucht durch Hitze und körperliche Anstrengung.
- Vorbeugend gegen Malaria.
- Krankheiten nach seelischen Verlusten, die mit Ressentiments einhergehen.

## Natrium sulphuricum

Natriumsulfat - $SO_4Na_2$

Die allgemeine Wirkung von *Natrium sulphuricum* entfaltet sich vor allem bei Konstitutionen, deren Zustand sich durch *Feuchtigkeit* und feuchte Witterung verschlechtert, besonders *bei Asthmatikern*; bei Beschwerden durch längere Aufenthalte an feuchten Orten, Kellerräumen, Gewölben, in Sumpfgebieten oder küstennahen Feuchtgebieten, in denen häufig Fälle von Sumpffieber auftreten. Regnerisches Wetter und Wasser in jeder beliebigen Form verschlimmern die Beschwerden. Der Patient spürt das Umschlagen von trockenem auf feuchtes Wetter, die an der Küste und an Seeufern herrschende Feuchtigkeit verschlechtert seinen Zustand. Das für die Unfallmedizin interessanteste Charakteristikum jedoch ist die Wirkung dieses Mittels auf Gehirnödeme bei Schädeltraumata und deren Folgeerscheinungen, weshalb man es auch als „homöopathisches Hydrocortison" bezeichnet.

- Geistige Beschwerden infolge eines Sturzes oder anderer *Schädeltraumata: Kopfschmerzen, Schwindel, Krämpfe, Gedächtnisverlust, geistige Verwirrung* usw. Starke Kopfschmerzen - vor allem an Schädelbasis und Nacken - nach Kopfverletzungen. Gehirnreizung nach einem Schädeltrauma. Chronische Folgeerscheinungen von Schädelverletzungen; einfache Gehirnerschütterungen nach starken Schocks und Traumata, ohne offensichtliche Organschäden. *Krämpfe* von Neugeborenen nach einer *schweren Geburt.*
- *Durchfall* nach dem Aufstehen, bei den ersten Bewegungen und nur am Morgen; tritt täglich, unvermittelt und drängend auf und verschlimmert sich bei feuchtem Wetter; flüssig und gelblich, dabei starke Flatulenz.
- *Bronchialasthma*, vor allem bei Kindern, die empfindlich auf feuchtes Wetter reagieren; jede neue Erkältung endet mit Asthma; reichlicher, gelber Auswurf; müssen die Brust mit den Händen festhalten und sich während der Hustenanfälle im Bett aufsetzen; die Anfälle treten verstärkt am frühen Morgen (4 bis 5 Uhr) auf.
- *Krämpfe infolge eines Schädeltraumas.*
- Warzen und Kondylome (wie *Thuja*).
- Patienten mit starkem Pflicht- und Verantwortungsbewußtsein, die systematisch arbeiten. Sie lassen keine Emotionen in ihrem Leben zu, sind nicht impulsiv oder spontan und betrachten beide Seiten eines Problems, ohne Partei zu ergreifen. Objektiv und realistisch, halten sie sich strikt an die Tatsachen. Können ihren Überzeugungen untreu werden und in depressive Zustände verfallen (bedingt durch ein Trauma oder Krankheiten), während derer sie einen Selbstmord nur durch große Willensanstrengung verhindern können.

**Angezeigt bei:**

- Schädeltraumata und deren Folgeerscheinungen.

- Krämpfen beim Neugeborenen (schwere Geburt); Krämpfen nach einem Trauma.
- Morgendlichem Durchfall ohne feststellbare Ursache.
- Asthma bei Kindern. Asthma, das sich durch feuchte Witterung verschlimmert.
- Meningitis spinalis [Meningitis der Rückenmarkshaut].
- Rheuma mit den beschriebenen Modalitäten (Feuchtigkeit).

## Nitricum acidum

Salpetersäure $HNO_3$

In der Unfallmedizin besitzt dieses Mittel drei grundlegende Indikationen: bei *tiefgehenden Wunden, schmerzhaften Narben* und der Bildung von *Keloiden (breiten, deformierten Wulstnarben).*

- *Tiefgehende Wunden*, Stiche durch Splitter, Messer- und Dolchstiche. Wunden, die stark bluten und nur langsam vernarben. Sehr schmerzhafte Wunden; tiefe Stiche, die mit der Zeit sehr schmerzhaft werden. Bei Wunden, die das Allgemeinbefinden beeinträchtigen.
- *Schmerzhafte Narben* (wie *Silicea*), vor allem bei Wetterwechseln (wie *Carbo animalis*).
- Wenn Narben dick, hart und blaß werden und sich verformen (*Keloide*). Zu erwägen sind hier auch *Fluoricum acidum*, *Graphites* und *Silicea.*
- Das Mittel wirkt allgemein auf Körperöffnungen, an denen äußerst schmerzhafte *Geschwüre, Warzen* und *Risse* auftreten (Mund, Nase, After, Harnröhre und Vagina); es besteht Neigung zu Blutungen.
- Plötzlich auftretende *stechende Schmerzen*, als würde man sich einen Splitter einziehen; bei Halsschmerzen.
- *Absonderung von stinkendem, sehr aggressivem Eiter.*
- Verlangen nach Fett, Limonade und Salzigem; Kinder neigen dazu, die Finger in den Mund zu führen oder Unverdauliches zu essen (Erde, Gips, Kohle oder Ton).

- Kälteempfindliche Patienten, die überempfindlich auf äußere Eindrücke reagieren.
- Menschen, die äußerst besorgt um ihre eigene Gesundheit sind, Angst vor dem Tod und schweren oder unheilbaren Krankheiten haben. Patienten mit übellaunigem Temperament, die schweigsam, unzufrieden und mißtrauisch sind und sich fortwährend beklagen. Sie sind mit sich selbst unzufrieden und reagieren wütend auf ihren eigenen Fehler. In sich selbst versunken, legen sie egoistische Züge an den Tag. Es fällt ihnen schwer, Beziehungen zu Anderen aufzubauen; die Beziehungen sind von Gefühlsarmut gekennzeichnet. Sie brüten über unangenehmen Ereignissen aus der Vergangenheit, hassen Menschen, die sie einmal beleidigt haben und nähren Ressentiments, Haß und eine tiefe Bitterkeit, die auch die Bitte um Verzeihung nicht aufzulösen vermag. Sie haben ausgeprägte Rachegelüste. Es kann zu heftigen Wutanfällen mit Beleidigungen und Drohungen kommen.

**Angezeigt bei:**

- Tiefgehenden Wunden; Verletzungen, die sehr schmerzhaft werden.
- Schmerzhaften Narben.
- Keloid [Wulstnarben].
- Schmerzhaften, eiternden Geschwüren, Warzen und Rissen.
- Neurosen mit ausgeprägter Angst um die eigene Gesundheit; Krebsangst.

## Nux moschata

Muskatnuß (*Myristica fragans*, *Myristica moschata*) – Myristicaceae

Ausgeprägte Neigung zur *Ohnmachtsanfällen*, die in der Regel von kurzer Dauer sind und mit Herzversagen einhergehen können.

- Angezeigt bei Frauen und Kindern mit nervösem, hysterischem Temperament (wie *Ignatia*); Menschen mit trockener Haut, die selten schwitzen; bei Beschwerden während der Schwangerschaft; bei älteren, geschwächten Menschen mit Verdauungsproblemen.
- Verschiedene Arten von Anfällen, die mit einer Neigung zu *Ohnmachtsanfällen* einhergehen. Ohnmacht. Bei Anfällen von *Herzklopfen* kommt es zu Ohnmachten; nach der Ohnmacht *Schläfrigkeit; bei längerem Stehen in der Kirche* oder bei Versammlungen; durch Unterdrückung der Monatsblutung; während der Schwangerschaft; bei Durchfall; bei Darmkoliken; vor der Menstruation und besonders *in überfüllten Räumen und beim Anblick von Blut.*
- Trockene, kalte Haut, Trockenheit der Schleimhäute. Die Zunge ist so trocken, daß sie am Gaumen klebt.
- *Schläfrigkeit*, dabei unüberwindliches Verlangen nach Schlaf. Alle Beschwerden gehen mit Schläfrigkeit und Mattigkeit einher.
- Ataktisches Gehen (Mangel an Koordinationsvermögen und Stabilität).
- Zum Bersten starke Kopfschmerzen, die sich durch Druck bessern.
- Reagiert überempfindlich auf Gerüche, was bis zur Ohnmacht reichen kann.
- Lähmungsartige Schwäche des Darms mit *ausgeprägter Auftreibung des Unterbauches*; nach den Mahlzeiten Verschlimmerung.

**Angezeigt bei:**

- Hysterischen Ohnmachten, Ohnmachten durch Gerüche, Stehen, Schmerzen, den Anblick von Blut und während der Schwangerschaft.

## Nux vomica

Brechnuß (*Strychnos nux vomica*) – Longaniaceae

In der Unfallmedizin ist *Nux vomica* besonders angezeigt zur Behandlung von Vergiftungszuständen durch Alkohol, Gifte oder Beruhigungsmittel, bei Durchfall durch übermäßiges Essen und Trinken sowie bei Personen, die exzessiv arbeiten und in diesem Zuge zuviel Kaffee und Alkohol zu sich nehmen; diese Beschwerden sind typisch für das „moderne Leben" und für Personen, die von ihrer Arbeit besessen sind; besonders bei Beeinträchtigung von Verdauung und Nervensystem. Auch bei Schwindel durch Fahrten auf der Landstraße.

- *Schwindelgefühl in Fahrzeugen*, auf holprigen Strecken, *mit heftigem Hochwürgen und Erbrechen*, bei überempfindlichen, ungeduldigen, energischen, erregbaren Menschen, die leicht nervös werden.
- Bei *Mißbrauch von Aufputschmitteln* aller Art; muß zur Arbeit *Kaffee* trinken und *Alkohol*, um einschlafen zu können; Schweregefühl und Schmerzen im Magen, nach den Mahlzeiten Auftreibung des Bauches; geht einher mit Übelkeit und Erbrechen mit häufigen Hochwürgen; möchte sich übergeben, was aber nicht gelingt. Der Magen ist sehr druckempfindlich: muß die Kleidung lockern.
- *Durchfall mit eiligem, anhaltendem Stuhldrang*, wobei aber nur kleine Stuhlmengen entleert werden. Die Darmentleerung bringt vorübergehend Erleichterung, dann tritt der Stuhldrang erneut auf. Gefühl, als wäre der Darm nicht völlig entleert worden. Durchfall und Hochwürgen nach einer Feier. Bei Magenverstimmungen *durch übermäßiges Essen und Trinken*; bei Gastroenteritis mit andauerndem Erbrechen und Hochwürgen, aber geringem Durchfall.
- Mattigkeit und *Schläfrigkeit nach den Mahlzeiten*. Liegt von 3 bis 4 Uhr morgens wach und sinnt über zahlreiche Ideen, Probleme und Vorhaben nach.

- Kälteempfindliche Patienten, deren Zustand sich allgemein durch frische Luft und Kälte verschlechtert; während des Fiebers ist ihnen sehr kalt, kurz nach dem Wegziehen der Bettdecke tritt heftiger, schmerzhafter Schüttelfrost ein.
- Bei sehr *ungeduldigen* Patienten, die das Gefühl haben, alles sei dringend und keine Beschränkungen ertragen. Ehrgeizige Menschen, die sich zäh für ihre Ziele einsetzen und andauernd unter Spannung sind. Sehr unabhängig, *anspruchsvoll* und kritisch gegenüber Anderen. Reizbar und sehr ungeduldig (hassen es, Schlange stehen zu müssen, pflegen einen aggressiven Fahrstil, hupen und schimpfen); haben keine einzige Sekunde zu verschenken! Bei überempfindlichen, zänkischen und eifersüchtigen Patienten; *Überempfindlichkeit* auf Geräusche, Gerüche, Licht, Berührung und Gemütsbewegungen. Paßt gut zu aufbrausenden Menschen, die leicht gereizt und beleidigt sind; jede kleine Unannehmlichkeit wird ihnen unerträglich. Streitsüchtig, nachtragend und empfindlich, jedes harmlose Wort kann als Beleidigung aufgefaßt werden. Zähe, gewissenhafte Menschen, die aber leicht in Erregung und Rage zu bringen sind. Unermüdliche *Arbeiter*, die von der Arbeit besessen sind. Sie neigen zu allergischen Reaktionen und spüren die Nebenwirkungen von Medikamenten stärker als andere.

**Angezeigt bei:**

- Mißbrauch von Giften, Aufputsch- und Beruhigungsmitteln und Medikamenten.
- Akuter Gastritis durch übermäßige Einnahme und Mißbrauch von Aufputschmitteln.
- Durchfall, Dysenterie durch übermäßiges Essen und Mißbrauch von Aufputschmitteln.
- Gastroenteritis mit heftigem Hochwürgen und Erbrechen.
- Übelkeit durch Autofahren, mit heftigem Hochwürgen.
- Strychninvergiftung (homöopathisches Antidot).

## Opium

Schlafmohn (*Papaver somniferum*) – Papaveraceae

Die Hauptindikationen von *Opium* sind Schmerzunempfindlichkeit, Schläfrigkeit, Stupor und Mangel an vitaler Reaktion mit Atonie aller Körperfunktionen. Das Mittel besitzt eine Vielfalt von Anwendungsmöglichkeiten in der Unfallmedizin.

- *Beschwerden durch einen Schrecken, das Miterleben eines Unfalls*, vor allem *bei anhaltender Angst*, und wenn sich der Patient in einem Zustand der Gefühllosigkeit, mangelnden Vitalität und einer *gefühllosen, tiefen Benommenheit* befindet, als wäre er von der Angst teilweise oder völlig gelähmt; er beklagt sich über nichts, verlangt nichts, ist in sein eigenes Innenleben versunken, schweigsam und ängstlich. *Krämpfe* infolge eines Schreckens oder nach einem Unfall.
- *Unfallbedingter Schock*, mit tiefer Benommenheit, Bewußtlosigkeit und röchelnder Atmung.
- *Schläfrigkeit* nach einem Schädeltrauma oder einem chirurgischen Eingriff.
- *Vergiftungserscheinungen durch Gas* aus einem Kohlebekken (*Kohlenmonoxid*) oder Autoabgase; bei *Alkoholvergiftung* mit Stupor. Scheintod bei Gasvergiftung und bei Atemstillstand von Neugeborenen.
- Krankheitsbilder mit Delirium, Stupor oder Lähmung mit röchelnder Atmung, Blutandrang im Gesicht, halb offenen Augen und mit lauwarmem Schweiß bedeckter Gesichtshaut; beim Einschlafen setzt die Atmung vorübergehend aus (Pausen beim Atmen oder zeitweise aussetzende Atmung). Es kann bis zum tiefen Koma mit blassem Gesicht und glanzlosen Augen kommen.
- *Verstopfung* ohne Stuhldrang und wenn der Stuhl aufgrund von Atonie des Darmes im Rektum festsitzt (der Stuhl ist hart, dunkel und kugelförmig).
- *Harnverhaltung* bei angespannter, geblähter Harnblase.

**Angezeigt bei:**

- Beschwerden durch Schreck nach einem Unfall; Krämpfen und Stupor.
- Traumatischem Schock mit Stupor.
- Gasvergiftung (Scheintod).
- Alkoholvergiftung.
- Scheintod bei Neugeborenen.
- Unfällen mit Schädigung der Hirngefäße.
- Verstopfung ohne Stuhldrang; festsitzendem Stuhl, Atonie.
- Harnverhaltung; angespannte, geblähte Harnblase.

## Oxalicum acidum

Oxalsäure – $(COOH)_2\ 2H_2O$

Wenn *Opium* das geeignete Mittel beim Fehlen von Schmerz ist, kann man *Oxalicum acidum* als sein Gegenbild bezeichnen - es ruft *extrem starke Schmerzen* hervor, die sich mit Worten nicht mehr beschreiben lassen, wobei folgende Besonderheit besteht: *die Schmerzen verschlimmern sich, sobald der Patient an sie denkt*, und gehen zurück, wenn er sich ablenkt. Die durch Oxalsäure hervorgerufene Vergiftung führt zu Gastroenteritis, Lähmung des Bewegungsapparates, Kollaps und Stupor und in manchen Fällen zum Tode.

- Das Mittel hat sich zur Behandlung *giftiger Bisse* und Stiche als hilfreich erwiesen (Schlangen, Spinnen, Tausendfüßler oder Rochen), die die typischen, von Stupor begleiteten sehr starken Schmerzen von *Oxalicum* hervorrufen. *Neuralgische Schmerzen*, die über Rücken und Beine herabwandern, oder aber - wie bei Angina pectoris - in der Brust auftauchen. Stimmlosigkeit und Schmerzen im Brustkorb, die die Atmung abschnüren. Die Schmerzen treten blitzartig auf; Schmerzen am Brustfell.
- Die Verletzungsstelle ist blaß gefärbt, wie Marmor, kalt und angeschwollen; Lähmungserscheinungen des Bewe-

gungsapparates, äußerst heftige Schmerzen an deutlich abgegrenzten Körperstellen; Stupor und Kollaps.

- *Angina pectoris* mit Schmerzen, die zum linken Arm oder zum Magen ausstrahlen; die Schmerzen gehen mit Kälte in den Händen und Blaufärbung von Fingern und Fingernägeln einher.

**Angezeigt bei:**

- Giftigen Bissen und Stichen (Schlangen, Spinnen, Tausendfüßler oder Rochen).
- Angina pectoris.
- Schmerzen der Pleura, im unteren Bereich des linken Lungenlappens.

## Petroleum

Steinöl

*Petroleum* ist angezeigt zur Behandlung von *Beschwerden bei Reisen im Auto, Zug oder Schiff*, vor allem wenn der Betroffene empfindlich auf den *Geruch von Benzin* oder Öl reagiert und sein Zustand *durch Essen Besserung* zeigt. *Auch bei kleinen Wunden, die sofort eitern* und nur langsam verheilen. *Cocculus indicus* zeigt auf kurvenreichen Landstraßen Verschlimmerung, *Petroleum* bei starken Höhenschwankungen (Auf- und Abstieg, heftiger Wellengang) und durch den Geruch von Erdöl.

- *Anhaltende Übelkeit* ohne Ekel vor Speisen mit *Ansammlung von Speichel* im Mund, Verschlimmerung durch Stehen, mit erschwerter Atmung und saurem Aufstoßen; Stechen in der Lebergegend, erhitzes Gesicht. Außerdem Gefühl der Leere im Magen, mit Schwäche und Schmerzen, die *durch Essen Besserung* zeigen.
- Der Schwindel bessert sich beim Niederlegen und Aufstehen.
- Diese Art von Schwindel kann sich durch den Ölgeruch auf Booten und Schiffen beschleunigen oder verschlim-

mern. Wie auch *Cocculus indicus* bei Übelkeit durch Schwimmen.

- Patienten, die auf *Petroleum* reagieren, zeigen im Winter und bei Gewittern eine ausgeprägtere Verschlimmerung.
- Bei kleinen *Wunden, die eitern und nur langsam verheilen.* Der Patient neigt im Winter zu Verletzungen der Haut (Ekzem mit Rissen, die an den Fingerspitzen bluten, Frostbeulen, lederharte Haut, Herpes an den Genitalien sowie Brennen an Handflächen und Fußsohlen).
- Paßt besser zu hellhäutigen und -haarigen Menschen; leicht erregbaren Menschen mit Neigung zur Streitsucht, vor allem Alkoholiker; ausgeprägter Widerspruchsgeist, sind leicht beleidigt und geraten in Rage; *Niedergeschlagenheit mit Trübsichtigkeit* (Boericke[243]). Unentschlossenheit mit einem gewissen Grad an Verwirrung. „*Skeptiker*, die an nichts glauben, auch nicht an die Homöopathie, mit einer materialistischen Lebenseinstellung"; bei Abmagerung nach Kummer; kann als Aids-Mittel eingesetzt werden (Grandgeorge[244]).

**Angezeigt bei:**

- Beschwerden bei Fahrten in Auto, Zug oder Schiff.
- Übelkeit und Schwindel bei Fahrten in Verkehrsmitteln.
- Schwindel durch Schwimmen.
- Schwindel durch Dieselgeruch auf Schiffen.
- Leicht eiternden, langsam verheilenden Wunden.
- Ekzem mit Rissen, das sich im Winter verschlimmert.

## Phosphoricum acidum

Phosphorsäure – $H_3PO_4$

*Phosphoricum acidum* ist eines der Hauptmittel zur Behandlung von Neuralgien und Komplikationen nach einer

(243) Boericke, William, *Handbuch der homöopathischen Materia Medica*, Heidelberg, 1992, S. 590.
(244) Grandgeorge, D. *El Remedio homeopático*, Barcelona, Editorial Kairós, 1994, S. 179-180.

Amputation. Die *Amputationsschmerzen* bessern sich durch tiefes Atmen und sind ausgesprochen heftig, brennend, reißend, als würde die Knochenhaut mit einem Messer abgeschabt. Bohrende neuralgische Schmerzen in den Extremitäten, als würde etwas herausgerissen oder hineingetrieben; Nekrosen am Amputationsstumpf.

- Eignet sich besser für Menschen, die ursprünglich eine starke Konstitution hatten, aber durch eine *Schwächung durch Durchfall* oder den Verlust von Körperflüssigkeiten (Blut, Schweiß, Samenflüssigkeit, Stillen), akute und heftig verlaufende Krankheiten, *Kummer oder Enttäuschungen in der Liebe* oder eine Reihe von tiefen menschlichen Enttäuschungen erfahren haben, die als aufreibend empfunden werden. Bei Jugendlichen, die sehr schnell wachsen und unter Schmerzen im Rücken und in den Extremitäten leiden, als wären sie verprügelt worden. Zustand von Dehydratation.
- Der Patient ist sehr geschwächt, schläfrig, möchte weinen, ist blaß, kränklich und hat Ringe um die Augen; träge, *apathisch* und den Dingen des Lebens gegenüber *gleichgültig*; von Kummer erschöpft und wie betäubt; Traurigkeit und Gleichgültigkeit gegenüber dem, was ihm am meisten bedeutet hatte: „Das Leben hat doch keinen Sinn", „Ich will nicht leben", „Ich sehe alles schwarz". Kopfschmerzen, als würde man ihm auf den Scheitel drücken. Durchfall ohne Schmerzen. Ist zittrig, schwach, stolpert und tritt leicht daneben. Beim Reden und Husten Schwächegefühl in der Brust.
- Bei Fällen von Typhus, völliger *Apathie und Stupor* und Delirium mit unverständlichem Murmeln; wacht auf, wenn er etwas gefragt wird, antwortet langsam, aber korrekt, und fällt dann wieder in tiefe Benommenheit.
- Zustand der *Erschöpfung und ausgeprägter stiller Kummer* nach Ärger, einer schlechten Nachricht oder durch Sehnsucht (vergleiche *Capsicum*, *Natrium muriaticum* und *Silicea*). Menschen mit sanftmütigem, sehr liebenswürdigem

Charakter, die von emotionalen Widrigkeiten oder den Folgen einer akuten Krankheit schnell überfordert sind und dann der Apathie und einer von Schwächegefühl begleiteten Gleichgültigkeit verfallen. Kälteempfindliche Patienten, die durch Schlafen Besserung zeigen und die Obst und erfrischende Säfte mögen.

**Angezeigt bei:**

- Neuralgischen Schmerzen am Amputationsstumpf.
- Schwäche durch Durchfälle oder Verlust von Körperflüssigkeiten.
- Wachstumsschmerzen.
- Typhösen Fieberzuständen, Fieberzuständen mit Delirium.
- Schwäche durch sexuelle Ausschweifungen und Enttäuschungen in der Liebe und anderen menschlichen Beziehungen.
- Heimweh.

## Phosphorus

Phosphor, das Element P

In der Ersten Hilfe wurde *Phosphorus* zur Behandlung der *Folgen von Strahlung (Radioaktivität und Röntgenstrahlen)* eingesetzt, außerdem bei *Elektroschocks* und *Blindheit durch Blitze*; es hilft auch, um starkes, anhaltendes *Nasenbluten* mit leuchtendrotem Blut zum Stillstand zu bringen.

- *Phosphorus* eignet sich gut für extrovertierte, ausdrucksstarke Menschen, hellhäutige, blonde oder rothaarige Sanguiniker mit rascher Auffassungsgabe und besonders feinfühligem, liebenswürdigem und mitfühlendem Wesen. Sehr offene Personen, die *leicht zu beeindrucken* sind und sehr sensibel und mit scharfem Blick auf ihre Umwelt reagieren. Intelligente, kooperative, liebevolle und anziehende Menschen mit künstlerischen Qualitäten, die sie begeisterungsfähig machen. Auch angezeigt bei Jugendlichen, die zu schnell wachsen und einen krummen Rücken bekommen. Kinder, die nicht nur Zuneigung empfangen wollen, sondern sie auch geben können (im Gegensatz zu *Pulsatilla*, die Zuneigung möchte, selbst jedoch nicht so stark reagiert wie *Phosphorus*).

- Reagieren *empfindlich* auf Licht, Geräusche, Musik, Gerüche, Berührungen und vor allem auf Gewitter und Gefühlsregungen. Lassen sich bedingt durch ihre schnelle Auffassungsgabe leicht ablenken und fesseln.
- *Sehr ängstliche Personen*: haben *Angst* vor der Dunkelheit, der Nacht, der Einsamkeit und vor Gewittern; Angst vor dem Tod oder unheilbaren Krankheiten (Hypochondrie). Das Angstgefühl wird im Magen empfunden.
- *Menschen mit ungestümem Temperament, die leicht in Rage geraten können*, was sie danach aber wieder bereuen.
- Folgen dieser Stimuliertheit und Aufgeregtheit sind *Verschleiß* und *körperliche und geistige Ermüdung*: Apathie, der Betroffene möchte nicht sprechen, ist sehr gleichgültig, selbst der eigenen Familie gegenüber (vergleiche *Phosphoricum acidum*).
- Neigung zu starken *Blutungen mit leuchtendrotem Blut* (Blutergüsse, Nasenbluten, Zahnfleischbluten, Hirnblutungen und anhaltendes Bluten von Wunden). Anhaltende Blutungen nach einer *Zahnextraktion*.
- *Brennen* an bestimmten Körperstellen, vor allem in der Brustgegend der Wirbelsäule. *Reizbar, jede Erregung verursacht ein Hitzegefühl am ganzen Körper* (als würde ein Zündholz angerissen).
- Gefühl der Leere in Bauch, Kopf, Brust oder Magen.
- Ausgeprägtes *Verlangen nach gesalzenen Speisen, starker Durst* auf große Mengen kaltes Wasser, großer Appetit (muß häufig essen, vor allem während der Nacht); sobald das kalte Wasser in den Magen gelangt, kann es zu *Erbrechen* kommen. Eis und Schokolade schmecken den Betroffenen besonders gut.
- Durchfall mit dem Gefühl, der After sei offen.

- *Stimmlosigkeit und Schmerzen im Kehlkopf*, die ihn am Sprechen hindern; Gefühl der Niedergedrücktheit und eines Gewichtes auf der Brust mit stechenden Schmerzen, die sich durch Druck und Niederlegen auf die schmerzende Seite verschlimmern; aus dem Mund kommt aus der Lunge stammendes Blut (wiederholtes Bluthusten).
- *Heiserkeit und Stimmlosigkeit durch übermäßigen Gebrauch der Stimme.* Die Heiserkeit ist *sehr schmerzhaft* und geht mit *Husten* einher, der sich durch Sprechen, Lachen und kalten Luftzug verschlimmert.
- Im allgemeinen Verschlimmerung bei Gewitter und durch Liegen auf der linken Körperseite.

**Angezeigt bei:**

- Folgen radioaktiver Strahlung und von Strahlentherapie (Röntgenstrahlung).
- Elektroschock. Blindheit durch Blitze.
- Wiederholt auftretendem Nasenbluten.
- Blutungen nach einer Zahnextraktion.
- Heiserkeit und Stimmlosigkeit durch übermäßigen Gebrauch der Stimme.
- Verschiedenen Beschwerden (Tuberkulose, Lungenentzündung, Hepatitis, Gastroenteritis, Knochen- und Wachstumsschmerzen, Stimmlosigkeit usw.), wenn die Symptome mit den spezifischen Symptomen des Mittels übereinstimmen.

## Phytolacca decandra

Amerikanische Kermesbeere – Phytolaccaceae

Die ursprünglich aus Amerika stammende Pflanze ist in Europa weit verbreitet und wurde als Färbemittel verwendet, weshalb sie beispielsweise im Spanischen als „Karmesinkraut" und im Englischen als *red ink plant* [„Rote-Tinte-Pflanze"] bekannt ist. *Phytolacca* ist das Mittel zur Behandlung von Drüsenentzündungen (Mandel- und Brustdrüsenentzündung) und schmerzhafter Risse in den Brustwarzen.

- *Sehr schmerzhafte Risse in den Brustwarzen*, mit stechenden Schmerzen und einem besonderen Symptom: wenn das Kind an der Warze saugt, strahlt das Stechen auf den ganzen Körper aus.
- *Brustdrüsenentzündung (Mastitis) und Abszesse an den Brüsten*, häufig von einem Riß ausgehend; Schwellung und Verhärtung mit brennendem Gefühl. Die Brüste reagieren empfindlich auf Gehen und die geringste ruckartige Bewegung. Die Verhärtung besteht auch nach dem Eitern des Abszesses fort.
- *Steinharte, knotige Brüste* nach einer Entbindung.
- *Akute Mandelentzündung* mit *Brennen* und sehr starken Schmerzen beim Schlucken; die Mandeln sind geschwollen, von einem dunkelrotem Film überzogen und von weißen Punkten umgeben, die Lymphdrüsen am Hals sind stark angeschwollen und schmerzen; Verschlimmerung durch heiße und Besserung durch kalte Getränke (wie *Lachesis*). Bei Grippeepidemien mit schmerzhaftem Fieber und allgemeinen Schmerzen, Kopf- und Rückenschmerzen, rheumatischen Beschwerden, die von einer Seite zur anderen wandern; daneben treten auch die charakteristischen brennenden Halsschmerzen auf.
- Bei *Rheuma* nach einer Mandelentzündung (akutes Rheuma in allen Gelenken). Sehr empfindlichen, sehr heißen, harten rheumatischen Schwellungen. Nimmt eine Zwischenstellung zwischen *Rhus toxicodendron* (schlimmer bei Kälte und Feuchtigkeit, besser durch Wärme) und *Bryonia* (schlimmer durch Bewegung) ein.
- *Pharyngitis [Entzündung der Rachenschleimhaut] bei Rednern*, mit Brennen.
- *Reizbarkeit während der Zahnung* mit dem Verlangen, kräftig in harte Gegenstände zu beißen.

**Angezeigt bei:**

- Rissen in den Brustwarzen.
- Akuter Mastitis.

- Akuter Mandelentzündung.
- Pharyngitis bei Rednern.
- Grippe.
- Reizbarkeit während der Zahnung.

## Plumbum metallicum

Blei, Pb – Metall

Vergleiche *Cuprum* bei schmerzhafter Einwärtsdrehung der Hand. *Cuprum* ist spastisch, verkrampft. *Plumbum* kann Lähmung, Schmerzen und Zittern beim Halten von Gegenständen aufweisen.

- Menschen mit Arteriosklerose und neurologischen Erkrankungen (Morbus Parkinson, Multiple Sklerose), die langsam, apathisch sind, nur schwer einen klaren Gedanken fassen können, schweigsam und still melancholisch sind. Patienten, die sich durch körperliche Anstrengung verausgabt haben.
- Ausschweifende Lebensweise; Menschen, die ihr ganzes Leben lang egoistisch und selbstsüchtig waren; die immer das Beste genossen haben. Apathisch, was sie selbst reizt, mit selbstzerstörerischen Impulsen. Starre, festgefahrene Verhaltensweisen und Neigungen. Riskantes, skandalöses Verhalten erregt sie. Suchen nach unerlaubten Nervenkitzeln (Vithoulkas).
- Scheint nach außen hin voller Kraft, das ist aber nur Show. Diplomat. Der letzte Kaiser von China, die Königin Elisabeth von England (Scholten).
- Kinder mit schwachem Gedächtnis, Problemen in der Schule, emotionaler Instabilität und psychomotorischer Ruhelosigkeit (Vermeulen).
- Schlimmer durch geringe Berührung, besser durch festen Druck, durch Reiben (bessert die Krämpfe).
- Ein Patient, dem sehr oft kalt ist.

**Angezeigt bei:**

- Schmerzhafte Einwärtsdrehung der Hand.

- Abmagerung des erkrankten Gliedes. Lähmung des Unterarmes, der Streckmuskeln.
- Ein Patient, dem sehr oft kalt ist.

## Podophyllum peltatum

Maiapfel oder Mandrake – Berberidaceae

Eines der Hauptmittel zur Behandlung von *Durchfall.*

- *Sehr reichlicher, wäßriger, stinkender Durchfall* (das ganze Haus riecht danach), der in Form eines kräftiges Strahls aus dem Körper tritt; Durchfälle nach Leibschmerzen, Krämpfen (der Patient krümmt sich vor Schmerzen) und platschenden Geräuschen, „als würde sich ein Fisch in einem Wasserglas drehen und wenden".
- Verschlimmerung im Sommer und am Morgen, vor allem von 4 bis 5 Uhr morgens.
- *Schwäche durch Magenschmerzen*; Schwäche mit dem Gefühl, gleich sterben zu müssen.
- Kopfschmerzen oder Verstopfung, die sich mit Durchfall abwechseln.
- *Analprolaps* vor und während des Durchfalls, auch während körperlicher Anstrengung (Geburt, Erbrechen, beim Bücken zum Hochheben eines Gewichtes).

**Angezeigt bei:**

- Stinkendem, sehr flüssigem Durchfall.
- Analprolaps.

## Pulex irritans

Menschenfloh – Siphonaptera

Von Dr. Boyer und Dr. Yingling stammt der Vorschlag, *Pulex* zur *Vorbeugung von Mückenstichen* zu verabreichen. Das Mittel wird aus Menschenflöhen gewonnen und ähnelt in seiner Wirkung *Cantharis.*

- Nach Aussage von Yingling[245,246] verursachten Mückenstiche bei seiner Frau eine Reihe von Wirkungen, die dem Stich einer Biene ähnelten. Er verabreichte ihr *Pulex irri-*

*tans*, worauf sie sich so gut erholte, daß sie keine weiteren Probleme mehr mit Mückenstichen hatte.

- *Brennen auf der Haut, mit* über die ganze Haut verstreuten *Papeln*. Die Haut strömt einen intensiven Geruch aus.
- *Brennen beim Wasserlassen*, häufiger Harndrang und Druckgefühl im Unterleib; es werden nur wenige Tropfen ausgeschieden (Krankheitsbild einer Zystitis, ähnlich dem von *Cantharis*). Brennen von Vulva und Vagina, mit starkem, intensiv riechendem Ausfluß, der grüngelbliche Flekken in der Kleidung hinterläßt.
- *Reizbarkeit*, Ungeduld und schlechte Laune; Kopfschmerzen mit dem Gefühl, die Augen seien ungewöhnlich groß.

**Angezeigt bei:**

- Mückenstichen (Vorbeugung und Behandlung).
- Flohbissen.
- Infektionen der Harnwege und der Vagina (vergleiche *Cantharis*).

## Pyrogenium

Pyrogen, Pyrexin – Sepsis-Nosode

*Pyrogenium* ist das große Mittel *bei septischen Zuständen mit ausgeprägter Unruhe. Septische Fieberzustände*, besonders im Wochenbett, (heftig verlaufende) hektische und typhöse Fieberzustände, Typhus durch verdorbene Speisen (Leichengift), Diphterie, Rißwunden, Vergiftung durch Faulgase aus Abwasserkanälen (Schwefelwasserstoff), chronischer Malaria sowie zur Behandlung der Folgeerscheinungen einer Fehlgeburt.

- Alle *Körperausscheidungen strömen einen furchtbaren Gestank aus* (Monatsblutung, Lochien nach einer Entbindung, Durchfall, Erbrechen, Schweiß, Atem usw.).

---

(245) Sankaran, P., *Prophylactics in Homoeopathy*. The Homoeopathic Medical Publishers. Bombay, 1985, S. 9-10.
(246) Yingling, W.A., Tendency to bites and stings. *Hom.*, 1933; 2: S. 149.

- Starke Schmerzen, *heftiges Brennen in den Abszessen* oder den eiternden Körperstellen.
- *Bei septischen Zuständen mit häufigen Rückfällen* nach Phasen scheinbarer Besserung; wenn sich ein Patient von einem septischen Fieber nie mehr richtig erholt hat; wenn ein anscheined richtig gewähltes Mittel keine Wirkung zeigt.
- Gefühl, das *Bett sei zu hart* (wie bei *Arnica* und *Baptisia*); die Körperstellen, auf denen der Patient liegt, schmerzen, als wäre er verprügelt worden; es kommt schnell zu Dekubitus.
- *Ausgeprägte Unruhe*, muß sich ständig bewegen, um sich Linderung der Stellen, auf denen er liegt, zu verschaffen.
- *Der Puls ist ungewöhnlich schnell und steht im Mißverhältnis zur Temperatur.* Der Schüttelfrost setzt am Rücken zwischen den Schulterblättern ein und greift in massiver Form auf den ganzen Körper über, wobei auch Knochen und Extremitäten betroffen sind; das Fieber kann auf 40° ansteigen, der Puls ist schnell, klein und fadenförmig und liegt zwischen 140 und 170; plötzlicher Anfall fiebriger Hitze mit trockener, brennender Haut, gefolgt von Ausbrüchen von klebrigem, kaltem Schweiß. Das Fieber geht durch das Schwitzen aber nicht zurück.
- *Völlige Verstopfung bei septischen Fieberzuständen* mit Steckenbleiben des Stuhls, der voluminös und schwarz ist; er riecht nach Leichenfäule. Es kann aber auch zu schmerzfreiem, stark stinkendem Durchfall kommen (wie bei *Podophyllum peltatum*).
- Krankheitsbilder von akuter Bauchfell- oder Blinddarmentzündung mit sehr starken Bauchschmerzen, die auf der rechten Seite lokalisiert sind und sich durch Atmen, Husten, Bewegung und Wassertrinken verschlimmern. Die Bauchschmerzen sind so stark, daß der Patient kaum atmen kann und keinerlei Druck auf der rechten Körperseite verträgt.

**Angezeigt bei:**

- Vergiftung durch Gas aus Abwasserkanälen (Schwefelwasserstoff).
- Septischen Fieberzuständen (Unruhe, sehr aggressive Absonderungen, schmerzhafte Beschwerden an den Körperstellen, auf die sich der Patient aufstützt oder legt).
- Fieber im Wochenbett oder durch chirurgische Eingriffe; Zurückhalten des toten Fötus.
- Rückfälle nach septischen Zuständen, mangelnde Reaktion auf offensichtlich richtig gewählte Arzneimittel.
- Verschlechtertem Gesundeitszustand eines Patienten nach einem septischen Fieber.

## Radium bromatum

Radiumbromid – $RaBr_2$

Als Pierre und Marie Curie im Jahr 1898 das Radiumbromid entdeckten, probierten sie die Wirkung dieser radioaktiven Substanz im Selbstversuch aus. Durch etwa zehnstündiges Auflegen einer in einer kleinen Bambuskapsel aufbewahrten Menge dieses Radiumsalzes entstand eine Wunde, die erst nach vier Monaten heilte. Durch halbstündiges Auflegen erschien am folgenden Morgen eine weitere Wunde, die in nur einem Tag verheilte. Zwanzigminütiges Auflegen führte erst nach zwei Monaten zu einer Rötung und zu Beschwerden, die dann jedoch innerhalb weniger Tag verschwanden. In homöopathischer Darreichungsform entfaltet *Radium* eine intensive Heilwirkung bei *Dermatitis und Verletzungen durch radioaktive und Röntgenstrahlung.*

- Wie durch mehrere klinische Versuche nachgewiesen wurde, eignet sich *Radium* nach Clarke[247] zur Heilung von Krebs und exzematöser Dermatitis:

„Das Radium, wie die Röntgenstrahlen, Krebs sowohl verursachen als auch heilen kann, ist eine dokumentierte Tatsache. Ek-

(247) Clarke, J. H., *Der Neue Clarke*, Bielefeld 1994, Bd. 8, S. 4636 u. 4649.

zematöse Dermatitis der Hände, die durch *Radium* und *Röntgenstrahlen* verursacht wurden, verschwanden in der Prüfung."

- *Stark reizende Dermatitis, die dem Patienten den Schlaf raubt*, dabei ausgeprägtes Jucken und Brennen. Die Verletzungen können zur Bildung von Geschwüren, zu Nekrosen und zu Krebs führen. *Zu Hautabschuppung führendes Ekzem mit aufgesprungener Haut und Rissen* sowie Warzen.
- Kleine *Naevi* wurden von *Radium bromatum* geheilt.[248]

**Angezeigt bei:**

- Verletzungen durch radioaktive Strahlung und Röntgenstrahlen.
- Hautkrebs und Epitheliom durch Strahleneinwirkung.
- Kleinen Naevi.

## Ratanhia peruviana

Ratanhia (*Krameria triandra*) – Krameriaceae

Dieses Mittel wird von den Andenvölkern schon seit langer Zeit eingesetzt und wurde auch unter homöopathischen Gesichtspunkten geprüft und angewandt. Hauptindikationen sind Beschwerden am Rektum und *Risse in den Brustwarzen.*

- *Sehr schmerzhafte Risse in den Brustwarzen*, die mit *feinen Rissen im After oder Hämorrhoiden* einhergehen; während der Darmentleerungen sehr starke Schmerzen in Rektum und After.
- *Schmerzen im Rektum*, als befänden sich *Glassplitter* darin. Stundenlang anhaltende Schmerzen und Brennen nach dem Stuhlgang, gleichgültig, ob dieser hart oder durchfallartig ist.

(248) ebd. S. 4636.

## Rhus toxicodendron

Giftsumach, Gifteiche – *Anacardiaceae*

*Gelenk- und Sehnenverletzungen, die sich durch Bewegung und beim Warmwerden der Gelenke bessern*, bei Patienten mit *Neigung zu Rheuma* und Beschwerden durch Nässe oder Erkältungen. Besonders charakteristisch für *Rhus toxicodendron* ist, daß die Gelenk-, Sehnen- und Knochenschmerzen im Ruhezustand zu einer Unruhe führen, die dazu zwingt, die *schmerzenden Stellen zu bewegen*, um sich etwas Erleichterung zu verschaffen. In der Unfallmedizin ein wichtiges Mittel bei *Zerrungen.*

- *Stauchungen, Zerrungen, Überdehnung von Bändern, Sehnen und Muskeln*, die erkalten und bei denen die Beschwerden dann im Ruhezustand erneut und wesentlich schmerzhafter auftreten. *Überdehnungen durch Heben von Gewichten.*
- Kopfschmerzen nach Traumata, vor allem durch Kälteeinwirkung.
- Auch angezeigt bei rheumatischen Erkrankungen und Fieberzuständen, die mit *großer Unruhe und Verlangen nach Bewegung* einhergehen. *Die Schmerzen bessern sich durch Bewegung und trockene Wärme und verschlechtern sich durch Ruhe, Feuchtigkeit und feuchte Kälte*; bei wetterfühligen Rheumatikern, deren Zustand sich vor Gewittern, Regen und Wetterwechsel verschlechtert und die die barometrischen und magnetischen Änderungen vor Gewittern spüren (wie *Rhododendron*). Störungen durch Niedersetzen oder Schlafen auf feuchtem Untergrund. Im allgemeinen Verschlechterung im Herbst und im Winter.
- Adynamische Fieberzustände mit mäßigem Fieberdelirium und Benommenheit, großer Unruhe und Drang nach häufiger Lageveränderung, um die Schmerzen zu lindern. Brennender Durst. Auch bei Fieberdelirien: der Patient spricht von der Arbeit, behauptet, er befände sich außer Haus oder daß man ihn vergiften wolle.

- *Bläschenausschläge* mit gelblichen Bläschen und heftigem Juckreiz, Stechen und Brennen (z.B. Herpes und Windpocken).
- *Heiserkeit und Stimmlosigkeit,* die nach dem Aufwachen oder nach langem Nicht-Sprechen verstärkt auftreten und sich kurioserweise *beim Sprechen etwas bessern.* Das entspricht dem grundlegenden Charakteristikum des Mittels: Besserung durch Bewegung und Verschlechterung durch Ruhe. Diese Regel gilt aber nicht unbegrenzt, denn längeres Sprechen kann zu Verschlimmerung der Heiserkeit führen. Kälte und Feuchtigkeit verschlimmern die Stimmlosigkeit, die Heiserkeit kann dann mit Jucken, Kitzeln und Trockenheit in der Kehle einhergehen.
- Bei *innerlich sehr unruhigen* und schüchternen Personen, die dazu neigen, ihre *Gefühle zu verbergen; mangelnde Flexibilität.* Sie können nicht antworten und halten ihre Gefühle zurück. Wenn die Starre schließlich auf die geistige Ebene übergeht, lassen sich fixe Ideen und Aberglaube feststellen. Nächtliche Beklemmungsgefühle, fühlt sich bedroht, weiß aber nicht, wodurch, und nimmt eine defensive Haltung ein. Die Sorgen nehmen nachts und im Ruhezustand an Intensität zu.

**Angezeigt bei:**

- Stauchungen, Zerrungen, Überdehnung und Verletzungen von Sehnen, Bändern, und Muskeln.
- Überdehnungen durch Heben von Gewichten.
- Kopfschmerzen nach Traumata.
- Herpesausschlägen.
- Wetterfühligem und empfindlich auf Feuchtigkeitsschwankungen reagierendem Rheumatismus.
- Adynamischen Fieberzuständen mit anhaltender Unruhe.
- Heiserkeit und Stimmlosigkeit durch übermäßige Belastung der Stimmbänder, Kälte und Feuchtigkeit.

## Ruta graveolens

Weinraute – Rutaceae

Traumatische Verletzungen der *Knochen* und der *Knochenhaut* mit schmerzhaften Beschwerden. Bis zum Knochen reichende Hautabschürfungen. Verletzungen der Bänder und *Sehnen* an den Ansatzstellen zu den Knochen; Zerrungen, ausgerenkte Gelenke - vor allem Hand- und Sprunggelenk -, mit Schmerzen, Unruhe und Schwächegefühl, die bei der geringsten Anstrengung schlimmer werden. Hinken und schmerzhafte Schwäche nach einer Zerrung; der Betroffene hinkt; wenn er versucht, einen Gegenstand zu ergreifen, fällt er ihm aus der Hand. Schmerzhafte Plattfüße. Schmerzen *durch Überdehnung der Beugesehnen*, vor allem der Achillessehne.

- *Offene* oder komplizierte *Frakturen* mit Verletzung der Knochenhaut und starken Schmerzen.
- *Verzögertes Ausheilen* von Frakturen.
- *Schmerzhafte Unruhe* in den Körperstellen, auf die man sich aufstützt; die Schmerzen fühlen sich an, als wäre der Betroffene verprügelt worden, er muß im Liegen häufig die Lage wechseln (wie *Pyrogenium* und *Rhus toxicodendron*). Verschlimmerung durch Liegen sowie kalte und feuchte Witterung. Charakteristisches Symptom des Mittels: die Schmerzen zeigen *Verschlimmerung durch Hängenlassen der betroffenen Extremität* und bessern sich, wenn man sie oben hält.
- Beschwerden durch *Überanstrengung der Augen*: der anhaltende und übermäßige Einsatz der Augen bei der Durchführung von Präzisionsarbeiten (Zeichner, Uhrmacher, Näher, Miniaturmaler) oder bei schlechter Beleuchtung kann zu Erschöpfung und schmerzhaften Beschwerden, Augenentzündung und Beeinträchtigung des Sehvermögens führen. Zur Linderung der ermüdeten Augen und zum Korrigieren des für diese Beschwerden typischen verschwommenen Sehens. Herabsetzung der Sehschärfe

(Amblyopie) und schmerzhafte Ermüdung der Augen mit Kopfschmerzen (Asthenopie) und Anomalien in der Lichtbrechung. Verschwommenes Sehen, nimmt die Umwelt wie durch einen Nebelschleier wahr, wobei das Sehen in die Ferne völlig verdunkelt ist. Die Augen brennen und schmerzen, sind heiß wie zwei Feuerkugeln; dies kann mit Lidkrämpfen einhergehen.

- *Analprolaps*, wenn der Betroffene versucht, den Darm zu entleeren oder sich setzen will; nach einer Entbindung; bei häufigem Stuhldrang, der aber nicht zur Darmentleerung führt (vor allem bei Rektumkarzinom).
- Druck auf der Harnblase, als sei sie ständig gefüllt, der auch nach dem Wasserlassen anhält; der Drang ist so stark, daß der Harn nicht gehalten werden kann; wenn versucht wird, den Harn zurückzuhalten, fällt das Wasserlassen später noch schwerer.
- Schmerzhafte *Warzen* auf den Handflächen. *Schwielen an den Handflächen*, vor allem bei Menschen, die schwere Arbeit mit den Händen leisten.

**Angezeigt bei:**

- Verletzungen der Knochenhaut, Bänder und Sehnen an den Gelenken (Zerrungen und Ausrenken). (Nach *Arnica* bei Gelenkverletzungen, nach *Symphytum* bei Frakturen).
- Offenen, komplizierten Frakturen.
- Verzögertem Ausheilen von Frakturen.
- Augenbeschwerden und verändertem Sehvermögen durch Überanstrengung der Augen.
- Analprolaps durch Anstrengung.

## Scolopendra morsitans

Skolopender oder Riesenläufer – Chilopoda (Tausendfüßler)

Dieses Mittel wird aus der Tinktur von lebenden Tieren der Art *Scopolendra morsitans* gewonnen. Der Biß eines *giftigen Tausendfüßlers* verursacht neben Allgemeinsymptomen

Schwellung, Schmerzen und Gangrän in Form bösartiger, *schwarzer Pusteln* (Milzbrandpusteln). Die Symptome sind von großer Heftigkeit und Intensität: *Erbrechen und präkardiale Schmerzen*; das Erbrechen kann so stark werden, daß während des Paroxysmus die Atmung aussetzt, vor allem wenn es sich bei dem Betroffenen um ein Kind mit geringem Körpergewicht handelt (in solchen Fällen kann ein Biß in acht Stunden zum Tode führen). In seiner Materia medica beschreibt CLARKE[249] den Tod eines vierjährigen Mädchens, dessen Symptome sofort auftraten, wobei Schmerzen am ganzen Körper im Vordergrund standen. Es gibt nur wenige giftige Tausendfüßlerarten, sie sind in tropischen Gebieten beheimatet.

- Unterdrückung des Schwitzens in der vom Biß betroffenen Extremität.

**Angezeigt bei:**

- Als isopathisches Antidot bei Bissen durch giftige Tausendfüßler (*Scolopendra heros*, *morsitans*, *gigantea* und *subspinipes*).
- Milzbrandpusteln.
- Angina pectoris.

## Scorpio

Skorpion[250] (u.a. *Androctonus amurreuxi hebraeus*) – Skorpione; Arachnida

Der *Stich* der auf der Iberischen Halbinsel beheimateten *Skorpione* ist in der Regel für Menschen ungefährlich und führt nicht zum Tode; Vorsicht geboten ist jedoch bei Kleinkindern oder Kindern mit geringem Körpergewicht. In sehr heißen Gebieten oder Wüsten hingegen leben Skorpione, deren Gift sechsmal tödlicher ist als das von Schlangen (*Vipera*).

(249) Clarke, J. H., *Der Neue Clarke*, Bielefeld 1995, Band 9, S. 5104.
(250) Es wurde der „alte“ Name beibehalten, da es verschiedene Präparationen gibt. Wie weiter unten angeführt gibt es jedoch eine neue Prüfung von *Jeremy Sherr* von *Androctonus* (siehe nächste Fußnote).

Der Stich eines Skorpions führt zu einer *sehr schmerzhaften Schwellung* an der Einstichstelle, dann zu Allgemeinsymptomen wie *Schläfrigkeit*, Erschöpfung, Unruhe und in manchen Fällen auch zu *Tetanuskrämpfen. Schielen* und Pupillenerweiterung; krampfartige *Kiefersperre* (Trismus); reichlicher Speichelfluß; häufiges Niesen; Darmgeräusche und Blähung des Bauches (Meteorismus). Die durch den Stich verursachten Schmerzen halten zwischen einem und drei Tagen an.

Jeremy Sherr[251] hat in jüngerer Zeit umfangreiche Prüfungen mit *Scorpio* durchgeführt, dank derer die Wirkungen und homöopathischen Einsatzmöglichkeiten dieses Mittels nun wesentlich genauer bekannt sind.

- *Scorpio* wurde von Sherr zur Behandlung von *Wespenstichen* eingesetzt, die sich weder durch *Apis* noch durch *Belladonna* besserten.

**Angezeigt bei:**

- Als Antidot bei Skorpionstichen.
- Antidot bei Wespenstichen.

## Secale cornutum

Mutterkorn (*Claviceps purpurea*) – Fungi

Der Wirkstoff des Mutterkorns (Ergotamin) entfaltet sich besonders stark im neuromuskulären System und führt zur Kontraktion der Muskelfasern von Arteriolen und Gebärmutter. Aus dieser Substanz gewinnt man durch homöopathische Zubereitung *Secale*, das in der Unfallmedizin zur Behandlung von *Blutungen der Krampfadern* bei alten oder geschwächten Patienten angezeigt ist, außerdem bei *Erfrierungen mit Gangrän, Verbrennungen*, die sich durch Hitze verschlimmern, sowie bei *Cholera*. Hier einige Charakteristiken des Mittels:

- *Innerliche Hitze und Brennen*, die *Haut* fühlt sich *sehr kalt* an; *durch Hitze Verschlimmerung*. Ausgeprägte *Unruhe*.

(251) Sherr, J., *Arzneimittelprüfung Androctonos amurreuxi hebraeus* in *Archiv für Homöopathik*, Oberhausen, 1992, Bd. 1, II-IV.

- Paßt gut zu schlanken, „vertrockneten", alt gewordenen Menschen mit welker Haut, vor allem alten und kachektischen Frauen (*Unterernährung*); bei alten Rauchern und Alkoholikern; bei alten Männern mit Prostataleiden und Harninkontinenz. Extrem geschwächte, unruhige und sehr ängstliche Personen. Bei Arteriosklerose.
- *Passive Blutungen mit dunklem, dünnflüssigem Blut*, die wie alle Ausscheidungen von *Secale* einen starken Geruch ausströmen. Neigung zu Blutungen; die leichtesten Verletzungen bluten wochenlang, vor allem an Körperstellen mit varikösen Venen. Blutungen nach einer *Zahnextraktion*; auch bei kräftig blutenden kleinen Wunden (das Blut ist stets dunkel und dünnflüssig).
- Neigung zur *Gangrän* und *Fäulnis*; trockene Gangrän, die sich durch Hitze verschlimmert; großflächige (dunkelviolette) Ekchymosen mit blutgefüllten Blasen, danach Gangrän; *Raynaud-Syndrom*: Krämpfe der Arterien mit Thrombose durch Kälteeinwirkung, mit Schwellung, Kribbeln, ausgeprägter Blässe und dunkelvioletten Fingern; phasenweise Nachziehen eines Beines. Auch bei schmerzhaften kleinen Eiterbeulen mit grünlichem Eiter, die sich sehr langsam ausbilden und ebenso wieder abheilen; sie gehen mit einer Schwächung des Patienten einher. Reichlicher, wäßriger, *fauliger*, bräunlicher *Durchfall*; schmerzfreier, aber erschöpfender Durchfall, manchmal mit Inkontinenz; der Patient hat das Gefühl, der After sei weit geöffnet.
- *Verbrennungen*, die sich durch lokale Wärmeeinwirkung verschlimmern: Brandnarben, die sich bei Personen mit entsprechender Neigung durch die Wärme eines Ofens oder einer Heizung wieder öffnen.
- *Blutungen aus der Gebärmutter* (Metrorrhagien) mit reichlich *dunklem, wäßrigem Blut*; drohende Fehlgeburt (im 3 .Monat) mit anhaltenden, stark nach unten ziehenden Schmerzen. Während der Entbindung sind die Schmerzen unregelmäßig, schwach oder setzen aus; alles scheint lok-

ker und offen, doch die Gebärmutter hat nicht die Kraft, das Kind abzustoßen. Während der Stillzeit geht schlanken, welken und erschöpften Müttern die Milch aus.

- Zustände von *Kollaps bei Cholera* und *nach passiven Blutungen*, mit hippokratischem Gesicht (Blässe, kalter Schweiß, eingesunkene Haut mit Augenringen und spitzer Nase) und Krämpfen in Gesicht und Bauch. Die *Haut ist kalt*, doch der Patient klagt über ein *innerliches Brennen* mit dem Gefühl, als fielen ihm glühende Funken auf die Haut, weshalb er Verlangen nach Abkühlung hat, sich freimachen und *keinesfalls zugedeckt* werden möchte.

**Angezeigt bei:**

- Varikösen Blutungen mit dünnflüssigem, dunklem Blut, das nicht gerinnt.
- Kleinen Wunden, die tagelang bluten.
- Raynaud-Syndrom; phasenweises Nachziehen eines Beines.
- Gangrän durch Kälteeinwirkung, Erfrierungen.
- Verbrennungen, die sich lokale Wärmeeinwirkung verschlimmern; wieder aufspringenden Narben.
- Cholera (Durchfall und Kollaps).
- Metrorrhagien, drohender Fehlgeburt; Trägheit während der Geburt; Blutungen nach der Entbindung; ausbleibender Milchbildung nach der Geburt.

## Selenium

Selen – Se

Das wichtigste Charakteristikum dieses Mittels ist die *Schwäche*. Schwächegefühl mit Müdigkeit durch jede Art körperlicher Anstrengung, schlaflose Nächte, geistige Anstrengungen und ganz besonders *durch heißes Wetter*. Aufgrund dieser Schwäche bei heißem Wetter ist es vor allem mit *Gelsemium* und *Natrium carbonicum* zu vergleichen.

- Bei alten und durch lange Krankheiten geschwächten Menschen; Menschen, die leicht Schwächeanzeichen aufweisen und von der geringsten körperlichen und geistigen Anstrengung erschöpft sind; *Sonnenhitze und sommerliche Temperaturen* führen zu völliger Ermattung.

- An der Haut führt das zur gleichen chemischen Gruppe wie *Sulphur* gehörige *Selenium* zu ähnlichen Symptomen: *Stechen* in den Hautfalten, zwischen den Fingern und an den Gelenken; Stechen mit *Brennen; Ekzem an der Kopfhaut*, mit Stechen und Brennen, das beim Kratzen ein flüssiges Sekret absondert.
- Angezeigt bei *Stimmlosigkeit von Sängern*, die nach CLARKE auftritt, „wenn er gerade zum Singen anhebt; oder durch übermäßigen Gebrauch der Stimme, wenn das Vorhandensein von hellem, klebrigem Schleim zu häufigem Räuspern führt."

**Angezeigt bei:**

- Schwäche durch heißes Wetter oder Sonne.
- Stimmlosigkeit bei Sängern und durch übermäßigen Gebrauch der Stimme.
- Ekzemen in den Hautfalten.

## Sepia officinalis

Tintenfisch – Molluscae; Cephalopodae

*Sepia* wirkt im allgemeinen auf Beschwerden die mit Blutstauung in den Adern, Erschlaffung und Abwärtsdrängen der inneren Organe (Gebärmutter) sowie Müdigkeit und Traurigkeit einhergehen (geistige Stockung). Geschwächte Menschen mit bleichem Aussehen, die gleichgültig und apathisch werden. Im hier behandelten Zusammenhang dient das Mittel zur Behandlung bei *Reiseübelkeit* und *Seekrankheit.*

- *Übelkeit durch Autofahrten oder Schiffsreisen*; Übelkeit, die sich durch den Geruch und den Anblick von Essen verschlimmert. Angst beim Autofahren. Bei träger Verdauung mit Schwächegefühl und Ohnmacht am späten Vormittag (gegen 11 Uhr), die sich durch Essen nicht bessern. Schwindel während der Schwangerschaft.

- *Traurigkeit und Verlangen zu weinen*; Melancholie; Gleichgültigkeit und ausgeprägte *Apathie* mit Desinteresse gegenüber der eigenen Familie und den Personen und Dingen, die den Betroffenen umgeben; vernachlässigt das eigene Aussehen. Kann dem Leben keinen Reiz abgewinnen, könnte stundenlang schweigend an einem Ort sitzen; äußerst reizbar, wenn sie gestört wird und man um ihre Aufmerksamkeit bittet (Gespräch, Gesellschaft oder Arbeit); sie fühlt sich allein besser und meidet Gesellschaft, vor allem die von Männern; kann den Ehemann durch frigide Haltung in Gefühls- und Sexualleben gegen sich aufbringen.
- *Reizbarkeit* im Hinblick auf äußere Reize (Geräusche, Musik); wenn man sie unterbricht; vor der Menstruation. Schlecht gelaunt, man kann ihr nichts rechtmachen. Nimmt eine negative Lebenshaltung ein, es fällt ihr schwer, Liebe und Zuneigung zu geben; will nicht kommunizieren und geht in die Defensive. Verschlimmerung durch Trost; vor der Menstruation steigern sich Reizbarkeit und Aggressivität.
- *Besserung durch Beschäftigtsein und anstrengende körperliche Tätigkeiten* (Laufen, Tanzen etc.), wodurch dem Blutstau in den Venen und der Kraftlosigkeit entgegengewirkt wird. Es fällt ihr schwer, Spaziergänge zu unternehmen, sie hat keine rechte Lust dazu; wenn sie aber doch außer Haus geht, fühlt sie sich gut, vor allem beim Tanzen.
- *Erstickungsgefühl*, das zum Kopf hinaufsteigt, und ausgiebiges Schwitzen am ganzen Körper; dieses Gefühl weckt sie nachts unvermittelt und mit großer Heftigkeit auf, dabei Aufgeregtheit, Herzrasen und nachfolgend Erschöpfung.
- Gefühl, als würden die Organe im Becken (Gebärmutter und Darm) nach unten fallen; Gefühl, als hätte man eine Kugel an verschiedenen Körperstellen (krampfartige Kontrakturen).

- *Braune Flecken* in Gesicht und am Handrücken; Schwangerschafts-Chloasma (braune Flecken); sehr starker Haarausfall; Herpes an verschiedenen, abgegrenzten Körperstellen (Lippen, Nase); schwache Nägel, die leicht brechen oder splittern.
- *Mangel an Lebenswärme*: sie ist sehr kälteempfindlich, fühlt sich aber andererseits in überhitzten Räumen unwohl (übermäßiger Blutandrang im Gesicht); dies kann sich vor Gewittern verschlimmern; beim Betrachten eines Gewitters empfindet sie jedoch ein Gefühl angenehmer Erregung. *Ohnmachten* in der Kirche, während der Schwangerschaft und in warmen Räumen.
- Paßt gut zu dunkelhäutigen Menschen mit festen Muskelfasern, vor allem Frauen, bei denen das Mittel eine stärkere Wirkung entfalten kann. Frauenleiden während der Schwangerschaft, in der Stillzeit und der Menopause. Krankheiten mit plötzlichem Absinken der Lebenskraft und Ohnmachten durch Schwäche sowie nach übermäßigem Arbeiten. Ausgeprägtes Verlangen nach Schokolade und Saurem.

**Angezeigt bei:**

- Reiseübelkeit (Frauen, bei denen der Geruch von Essen Verschlimmerung hervorruft).
- Beschwerden während der Schwangerschaft, Stillzeit und der Menopause. Gebärmuttervorfall. Chloasma.
- Depressionen mit Gleichgültigkeit und Apathie.
- Hautprobleme (Herpesausschläge, Pigmentierung); Haarausfall.

## Silicea terra

Kieselerde, Siliziumdioxid – $SiO_2$

In den äußeren Erdschichten gibt es reichliche Vorkommen an Kieselerde, sei es in Reinform, wie Quarz oder Cristobalit, oder in einer Vielzahl unreiner Formen wie beispielsweise Sand, Achat, Caledonit und in Opalen. Getreidehalme nehmen Kieselerde auf, um ihrem Gefüge Konsistenz und Festigkeit zu verleihen. Der Einsatz dieses scheinbar toten Minerals in homöopathischer Darreichungsform belegt die Tatsache, daß durch die Technik der Homöopathie (Zermahlen, Verdünnen und wiederholtes Verschütteln) die verborgenen Heilkräfte der verschiedensten Substanzen erschlossen werden können. Diese Entdeckung stammt von Hahnemann selbst, denn die Einführung der Kieselerde als Mittel (*Silicea*) in die homöopathische Praxis geht auf ihn zurück.

- In der Unfallmedizin ist *Silicea* angezeigt zur *Entfernung von Fremdkörpern* aus der Haut, bei *schlecht vernarbenden Wunden (Keloiden), langsam heilenden Wunden* sowie Wunden, die durch eingedrungene Fremdkörper eitern. *Silicea* hilft beim Abstoßen der unter der Haut festsitzenden Fremdkörper. Sehr schmerzhafte *Panaritien.*
- Bei *langsam verheilenden Knochenfrakturen* (wie *Calcarea carbonica, Calcarea phosphorica, Ruta* oder *Symphytum*). Die Gesamtkonstitution des Patienten ist ausreichend zu berücksichtigen.
- *Dick gewordene, langsam entstehende Narben*, die erneut aufgehen.
- *Risse in den Brustwarzen* mit Neigung zu *Abzessen*, die schließlich Fisteln ausbilden und chronisch eitern. Bei fasrigen Brüsten voller harter Knötchen (fibrozystische Mastopathie).
- Das Mittel entfaltet tiefe Wirkung bei empfindlichen, nervösen Menschen mit geringen Widerstandskräften. Bei schüchternen, ängstlichen Patienten mit scheinbar sanftem und liebenswürdigem Wesen, das jedoch im Kontrast zu ihrer Reizbarkeit bei Widerspruch steht; sie verfolgen alle Ziele mit großer Willenskraft, Zähigkeit und Hartnäkkigkeit. Hinter dieser Fassade sind sie aber sehr unsicher und leiden unter mangelndem Selbstvertrauen; ausgeprägte Schüchternheit, vor allem in der Öffentlichkeit, und große Ängstlichkeit vor Pflichtterminen aller Art (Prüfungen, Bewerbungsgesprächen usw.). Angstsituationen füh-

ren zu Schweißausbrüchen an den Händen. Ihr Image vor den Anderen ist ihnen sehr wichtigvon allen hochgeschätzte Profis in ihrem Metier. „Wenn *Silicea* arbeitet, so macht sie es mit großer Präzision, genauer Berechnung und großer Exaktheit, aber mit wenig Gefühl. Es ist viel Analyse dabei, aber keine Synthese. Da sind Fakten und Daten, aber keine Lebensanschauung. Die meiste Arbeit wird nur von theoretischem Wert sein. (SANKARAN[252]).

- Kälteempfindliche Personen mit Mangel an Lebenswärme, die reichlich stark riechenden Schweiß absondern, Haut und Nägel sind dünn und brüchig. Bei rachitischen Kindern mit großem Kopf und gewölbtem Bauch, deren Fontanellen nur langsam zuwachsen und bei denen die Zahnung verspätet eintritt.

**Angezeigt bei:**

- Wunden mit in der Haut festsitzenden Fremdkörpern.
- Panaritien in den Fingern durch Wunden.
- Langsam verheilenden Frakturen.
- Verdickte, langsam heilende Narben, die erneut aufgehen.
- Rissen in den Brustwarzen, Neigung zu Abszessen, Fisteln und Eiterung.

## Sol

Sonnenlicht – Konzentriertem Sonnenlicht ausgesetzter Milchzucker

Dieses Mittel gewinnt man, indem man Saccharose der Wirkung von konzentriertem Sonnenlicht aussetzt und sie dabei bis zur völligen Sättigung mit einem Glasstab rührt. *Sol* ist wenig bekannt und wird selten angewendet; wie sich jedoch aus den Schriften von CLARKE (*Der Neue Clarke*) und FOUBISTER (*Tutorials*) entnehmen läßt, ist es zur Behandlung von *Sonnenstich* und *Verbrennungen durch Sonnenlicht* ange-

(252) Sankaran, R. *The Spirit of Homoeopathy*, Bombay: Homeopathic Medical Publishers, 1992, S. 306.

zeigt. Die erste Studie stammt von Swan, der sich bereits im Jahr 1880 mit dem Mittel befaßte! In jüngerer Zeit verwendete es Dr. Foubister mit sehr gutem Erfolg bei Dermatitis solaris [*Sonnenbrand*] und gegen die *Schadwirkung der Sonne und anderer Strahlungsquellen.*

- *Sol* ist angezeigt bei *Dermatitis solaris* und *Sonnenstich*, die zu heftigen, stechenden Kopfschmerzen führen und sich mit jedem weiteren Aufenthalt in der Sonne verschlimmern.
- *Sonnenbedingte Bindehautentzündung*; bei Schneebindehautentzündung mit Schmerzen und Beschwerden durch Lichteinstrahlung (Photophobie), vorübergehender Blindheit, Entzündung der Augen mit Erweiterung der Adern und dem Gefühl, die Augen würden aus ihren Höhlen treten.
- Zur Behandlung der schädlichen Auswirkungen von *Sonnenallergie* (Niesen, Nesselsucht usw.) und übermäßig langen Aufenthalten in der Sonne: Sommersprossen, braune Flecken im Gesicht und an den Händen sowie bei Erythemen, aus denen sich Hautkrebs entwickeln könnte.

**Angezeigt bei:**

- Sonnenstich.
- Sonnenbrand und Verbrennungen durch Sonnenstrahlen.
- Sonnenallergie (Nesselsucht).
- Dermatitis durch Strahleneinwirkung (Radiotherapie).
- Sonnenbedingter Konjunktivitis; Schneekonjunktivitis.

## Staphysagria

Stephanskraut *(Delphinium staphysagria)* – Ranunculaceae

In der Unfallmedizin verwendet man *Staphysagria* zur Behandlung der Schmerzen bei *Wunden durch schneidende Gegenstände* (Messerstiche, Operationen) und bei Beschwerden in der Harnröhre nach *Zystoskopien.* Das Mittel wirkt vorzugsweise auf *Menschen mit ausgeprägter Berührungsempfindlichkeit, die leicht zu verärgern sind*, ihre *Reaktionen* im allgemeinen jedoch *unterdrücken*. Bei Krankheiten der Geschlechts- und Harnorgane, der Haut, der Zähne und der Knochenhaut der Zahnfächer. Bei Schmerzen, Nervosität und Neuralgien nach Zahnextraktionen, medizinischen Eingriffen mit schneidenden Instrumenten und Beschwerden nach einer Behandlung an den Schließmuskeln (Einführung von Sonden in die Harnröhre, Zystoskopien usw.). Bei ausgeprägter *Empfänglichkeit* des Patienten auf Angriffe von außen, wobei es gleichgültig ist, ob es sich um physische oder moralische Attacken oder um einen chirurgischen Eingriff handelt.

- *Wunden durch schneidende Gegenstände*; nach chirurgischen Eingriffen oder einer *Behandlung an den Schließmuskeln*. Brennende Schmerzen, die schneiden wie Messerstiche.
- *Blasenentzündung*, besonders bei Frauen, die ihren ersten Geschlechtskontakt hatten oder vergewaltigt wurden; Harndrang, sie muß stundenlang auf der Toilette sitzen; wenn kein Harn ausgeschieden wird, Brennen in der Harnröhre; Schmerzen und Harndrang nach dem Wasserlassen bei alten Männern mit Protataleiden.
- Leiden an den Augenlidern: *Gerstenkörner*, Zysten, Knötchen; nicht aufgehende Gerstenkörner, die sich zu einer harten, bleibenden Geschwulst ausbilden.
- Patienten, die sehr empfindlich auf die Meinung Anderer reagieren und nach den harmlosesten Bemerkungen und Gesten beleidigt und schlecht gelaunt sind; ärgern sich über die geringste Beleidigung und mangelnde Aufmerksamkeit anderer Menschen; oder sie regen sich über sich selbst auf und machen sich nach langen Phasen krampfhafter Beherrschung durch gewalttätige Zornesausbrüche Luft.
- *Beschwerden durch Beleidigungen* ihrer Eigenliebe oder aus Stolz, Neid und schwere Kränkungen. Sie sind bedrückt und möchten nach ihren Ausbrüchen von *Entrüstung* allein sein, um ungestört über ihrem Leid brüten zu können.

Wenn Zorn und Ärger sich nicht ihre natürlichen Wege bahnen können und hinter verletztem Stolz versteckt werden[253]: „er ist beleidigt worden, hält Streiten jedoch für unter seiner Würde; deshalb schluckt er seinen Groll hinunter und geht zitternd, krank und erschöpft nach Hause" (im Gegensatz zu *Nux vomica*). Sehr romantische Menschen, die leicht enttäuscht sind und voller Wehmut an die alten Zeiten denken.

- Wurde definiert als „einer der gebildetsten und ritterlichsten Menschen; hält seine Gefühle um jeden Preis im Zaum und sinnt im stillen über seine tatsächlichen und imaginären Fehlschläge nach".
- Plötzliche Lust, Menschen, die ihn gestört haben, *Gegenstände entgegenzuschleudern*; wirft Dinge auf Menschen oder gegen die Wand.
- Wird durch sexuelle Ausschweifungen apathisch, gleichgültig und leidet unter Gedächtnisstörungen. Anhaltend von sexuellen Themen besessen, denkt ständig an den sexuellen Genuß; entlädt die Spannung durch häufige Masturbation.
- Ausgeprägtes Verlangen zu rauchen, obwohl der Tabak Verschlimmerung bringt.

**Angezeigt bei:**

- Wunden durch schneidende Gegenstände.
- Beschwerden nach einer Behandlung an den Schließmuskeln und nach Zahnextraktionen.
- Zystitis nach den ersten Geschlechtskontakten; Vergewaltigung.
- Wiederholt an derselben Stelle auftretenden Gerstenkörnern und Knötchen an den Augenlidern.
- Sexueller Besessenheit; Masturbation.

(253) Hering, C., *The Guiding Symptoms of Our Materia Medica*, Philadelphia, 1891, Vol. 10, S. 6.

- Beschwerden durch zurückgehaltenen Ärger und ins Extreme gesteigerte Empfindsamkeit.

## Stramonium

Stechapfel (*Datura stramonium*) – Solanaceae

*Stramonium* ist eines der Nachtschattengewächse, die sich am besten zur Behandlung von Zuständen von Delirium und Gewalttätigkeit eignen; es ist *Belladonna* und *Hyoscyamus* ähnlich, in seiner spezifischen Ausprägung jedoch verschieden. Der Zustand wahnhafter Geschwätzigkeit ist heftiger, der Patient redet, singt und schmiedet Verse in einem fort; die manische Phase verläuft intensiver, der Blutandrang ist noch stärker als bei *Hyoscyamus*, jedoch geringer als bei *Belladonna* und daher von einer echten Entzündung weit entfernt. Angezeigt bei *chronischem Alkoholismus* und bei *Beschwerden durch Schrecken oder tiefe Kränkungen*, die mit *Delirium und schwerer geistiger Verwirrung* einhergehen.

- *Schwere Alkoholvergiftungen* mit *Gewalttätigkeit und Delirium*. Der Patient ist außer sich, voller Ängste und Panik vor der Dunkelheit und dem Alleinsein, aber auch zu sehr aggressiven Reaktionen fähig, während derer er über gewaltige Kräfte verfügt: er zerreißt seine Kleidung, schlägt um sich und möchte Gegenstände ins Feuer werfen. *Panik* vor dem Betreten eines Tunnels; Angst vor Hunden und Wasser (eines der Mittel bei *Tollwut*). *Geschwätzigkeit* mit manischen Phasen, in denen sich Lachen und Weinen abwechseln, Stottern und Irrereden über religiöse Themen.
- Schreckerfüllter Ausdruck, erschrickt über alle möglichen Personen oder Gegenstände. Die Augen glänzen und treten hervor, die Pupillen sind erweitert. Der Ausdruck der Augen gehört hier zu den auffälligsten Merkmalen.
- *Schmerzfreie Krämpfe ohne Verlust des Bewußtseins*. Bei den meisten Beschwerden, für die *Stramonium* angezeigt ist, hat der Patient keinerlei Wahrnehmung für Schmerzen und legt eine ungewöhnliche Kraft an den Tag.

- *Atemnot und Erstickung durch Glottisödem*; der Patient ist schreckerfüllt und hat panische Angst vor dem Alleinsein; er fühlt sich den Kehlkopfkrämpfen hilflos ausgeliefert, die ihm das Gefühl geben, er habe einen Kloß im Hals.

**Angezeigt bei:**

- Chronischem Alkoholismus.
- Beschwerden durch Schrecken und tiefe Kränkungen mit Delirium und schwerer geistiger Verwirrung.
- Glottisödem und Krämpfe im Kehlkopf mit Atemnot.
- Aggressiven Psychosen.

## Strontium carbonicum

Strontiumcarbonat - $SrCO_3$

Angezeigt zur Behandlung von *Zerrungen der Fußknöchel* und Handgelenke, bei denen Schwellung und chronisches Schwächegefühl noch lange nach der Verletzung anhalten. Bei chronischen und wiederholten Zerrungen.

*Strontium* ähnelt einer Kombination von *Belladonna* und *Calcarea carbonica* (Aversion gegen die Dunkelheit, Rötung des Gesichts bei anstrengenden Tätigkeiten, nächtliches Schwitzen, Knochenleiden und chronische Zerrungen des Fußknöchels).

- Sehr vitale, plethorische Menschen, die sich sozial, in Vereinen und bei der Organisation von Kursen engagieren. Vital, aber überempfindlich gegen Kälte und Luftzug.
- Brauchen Wärme (stark kälteempfindlich) und Licht (Aversion gegen die Dunkelheit).
- Erstickung und Blutandrang. Kopf und Gesicht werden heiß.
- Neigung zu Bluthochdruck, Arteriosklerose und plötzlich auftretenden Leiden der Hirngefäße.

**Angezeigt bei:**

- Chronischen Zerrungen des Fußknöchels (Schwellung und chronisches Schwächegefühl).

## Sulphur

Schwefel, Schwefelblüte – Halbmetall (S)

*Sulphur* ist eines der nützlichsten und am häufigsten verwendeten homöopathischen Arzneimittel, hilft sowohl bei chronischen als bei akuten Beschwerden und schafft häufig die erst nötigen Grundlagen damit andere, jeweils angezeigte Mittel ihre Wirkung entfalten können. Als Mittel gegen Impffolgen und zur Behandlung von Beschwerden, bei denen es fortwährend zu Rückfällen kommt. Die Wirkung konzentriert sich vor allem auf Krankheitsverläufe, die sich an der Haut (also zentrifugal) manifestieren, mit Symptomen wie *Jucken, Brennen und Rötung.*

- In der Unfallmedizin ist *Sulphur* hauptsächlich angezeigt zur Behandlung von *langsam verheilenden sowie übermäßig großen Narben (Keloid)*; bei entzündeten Wunden, die anschwellen und brennen, bei stark blutenden Wunden; Wunden, die aufspringen und eitern, die Wundränder sind gereizt, gerötet und brennen. Bei *traumatischem Fieber.* Bei Zerrungen. Bei Rissen in den Brustwarzen, die gerötet und gereizt sind und brennen. Zur Behandlung von Unfallfolgen bei Patienten, die der für *Sulphur* typischen Konstitution entsprechen.
- Bei plethorischen, *gut durchbluteten* Menschen mit kräftig roten Lippen und Neigung zu Hautproblemen: Akne, eiternde Pusteln, Ekzeme und Schuppen mit starkem *Jucken*, das beim Kratzen in *Brennen* umschlägt. Sehr *hitzig* veranlagte Menschen, die nicht gerne baden und keine zu warme Kleidung ertragen.
- Menschen, die sich sicher, selbstgenügsam, intelligent und phantasievoll geben, aber starrsinning und egozentrisch sind und zum Philosophieren, schulmeisterlichen Reden und Diskussionen über alle möglichen Themen neigen: reden und diskutieren um des Redens willen und sagen allen, was sie zu tun haben; haben eine hohe Meinung von sich selbst und können in Haarspalterei verfallen. Müssen

immer im Mittelpunkt stehen. Neigen zu Grübeleien über religiöse oder spirituelle Themen. Übergenau und praktisch, in ihren Gewohnheiten aber nachlässig, gleichgültig gegenüber dem eigenen Aussehen und dem Wohlergehen Anderer.

- *Brennen* im Kopf, an Handflächen und Fußsohlen; das Brennen der Füße verschlimmert sich im Bett, muß die Füße ins Kühle hinausstrecken.
- Alle Eiterabsonderungen sind *scharf und wundmachend* und im allgemeinen übelriechend. Starker und stinkender Schweiß.
- Lokaler Blutandrang, *Erstickung*, vor allem bei Frauen im Klimakterium. Erstickungsanfälle mit reichlichem Schwitzen (wie *Sepia* und *Lachesis*). Geht einher mit einem typischen Leeregefühl im Magen, vor allem am späten Vormittag (11 Uhr), dabei Schwäche. Schwäche durch ausbleibende Nahrungsaufnahme (Hypoglykämie).
- Großer Appetit mit Verlangen nach herzhaftem, kräftigem und *stark gewürztem Essen* (scharf, sauer); ausgeprägtes Verlangen nach Süßspeisen. Starker Durst, vor allem auf kalte und alkoholische Getränke. Neigung zu Verstopfung mit plötzlich auftretendem Durchfall, die den Patienten am Morgen aus dem Bett holen können.
- Leichter Schlaf mit Schlaflosigkeit ab 3, 4 oder 5 Uhr morgens.
- *Verschlimmerung durch Hitze, in geschlossenen und heißen Räumen und durch Stehen.* Schwindel auf großen Höhen.
- Hautausschläge bei Kindern und eines der Hauptmittel zur Behandlung von Komplikation durch Unterdrückung von Ausschlägen (Asthma, Epilepsie, Chorea, Krämpfe, Durchfall oder Schwindel).

**Angezeigt bei:**

- Eiternden und entzündeten Wunden.
- Zerrungen und Überdehnungen.
- Wulstnarben (Keloid).

- Traumatischem Fieber.
- Rissen in den Brustwarzen mit Brennen und Reizung.
- Komplikationen nach Unfällen (bei Patienten mit *Sulphur*-Konstitution).

## Sulphuricum acidum

Schwefelsäure – $H_2SO_4$

*Sulphuricum acidum* ist angezeigt zur Behandlung von Wunden mit *Neigung zur Gangrän, großflächigen Ekchymosen* (blauen Flecken) mit dunklem Blut und einem mit dem Trauma einhergehenden *allgemeinen Schwächegefühl* mit starker Neigung zu Schweißausbrüchen. Komplementäres Mittel bei Traumata nach dem anfänglichen Einsatz von *Calendula, Arnica* und *Ledum*. Wenn es *bei der geringsten Prellung* zu *Blutergüssen* kommt; nach *Arnica*, wenn die blauen Flecken nicht zurückgehen.

- Folgeerscheinungen von Traumata mit Schmerzen, gereizter und blasser Haut; allgemeiner Erschöpfung, Zittern und Schwächegefühl.
- Gehirnerschütterung, wenn die Haut kalt und der Körper völlig naßgeschwitzt ist. Schwächegefühl und Schwitzen nach einem Trauma.
- *Intraokulare Blutungen* nach einem Trauma, mit großflächigen Ekchymosen der Bindehaut, akuten und sehr starken Schmerzen.
- *Narben*, die rot, blau und schmerzhaft werden.
- Besserung durch Wärme, der Patient ist sehr *kälteempfindlich*.
- Bei *Dekubitus* [Wundliegen], wenn Patienten durch lange Krankheit oder schweres Fieber sehr geschwächt sind; die Geschwüre entwickeln sich ohne Schmerzen, bluten leicht (dunkles Blut), sind empfindlich und schmerzhaft, das dabei auftretende Stechen wird zunehmend intensiver.
- Paßt gut zu *geschwächten Patienten*, die stark erschöpft und ermattet sind; dies steht im Gegensatz zu einer Nervosität, die sie zu *raschem Handeln* zwingt; meint, alles müsse

schnell erledigt werden, kann sich nicht entspannen. Patienten, die empfindlich auf Rauch und Umweltverschmutzung reagieren (Industriegebiete). Gefühl inneren Zitterns. Säuerlicher Geruch der Haut, der auch durch Bäder schwer zu entfernen ist. Verlangen nach stimulierenden Mitteln und hochprozentigen Getränken (Liköre). In der Menopause, wenn es über Erstickungsanfälle mit Schwitzen hinaus auch zu Schwäche, innerlichem Zittern, Eile und Hektik sowie leichtem Auftreten von Blutergüssen kommt. Mundfäule und chronisches Brennen im Magen.

- *Schwächegefühl, Erschöpfung, Aufgeregtheit und Ungeduld* sind die charakteristischsten Merkmale.
- Nach Aussage von Grandgeorge kann es angezeigt sein zur Behandlung von Beschwerden *nach einem Unfall*, wie Magengeschwüren oder anderen körperlichen Problemen[254]: „In ihrer Lebensgeschichte gibt es einen Unfall, der alles umgeworfen hat, für den sie sich verantwortlich fühlten (oder für den man sie verantwortlich gemacht hat). Es kann sich um die Geburt eines unehelichen Kindes handeln, die als Unfall empfunden wird, oder um ein tatsächliches tragisches Ereignis, wie den Verlust eines geliebten Menschen".

**Angezeigt bei:**

- Traumata und Wunden mit blauen Flecken, Erschöpfung, Schwächegefühl, Zittern und Schweißausbrüchen.
- Komplementär zur Verabreichung von *Calendula*, *Arnica* oder *Ledum*.
- Gehirnerschütterung.
- Intraokularen Blutungen.
- Narben, die schmerzhaft werden und rote oder blaue Färbung annehmen.
- Dekubitus.

(254) Grandgeorge, D. *El Remedio homeopático*, Barcelona, Editorial Kairós, 1994, S. 220-221.

## Symphytum officinale

Beinwurz – Boraginaceae

Die Wurzel dieser Pflanze enthält eine Substanz, die das Epithelwachstum auf von Geschwüren betroffenen Oberflächen anregt; als homöopathisches Mittel ist der Einsatz von *Symphytum* vor allem zum *Ausheilen von Frakturen* angezeigt.

- *Erleichtert das Zusammenwachsen von Frakturen* und lindert den von ihnen verursachten stechenden Schmerz; *begünstigt das Entstehen des Kallus.* Reizbarkeit an der Frakturstelle; Schmerzen an der Knochenhaut nach dem Vernarben von Wunden. *Kleinstfrakturen.*
- *Wunden, die Knochenhaut und Knochen durchdringen*; schmerzhafter und reizbarer Amputationsstumpf (wie *Hypericum*). Stechen und Schmerzen der Knochenhaut nach Verhärtung der Fraktur. Peridentale Verletzungen [um die Zahnwurzel herum] (Kiefer).
- *Sehr schmerzhafte Schläge und Abschürfungen an vorspringenden Knochen* (Jochbeine, Ellbogen, Knie, Wirbelsäule und Schultern). Sehr schmerzhafte Abschürfungen, die sich durch *Arnica* nicht bessern.
- *Sehr schmerzhafte Traumata an Knochen und Knochenhaut*, auch wenn der Patient sie sich schon vor langer Zeit zugezogen hat.
- *Starke Schmerzen am Auge nach einem Schlag* mit einem stumpfen Gegenstand (Ellbogen, Ball, Schneeball, ins Auge gestoßener Finger); vor allem, wenn keine offensichtliche Verletzung vorliegt, durch Lid hindurch aber eine Erhebung auf dem Augapfel festzustellen ist, wodurch sich das Lid beim Gehen krampfartig schließt.

**Angezeigt bei:**

- Ausheilen von Frakturen.
- Bis auf Knochenhaut und Knochen reichende Wunden (vorstehende Körperstellen).
- Amputationsschmerzen.

- Sehr schmerzhafte Schläge ins Auge mit stumpfen Gegenständen, aber ohne offensichtliche Verletzung.

## Tabacum

Tabak (*Nicotiana tabacum*) – Solanaceae

Tabak ruft eine Reizung des Gehirns hervor, der eine ausgeprägte Reizung der Funktion des Nervus vagus folgt. Als homöopathisches Arzneimittel ist *Tabacum* vor allem zur Behandlung von *Seekrankheit* geeignet.

- Bei *Übelkeit, Erbrechen und Schwindel durch Schiffsreisen* (Seekrankheit). Schwindel mit Leichenblässe, die zu Bewußtlosigkeit führen kann; der Körper ist in kaltem Schweiß gebadet; Schwindel beim Aufstehen und Nach-hinten-Blicken; beim Öffnen der Augen; *bessert sich unter freiem Himmel* und durch Erbrechen; der Patient *muß die Augen geschlossen halten, ruhig bleiben und sich im Freien aufhalten.*
- *Äußerst starkes Erbrechen mit kaltem Schweiß*, der mit jeder neuen Bewegung erneut einsetzt; Erbrechen während der Schwangerschaft.
- Übelkeit auf Schiffsreisen, heftigster Brechreiz mit *Blässe und Kältegefühl*, der sich durch die geringste Bewegung verschlimmert, sich auf Deck unter freiem Himmel hingegen bessert. Ausgeprägtes Gefühl der Übelkeit in der Magengrube. Kinder *wollen nicht, daß der Bauch zugedeckt wird*, die Fenster sollen geöffnet werden, damit Übelkeit und Erbrechen nachlassen.
- Menschen, die mit dem Rauchen aufhören wollen: In homöopathischer Dosierung verabreichtes *Tabacum* hilft bei der Bekämpfung der Symptome, die die Entwöhnung vom Nikotin hervorruft (Allen, H. C., *Keynotes*, Clarke[255]).

(255) Allen, H.C. in Clarke, J. H., *Der Neue Clarke*, Bielefeld 1996, Band 10, S. 5765 ff.

**Angezeigt bei:**

- Seekrankheit (Besserung bei Ruhe, geschlossenen Augen und an der frischen Luft).
- Erbrechen während der Schwangerschaft.
- Unterstützt den Entwöhnungsprozeß vom Nikotin.

## Tarentula hispanica

Tarantel – Arachnida (Spinnentiere)

Die Tarantel ist eine in Spanien und Italien beheimatete Giftspinne. Ihr Biß führte zu dem in manchen Ortschaften Italiens noch bestehenden Phänomen des Tarantismus [von der Spinne gebissene Personen steigern sich in eine wahre Tanzwut hinein und machen einen Tarantelbiß dafür verantwortlich]. Die frenetischen Bewegungen der in derselben Gegend entstandenen Tarantella ahmen die Symptome von gestochenen Personen nach.

- *Starker, anhaltender Bewegungsdrang* und Bedürfnis nach Beschäftigung. Andauerndes, rhythmisches Bewegen der Hände und des Körpers, hysterische Tics, die sich in Anwesenheit von Zuschauern noch deutlich steigern; Hin- und Herwiegen des Körpers oder Kopfes. Kann sich in keiner Position ruhig verhalten, muß in stetiger Bewegung bleiben.
- *Eile und Ungeduld*; alles muß rasch geschehen.
- *Besserung durch Musik*; wenn er Musik hört und sich rhythmisch zu ihr bewegt, ist er ruhig; laute, schrille Musik hingegen kann ihn aufregen und erschrecken.
- *Jähe, auf Zerstörung ausgerichtete Bewegungen und Handlungen*, die so unerwartet und schnell erfolgen, daß man sie nicht verhindern kann. Danach lacht er und bittet um Entschuldigung. Springt rasch aus dem Bett und macht etwas kaputt, ohne daß man es verhindern kann. Bestimmte Formen von *Autismus*.

- *Aufs Äußerste gesteigerte sexuelle Erregung*; Nymphomanie, die durch Beischlaf allerdings noch verstärkt wird. CLARKE schildert folgenden Fall[256]:

  „Bei einer Frau war das sexuelle Verlangen so groß, daß sie beim Spielen oder beim Tanzen mit Männern jeden umarmte. Sie wurde zornig, wenn sie zurückgewiesen wurde, aber sie machte damit weiter."

- Stark ausgeprägte *Periodizität* der Symptome; sie können jedes Jahr zur gleichen Zeit erneut auftreten.
- Verschlimmerung durch Berührung oder Anfassen der verletzten Stelle; Besserung durch Massagen und Abreiben der betroffenen Körperstellen.
- Sehr schmerzhafte, dunkelviolett gefärbte Verletzungen, die brennen und jucken.

**Angezeigt bei:**

- Als Antidot bei Tarantelbiß.
- Antidot bei anderen Spinnenbissen und dem Biß der Schlangenart *Lachesis* (HERING).
- Karbunkelartigen Verletzungen (dunkelviolette Färbung, Entzündung, unerträgliches Brennen und Jucken).
- Krankheitsbilder vom Typ Nymphomanie und sexuelle Besessenheit; andere Formen psychomotorischer Erregung; organische Psychosen; bestimmte Arten von Autismus.

## Tetanotoxinum

Tetanusgiftstoff – Nosode

Die Pathogenese und die zu diesem Mittel durchgeführten Prüfungsreihen sind jüngeren Datums (1967) und wurden von P. N. PAI im *British Homoeopathic Journal* veröffentlicht[257]. Zu seinen charakteristischsten Symptomen gehören:

(256) Clarke, J. H., *Der Neue Clarke*, Bielefeld 1996, Band 10, S. 5812.
(257) Pai, P.N., Tetanotoxinum. *British Hom. J.* 1967; 4: S. 95.

- Schmerzen und *Starre der Extremitäten*, vor allem der Beine, Anschwellen der Hände und Füße, starkes Schwitzen der Füße.
- Steifer Hals. Anhaltende oder zeitweise auftretende Rückenschmerzen, die zu den Hüften und den unteren Extremitäten hin ausstrahlen.
- Schläfrigkeit, Lethargie und Benommenheit; nachmittags und zum Abend hin Verschlimmerung.
- Starke Schmerzen im Brustkorb mit Atemnot, gegen Abend Verschlimmerung; Schmerzen und anhaltendes Brennen im Brustkorb; häufig schnelles Herzklopfen.
- Starke Erektionen in den Abendstunden (19 bis 22 Uhr).
- Krampfartige Bauchschmerzen mit Auftreibung des Unterbauches, die sich durch Strecken und Druck verschlimmern.
- Sehr starke Kopfschmerzen von 7 bis 10 Uhr sowie von 19 bis 22 Uhr; in der Stirn lokalisiert; der Kopf fühlt sich leer und angeschwollen an. Supraorbitalneuralgie.

**Angezeigt bei:**

- Zur Prophylaxe von Wundstarrkrampf (PIERRE SCHMIDT empfiehlt eine Dosierung von 1 M[258]).

## Theridion curassavicum

Westindische Feuerspinne – Arachnida (Spinnentiere)

Das Arzneimittel *Theridion* wird aus einer zu den Kugelspinnen gehörigen Art gewonnen, die auf der Karibikinsel Curaçao beheimatet ist. Das Mittel wurde 1832 von HERING geprüft und in die Homöopathie eingeführt, im gleichen Jahr wie *Lachesis*. Zwei genau abgegrenzte Charakterisitiken definieren *Theridion*:

- *Verschlimmerung durch Schließen der Augen*; dies gilt vor allem für *Schwindel und Übelkeit*. Unwohlsein auf Schiffsrei-

(258) zitiert in Sankaran, P., *Prophylactics in Homoeopathy*. The Homoeopathic Medical Publishers. Bombay, 1985, S. 17.

sen oder während der Schwangerschaft. Der Magen ist sehr empfindlich. Wenn der Patient die Augen wieder aufschlägt, empfindet er das Licht jedoch als störend.

- *Reagiert extrem empfindlich auf Lärm und Schwingungen.* Hat das Gefühl, als würde ihm der Lärm in die Zähne dringen. Diese Empfindlichkeit kann bei Reisen in Fahrzeugen auf dem Land oder auf Schiffen offenkundig werden.
- Der gesamte Prozeß geht einher mit Schwächegefühl, Zittern, kalten Schweißausbrüchen und Neigung zur Ohnmacht.
- Ebenfalls angezeigt zur Behandlung von *Sonnenstich. Heftiger Kopfschmerz mit Brechreiz und Erbrechen*; reagiert überempfindlich auf das geringste Geräusch.

**Angezeigt bei:**

- Seekrankheit (Verschlimmerung durch Öffnen der Augen und Schwingungen oder Lärm).
- Unwohlsein (Schwindel) während der Schwangerschaft.
- Sonnenstich.

## Thuja occidentalis

Lebensbaum – Coniferae

Eines der Mittel zur Behandlung von *wiederholt auftretenden Verrenkungen der Hüfte*, wobei folgende Symptome festzustellen sind:

- *Schmerzhafte Schlaffheit* des Hüftgelenkes, als wäre die Gelenkkapsel zu schwach und übermäßig entspannt; beim Gehen fühlen sich die Beine an als seien sie aus Holz.
- Hüftschmerz mit Verlängerung eines Beines.
- *Muskelschwäche* auf der Innenseite der *Oberschenkel*, als würden sie jeden Augenblick zerreißen. Hat das Gefühl, sein *Körper sei so schwach*, daß er zerbrechen kann.

Darüber hinaus sind auch die allgemeinen Merkmale des Mittels in Betracht zu ziehen. Sie lassen sich wie folgt skizzieren:

- Paßt gut zu Konstitutionen, die *durch feuchte Kälte Verschlimmerung* zeigen und zu Geschwülsten an Haut und Schleimhäuten neigen (*Warzen, Kondylome, Polypen*), welche eine unangenehme grünliche oder gelblichgrünliche Flüssigkeit absondern. Menschen mit stark gebautem Rumpf aber schlanken Extremitäten, wächserner, *fettiger Haut*, unregelmäßigen Zähnen, welligen Nägeln und allgemein kränklichem Aussehen.
- Folgeerscheinungen und Beschwerden nach *Impfungen* (Durchfall, Asthma, Rheumatismus); Beschwerden durch Unterdrückung einer Gonorrhoe.
- Im geistigen Bereich kann es zu *fixen Ideen* mit religiösem Fanatismus, Autoritätsglauben und einer Art Größenwahn kommen; fixe, anhaltende Ideen mit Phantasie- oder Ritualcharakter. Zwanghaftes Besorgtsein um kleine körperliche Mängel, die auch eingebildet sein können. *Gefühl des Schuldigseins* und Verdammtseins, das durch rituelle Handlungen umgangen wird, die bis zur Erschöpfung wiederholt werden. Geistige Verwirrung mit schlechter Laune und Apathie. *Übergenau*, neigt zu übermäßigem und schnellem Reden. Menschen, die ihr wahres Inneres verbergen, verschlossen sind, nach außen hin durch Nachahmen allgemein anerkannter Verhaltensmuster ein tadelloses Image ihrer Person aufrechterhalten. Spüren die Häßlichkeit ihres wahren Wesens und messen deshalb einem gepflegten Äußeren großen Wert bei; lassen sich nicht in die Karten schauen und neigen zu Manipulation und Falschheit. (Bestens verborgene) Geringschätzung des eigenen Wertes, die nach außen hin mit dem Anschein der Selbstzufriedenheit übertüncht wird.
- Chronische *Kopfschmerzen* mit geistiger Verwirrung und dem Gefühl, ihm würde ein Nagel durch die Stirn getrieben.
- Verdauungsbeschwerden (Eiterausfluß [aus den Alveolen] und Karies; Verstopfung mit Zurückgleiten des Stuhls; fei-

ne Risse im After; plötzlicher, reichlicher und explosiv entleerter Durchfall). Verschlimmerung durch *Zwiebeln.*

**Angezeigt bei:**

- Schmerzhafter Schlaffheit der Hüfte.
- Behandlung von Impffolgen.
- Geschwulstbildungen auf Haut und Schleimhäuten (Kondylome, Polypen und Warzen).
- Migräne.
- Zwanghaften Psychosen; religiösem Fanatismus.

## Trillium

Sauerklee (*Trillium erectum, Trillium pendulum*) – Smilaceae

Die Tinktur der *Trillium*-Wurzel verwendet man zur Zubereitung eines homöopathischen Arzneimittels, das in der Unfallmedizin fest umrissene Indikationen besitzt: *Blutungen, die Schwäche und Ohnmacht hervorrufen*, vor allem, wenn der Blutverlust auf starke Monatsblutung oder eine Entbindung zurückgeht.

- *Ohnmacht infolge einer starken Blutung (nach einer Entbindung oder der Regel)* (wie *Ipecacuanha*, *Cannabis sativa* und *Crocus sativa*); vor dem Ohnmachtsanfall Herzklopfen, verschwommenes Sehen und das Gefühl, die Gehörgänge seien verstopft, bei gleichzeitigem Hören eingebildeter Geräusche; Ohnmacht durch Verlust von Körperflüssigkeiten. Ohnmacht während der Menopause.
- Prädisposition zu Blutungen: *häufiges*, starkes, passives *Nasenbluten* mit leuchtendrotem Blut; Zahnfleischbluten nach einer Zahnextraktion (wie *Arnica*, *Lachesis*, *Phosphorus*, *Hamamelis* und *Kreosotum*).
- *Drohende Fehlgeburt* zwischen dem zweiten und dritten Schwangerschaftsmonat; die Verabreichung des Mittels hat Blutungen mit leuchtendrotem Blut zum Stillstand gebracht, die durch die geringste Bewegung erneut auftraten,

vor allem bei Frauen mit reichlicher und sehr häufiger Monatsblutung.

- Starke Blutungen der Gebärmutter während des Klimakteriums; Blutungen im Abstand von zwei bis drei Wochen, wie bei einer Menstruation.
- *Gefühl, das Becken würde brechen (Sakroiliakalregion)*, Besserung durch eng anliegenden Verband oder Leibbinde.

**Angezeigt bei:**

- Ohnmachten durch Blutungen (Regelblutung oder Blutungen nach der Entbindung).
- Häufigem Nasenbluten.
- Starken Blutungen nach Zahnextraktionen.

## Uranium nitricum

Uranylnitrat – $UO_2(NO_3)_2\ 6H_2O$

Die homöopathische Darreichungsform von Uranylnitrat (*Uranium nitricum*) kann zur Behandlung der *Folgeerscheinungen von radioaktiver Strahlung* von Nutzen sein. Es ist angezeigt bei ausgeprägter Erschöpfung und Abmagerung trotz vielen Essens, die einhergehen mit Schwächegefühl, Müdigkeit und Neigung zu Aszites [Bauchwassersucht] mit allgemeiner Tendenz zu Flüssigkeitsansammlungen (Ödeme).

- *Trockenheit von Haut und Schleimhäuten*, brennender *Durst.*
- Zuckerausscheidung im Harn (Glukosurie) und übermäßiges Ansteigen der Harnproduktion (Polyurie). Angezeigt bei Diabetes mellitus und Diabetes insipidus; Nephritis, degenerativen Veränderungen der Leber, Bluthochdruck und Ödemen.
- Beißende *Magenschmerzen*, die sich durch Essen bessern (Geschwüre des Magens oder Zwölffingerdarms).
- Hauttumoren (Epitheliom).

**Angezeigt bei:**

- Folgeerscheinungen radioaktiver Strahlung.

- Diabetes.
- Starker Erschöpfung; Geschwüren von Magen oder Zwölffingerdarm; Epitheliomen.

## Urtica urens

Kleine Brennessel – Urticaceae

Eines der besten Mittel zur Behandlung von *Verbrennungen* ersten Grades und von *Insektenstichen* (Wespen, Bienen, Flöhe), die heftiges Jucken und Brennen und Schwellung verursachen; auch hilfreich bei *Nesselsucht durch den Verzehr von Austern oder Meeresfrüchten* (sollte in allen Restaurants zur Verfügung stehen!).

- *Nesselsucht oder Stiche* mit roten, erhabenen Papeln, die *heftig jucken und stechen*; der Juckreiz ist beinah unerträglich. *Nesselsuchtartige Hautausschläge* mit starkem Brennen, Kribbeln und heftigem Jucken. *Insektenstiche* (*Ledum*, wenn die Schwellung begrenzt ist; *Urtica* bei Auftreten allergischer Reaktionen mit Schwellung und brennendem Jucken, die über die Einstichstelle hinausgehen).
- *Verbrennungen* (besonders durch kochendes Wasser) mit starkem Brennen und heftigem Stechen; Verbrennungen ersten Grades (bei denen nur die Haut betroffen ist).
- Windpockenausschlag, angioneurotisches Ödem und Herpes labialis mit heftigem Jucken und Stechen. *Nesselsucht durch den Verzehr von Austern oder Meeresfrüchten.* Verschlimmerung durch Schneeluft, Wasser sowie kalte und feuchte Luft. *Nesselsucht durch intensive körperliche Anstrengung, nach dem Baden und durch Hitze.* Jucken und Brennen beruhigen sich vorübergehend durch Abreiben der Haut.
- Im Zusammenhang mit nesselsuchtartigen Hautausschlägen auftretender *Rheumatismus.* Folgeerscheinungen der Unterdrückung von Nesselsucht auf nicht-homöopathischem Wege. Charakteristisch ist ein in der rechten Schulter, in der Gegend des Deltamuskels auftretender

rheumatischer Schmerz. Unterstützt bei *Gichtanfällen* die Ausscheidung von Harnsäure durch den Urin.

- *Bei ausbleibender Milchsekretion* während der Stillzeit (Agalaktie); „ihr stockt die Milch", obgleich die Brüste weiterhin geschwollen sind; kann mit den beschriebenen rheumatischen und nesselsuchtartigen Symptomen einhergehen; es kann auch zu Ausschlag an der Vulva mit ödematöser Schwellung, Rötung, Trockenheit und intensivem Jucken kommen.

**Angezeigt bei:**

- Stichen: Bienen, Wespen, Flöhe und andere Insekten; Bissen einiger Schlangenarten.
- Nesselsucht durch den Verzehr allergener Lebensmittel.
- Verbrennungen und Verbrühungen ersten Grades (bei denen nur die Haut betroffen ist).
- Bläschenausschlägen (Windpocken, Lippenherpes).
- Angioneurotischem Ödem.
- Rheumatismus mit Nesselsucht.
- Rückgang der Milchsekretion während der Stillzeit (Agalaktie).

## Veratrum album

Weißer Germer, Weiße Nieswurz – Liliaceae

In akuten Fällen führt *Veratrum album* zu *Kollaps mit extremer Kälte, dunkelblauer Färbung und ausgeprägter Schwäche*, vor allem bei *gleichzeitig auftretendem Erbrechen und Durchfall*, die beide heftig und reichlich sind und mit Krämpfen in den Extremitäten, Absonderung großer Mengen von kaltem Schweiß einhergehen, weshalb das Mittel häufig bei *Cholera* angezeigt ist. Zusammen mit *Camphora* und *Cuprum* ist es das am häufigsten verwendete Mittel bei der Choleratherapie.

- Krankheiten mit *raschem Nachlassen der Lebenskräfte* mit völliger *Erschöpfung* und *Kollaps*. Die Stirn ist bei fast allen Beschwerden in *kaltem Schweiß* gebadet. Hippokratisches Gesicht: Blässe, kalter Schweiß, eingesunkene Augen, spitze Nase. Gesicht, Nasenspitze, Beine, Füße, Hände, Arme und andere Körperteile sind eiskalt. Kältegefühl im Magen. Fällt bei der geringsten Anstrengung in *Ohnmacht*; fühlt sich übermäßig geschwächt; Gefühl einer nahenden Ohnmacht während einer Blutung.

- *Heftiges Erbrechen mit reichlichem Durchfall* (vergleiche *Arsenicum*). Übermäßiges Erbrechen mit Übelkeit und großer Erschöpfung, die sich durch Trinken und die geringste Bewegung verschlimmern. Häufiger, grünlicher Durchfall, der in einem flüssigen Strahl, vermischt mit kleinen Kotbrocken und -fetzen ausgeschieden wird; der Patient krümmt sich unter den dabei auftretenden *Krämpfen*; Krämpfe, die an den Händen einsetzen und auf den gesamten Körper übergehen (vergleiche *Cuprum*); Durchfall, der den Patienten völlig erschöpft, vor allem nach einem Schrecken.
- *Brennender*, unstillbarer *Durst* nach großen Mengen sehr kalten Wassers und säuerlichen Getränken; Verlangen nach Saurem und Erfrischendem; möchte alles kalt haben; außerdem Verlangen nach Salzigem.
- Sehr intensive, heftig verlaufende *Delirien:* „Wut: zerreißt die Kleider und redet nicht. Er zerbeißt seine Schuhe und verschluckt die Stücke. Stampft mit den Füßen. Er lärmt sehr, will entfliehen und kann kaum zurückgehalten werden. Fluchen und Lärmen die ganze Nacht.“[259] Die Zornesanfälle wechseln mit Perioden der Schweigsamkeit ab; möchte nicht, daß man ihn allein läßt, aber bleibt still oder spricht nur ganz leise.
- Frühreife bei Kindern. Geistige Hyperaktivität mit Unruhe. *Ehrgeizig*, bedient sich aller möglichen Mittel, um an seine Ziele zu gelangen („Aufsteiger“ in Beruf und im sozialen Leben, jedoch auf Kosten der Anderen). Die Mitmenschen sind ihm gleichgültig, er lügt, verschweigt oder

(259) Samuel Hahnemann, *Reine Arzneimittellehre*, Dresden, 2. Aufl., 1825, Bd. 3, S. 367.

verdeckt Tatsachen, um an sein Ziel zu gelangen. Hochmütig und tadelnd. Betrachtet sich selbst als herausragende Persönlichkeit, verschwendet sein Geld und pocht hochmütig auf die Stellung, die er erlangt hat. Untergebene behandelt er despotisch, Vorgesetzten gegenüber zeigt er sich dienstbeflissen.

- *Enttäuschter Ehrgeiz: Depressionen, Gleichgültigkeit und Gefühl des Alleingelassenseins*, das bis zur *schweren geistigen Verwirrung mit Gewalttätigkeit* und Ungeselligkeit führen kann. *Hahnemann* sagte über *Veratrum*, es besitze die „Kraft [...] zur Beförderung der Heilung fast eines Drittels von den Wahnsinnigen in den Irrenhäusern (wenigstens als homöopathisches Zwischenmittel).“[260] *Ins Wahnhafte übersteigerte religiöse Erregung* (hält sich für Gott oder einen seiner Vertreter auf Erden), die auch auf Sexuelles gerichtet sein kann. Koprophagie: ißt seinen eigenen Kot (besonders Kinder). Menschen, die hart, *grausam*, unfreundlich, diktatorisch, geistreich und bösartig sind; beleidigen die Ehefrau vor den eigenen Kindern; können sogar anderen ins Gesicht spucken. Ein solcher Mensch ist manchmal untröstlich, weil er sich für hartnäckig vom Pech verfolgt hält. Gibt haarsträubende Lügen von sich (simuliert sogar Krankheiten, Blindheit oder Taubheit). Kann unter verschiedenen Arten von Halluzinationen leiden. Neigung zu Schweigsamkeit oder Selbstgesprächen, bei der geringsten Provokation kommt sein beleidigender Umgangston zum Vorschein; wenn er den Mund aufmacht, schreit er nur. Schwere geistige Verwirrung mit Wahnsinn: singt, pfeift, lacht, geht hin und her, äußert hochmütige Ideen oder legt extravagante Handlungsweisen an den Tag.
- Beschwerden nach einer Überraschung, einem Unfallschock, sogar durch Ressentiments nach einer unglücklich verlaufenen Liebesgeschichte oder eine Beleidigung seines Ehrgefühls oder seiner Eigenliebe; einige der beschriebe-

(260) ebd. S. 326.

nen Krankheitsbilder können durch den Mißbrauch von Opium, Alkohol und Tabak beschleunigt werden. Als komplementäres Mittel sollte man *Carbo vegetabilis* bereithalten.

**Angezeigt bei:**

- Cholera. Gleichzeitig auftretendem Durchfall und Erbrechen mit Kollaps und Kälte.
- Emotionalen Beschwerden während der Schwangerschaft, der Entbindung und im Wochenbett.
- Schmerzhafter Monatsblutung und Wechselfieber mit den beschriebenen Symptomen von *Veratrum.*
- Heftig verlaufenden akuten Delirien mit Halluzinationen.
- Wahnsinn und Geisteskrankheit.

## Veratrum viride

Grüner Germer – Liliaceae

*Sonnenstich mit starkem Blutandrang im Gehirn* - vor allem an der Schädelbasis -, Gefühl der Völle im Gehirn, heftiges Pulsieren der Arterien, Überempfindlichkeit auf Lärm und Diplopie (Doppeltsehen) oder partieller Sehverlust (siehe *Gelsemium* und *Glonoinum*).

- Paßt gut zu kräftig durchbluteten plethorischen Personen.
- Die *Schmerzen sind heftig* und klopfend, treten plötzlich auf und gehen mit *Krämpfen*, Delirium, Blutandrang im Gesicht und kaltem, klebrigem Schweiß einher.
- *Heftiges Pulsieren der Arterien* im ganzen Körper; der Puls ist hart wie Stahl.

**Angezeigt bei:**

- Sonnenstich. Meningeales Syndrom durch akuten Sonnenstich.
- Meningitis basiliaris (tuberkulös oder syphilitisch; subakut oder chronisch).

## Vespa crabro

Vespa vulgaris, die Wespe; Vespa crabro, die Hornisse und Vespa maculata, „Gelbjacke“ [engl. „yellow-jacket“], die amerikanische Hornisse. Hymenoptera (Unterordnung Vespidae). Tinktur des lebenden Insekts.

Ein Hornissenstich ruft ähnliche Symptome hervor wie der einer Biene. Die homöopathische Heilwirkung von *Vespa crabro* sollte mit *Ledum*, *Apis* und *Camphora* verglichen werden. Angezeigt zur Behandlung von *Insektenstichen*, vor allem wenn diese ein *Stechen wie durch rotglühende Nadeln* hervorrufen, dabei Schwellung, transparentes Ödem, Rötung und *Besserung durch kalte Anwendungen*; nach wenigen Minuten tritt der Schmerz jedoch verstärkt auf und äußert sich in Form periodischer Paroxysmen.

- *Insektenstiche*, vor allem Wespen und Bienen, die brennendes Stechen hervorrufen.
- Sich auf den ganzen Mundraum erstreckende *Schwellung und Ödem der Zunge.* Erstickungsgefühl. Glottiskrämpfe mit Stimmlosigkeit.
- *Konjunktivitis* mit starker Entzündung, Ödem der Bindehaut, das einen Teil des Auges überdeckt, außerdem Brennen mit Tränenfluß; schlimmer unter freiem Himmel.
- Symptome einer Reizung der Harnwege sind möglich (wie bei *Cantharis*).

**Angezeigt bei:**

- Insektenstichen, vor allem durch Wespen (durch Insektenstachel hervorgerufenes Brennen).
- Stark ödematöse Augenentzündung und Bindehautentzündung.
- Anschwellen der Zunge und Glottiskrämpfe mit Erstickungsgefühl.

## Vipera berus

Viper – Viperidae

Der Biß einer europäischen Viper ruft *extrem starke, auf den ganzen Körper ausstrahlende Schmerzen* hervor, als würde die betreffende Person von einem *Blitz* getroffen; der Patient kann unvermittelt zusammenbrechen. Die Einstichstelle schmerzt sehr stark. Das Gift schädigt Blut und Adern in Form von *Blutungen und Entzündungen der entsprechenden Blutgefäße*; auch das Nervensystem kann in Form eines vorübergehenden Ansteigens der Reflexe betroffen sein, danach kommt es zu *aufsteigenden Lähmungserscheinungen*, die der akuten Phase der sogenannten Landry-Paralyse ähnlich sind. In den Nieren entstehen Entzündungen, die zur Ausscheidung von blutvermischtem Urin führen (Hämaturie).

- In den betroffenen Extremitäten kommt es zu einer charakteristischen Empfindung: *wenn man sie nach unten hängen läßt, schmerzen sie unerträglich*, so als würden das Bein oder der Arm jeden Moment explodieren, weshalb der Patient zur Linderung seiner Schmerzen die betroffene Extremität hochlagern muß. Dies macht das Mittel angezeigt zur Behandlung von Phlebitis [Venenentzündung] und varikösen Venen, die dieses Symptom aufweisen. Auch bei Furunkeln, Karbunkeln und Entzündungen der Lymphknoten, die sich durch Hängenlassen der Extremität verschlimmern.
- *Periodizität* der Beschwerden: sie treten *jedes Jahr* erneut um die gleiche Zeit auf.
- Nasenbluten.
- Keine Schweißabsonderung an der von dem Schlangenbiß betroffenen Extremität (auch beim Biß einiger Spinnenarten).

**Angezeigt bei:**

- Als Antidot bei Vipernbissen.

- Phlebitis und Entzündung variköser Venen (beim Hängenlassen der Extremität).
- Furunkeln, Karbunkeln und Entzündungen der Lymphknoten.
- Glottisödem, Polyneuritis und Poliomyelitis (BOERICKE).
- Nasenbluten.

## X-Ray

Röntgenstrahlen – Strahlung

*Wiederholte Einwirkung von Röntgenstrahlen* führt zu Hautverletzungen, die als *strahlungsbedingte Dermatitis* bezeichnet werden und *Hautkrebs* auslösen können. Sie können außerdem eine tiefe Wirkung auf Hoden und Eierstöcke ausüben und Atrophie und Sterilität hervorrufen. Die homöopathische Darreichungsform des Mittels *X-Ray* gewinnt man, indem man Alkohol in einer Ampulle der Wirkung von Röntgenstrahlen aussetzt, bis dieser gesättigt ist. Durch anschließendes Verdünnen und Verschütteln erreicht man dann immer stärkere Potenzierungen.

- *Dermatitis mit trockenem, juckendem Ekzem.* Erythem um die Nägel mit trockener, rissiger und von zahlreichen Rhagaden versehrter Haut, dabei Brennen. Die Nägel werden dick und undurchsichtig. Es kann zur Ausbildung spröder, harter Warzen kommen.
- Atrophie der Eierstöcke und Hoden, Sterilität.
- Aplasie [Vorhandensein von Gewebe- und Organanlage, aber Ausbleiben der Entwicklung] von Knochenmark und Lymphknoten; Anämie und Leukämie.
- Beschwerden und Geschwüre durch Verbrennungen, die nicht heilen wollen.
- Manche Formen von Psoriasis (sehr trockenes, juckendes Ekzem).
- *Hautkrebs*, Epitheliome, vor allem *als Folge von Röntgenstrahlung* (vergleiche *Phosphorus* und *Sol*).
- Wirkt anregend auf den Zellstoffwechsel und führt zu erneutem Auftreten unterdrückter Symptome; reaktiviert

bei entsprechenden Krankheitsbildern die körperliche und geistige Vitalität.

**Angezeigt bei:**

- Schäden und Dermatitis durch Röntgenstrahlen (Strahlentherapie, Mediziner der alten Schule...).
- Dermatitis, Psoriasis und Hautkrebs.
- Atrophie und Sterilität von Hoden und Eierstöcken.

## Zincum metallicum

Zink - Zn

Eignet sich gut zur Behandlung von Patienten mit starker Neigung zu *Erfrierungen der am meisten der Kälte ausgesetzten Körperteile* (Hände, Füße, Nase, Gesicht und Ohren).

- Menschen mit *geringer Vitalität*, die sehr *kälteempfindlich* sind; der Allgemeinzustand ist durch *ausgeprägte Schwäche*, Müdigkeit und Erschöpfung charakterisiert. Mangelnde Energie zur Regenerierung von Nerven und Gehirn; zu schwach, als daß ein Ausschlag zum Vorschein kommen oder die Monatsblutung eintreten könnte; dies gilt auch für Abhusten, Wasserlassen, Verstehen und Gedächtnis. *Unterernährte Vagabunden und Alkoholiker*, die erfrieren, wenn sie unter freiem Himmel bei winterlichen Temperaturen ihren Rausch ausschlafen.
- *Schmerzhafte Frostbeulen*, die jucken und aufschwellen und sich durch Abreiben und Massagen bessern.
- Allgemeine *Unruhe* und völlige Unfähigkeit zum Stillhalten der Füße, Beine und Arme, die ständig und unkontrolliert bewegt werden: kann die Beine nicht einen Augenblick lang stillhalten.
- *Die Nasenspitze erfriert leicht* und bleibt auch lange nach der Erfrierung noch rot. Alles vollzieht sich in einem Zustand stark gedämpfter Vitalität.
- Kontrakturen, Tics und Krämpfe während der Zahnung, das Gesicht wird blaß, kein Fieber; auch durch Unterdrükkung eines Ausschlages, der Patient ist aber zu schwach,

um ihn an die Oberfläche zu bringen. Brennen entlang der ganzen Wirbelsäule mit Gefühl von Schwäche und Erschöpfung. Dreht den Kopf im Schlaf von einer Seite zur anderen; spricht und wirft sich während des Schlafens im Bett herum.

- Gegen 11 oder 12 Uhr morgens starker Hunger; legt beim Essen einen immensen Appetit an den Tag.
- *Verschlimmerung durch Weintrinken* (Schwindel, Kopfschmerzen, Rötung des Gesichts, Schwäche, Asthma, geistige Verwirrung, Chorea, Durchfall usw.). Die *Erschöpfung durch anhaltende Überanstrengung* kann die Vitalität des Betroffenen versiegen lassen und zu einem *Zincum*-Zustand führen, vor allem bei gefügigen, verantwortungsbewußten und sehr arbeitsamen Menschen, die außerstande sind, sich zu entspannen und die Arbeit Arbeit sein zu lassen. Erschöpfung infolge von Streß, Schlafmangel, Schrecken, schwächende Krankheiten und Alkoholismus.

**Angezeigt bei:**

- Leicht auftretenden Erfrierungen an Körperstellen, die besonders der Kälte ausgesetzt sind, vor allem bei geschwächten Patienten.
- Folgeerscheinungen von Erfrierungen (anhaltende Rötung).
- Schmerzhaften Frostbeulen.
- Zuständen von Asthenie mit der hierfür charakteristischen Unruhe der Beine.
- Auswirkungen starker Erschöpfung.
- Enzephalitis nach Masern.
- Beschwerden während der Zahnung (Tics, Kontrakturen und Krämpfe).

# Schnellübersicht: Vom Symptom zum Mittel

***Erläuterung:***

Die *Tabellenüberschriften* entsprechen den Kapiteln des Buches. Der Auszeichnungspunkte bedeuten, das sich die Beschwerden auf die davorstehende Beschreibung (ohne Auszeichnungspunkt) bezieht, wobei daß Beschreibung, die auf der nächsten Seite fortgesetzt werden, der besseren Lesbarkeit wiederholt werden (durch ein ... gekennzeichnet).

| **1.1. Prellungen und Schlagverletzungen** | |
|---|---|
| **Schläge, Polytraumata** der Muskeln und des Bindegewebes, mit Schmerzen, Bluterguß und Angst davor, angefaßt zu werden. | Arnica montana |
| **Schläge auf die Weichteile**, Brüste, sehr empfindliche und stark durchblutete Körperstellen mit Entzündung und Schmerzen; Besserung durch starken örtlichen Druck und Verbände; Verschlimmerung durch Wärme, kalten Wind und Gewitter. Jähe Schlagverletzungen oder Verletzungen, die mit plötzlicher Abkühlung einhergehen. | Bellis perennis |
| **Alte Schlagverletzungen** mit großflächigen Blutergüssen und Verschlimmerung durch örtliche Wärme. | Ledum palustre |
| • Besserung durch örtliche Wärme; Schwächegefühl und Zittern. | Sulphuricum acidum |
| • wenn neben Blutergüssen eine sehr schmerzhafte, berührungs-, druck- und erschütterungsempfindliche Venenentzündung besteht. | Hamamelis virginica |
| **Schläge auf Drüsen und Weichteile** mit Verhärtung und geringen Schmerzen (Ausbildung sehr harter Geschwülste). | Conium maculatum |

| **1.1. Prellungen und Schlagverletzungen** | |
|---|---|
| **Schläge auf Drüsen und Weichteile** mit Verhärtung und geringen Schmerzen (Ausbildung sehr harter Geschwülste). ...<br>• sehr schmerzhaft (stark entzündete Geschwulstbildungen). | Bellis perennis |
| **Sehr schmerzhafte Traumata** an stark innervierten Körperstellen (Fingerspitzen, Wirbelsäule, Kopf, Steißbein). | Hypericum |
| **Schläge auf Knochen**, Verletzungen der Knochenhaut (vor allem Schienbeintritte bei Fußball- und Hockeyspielern). | Ruta graveolens |
| **Abschürfungen im Gesicht** und an den Jochbeinen. | Ruta graveolens, Symphytum |
| **Traumata in Herznähe** | Arnica montana |
| • wenn Gefühl der Einschnürung im Brustkorb und Atemnot im Vordergrund stehen. | Cactus grandiflorus |

| **1.2. Wundbehandlung** | |
|---|---|
| **örtliche Wundbehandlung** | Reinigung mit physiologischer Kochsalzlösung oder Wasser und Seife, 1%ige Calendula officinalis-Lösung (örtlich) |
| **Wunden** | Calendula officinalis (oral und örtlich) |
| • mit großflächigen Ekchymosen, sehr schmerzhaftem venösem Blutandrang und starker, passiver Blutung. | Hamamelis virginica |
| • die stark bluten, das Blut ist dünnflüssig und rot. | Millefolium |

| 1.2. Wundbehandlung | |
|---|---|
| **Blasen und Reizungen** | 1%ige Calendula officinalis-Lösung (örtlich) |
| • wenn die Haut brennt und juckt. | Urtica urens: 1%ige Lösung und oral. |
| • Stechen, Jucken und heftiges Brennen, vor allem an den Fersen. | Allium cepa |
| • weniger Jucken, stärkeres Brennen, wie bei einer Verbrennung. | Causticum |
| • sehr schmerzhaft, an sehr empfindlichen Körperstellen. | Hypericum |
| • bei *Calcarea*-Konstitutionen. | Calcarea carbonica |
| • weniger schmerzhaft, mit Neigung zur Eiterung. | Borax |
| **Bisse, Kratz- und Schürfwunden** | Calendula officinalis (1%ige Lösung und oral) |
| • abgestorbenes Gewebe mit Risiko von Infektionen oder Gangrän, Nekrosen und Eiterung mit stechenden, brennenden Schmerzen. | Carbolicum acidum |
| • sehr schmerzhaft und an sehr empfindlichen Körperstellen. | Hypericum (örtlich / oral) |
| • großflächiger Bluterguß und Blutung; Venenschmerzen. | Hamamelis virginica |
| **Starke Sepsis; Panaritien** | Hypericum (örtlich u. oral) |
| • chronisches Eiterung, Panaritien, nicht verheilende Wunden. | Silicea terra |
| • lokale Kälte, die sich durch Wärme verschlimmert; Neigung zur Gangrän. | Ledum palustre |

| **1.2. Wundbehandlung** | |
|---|---|
| **Schnittwunden** und Wunden durch chirurgische Eingriffe | Calendula officinalis (1%ige Lsg., örtlich) |
| • zu Behandlungsbeginn an sehr empfindlichen Körperstellen. | Hypericum |
| • wenn der schneidende Schmerz anhält. | Staphysagria |
| **Schmerzen nach einer Amputation** und verschiedenen Verletzungen | |
| • als Erstmaßnahme der örtlichen Wundversorgung. | Calendula officinalis (1%ige Lösung) |
| • zu Behandlungsbeginn, bei sehr starken Schmerzen, an empfindlichen Körperstellen. | Hypericum (örtlich und oral) |
| • traumatische Nervenentzündung, heftige, anhaltende Schmerzen. | Allium cepa |
| • als würde die Knochenhaut abgeschabt; Besserung durch tiefes Atmen. | Phosphoricum acidum |
| • schneidende Schmerzen mit ausgeprägter Überempfindlichkeit. | Staphysagria |
| • Schmerzen in der Nacht, bei sehr nervösen Personen. | Asa foetida |
| **Stichwunden und tiefe Wunden** | Untersuchung durch Chirurgen |
| • Verletzung kalt, Verschlimmerung durch Wärme, Besserung durch örtliche Kälte; Schmerzen strahlen bis ins Innere des Körperteils aus. | Ledum palustre |
| • sehr schmerzhaft, Verschlimmerung durch kalte Luft. | Hypericum |
| • ödematös, heiß, stechend, Besserung durch Kälte. | Apis mellifica |

| 1.2. Wundbehandlung | |
|---|---|
| **Stichwunden und tiefe Wunden ...**<br>• sehr tiefgehende Wunden (Schußwaffen, Messerstiche), mit Stichen, Blutung und langsamer Vernarbung. | Nitricum acidum |
| **Wundreiben durch Gehen** (Gesäß, Innenseite der Oberschenkel, Finger) | Graphites naturalis |
| **Risse in den Brustwarzen** | Calendula officinalis (1%ige Lsg. und oral) |
| • sehr schmerzhaft, Warzen reagieren empfindlich auf Reiben an der Kleidung; Entzündung, Eiterung, Bluten; heftiges Jucken. | Castor equi |
| • Ekzem mit Absonderung von zähflüssigem Sekret; Bläschen; Schmerzen. | Graphites naturalis |
| • beim Säugen strahlen die Schmerzen aus; Schmerzen durch ruckartige Bewegungen. | Phytolacca decandra |
| • sehr starke Schmerzen; feine Risse im After, Hämorrhoiden; während und nach dem Stuhlgang Gefühl von Glassplittern im Rektum. | Ratanhia peruviana |
| • Jucken und Brennen, als würde das Fleisch bloßliegen. | Causticum |
| • Geschwüre, Abszesse, Fisteln und Eiterung. | Silicea terra |
| • Entzündung mit heftigem Stechen und Jucken (Erysipel). | Sulphur |
| **Vorbeugung gegen Wundstarrkrampf** | Chirurgische Wundreinigung |
| • örtliche Anwendung von | Calendula officinalis (1%ige Lösung) |
| • danach eine Einzelgabe | Arnica montana 10 M (oral) |

| **1.2. Wundbehandlung** | |
|---|---|
| **Vorbeugung gegen Wundstarrkrampf ...**<br>• sehr schmerzhafte Wunden | Hypericum |
| • kalte Wunden, Verschlimmerung durch Wärme; die Schmerzen strahlen aus. | Ledum palustre |
| • wenn der Patient nicht geimpft ist | Tetanus-Antitoxin, Tetanusimpfung |
| • komplementär oder wenn kein Tetanus-Antitoxin vorhanden ist | Tetanotoxinum |
| **Gangrän** | Behandlung im Krankenhaus |
| • Zellulitis, Brennen und dunkelviolette Färbung der Wunde | Lachesis mutus |
| • tiefgehend, sehr schmerzhaft | Hypericum |
| • im Krankenhaus oder durch endovenöse Katheter | Pyrogenium |
| • andere Mittel: | Arsenicum album, Calendula officinalis, Carbolicum acidum, Crotalus horridus |
| **Wulstnarben** (Keloid), **problematische Narben** | |
| • stark vergrößerte, breite, sehr harte, aufspringende Narben | Graphites naturalis |
| • harte, juckende Narben, die rot werden | Fluoricum acidum |
| • schmerzhaft und empfindlich, springen auf und eitern | Silicea terra |
| • schmerzhaft, springen auf und werden rot | Lachesis mutus (weitere Mittel siehe S. 36f.) |

| 1.3. Traumatische Blutungen | |
|---|---|
| **Kleinere Blutungen** | Calendula officinalis (1%ige Lösung) |
| **Stark blutende Wunden**, kräftig rotes Blut | Ficus religiosa |
| **Blutungen nach Zahnextraktion** | Calendula officinalis (Urtinktur, örtlich) |
| • starke, anhaltende Blutung, kräftig rotes Blut | Phosphorus |
| • sehr traumatische und schmerzhafte Extraktionen | Arnica montana |
| • anhaltende Blutung, dunkles Blut, gering ausgeprägtes Trauma | Lachesis mutus |
| • dunkles, wäßriges Blut, geschwächte Personen | Hamamelis virginica |
| • leuchtendrotes Blut (auch zur Vorbeugung) | Millefolium |
| **Nasenbluten** nach einer Verletzung | Arnica montana |
| • durch Anstrengung, Schneuzen, dabei leuchtendrotes Blut | Phosphorus |
| • anhaltend, wiederholt, flüssiges Blut | Vipera berus |
| • Aufeinanderprallen und Schläge bei Sportveranstaltungen | Ferrum phosphoricum |
| • Schlagverletzungen; reichlich rotes, dünnflüssiges Blut | Millefolium |
| **Krampfadern**, passive venöse Blutungen | Beine hochlagern |
| • mit Blutandrang, Schmerzen, Entzündung, starker Blutung | Hamamelis virginica |
| • dunkles, dünnflüssiges Blut, kalte Haut; stämmige Menschen | Secale cornutum |
| **Nach Blutegelbiß** | Calendula officinalis (1%ige Lösung) |

| **1.3. Traumatische Blutungen** | |
|---|---|
| **Nach Blutegelbiß ...**<br>• bei anhaltender Blutung | Hirudo officinalis (oral) |
| **Schmerzhafte Blutergüsse an den Nägeln** durch traumatische Einwirkungen | Durchstechen mit rotglühender Nadel (siehe Abb. S. 43), Arnica montana |
| • am Fuß, durch Laufen oder Klettern mit Steigeisen | Ledum palustre |

| **1.4. Zerrungen, Verstauchungen und Verrenkungen** | |
|---|---|
| **Zerrungen** | Ruhigstellen und Röntgenuntersuchung |
| • zu Beginn der Behandlung | Arnica montana |
| • Entzündung, Schmerz bei Beginn der Bewegung, Besserung durch Wärme und weiteres Bewegen | Rhus toxicodendron |
| • leicht und wiederholt auftretende Zerrungen, Besserung durch örtliche Kälte | Ledum palustre |
| **Sehnen** | |
| • Sehnenentzündung, bei der auch die Knochenhaut betroffen ist, auf eine bestimmte Stelle beschränkt, brennender Schmerz, keine Besserung durch Bewegung. | Ruta graveolens |
| • Epikondylitis, Besserung durch Wärme und Bewegung; schlimmer nach Ausruhen und bei Beginn der Bewegung. | Rhus toxicodendron |
| • sehr starke Schmerzen durch Mit-Abreißen eines Knochenstückes (Röntgenuntersuchung) | Symphytum |

| 1.4. Zerrungen, Verstauchungen und Verrenkungen | |
|---|---|
| **Sehnen ...** | |
| • besser bei Beginn der Bewegung, schlimmer vor Wetterumschwung oder Gewittern | Rhododendron |
| • Sehnenabriß (vor Operationen verabreichen) | Arnica montana |
| **Gelenke:** traumatische Synovitis und Tendovaginitis | |
| • Quetschung, Schwächegfühl, Gelenkschmerz und -starre, ausgeprägte Unruhe, schlimmer durch Ruhe, Kälte und Feuchtigkeit | Ruta graveolens |
| • Gelenkschmerzen, Unruhe und Bedürfnis nach häufigem Wechsel der Körperhaltung; besser durch Wärme und Massagen, schlimmer durch Kälte und Feuchtigkeit | Rhus toxicodendron |
| • chronische Mikrotraumata | Anacardium orientale |
| • Schmerzen, die vorübergehend nachlassen und dann erneut auftreten, Rückfälle nach einem Trauma | Strontium carbonicum |
| • Verschlimmerung durch die geringste Bewegung; besser durch Ruhe | Bryonia alba |
| • kalter Bluterguß, Anschwellen der verletzten Stelle, besser durch Kälte | Ledum palustre |
| **Verrenkungen** | Einrenken in einem Krankenhaus |
| • zu Behandlungsbeginn, gegen die durch das Trauma ausgelösten Schmerzen | Arnica montana |
| • nach dem Ruhigstellen | Rhus toxicodendron |

| **1.4. Zerrungen, Verstauchungen und Verrenkungen** | |
|---|---|
| **Muskelrisse**<br>• zur Behandlung der traumatischen Entzündung und des Blutergusses | Arnica montana |
| • im Anschluß daran, gegen Schmerzen und zur besseren Vernarbung des Gewebeinneren | Calendula officinalis |
| • bei sehr starken Schmerzen durch die geringste Bewegung und Besserung durch Ruhe | Bryonia alba |

| **1.5. Brüche** | |
|---|---|
| **Unfall, Verdacht auf Fraktur** | Patienten befragen, Verletzung genau betrachten und vorsichtig abtasten. Arnica montana |
| • Wirbelsäulenfraktur<br>siehe auch Wirbelsäulenverletzungen S. 523 | **Striktes Bewegungsverbot!** Transport auf starrer Krankenbahre. Arnica montana |
| **Eindeutige Frakturen** | Ruhigstellen. Arnica montana. Einlieferung ins Krankenhaus |
| **Schmerzen der Knochenhaut** danach, Schwellung und Verschlimmerung nach dem Gehen und durch Hängenlassen der Extremität | Ruta graveolens |
| Heilungsfördernd und zur Vorbeugung von **Pseudarthrose** | Symphytum |
| **Bei großflächigen Blutergüssen** (begünstigt die Reabsorption des Blutes) | Ledum palustre |
| **Offene und komplizierte Frakturen** | Ruhigstellen. Einlieferung ins Krankenhaus |

| 1.5. Brüche | |
|---|---|
| **Offene und komplizierte Frakturen ...**<br>• anfänglicher Schock, Schmerzen, Angst | Aconitum napellus |
| • Blutung | örtliche Kompressen. Calendula officinalis (1%ige Lösung, örtlich). Aderpresse |
| • Infektionsrisiko | Chirurgische Wundreinigung. Sterile Mullbinden.<br>Calendula officinalis (1%ige Lsg., örtlich) |
| **Offene Frakturen** mit Schmerzen und Infektionsrisiko | Hypericum |
| • Bluterguß, schmerzhafte Quetschung, Angst, wenn sich jemand nähert | Arnica montana |
| • starke Schmerzen durch Knochenabschürfung | Symphytum |
| • Schmerzen der Knochenhaut, Knochen heilt nur langsam, Unruhe | Ruta graveolens |
| • zusammengequetschte, gesplitterte Knochen und Infektionsrisiko (abgestorbenes Gewebe) | Carbolicum acidum |
| • bei anhaltenden Blutergüssen | Ledum palustre |
| **Alte, schmerzhafte, geschwollene Frakturen** | Ruta graveolens |
| • Besserung der Schmerzen durch Ruhe, Verschlimmerung durch Bewegung | Bryonia alba |

| 1.5. Brüche | |
|---|---|
| **Verzögertes Ausheilen von Frakturen**<br>• *Calcarea carbonica*-Konstitutionen (ängstlich, furchtsam, starrsinnig, langsam, fettleibig, Wachstum und Zahnung verzögert; bei Kindern: offene vordere Fontanelle) | Calcarea carbonica |
| • bei schlanken, abgemagerten Kindern mit unzureichender Knochenbildung, schlaffem Gewebe, offenen Fontanellen, weichem Schädel, langsamer Zahnung, Karies und Skoliose; lernen später laufen als andere | Calcarea phosphorica |
| • Schmerzen der Knochenhaut, Entzündung und Schmerzen, wenn die Extremität herabhängt; schlimmer nach dem Gehen | Ruta graveolens |
| • bei neuralgischen Knochenschmerzen | Symphytum |
| • sehr langsames Ausheilen, Anzeichen für Entzündung von Knochen und Knochenhaut; Neigung zur Eiterung | Silicea terra |
| • schmerzhaft, langsam, dabei Neuralgien und Herpesausschlag | Mezereum |
| • reißende Amputationschmerzen | Phosphoricum acidum |
| • bei Schilddrüsenüberfunktion | Thyroidinum |
| • Kinder mit Neigung zu Fisteln und Knochengeschwüren, schadhaftem Zahnschmelz und großem Kopf | Calcarea fluorica |
| • Neigung zu Nekrosen an den Knochenenden, Entstehung von Fisteln und Absonderung von stinkendem, wundmachendem Eiter | Fluoricum acidum |

| **1.6. Kopf- und Wirbelsäulenverletzungen** | |
|---|---|
| **Verletzungen und Prellungen am Kopf.**<br>**Erste-Hilfe-Maßnahmen** | Stabile Seitenlage;<br>Arnica montana 10 M;<br>Einlieferung ins Krankenhaus |
| **Verletzungen und Prellungen am Kopf: Folgeerscheinungen** | |
| • Krämpfe, Verwirrung und Pupillenerweiterung | Cicuta virosa |
| • Schmerzen am Hinterkopf, schwere Lider und Zittern | Gelsemium sempervirens |
| • klopfender Kopfschmerz, nervöse Verstimmung und Krämpfe; Spasmen (bei Kindern) | Hypericum |
| • Vorbeugung und Behandlung von Folgeerscheinungen | Natrium sulphuricum |
| • Gedächtnisverlust, Benommenheit und geistige Stumpfheit (Torpor) | Helleborus niger |
| **Wirbelsäulenverletzungen**<br>siehe auch Wirbelsäulenfraktur S. 520 | Den Patienten nicht bewegen;<br>vorsichtiges Abtasten;<br>Arnica montana;<br>Transport auf starrer, flacher Krankenbahre |
| • sehr schmerzhafte Schläge (vor allem auf das Steißbein) und traumatische Meningitis | Hypericum |

| **1.7. Zahnverletzungen** | |
|---|---|
| **Verletzungen der Zähne** | Calendula (2%ig, örtl.) |
| **Schmerzen**, Quetschungsgefühl und Blutergüsse | Arnica montana |
| **Sehr schmerzhafte Nervenverletzung** | Hypericum |

| 1.7. Zahnverletzungen | |
|---|---|
| **Panik, Ängstlichkeit** und Schmerzen nach einem Unfall | Aconitum napellus |
| **Rißwunden in der Zunge** | Hypericum |
| **Angst vor dem Zahnarzt** | |
| • mit Schwächegefühl, lähmende Schwere und Durchfall | Gelsemium sempervirens |
| • mit Panik und Unruhe | Aconitum napellus |
| • mit Angst, Ungeduld, Gehetztheit und Durchfall | Argentum nitricum |
| • ängstliche, fettleibige, apathische, langsame, Patienten, die sich leicht beeindrucken lassen | Calcarea carbonica |
| • sensible, redselige, ausdrucksstarke und liebevolle Patienten | Phosphorus |
| **Zahnschmerzen bei nervösen Patienten** | |
| • plötzlich einsetzende Schmerzen mit Panik und Angst vor dem Sterben | Aconitum napellus |
| • Angst, Unruhe, Nervenschwäche, Durst und Schlaflosigkeit | Arsenicum album |
| • Fieber während der Zahnung, gerötete, trockene, heiße Haut | Belladonna |
| • reizbare, unruhige, launische Kinder, die leicht schreien | Chamomilla |
| • durch gute Neuigkeiten, Aufregung oder Kaffee, mit Schlaflosigkeit | Coffea cruda |
| • Schmerzen strahlen aus, treten schlagartig auf, durch Verkühlung oder Aufregung | Gelsemium sempervirens |

| 1.7. Zahnverletzungen | |
|---|---|
| **Zahnschmerzen bei nervösen Patienten ...** | |
| • neuralgische Beschwerden, nachts, lassen den Patienten vor Schmerzen schreien | Magnesia phosphorica |
| • nachts nach dem Zubettgehen, an der frischen Luft Besserung, Verschlimmerung durch Wärme | Pulsatilla |
| • überempfindliche Personen, nachts, durch Zugluft und Zähneputzen Verschlimmerung | Staphysagria |
| **Vor Zahnextraktionen** | |
| • vorbeugend gegen Blutungen, Entzündungen und Schmerzen | Arnica montana |
| • vorbeugend gegen Blutungen | Millefolium |
| • vorbeugend gegen Schmerzüberempfindlichkeit | Staphysagria |
| **Nach Zahnextraktionen** | |
| • Schmerzen, bei anspruchsvollen, ungeduldigen und überempfindlichen Patienten | Nux vomica |
| • Schmerzen, Infektion und Anschwellen des Kiefers, großflächiger Kariesbefall | Hecla lava |
| • Neuralgie durch Verletzung des Zahnnervs | Hypericum |
| **Schmerzen nach dem Bohren** und dem Einsetzen von Füllungen | Arnica montana, Nux vomica |
| **Blutungen nach einer Extraktion** | |
| • vorbeugend | Millefolium, Arnica, Calendula (Urtinktur, örtlich angewendet) |

| **1.7. Zahnverletzungen** | |
|---|---|
| **Blutungen nach einer Extraktion ...**<br>• leuchtendrotes Blut, Neigung zu Nasenbluten und Blutungen | Phosphorus |
| • dunkles, träg, aber anhaltend fließendes Blut, Nekrose, abgestorbenes Gewebe | Lachesis mutus |
| • venöse Blutung und Schmerzen mit Berührungsempfindlichkeit | Hamamelis virginica |

| **1.8. Augenverletzungen** | |
|---|---|
| **Allgemein** | Aconitum napellus, Calendula officinalis (1%ig, örtlich), Augenarzt |
| **Blutungen** | Calendula officinalis (1%ige Lösung, örtlich) |
| **Sehr schmerzhaft** | Hypericum |
| **Schmerzen durch Quetschung**, Schädigung der Weichteile | Arnica montana |
| **Fremdkörper** | Aconitum napellus; Auswaschen mit physiologischer Kochsalzlösung; Entfernen durch Augenarzt |
| • Entzündung und Schmerzen, reizender Tränenfluß, Blinzeln | Euphrasia |
| • starke Schmerzen, wenig Anzeichen für Entzündung, kann das Auge nicht öffnen, geringfügig reizender Tränenfluß | Hypericum |
| • Insekten, andere Fremdkörper (Sekundärreaktionen) | Coccus cacti; Massieren des anderen Auges |

| **1.8. Augenverletzungen** | |
|---|---|
| **Säuren** | Auswaschen mit reichlich Wasser; Aconitum napellus, Calendula officinalis (1%ig, örtlich); **kein Bikarbonat (Gefahr chemischer Reaktionen)!** |
| **Laugen oder Basen** | Auswaschen mit reichlich Wasser; Aconitum napellus, Calendula officinalis (1%ige Lsg., örtlich) |
| **Bluterguß und „blaues" Auge (Faustschlag usw.)** | Arnica montana, später Ledum palustre |
| • mit Blutandrang und schmerzhafter Venenentzündung | Hamamelis virginica |
| • im Zusammenhang mit ungewöhnlich starken Zornes- und Wutausbrüchen | Staphysagria |
| **Sehr schmerzhafte Schläge** auf das Auge (mit oder ohne Verletzung) | |
| • durch stumpfe Gegenstände, ohne Wunde | Symphytum |
| • durch Verletzungen oder spitze Gegenstände | Hypericum |
| **Intraokulare Blutungen** durch Traumata | Krankenhaus, Augenarzt |
| • Bluterguß und starke Schmerzen im und um das Auge | Arnica montana |
| • sichtbare Blutung im Glaskörper, Brennen und Stechen, entzündliche, schmerzhafte venöse Blutfülle | Hamamelis virginica |

| **1.8. Augenverletzungen** | |
|---|---|
| **Intraokulare Blutungen** durch Traumata ...<br>• mit großflächigen Ekchymosen von Bindehaut und umliegendem Gewebe, stechenden Schmerzen, Erschöpfung, Schwäche und Zittern | Sulphuricum acidum |
| • Blutung der vorderen Augenkammer; zur Stillung von Blutungen | Bothrops, Crotalus horridus |
| **Hornhauttrübung** nach einem Trauma | Euphrasia |
| **Grauer Star** (Katarakt) nach Traumata | Conium maculatum |
| **Schneeblindheit** (Conjunktivitis solaris) (siehe 3.3.) | Arsenicum album, Mercurialis perennis |
| **Überanstrengung der Augen** (Zeichner, Näher usw.) | Ruta graveolens, Natrium muriaticum |
| **Verlust des Sehvermögens** nach Augenverletzung | Arnica montana |

| **1.9. Ohren: Insekten und Fremdkörper** | |
|---|---|
| **Erste Hilfe** (lebendes Insekt) | Öl ins Ohr einträufeln; Auswaschen mit Spritze (ohne Nadel) |
| • nervöse Panikreaktionen | Aconitum napellus |
| • hysterische Reaktionen | Ignatia |

| **1.10. Beschwerden durch Überanstrengung** | |
|---|---|
| **Muskelkrämpfe** (Vorbeugung) | Training (allmählich steigern); Wasser und Mineralsalze; Kohlenhydrate |
| • sehr schmerzhaft, an Handflächen, Fußsohlen und Waden; bei Entbindungen und Cholera: Besserung durch Strecken | Cuprum metallicum |

| **1.10. Beschwerden durch Überanstrengung** | |
|---|---|
| **Muskelkrämpfe** ...<br>• an den Waden, beim Tanzen oder Gehen; während der Menstruation, bei Cholera, nachts im Bett, durch Strecken | Sulphur |
| • Waden, Finger und Fußrist; an den Händen, beim Schreiben; Fersen; besser durch Niederlegen | Anacardium orientale |
| • durch Ermüdung, Anstrengung; schmerzhafte Wadenkrämpfe | Arnica montana |
| • an den Waden, beim Gehen; an deutlich abgegrenzten Körperstellen | Calcarea phosphorica |
| • sehr schmerzhafte Krämpfe der Hand bei Schriftstellern | Magnesia phosphorica |
| • nur an den Fingern (bei Schriftstellern) | Stannum |
| **Blähungen** | Preßatmung beim Ausatmen |
| • zur Verminderung der Tendenz zu häufig wiederkehrenden Blähungen | Agaricus |
| • mit Schmerzen, die zu völliger Bewegungslosigkeit zwingen | Bryonia alba |
| **Ermüdung** durch intensive körperliche Betätigung. Erschöpfung | Arnica montana |
| **Muskelkater** durch Überanstrengung | Arnica montana |
| • Besserung durch körperliche Betätigung und Wärme, Verschlimmerung durch Kälte und Ruhe; Unruhe | Rhus toxicidendron |
| • nach vergleichweise geringem körperlichem Einsatz | Cimicifuga racemosa |
| **Schwächegefühl in den Knien**, nach dem Gehen | Rhus toxicodendron |

| 1.10. Beschwerden durch Überanstrengung | |
|---|---|
| **Schwächegefühl in den Knien** ...<br>• beim Gehen, besonders in der Sonne | Stannum |
| **Verletzungsneigung** durch Überanstrengung | Calcarea carbonica |
| • weitere zu erwägende Mittel sind: | Arnica montana,<br>Arsenicum album,<br>Conium maculatum,<br>Hamamelis virginica,<br>Millefolium,<br>Rhus toxicodendron |
| **Stimmlosigkeit und Heiserkeit** durch Überanstrengung der Stimme | |
| • plötzlich auftretend, schmerzhaft, als läge das Fleisch bloß (kann aber auch schmerzfrei verlaufen); durch langes Singen; durch Verkühlung; am Morgen schlimmer; völliger Stimmverlust | Causticum |
| • Husten beim Anheben der Stimme; Stimmlosigkeit bei Sängern; durch Nervosität vor einem Ereignis (mit Durchfall); stark gereizter Hals, Stechen | Argentum nitricum |
| • die Stimme klingt verändert; Stimmlosigkeit durch vieles Sprechen und Singen; trockener Hals; Husten beim Sprechen; Halsschmerzen durch Husten | Argentum metallicum |
| **Sehr schmerzhafte Stimmlosigkeit und Heiserkeit**, die am Sprechen hindern; schlimmer durch Kälte; bei sehr sensiblen und gefühlsbetonten Menschen | Phosphorus |

| 1.10. Beschwerden durch Überanstrengung | |
|---|---|
| **Sehr schmerzhafte Stimmlosigkeit und Heiserkeit** ...<br>• brüchige Stimme, veränderte Klangfarbe, Umkippen der Stimme ("Kicksen"), Brennen beim Schlucken des Speichels; durch Verkühlung oder kalten Wind | Arum triphyllum |
| • Stimmlosigkeit und Brennen im Hals; bei fettleibigen Personen; Wehmut | Capsicum annuum |
| • besser durch Sprechen; schlimmer durch Ruhe und Kälte | Rhus toxicodendron |
| • wenn der Betreffende zum Singen anhebt; klebriger Schleim; Schwäche durch Überanstrengung oder Schlafmangel | Selenium |

| 1.11. Traumatische Schockzustände | |
|---|---|
| **Erste Hilfe** | Blutung stillen; Infusion; Einlieferung ins Krankenhaus |
| **Blässe, Schüttelfrost, Zittern**, extrem ausgeprägte Schwäche | China officinalis |
| **Starke Benommenheit, Schwäche**, Kollaps mit heißem Kopf und eiskaltem Körper; ausgeprägtes Verlangen nach Luft, möchte Frischluft zugefächelt bekommen | Carbo vegetabilis |
| **Kollaps und Schock mit eiskalter Haut**, kaltem Schweiß, blau angelaufener Haut und völligem Kräfteverlust | Camphora |

| **1.11. Traumatische Schockzustände** | |
|---|---|
| **Kollaps mit stark verschwitztem, kaltem, blassem Gesicht** und spitzer Nase; ausgeprägte Schwäche; Schocks nach chirurgischen Eingriffen; große Flüssigkeitsverluste, sehr heftige Symptome | Veratrum album |

| **1.12. Komplikationen nach Unfällen und Operationen** | |
|---|---|
| **Geistige Störungen** durch Traumata | Natrium sulphuricum |
| • mit klopfendem Kopfschmerz; in der Sonne schlimmer | Glonoinum |
| • Stumpfsinn (Torpor), Gedächtnisverlust und starke Benommenheit | Helleborus niger |
| **Komatöse Zustände** durch Schädeltraumata | Arnica montana |
| • völlige Benommenheit (Stupor), Verlust der Schmerzempfindlichkeit, Blutandrang im Gesicht, Verengung der Pupillen und verlangsamte Atmung | Opium |
| • weitere Mittel: | Natrium sulphuricum, Hypericum |
| **Delirium** nach einem Trauma | Belladonna, Hyoscyamus niger, Opium, Stramonium oder Veratrum album |
| **Wahnsinn** nach einem Trauma | Natrium sulphuricum, Alcoholus |
| **Gedächtnisverlust** nach einem Trauma | Arnica montana, Helleborus niger |
| **Erschöpfung, Ermüdung, Niedergeschlagenheit** nach einem Trauma | Aceticum acidum, Sulphuricum acidum |
| **Krämpfe** durch Traumata oder Wunden | Hypericum |

| 1.12. Komplikationen nach Unfällen und Operationen | |
|---|---|
| **Krämpfe** durch Traumata oder Wunden<br>• Tetanus, Opisthotonus; tritt durch Berührung, Geräusche und Trinken erneut auf; ähnelt einem Stromschlag | Angustura vera |
| • werden durch einen Schrei eingeleitet; Verrenkungen und Atemstillstand; dann kataleptischer Zustand; schlimmer nachts und im Schlaf; erneutes Auftreten durch Geräusche und Berührungen | Cicuta virosa |
| • keine Bewußtlosigkeit, Besserung an der frischen Luft | Natrium sulphuricum |
| • werden durch einen Schrei eingeleitet; nach dem Krampfanfall Schläfrigkeit und Unempfindlichkeit | Opium |
| • Muskelzuckungen, Unruhe; schlimmer durch kalte Bäder | Rhus toxicodendron |
| **Muskelzuckungen**, Torpor, Schlaflosigkeit und Nervosität | Valeriana |
| **Krämpfe durch Schläge auf den Kopf** | Arnica montana |
| • werden durch einen Schrei eingeleitet etc. (siehe oben unter **Krämpfe**) | Cicuta virosa |
| • keine Bewußtlosigkeit, besser an der frischen Luft | Natrium sulphuricum |
| • heftige Krämpfe, Verrenkungen, kalter Schweiß; stößt vor dem Zusammenbruch einen Schrei aus; danach Schläfrigkeit | Cuprum metallicum |
| • Krämpfe, Spasmen und Stechen durch Wunden; klopfender Kopfschmerz | Hypericum |
| • zuvor stechende Kopfschmerzen; will nicht antworten | Ledum palustre |

| 1.12. Komplikationen nach Unfällen und Operationen | |
|---|---|
| **Ischias** nach einem Trauma | Arnica montana, Hypericum |
| **Wirbelsäulenverletzungen**, Folgen von | Hypericum, Natrium sulphuricum, Arnica montana |
| **Ischias und Neuralgien durch Injektionen** | Ledum palustre |
| • starke Schmerzen und Empfindlichkeit an der betroffenden Körperstelle | Hypericum |
| **Schlaflosigkeit** nach einer Operation oder Fraktur | Sticta pulmonaria |
| • nach einem Trauma | Arnica montana |
| • nach einer Blutung | China officinalis |
| **Kinder und Jugendliche: Wachstumsstillstand** nach einer Verbrennung | Causticum |
| **Krebsleiden** infolge eines Traumas | Conium maculatum |
| **Fieber** nach einem Trauma | Arnica montana |
| **Chirurgische Eingriffe** | Arnica montana (davor und danach) |
| • Augenoperationen: bei Schmerzen und Brennen | Staphysagria, Zincum metallicum |
| • Augenoperationen: bei Photophobie | Strontium carbonicum |
| • Katarakt (grauer Star), Augenblutung | Bothrops, Ledum palustre |
| • Unverträglichkeit von Zahnoperationen durch überempfindliche Zähne | Antimonium crudum, Ignatia, Magnesia carbonica, Staphysagria, Fluoricum acidum |

| 1.12. Komplikationen nach Unfällen und Operationen | |
|---|---|
| **Bauchoperationen**<br>• Flatulenz: festsitzende Blähungen mit starker Flatulenz und unstillbarem Durst | China |
| • Flatulenz: starke Auftreibung des Unterbauchs, Darmgeräusche, stinkende Blähungen; Druck wird nicht vertragen; Verschlimmerung nach Mahlzeiten | Carbo vegetabilis |
| • geräuschvolle Blähungen, die mühsam und unter Schmerzen abgehen; danach Besserung | Lycopodium clavatum |
| • Schmerzen nach der Operation | Hypericum |
| • Verstopfung | Opium |
| • Schwindel, Brechreiz | Bismuthum |
| • Schluckauf (nach Bauchoperationen) | Hyoscyamus niger |
| **Operationen an den Krampfadern** | Hamamelis virginica, Arnica montana |
| **Schließmuskel**, Zystoskopien | Staphysagria |
| **Orthopädische Chirurgie** (vor einem Eingriff) | Arnica montana |
| • nach dem Eingriff | Ruta graveolens |
| • Wirbelsäule | Hypericum |
| **Infektionen durch intravenöse Katheter** | Pyrogenium |

| 2.1. Insektenstiche | |
|---|---|
| **Schmerzhaftes Jucken** mit Besserung durch örtliche Kälte<br>• Mücken, Bienen, Wespen usw., wenn nicht bekannt ist, welche Insektenart den Stich verursacht hat | Ledum palustre |

| 2.1. Insektenstiche | |
|---|---|
| **Brennen, Stechen, ödematöse Schwellung**, besser durch kalte Anwendungen | |
| • Bienen, Wespen, Bremsen | Apis mellifica, Urtica urens, Belladonna, Zwiebelhälfte auflegen |
| • wenn durch *Apis mellifica* oder *Belladonna* keine Besserung eintritt | Scorpio[a] |
| **Brennen, Stechen**, wie bei einer Verbrennung; Bremsenstiche | Cantharis vesicatoria |
| **Brennen, blaue, dunkle Färbung** der Verletzung; Spinnenbisse | Tarentula hispanica |
| **Sehr starke Schmerzen**, strahlen ins Innere des Körperteils aus | Hypericum |
| **Heftiges Jucken**, Brennen und Nesselsucht | Urtica urens |
| **Heftiges Jucken und Brennen**; erysipelatöser Ausschlag, wenn der süßliche Geruch der Haut Insekten anlockt | Caladium seguinum |
| **Furchtbares Jucken, brennt wie Feuer**; schlimmer nach dem Kratzen; besser durch starken Druck | Culex musca |
| **Zur Vorbeugung von Insektenstichen** (in insektenreichen Gegenden) | Ledum palustre, Staphysagria, Pulex irritans |

a. Siehe dazu die Fußnoten zu Scorpio S. 474f.!

| 2.2. Heftige allergische Reaktionen | |
|---|---|
| **Heftige lokale allergische Reaktion** | Apis mellifica; Einlieferung ins Krankenhaus (Tracheotomie); *Adrenalin*, *Cortison* |

| **2.2. Heftige allergische Reaktionen** | |
|---|---|
| **Heftiger anaphylaktischer oder allergischer Schock**<br>• Stupor, Lähmung, kalter Schweiß, Stechen und Brennen | Carbolicum acidum |
| • plötzlicher Kollaps mit Blässe und kaltem Schweiß; die Haut ist eiskalt, aber der Patient will nicht zugedeckt werden | Camphora |
| • Kollaps mit Verlangen nach Luft; Patient ist schwach, kalt und blau angelaufen | Carbo vegetabilis |
| • Ohnmacht, Kollaps mit kalter Haut und verschwitztem Gesicht | Veratrum album |
| • immer bereithalten: | *Adrenalin*, *Cortison* |

| **2.3. Tollwut - Bisse tollwütiger Tiere** | |
|---|---|
| **Erste Hilfe bei Bissen** | Chirurgische Wundreinigung; Calendula officinalis (1%ige Lösung, örtlich) |
| • an sehr empfindlichen Körperstellen | Hypericum (1%ig, örtlich und unter die Zunge gelegt), Aconitum napellus |
| **Tollwutprophylaxe** | Tollwütiges Tier einfangen, dann Quarantäne oder Gehirnanalyse; *Tetanus-Antitoxin*; Lyssinum C 200; örtliche Wärmebestrahlung |
| **Folgeerscheinungen** eines Bisses | Lyssinum |

| 2.4. Giftige Tierbisse und -stiche | |
|---|---|
| **Erste Hilfe**<br>• fünf bis zehn Minuten nach dem Unfall | Wunde aussaugen, am besten mit Vakuumspritze; örtliche Wärmebestrahlung; Kompreßverband, Ruhe |
| • Einlieferung ins Krankenhaus veranlassen | Antidot **(allergene Wirkung prüfen!)** |
| **Nicht-spezifische Antidote** zur Behandlung von Bissen tropischer Schlangenarten | Cedron, Kalium permanganicum, Indigo, Euphorbia polycarpa |
| **Maßnahmen zur örtlichen Wundversorgung** | Jodtinktur, „Schwarzer Stein", Kaliumpermanganat, *Plumeria celinus*, *Mikania guaco*, *Selaginella*, *Gymnema silvestre*, *Sisyrinchium* |
| **Schlangen** (spezifischere homöopathische Antidote) | |
| • Lähmung, Unfähigkeit zu sprechen, Blutungen und Blindheit; Stich des Gelben Martinique-Skorpions | Bothrops lanciolatus |
| • völlige Benommenheit (Stupor), Atemlähmung, Blässe und kalter Schweiß; örtliches Brennen; Krämpfe | Carbolicum acidum |
| • Blutungen (schwarzes Blut), Schock und rasche Erschöpfung; Delirium; sehr schmerzhafte örtliche Entzündung und blaue Flekken; fauliger Atem und Spasmen; Klapperschlangenbiß | Crotalus horridus |
| • Erschöpfung; septische und gangränöse Wunde mit stechenden Schmerzen; Schmerzen und Beklemmungen in der Herzgegend | Echinacea |

| 2.4. Giftige Tierbisse und -stiche | |
|---|---|
| **Schlangen** (spezifischere homöopathische Antidote) ...<br>• Erschöpfung und Geschwätzigkeit mit sehr empfindlicher Haut; bläuliche Wunde mit dünnflüssigem, schwärzlichem Blut; Biß der *Lachesis mutus* | Lachesis mutus, Cedron |
| • Atemlähmung, Stupor mit Kopfschmerzen; Kältegefühl, Erbrechen und Koma | Lobelia purpurascens |
| • Lähmung, sehr starke, örtlich begrenzte Neuralgien, Stupor, marmorierte Verfärbung und Erkalten der Bißstelle | Oxalicum acidum |
| • Lähmung ohne Blutungen; Atemlähmung und präkardiale Schmerzen; Gefühl des Eingeschnürtseins in den Atemwegen; keine Bewußtlosigkeit; Biß der *Cobra* | Naja tripudians |
| • sehr starker örtlicher Schmerz, der ausstrahlt und ansteigt; Blutung, Ekchymosen; Phlebitis; Blut im Harn, Vipernbiß | Vipera berus |
| • Biß der Korallenotter, fortschreitende (neurotoxische) Lähmung | Elaps coralinus |

| Wirkungsweise / Schlangenart | Homöopathische Mittel |
|---|---|
| **1. Proteolytisch, gerinnungsfördernd, gerinnungshemmend und hämorrhagisch:**<br>*Vipera berus, Crotalus, Bothrops, Lachesis mutus, Cerastes, Bitis und Echis* | Vipera berus, Crotalus, Bothrops, Lachesis mutus, *Toxicaserpentium USA/Canada, Mexico/Central America, South America, Africa, Europe, Near/Middle East, South-East Asia.* |

| Wirkungsweise / Schlangenart | Homöopathische Mittel |
|---|---|
| **2. Hämolytisch und neurotoxisch:**<br>*Crotalus Südamerika* | Crotalus, Euphorbia polycarpa, Iodium, Sisyrinchium, *Toxicaserpentium Mexico/Central America* |
| **3. Neurotoxisch, hämolytisch und myotoxisch:**<br>*Seeschlangen (Hydrophidae)* | Toxicaserpentium *Far East, South-East Asia* |
| **4. Neurotoxisch:**<br>*Korallenschlangen (Micrurus), Micruroides, Leptomicrurus und Bungarus* | Cedron, Hydrocyanicum acidum, Bungarus fasciatus, Gelsemium sempervirens, Botulinum, *Toxicaserpentium USA/Canada, Mexico/Central America, South America* |
| **5. Neurotoxisch und proteolytisch:**<br>*Naja, Hemadratus und Ophiophagus (Kobras)* | Naja tripudians, Bungarus fasciatus, Gelsemium sempervirens, Botulinum, *Toxicaserpentium Africa, South-East Asia, Far East* |
| **6. Neurotoxisch und nephrotoxisch:**<br>*Mambas (Dendroaspis)* | Toxicaserpentium *Africa* |
| **7. Nephrotoxisch, proteolytisch, gerinnungsfördernd, gerinnungshemmend und blutungsfördernd:**<br>*Vipera berus russelli; in China, Indien, Bangladesch, Indonesien, Pakistan, Sri Lanka, Thailand und Taiwan beheimatete Skorpionarten.* | Der Region entsprechendes Toxicaserpentium oder dazugehöriges homöopathische Präparat verlangen. Falls nicht vorhanden ist, Mittel aus Gruppe 1. (siehe oben) verwenden. |
| **8. Hämolytisch, neurotoxisch und nephrotoxisch:**<br>*Crotalus durissus, cascabela und terrificus* | Crotalus cascabela, Crotalus horridus, *Toxicaserpentium South America* |

| Wirkungsweise / Schlangenart | Homöopathische Mittel |
|---|---|
| **9. Proteolytisch und zu Blutungen führend:** *Habu (Trimeresurus)* | Toxicaserpentium *Far East* |

| **Homöopathische Antidote gegen Bisse u. Stiche** | |
|---|---|
| **Spinnen** | |
| • Atemnot, unkontrollierte motorische Unruhe; Erregbarkeit durch Lärm und Licht, dunkelviolett gefärbte Wunde mit starkem Brennen und Jukken, die den Patienten zur Verzweiflung treiben (Tarantelbiß) | Tarentula hispanica |
| • äußerst starke Neuralgien mit Kontrakturen des Bauches und Anginaschmerzen (Schwarze Witwe) | Latrodectus mactans |
| • lokale Nekrosen (Biß der *Loxoceles*) | Loxoceles |
| • neurotoxisch, intensiv und rasch; (Biß der australischen Art *Atrax robustus*) | Atrax robustus |
| • anhaltender, unkontrollierbarer Veitstanz, Priapismus; (Biß der *Mygale*) | Mygale lasiodora |
| **Skorpione** | |
| Örtlicher Schmerz, Schläfrigkeit, Unruhe, Krämpfe; Speichelfluß und Auftreibung des Unterbauches | Scorpio, Ledum palustre, Apis mellifica |
| **Giftige Tausendfüßler** | |
| • Gangrän und lokaler Schmerz (schwarze Pusteln); heftiges Erbrechen und präkardiale Schmerzen | Scolopendra |
| **Qualle** (Nesselsucht) | Medusa, Urtica urens, Ledum palustre, Aceticum acidum |
| • zur örtlichen Behandlung | Essig; Wärme |

| **Homöopathische Antidote gegen Bisse u. Stiche** | |
|---|---|
| **Seespinnen und Rochen** | Ledum palustre |
| • unerträglicher Schmerz | Oxalicum acidum, Hypericum, *Novocain (örtlich)* |
| **Homöopathische Breitbandantidote** | |
| • je nach Region, in der man sich aufhält *(Europa, Afrika, USA/Kanada, Mexiko/Mittelamerika, Südamerika, Australien/Pazifikinseln, Naher/Mittlerer Osten, Südostasien, Ferner Osten)* | Toxicaserpentium |
| **Spezifische Antidote** in Form injizierbarer Seren (erhältlich in entsprechenden Apotheken, Krankenhäuser, Tiergärten, Pasteur-Instituten etc.)<br>• als Vorsichtmaßnahme **immer eine Allergieprobe durchführen!** | Je nach Region, am besten gefriergetrocknet, **im Kühlschrank aufbewahren!** |
| **Schock** durch giftige Bisse oder Stiche | Carbo vegetabilis, Toxicaserpentium |
| • andere Mittel erwägen | Camphora, Veratrum album |
| • in der Notfallapotheke bereithalten: | *Kortikoide, Adrenalin* |

| **3.1. Verbrennungen** | |
|---|---|
| **Erste Hilfe** | Verletzten vom Brandherd entfernen |
| • während der ersten Minuten | Nasse Kleidung vorsichtig ausziehen; betroffene Stelle abspülen. |
| • Verbrennungen durch chemische Substanzen | Waschen unter sanftem Druck |
| • Schock, Schmerz und Panik behandeln | Aconitum napellus |

| **3.1. Verbrennungen** | |
|---|---|
| **Erste Hilfe ...**<br>• Schmerz und Brennen behandeln | Lokale Wärmeeinwirkung (erwärmtes Wasser oder Alkohol); Cantharis vesicatoria |
| • Bildung von Brandblasen vermeiden | **Keinesfalls kaltes Wasser auf die betroffene Stelle bringen!** |
| • örtlich, gegen die Schmerzen und zur Vorbeugung von Infektionen | Hypericum (1%ige Lösung) |
| • zur Weiterbehandlung: | Einlieferung in ein Krankenhaus mit Spezialabteilung zur Behandlung von Verbrennungen |
| **Verbrennungen ersten und zweiten Grades** | Cantharis vesicatoria, Urtica urens, Causticum |
| • an sehr empfindlichen Körperstellen | Hypericum |
| • Sonnenbrand | Sol |
| **Verbrennungen dritten Grades** (tiefgehende Nekrosen) | Arsenicum album, Cantharis vesicatoria |
| **Vorbeugung von Wundstarrkrampf** | örtliche Wundreinigung |
| • wenn der Patient nicht geimpft ist | Tetanus-Antitoxin, Tetanotoxinum 1 M |
| **Weiterbehandlung** (je nach Beschwerden) | |
| • Erschöpfung mit Geschwürbildung und Absonderung von Eiter; stark brennende Schmerzen, Stechen und Jucken | Carbolicum acidum |

| 3.1. Verbrennungen | |
|---|---|
| **Weiterbehandlung** (je nach Beschwerden) ...<br>• heftiges Jucken und Brennen, nachts schlimmer, mit Absonderung von blutigem und reizendem Sekret | Kreosotum |
| • juckende Blasen; ausgeprägte Unruhe | Rhus toxicodendron |
| • besser durch örtliche Wärme | Arsenicum album |
| • schlimmer durch örtliche Wärme | Secale cornutum |
| • keine Schmerzen, aber hohes Fieber, Delirium und Aufgeregtheit | Stramonium |
| **Verbrennungen von Mund, Hals oder Magen** | Causticum |
| **Verbrennungen durch Röntgenstrahlung** | Radium bromatum |
| **Verbrennungen durch Radium** | Cadmium iodatum |

| 3.2. Erfrierungen | |
|---|---|
| **Erste-Hilfe-Maßnahmen** | Rehydrierung mit warmen Getränken; Wärmeverluste vermeiden; Stiefel erst nach Eintreffen in einer Hütte ausziehen |
| • nach Eintreffen in einer Hütte | Jähe Wärmeeinwirkung vermeiden; kurze kalte Bäder (5 - 10° C), dazwischen Pausen einlegen. |
| • örtliche Wundbehandlung gegen Schmerzen und Infektionen | Hypericum (1%ige Lösung) |

| 3.2. Erfrierungen | |
|---|---|
| **Konstitutionelle Behandlung** zur schnelleren Genesung des Patienten<br>• Verbrennungen ersten und zweiten Grades mit Jucken, Rötung und Brennen; kalte und dunkelblau gefärbte Haut | Agaricus muscarius |
| • Jucken und Kribbeln danach | Causticum |
| • helle, durchsichtige Blasen, blasse Haut, Brennen, Stechen, schlimmer durch örtliche Wärme | Apis mellifica |
| • Verbrennungen dritten Grades; blutgefüllte Blasen, dunkelblaue Färbung der Haut und Gefahr von Gangränbildung | Lachesis mutus |
| **Sehr kälteempfindliche Personen** mit Neigung zu Erfrierungen | |
| • Schwächegefühl, Unruhe in den Extremitäten; geringe Vitalität | Zincum metallicum |
| • Jucken und Schmerzen mit größerer Kälteempfindlichkeit nach einer Erfrierung | Agaricus |
| • Raynaud-Syndrom; schlimmer durch örtliche Wärme | Secale cornutum |
| • Kälte führt zu extrem blasser Färbung der Finger | Ginseng |
| **Temperaturschock** durch Sturz in kaltes Wasser | Bellis perennis |

| 3.3. Bindehautentzündung durch Sonnenstrahlung od. Schnee | |
|---|---|
| **Photophobie**, Trockenheit und heiße, rote Augen; Tränenfluß | Aconitum napellus |

| 3.3. Bindehautentzündung durch Sonnenstrahlung od. Schnee | |
|---|---|
| **Brennen und Tagblindheit**; Hornhautentzündungen und -geschwüre; Sehen wie durch Nebel oder einen Vorhang | Arsenicum album |
| **Photophobie,** erweiterte Adern, Gefühl, die Augen treten aus den Höhlen heraus | Sol |
| **Tränenfluß mit verschwommenem Sehen**; Blinzeln; Photophobie | Mercurialis perennis |

| 3.4. Sonnenstich | |
|---|---|
| **Vorbeugung** (besonders große Gefahr besteht für Kinder, im Auto und am Strand) | Regelmäßig genügend Flüssigkeit zuführen (Wasser!); Mittagshitze meiden und in den Schatten ausweichen; Kopfbedeckung (Sonnenhut, Mütze) |
| **Erste Hilfe** | Zufuhr von Flüssigkeit und Mineralsalzen; Patienten in den Schatten bringen; übermäßig kalte Anwendungen vermeiden. |
| **Bei Kindern**, starker Blutandrang, Rötung, klopfender Kopfschmerz, trokkene, heiße Haut, Pupillenerweiterung, in Extremfällen auch Delirium | Belladonna |
| **Schwere Fälle** mit völliger Benommenheit und starken, klopfenden Schmerzen | |
| • schwere Fälle mit zum Bersten starken, klopfenden Kopfschmerzen, deutlicher Verschlimmerung durch Erschütterungen und Bewegungen, in manchen Fällen blasses Gesicht | Glonoinum |

| **3.4. Sonnenstich** | |
|---|---|
| **Schwere Fälle** mit völliger Benommenheit und starken, klopfenden Schmerzen<br>• ausgeprägte Gefäßerweiterung, Rötung und klopfende Kopfschmerzen | Amylenum nitrosum |
| • heftige, einschnürende Kopfschmerzen, als würde das Gehirn von einem stählernen Band zusammengedrückt; Nasenbluten | Cactus grandiflorus |
| • heftige, jähe Schmerzen mit Delirium und Krämpfen; heftiger Pulsschlag; stahlharter Puls; Doppeltsehen oder Partieller Sehverlust; plethorische Menschen | Veratrum viride |
| • heftige Kopfschmerzen mit Übelkeit und Erbrechen; schlimmer durch Schließen der Augen, Lärm und Erschütterungen | Theridion curassavicum |
| **Je nach Konstitution und Symptomen** | |
| • hitzig veranlagte Personen, die frische Luft brauchen; bei heißer Witterung kein Durst, sanftes, duldendes Wesen und Bedürfnis nach Gesellschaft | Pulsatilla |
| • energische, kräftig durchblutete Personen mit Neigung zu Schwatzhaftigkeit und Ungestüm; vertragen keine Sonne; klopfende, einschnürende Kopfschmerzen; Herzklopfen | Lachesis mutus |
| • Schwächegefühl durch sommerliche Hitze; Ohnmacht | Natrium carbonicum |
| • Sonnenstich, Sonnenbrand (Dermatitis solaris) | Sol |
| • Ohnmacht durch anstrengende Tätigkeit bei sommerlicher Hitze | Antimonium crudum |

| 3.4. Sonnenstich | |
|---|---|
| **Je nach Konstitution und Symptomen**<br>• schlimmer durch Bewegung; durch Ruhe deutliche Besserung | Bryonia alba |
| • Erschöpfung, Schweregefühl und Schwäche; wie gelähmt; manchmal Doppeltsehen; kein Durst | Gelsemium sempervirens |

| 3.5. Radioaktivität und Röntgenstrahlung | |
|---|---|
| **Radioaktive Strahlung** | Phosphorus, Uranium nitricum, Radium bromatum |
| **Verletzungen durch Röntgenstrahlen** (Strahlentherapie usw.) | Phosphorus |
| • trockenes, juckendes Ekzem, Erythem, schmerzhafte Risse, chronische warzenartige Wucherungen, die nicht verheilen | X-Ray |
| • Dermatitis durch Röntgenstrahlung, Sonne wird nicht vertragen | Sol, Radium bromatum |
| • Jucken, Rötung, schlimmer durch örtliche Wärme | Fluoricum acidum |
| • heftiges, wollüstiges Jucken, nachts schlimmer; besser durch Kratzen; die Haut schuppt sich ab, schmerzhafte, feuchte Risse; schlimmer in der Sonne | Cadmium sulphuratum |

| 3.6. Elektroschock, Atemnot, Blindheit durch Blitzschlag | |
|---|---|
| **Erste Hilfe** | |
| • Aussetzen von Herz- und Atemtätigkeit | Herz-Lungen-Wiederbelebung; Nux vomica |
| • bei Scheintod außerdem erwägen | Opium |
| • wenn Herz und Lunge weiterarbeiten | Phosphorus |

| **4. Auf großen Höhen - Höhenkrankheit** | |
|---|---|
| **Goldene Regeln** für eine gute Akklimatisierung | Langsamer Aufstieg. - Aufwärts klettern, doch weiter unten Nachtlager aufschlagen und dort schlafen. - Ab 4000 m einen Ruhetag einschalten (zwei Nächte auf derselben Höhe schlafen). - Längere Aufenthalte auf Höhen über 6000 m vermeiden. |
| **Vorbeugung** | Langsamer Aufstieg.. Angemessene Ruhepausen einlegen. Auf besonders glukosereiche Ernährung achten (Zucker, Stärke). |
| • vorbeugende homöopathische Medikation | Coca,<br>Carcarea carbonica |
| • vorbeugende allopathische Medikation | Azetazolamid (Edemox®) |
| **Leichte Fälle** von Höhenkrankheit | Patienten beruhigen; 24 bis 48 Std. Ruhe; besonders glukosereiche Nahrung; Hyperventilation; Coca |
| • 5% entwickeln sich zu schwerwiegenden Fällen | Weiteren Krankheitsverlauf beobachten |
| **Schwere Fälle** von Höhenkrankheit | **Sofortiger Abstieg!** Druckkammer; **keine Beruhigungsmittel verabreichen** |
| • zu Behandlungsbeginn | Coca |

| **4. Auf großen Höhen - Höhenkrankheit** | |
|---|---|
| **Schwere Fälle** von Höhenkrankheit ...<br>• bei Konstitutionen, die zu *Calcarea carbonica* passen | Calcarea carbonica |
| • höhenbedingtes Lungenödem; Atemnot im Ruhezustand; Angst, ausgeprägte Schwäche und Unruhe; Bedürfnis nach Gesellschaft | Arsenicum album |
| • Atemnot, Verlangen nach Luft, möchte Luft zugefächert bekommen; Kollaps | Carbo vegetabilis |
| • plötzliches Einsetzen, mit Angst oder Panik und Atemnot | Aconitum napellus |
| • Atemnot mit Zyanose und Gefühl der Einschnürung im Hals; Delirium, Geschwätzigkeit; Kopfschmerzen, die sich nach dem Schlafen verschlimmern; enge Kleidung wird nicht vertragen | Lachesis mutus |
| • Atemnot, migräneartiger Kopfschmerz und Gefühl der Einschnürung im Brustkorb, Schwächegefühl und dunkelblau angelaufene Lippen | Cactus grandiflorus |
| • Gehirn- und Lungenödem mit Schwindel und Brechreiz, Herzklopfen bei anstrengenden Tätigkeiten mit langsamem, schwachem, unregelmäßigem oder zeitweise aussetzendem Puls | Digitalis |
| • Schwäche, Erschöpfung, Schwierigkeiten bei der Koordination der Bewegungen, wie gelähmt | Gelsemium sempervirens |

| 4. Auf großen Höhen - Höhenkrankheit | |
|---|---|
| **Schwere Fälle** von Höhenkrankheit ...<br>• sehr heftiges, sichtbares Herzklopfen; Schwindel und Übelkeit mit migränartigen Kopfschmerzen (vom Hinterkopf bis zu den Augen) | Spigelia |
| Weitere Mittel bei **Lungen- oder Gehirnödem** | |
| • Atemnot mit reichlicher Ansammlung von Schleim; zu schwach zum Abhusten, Erstickung; rasselnde Geräusche; Schläfrigkeit, Schwächegefühl und intensive Schweißabsonderung | Antimonium tartaricum |
| • Atemnot, der Aufstieg, Kälte und feuchte Witterung lösen Husten aus; Herzklopfen und Brennen in der Brust; Rasselgeräusch; nachts Verschlimmerung (3 bis 4 Uhr morgens) | Ammonium carbonicum |
| **Weitere Medikamente**. Zu erwägen sind auch: | Nalorphin, Nifedipin, Azetazolamid, Kortison und Diuretika |

| 5. Erstickung und Gasvergiftung | |
|---|---|
| **Erste Hilfe** | Betroffenen von der Unfallstelle entfernen; Herz-Lungen-Wiederbelebung; Einlieferung ins Krankenhaus; Medikation |
| **Erstickung durch Ertrinken** (Untertauchen); Komplementärmedikation | |
| **Schleimabsonderung** erstickt den Patienten, er ist zu schwach zum Abhusten. Gesicht und Haut sind kalt und dunkelblau angelaufen, klebriger Schweiß | Antimonium tartaricum |

| **5. Erstickung und Gasvergiftung** | |
|---|---|
| **Kollaps** mit kalter, blau angelaufener Haut; sofern bei Bewußtsein: Verlangen nach Luft (soll ihm zugefächelt werden) | Carbo vegetabilis |
| **Kehlkopfkrämpfe**, Kiefersperre, dunkelblaue Färbung der Haut | Lachesis mutus |
| **Ausgeprägte Schläfrigkeit** und Benommenheit, Unempfindlichkeit, verengte Pupillen und starker Blutandrang im Gesicht; geräuschvolle Atmung mit langen Pausen | Opium |
| **Erstickung bei Erhängten** | |
| **Erste Hilfe** | Betroffene Person mit Unterstützung einer anderen Person abnehmen; Herz-Lungen-Wiederbelebung; Opium |
| **Erstickung durch Fremdkörper** | |
| **Erste Hilfe** | Sicherstellen, daß die Beschwerden von einem Fremdkörper herrühren. - Auf den Rücken klopfen - Heimlich-Handgriff (kräftige Druckstöße in Richtung Zwerchfell). |
| • nach Entfernung des Fremdkörpers | Medikation je nach Symptomen |

| **5. Erstickung und Gasvergiftung** | |
|---|---|
| **Vergiftung durch giftige Gase Erste Hilfe** | Gase aufspüren. Hilfeleistende sollten Maßnahmen zum Selbstschutz treffen. Den Verletzten von Unfallstelle entfernen. Herz-Lungen-Wiederbelebung. Aconitum napellus. Einlieferung ins Krankenhaus. Sauerstoff (60 - 100%) |
| • nachdem der Verletzte sich erholt hat: | Medikation je nach Symptomen |
| • Kohlenmonoxidvergiftung | Druckkammer |
| **Dunkelblau angelaufene, kalte, verschwitzte Haut**; starke Benommenheit; Verlust der Stimme<br>• Erstickung infolge Sauerstoffmangel oder Kohlendioxid | Carbo vegetabilis |
| **Ausgeprägte Schläfrigkeit und Benommenheit**, Unempfindlichkeit mit verengten Pupillen und starkem Blutandrang im Gesicht; geräuschvolle Atmung mit langen Pausen<br>• rosafarbene Haut, keine Blaufärbung (Kohlenmonoxid) | Opium |
| **Septische Fieberzustände** mit Unruhe, Knochenschmerzen, Durchfall und übelriechenden Absonderungen; im Vergleich zum Fieber sehr schneller Puls, bei Schwefelwasserstoff-Vergiftungen (im Abwassersystem) | Pyrogenium |

| 5. Erstickung und Gasvergiftung | |
|---|---|
| **Plötzlich auftretende Fieberzustände** mit Stupor, geistiger Verwirrung und Delirium, starker Erschöpfung und Schmerzen am ganzen Körper; bei Schwefelwasserstoff-Vergiftungen (im Abwassersystem) | Baptisia |
| **Erstickung durch Zungen-, Hals- oder Glottisödem** | |
| • nach dem Stich einer Biene in Mund oder Hals; Gefühl, gleich sterben zu müssen und starkes Verlangen nach Luft; Nesselsucht und Lidödem | Apis mellifica |
| • weitere Notfallmaßnahmen, die bei Erstickung durch Glottisödem durchgeführt werden können | *Hydrocortison (intravenös)*; Einlieferung ins Krankenhaus |
| • Einschnürung im Kehlkopf, plötzliches Ersticken, nachts, im Schlaf, Verschlimmerung durch Strecken; eng anliegende Kleidung wird nicht vertragen | Lachesis mutus |
| • Glottisödem mit trockenem Husten, gerötetem Gesicht und Jucken an Kopf oder Körper mit Nesselsucht | Histaminum |
| • Glottisödem durch Insektenstiche, mit Atemnot, Zyanose, trockenem Husten, Kehlkopfstridor und kaltem Schweiß | Crotalus horridus |
| • Kehlkopfödem mit Atemnot und extremer Erregung, Gewalttätigkeit und Angst vor dem Alleinsein; von der Angst gezeichnet; Gefühl, einen Kloß im Hals zu haben | Stramonium |

| **5. Erstickung und Gasvergiftung** | |
|---|---|
| **Erstickung durch Zungen-, Hals- oder Glottisödem ...**<br>• Plötzlich auftretendes Glottisödem, das den Patienten weckt; mit Stimmlosigkeit oder Heiserkeit; Kropf oder Schilddrüsenüberfunktion | Kali iodatum, Iodium |
| **Atemnot durch Blitzschlag** | |
| **Erste Hilfe** | Herz-Lungen-Wiederbelebung; Nux vomica |
| • andere Mittel bei Scheintod | Opium |

| **6. Lebensmittelvergiftung** | |
|---|---|
| **Erste Hilfe** | Ausruhen; feste Nahrung meiden. Wasser, Salze und Zucker zuführen. **Weder Antiperistaltika noch Spasmolytica geben!** |
| • wenn die Aufnahme der verdorbenen Speisen erst kurze Zeit zurückliegt und es nicht zu spontanem Erbrechen kommt; bei schweren toxischen Symptomen durch giftige Pilze oder Botulismus | Magenspülung; Emetikum (?) |
| • je nach Anfangssymptomen | entsprechende Medikation |
| • anhaltendes Erbrechen, Gefahr von Dehydratation | Rehydratation mittels Infusion |

| **6.1. Gastroenteritis** | |
|---|---|
| **Kolikartige Krämpfe mit Erbrechen und Durchfall**; der Patient krümmt und windet sich vor Schmerzen<br>• Vergiftung durch verdorbene Soßen oder Fleisch | Colocynthis |

| **6.1. Gastroenteritis** | |
|---|---|
| **Durchfall** mit Brennen im Rektum, Tenesmus und heftigen Bauchkrämpfen | Cantharis vesicatoria |
| **Plötzlich und gleichzeitig auftretendes Erbrechen und Durchfall** mit ausgeprägter Schwäche, Unruhe und Beklemmung; Erbrechen bei der geringsten Nahrungs- oder Flüssigkeitsaufnahme; brennender Durchfall; starker Durst<br>• Vergiftung durch verdorbenes Fleisch (Staphylokokken) | Arsenicum album |

| **6.2 Cholera** | |
|---|---|
| **Heftiges Erbrechen und Durchfall gleichzeitig**, dabei große Erschöpfung, Schwäche und kalter Schweiß; starke Krämpfe; geringer Tenesmus; großer Durst | Veratrum album |
| **Kollaps,** Schwächegefühl, Schüttelfrost, eiskalt, möchte aber nicht zugedeckt werden; Erbrechen und Reiswasserstuhl<br>• Cholera und choleraartige Durchfälle; Cholera bei Kindern<br>• Vergiftung durch Verzehr von Miesmuscheln | Camphora |
| **Durchfall und Erbrechen** mit Spasmen und heftigen Kontrakturen der Hände, Füße sowie der Muskeln von Bauch und Brustkorb<br>• Cholera und choleraartige Durchfälle mit Spasmen | Cuprum metallicum |
| **Erbrechen und Durchfall mit Kollaps,** starker Flatulenz und Brennen im Körperinneren; Verlangen nach Luft, möchte Luft zugefächelt bekommen | Carbo vegetabilis |

| 6.2 Cholera | |
|---|---|
| **Nicht schwächender, schmerzloser Durchfall**, der unwillkürlich abgeht | Phosphoricum acidum |
| **Sehr schwächender Durchfall** mit Blut, starkem Durst und Erbrechen der aufgenommenen Flüssigkeiten; hat Angst | Phosphorus |
| **Sehr reichlicher, stinkender Durchfall**; Krämpfe mit ausgeprägtem Schwächegefühl; Wadenkrämpfe | Podophyllum |
| **Durchfall wie Reiswasser und Erbrechen** mit Schwindel durch Anblick, Geruch oder bloßen Gedanken an Essen | Colchicum autumnale |
| **Wechselfieber mit wiederholtem Erbrechen**, anhaltender Übelkeit und grünlichem, schleim- und blutvermischtem Durchfall | Ipecacuanha |

| 6.3. Dysenterie (Ruhr) | |
|---|---|
| **Schmerzen im Rektum**, starker Tenesmus, brennender, blut- und schleimvermischter Durchfall in geringen Mengen; fauliger Atem, belegte Zunge, reichliches Schwitzen | |
| • Tropen- und Amöbenruhr | Mercurius corrosivus |
| • gegebenenfalls auch | Mercurius solubilis |
| **Erschöpfender, schmerzloser Durchfall** mit starker Flatulenz; mit Blutung und Wechselfieber<br>• durch den Verzehr von Obst; bei heißer Witterung | China officinalis |
| **Fauliger Durchfall** mit starkem Tenesmus, Kollaps und Schmerzen, die plötzlich einsetzen und verschwinden<br>• Cholera und Dysenterie; wenn *Veratrum* nicht wirkt | Carbolicum acidum |

| **6.4. Übermässiges Essen und Trinken** | |
|---|---|
| **Verdauungsstörungen**, Durchfall und Erbrechen durch übermäßiges Essen und Trinken; zeitweise auftretende Krämpfe mit Schüttelfrost | Nux vomica |

| **6.5. Komplikationen: Akute Bauchfellentzündung [Peritonitis]** | |
|---|---|
| **Vergiftung mit stechenden Bauchschmerzen** und Auftreibung, die sich durch Ruhe bessern, durch Druck und die geringste Bewegung jedoch verschlimmern; starker Durst | Bryonia alba |
| **Brennende oder stechende Bauchschmerzen**, schlimmer durch Bewegung und Erschütterungen; Kontraktur des Unterbauches; Durst; Erbrechen kurz nach Aufnahme von Flüssigkeit | Phosphorus |
| **Septischer Zustand**, faulig riechender Atem und Schweiß; starkes Ungleichgewicht zwischen (schnellem) Puls und (gemäßigtem) Fieber | Pyrogenium |

| **6.6. Botulismus [Lebensmittelvergiftung durch Konserven]** | |
|---|---|
| **Erste Hilfe** | |
| • Betroffene, die verdorbene Konserven zu sich genommen haben, gleichgültig, ob sie Symptome aufweisen oder nicht | Einlieferung ins Krankenhaus; antitoxisches Botulinusserum (intramuskulär) |
| • Lähmungserscheinungen, Diplopie [Doppeltsehen], verschwommenes Sehen | Gelsemium sempervirens |
| • zur Vorbeugung oder Behandlung, wenn kein antitoxisches Serum vorhanden ist, aber auch als Komplementärmittel | Botulinum |

| **6.6. Botulismus [Lebensmittelvergiftung durch Konserven]** | |
|---|---|
| **Erste Hilfe ...**<br>• Atemwegslähmung | Beatmung (Intensivstation) |

| **6.7. Giftpilze** | |
|---|---|
| **Erste Hilfe** | Erbrechen hervorrufen; Einlieferung in ein Krankenhaus; Magenspülung |
| • je nach Symptomen | Medikation |
| **Trunkenheit mit Irrereden**, Cholera, optische und akustische Halluzinationen (erinnert an eine Alkoholvergiftung)<br>• Vergiftung durch Fliegenpilz (*Amanita muscaria*) | Agaricus muscarius |
| **Schmerzhaftes, reichliches Erbrechen und Durchfälle**; Krämpfe mit Blutungen; der Patient ist leichenblaß; Kollaps; danach Gelbsucht und Anurie<br>• Vergiftung durch Grünen Knollenblätterpilz (*Amanita phalloides*) | Amanita phalloides; Intensivstation; Plasmaaustausch |
| **Schwindel, Delirium und Halluzinationen** mit Schlaflosigkeit und Spasmen; Krämpfe mit Bewußtlosigkeit | |
| • Vergiftung durch den Verzehr halluzinogener Pilze | Absinthium |
| • heftigeres, gewalttätigeres Deliurm, Blutandrang im Gesicht | Belladonna |

| **6.8. Nesselsucht durch Verzehr von Lebensmitteln** | |
|---|---|
| **Heftiges Brennen und Jucken**, schlimmer durch Hitze und körperliche Betätigung; Auftreten der typischen roten Quaddeln | Urtica urens |

| **6.8. Nesselsucht durch Verzehr von Lebensmitteln** | |
|---|---|
| **Schlimmer durch alkoholische Getränke**; Nesselsucht auch an den Schleimhäuten; Stupor; asthmatische Atmung, geschwollene Augen | Chloralum hydratum |
| **Jucken und Brennen wie von Nadeln**; nach dem Baden schlimmer; ausgeprägte Unruhe und Reizbarkeit | Histaminum |

| **6.9. Glottisödem durch Allergie** | |
|---|---|
| Zusammenschnüren des Kehlkopfes mit Gefühl von Erstickung und nahendem Tod; dabei Lidödem oder Nesselsucht | Apis mellifica |
| • weitere Mittel zur Behandlung entsprechender Erstickungszustände: | Histaminum, Lachesis mutus, Kalium iodatum |
| • als Ampullen bereithalten: | *Adrenalin*, *Kortison* |

| **7.1. Übelkeit in Landfahrzeugen oder auf Schiffen** | |
|---|---|
| **Erschöpfung und ausgeprägte Schwäche**, Ekel vor Speisen, Erbrechen mit starkem Speichelfluß; geht schwankend; besser durch Schließen der Augen<br>• Übelkeit und Schwindel bei Autofahrten, Schiffsreisen und beim Schwimmen | Cocculus |
| **Durch Ölgeruch**; Leere im Magen, Schwächegefühl und Schwindel; im Stehen schlimmer<br>• Schwindel auf Schiffen oder in Booten; beim Schwimmen | Petroleum |

| 7.1. Übelkeit in Landfahrzeugen oder auf Schiffen | |
|---|---|
| **Blässe, kalter Schweiß und Schwäche**; besser an der frischen Luft und durch Schließen der Augen; besser durch Abdecken des Bauches; Tabak kann die Beschwerden beschleunigen und verschlimmern<br>• Übelkeit im Auto, auf Schiffen, Booten oder beim Schwimmen | Tabacum |
| • Anhaltendes Hochwürgen und Erbrechen ohne Entleerung des Mageninhalts; Überempfindlichkeit und schlechte Laune; Kopfschmerzen mit Blutandrang, Schüttelfrost | Nux vomica |
| **Schlimmer durch den Geruch von Speisen**, dennoch besser durch Nahrungsaufnahme, Ablenkung und Strekken; schlimmer durch starres Blicken auf einen Punkt, Lesen oder in warmen Räumen | Sepia officinalis |

| 7.2 Seekrankheit | |
|---|---|
| **Übelkeit, besser durch Schließen der Augen**; schlimmer durch Strecken und Niederlegen, Betrachten eines bewegten Gegenstandes und bei Abwärtsbewegungen; Übelkeit auf Wasserfahrzeugen | Conium maculatum |
| **Reichliches, wäßriges Erbrechen**, danach reichlich Durchfall; ausgeprägte Ängstlichkeit und Erschöpfung; Ohnmacht; Seekrankheit [offenes Meer] | Euphorbia corollata |
| **Übelkeit, schlimmer durch Schließen der Augen**, Licht wird aber als störend empfunden | Theridion curassavicum |

| 7.3. Übelkeit auf Flugreisen | |
|---|---|
| **Schlimmer bei Abwärtsbewegungen** oder wenn die Maschine vorübergehend jäh an Höhe verliert; Panik und ausgeprägtes Unwohlsein | Borax |
| **Zur Vorbeugung** (Empfehlung von Dr. Pierre Schmidt) | Psorinum |

| 7.4. Übelkeit bei Langstreckenschwimmern | |
|---|---|
| **Übelkeit mit kaltem Schweiß** und Speichelfluß | Tabacum |
| **Brechreiz, Schwindel, Erbrechen** und Verlust der Orientierung | Cocculus |

| 8.1 Unfälle, tätliche Übergriffe und Vergewaltigungen | |
|---|---|
| **Plötzliche Panik oder Angst** durch einen Schrecken; Verzweiflung<br>• durch Miterleben eines Unfalls oder eines Selbstmordes<br>• durch einen Raubüberfall oder eine Vergewaltigung | Aconitum napellus |
| **Verlust der Kontrolle über die Gefühle**, schluchzendes Weinen, muß oft seufzen; Schläfrigkeit; häufige Stimmungswechsel oder hysterische Reaktionen<br>• Tod eines geliebten Menschen | Ignatia |
| **Anhaltende, lähmende Angst** infolge eines großen Schreckens oder jähen emotionalen Schocks; ist geistesabwesend, wie gelähmt, von der Angst blokkiert | Opium |

| 8.1 Unfälle, tätliche Übergriffe und Vergewaltigungen | |
|---|---|
| **Wahnsinn, Delirium, panische Angst** vor dem Alleinsein, der Dunkelheit und daß sich jemand nähert; Angst vor dem Betreten eines Tunnels, vor Hunden und Wasser; nach einem großen Schrekken; der Betroffene ist äußerst aggressiv<br>• Folgeerscheinungen eines emotionalen Schocks | Stramonium |

| 8.2. Angst vor Prüfungen oder wichtigen Terminen | |
|---|---|
| **Furchtbare Flugangst**; Panik mit Gedanken an unweigerliches Versagen oder einen schweren Zwischenfall | Aconitum napellus |
| **Angst, düstere Vorahnungen, Hektik und Durchfall** vor jeder Art von Verpflichtung; Gefühl, immer zu spät zu kommen; Angst vor und während des entsprechenden Ereignisses | Argentum nitricum |
| **Lähmende Angst mit Durchfall** vor dem Auftritt (Schauspieler); dann Zustand der Ruhe und Eingeschüchtertheit mit Zittern; ab Beginn des Ereignisses tritt für gewöhnlich Besserung ein | Gelsemium sempervirens |
| **Unsicherheit, Ängstlichkeit und Perfektionismus** mit Bedürfnis nach Würdigung und Anerkennung der eigenen Leistung; tiefsitzende Angst vor öffentlichem Auftreten | Silicea terra |
| **Unfähigkeit zum Denken oder zur Konzentration**; "Blackout" während einer Prüfung | Aetusa cynapium |

| 8.3. Ohnmachten | |
|---|---|
| **Kollaps, Blässe und kalter Schweiß**; wenn die Ursache nicht bekannt ist | Camphora |

| 8.3. Ohnmachten | |
|---|---|
| **Menschen, die leicht in Ohnmacht fallen**, z.B. beim Stehen in der Kirche, in überfüllten Räumen, durch Aufregung, Schmerzen usw. | Nux moschata |
| **Durch eine unerwartete oder sehr intensiv erlebte freudige Nachricht** | Coffea cruda |
| • bei erregbaren, sehr wankelmütigen Personen | Ignatia amara |
| • wenn der Betroffene danach empfindungslos und wie gelähmt wirkt | Opium |
| **Durch eine Hiobsbotschaft**, den Tod einer geliebten Person oder einen tiefen Kummer | Ignatia amara |
| **Durch Aufregung** oder eine verbale Auseinandersetzung; bei Personen mit Neigung zur Gewalttätigkeit | Nux vomica |
| • bei reizbaren, wankelmütigen und launischen Personen | Chamomilla |
| • bei Personen, die sich leicht aufregen und dadurch blockiert werden | Gelsemium sempervirens |
| **Plötzlicher Schrecken, tätliche Angriffe**; Panik; Vergewaltigungen | Aconitum napellus |
| • der Betroffene ist durch die Angst unempfindlich und wie gelähmt | Opium |
| • bei wankelmütigen Personen, die sich leicht aufregen | Ignatia amara |
| **Durch starke Gerüche**, bei sehr leicht erregbaren Personen | Nux vomica |
| • bei sehr sensiblen und gefühlsbetonten Personen | Phosphorus |
| **In geschlossenen, menschenüberfüllten, sehr heißen Räumen** | Pulsatilla |

| **8.4. Schlaflosigkeit** | |
|---|---|
| **Nach einem Unfall**, einer Verletzung oder Fraktur | Sticta pulmonaria |
| **Durch Gemütsbewegungen**, Erregung und wenn der Fluß der Gedanken auch nachts nicht aufhört | Coffea cruda |
| • durch emotionale Probleme, Verdruß, Kummer | Ignatia amara |
| • zuviel Arbeit und übermäßig viel anregende Mittel (Kaffee, Alkohol) | Nux vomica |

## Einleitende Bemerkungen zur Homöopathie

Die Anwendung homöopathischer Heilverfahren im Rahmen von Erste-Hilfe-Maßnahmen erhöht die therapeutische Wirksamkeit und die Heilungsaussichten der von dem Unfall betroffenen Person(en). Die *rasche Wirkung* und die *Unschädlichkeit* homöopathischer Arzneien geben dem Hilfeleistenden hochwirksame therapeutische Mittel an die Hand, die sich in die herkömmlichen Methoden der Unfallhilfe bestens integrieren lassen.

Dies bringt die Einführung einer *neuen Auffassung von Heilung* mit sich: Der Gesundungsprozeß läßt sich am besten voranbringen, indem man den Organismus zu stärkerer Eigentätigkeit anregt. Im Bereich Erste Hilfe ist dies von besonderer Wichtigkeit: Die Verabreichung geeigneter homöopathischer Arzneien an einen Unfallverletzten kann nicht nur dessen Prognose positiv beeinflussen, sondern auch die Genesungsdauer verkürzen und ihm unnötige Schmerzen und Komplikationen ersparen.

Nachdem ich die rasche Linderung und das Ausbleiben von Nebenwirkungen bei homöopathischen Mitteln aus eigener Erfahrung kennengelernt hatte, wollte ich diese Kenntnisse mit im Rettungswesen tätigen Personen teilen, aber auch mit all jenen, die einmal in die Lage kommen, Unfallverletzten Erste Hilfe zu leisten. Nach meiner Auffassung kann die richtige Anwendung dieser Mittel unnötige Schmerzen vermeiden, den Heilungsprozeß verkürzen und die Risiken herkömmlicher Arzneimittel bei empfindlichen Patienten vermeiden.

So werden wir im Laufe dieses Buches sehen, wie durch den Einsatz von *Ledum* das durch den Stich einer Seespinne ausgelöste schmerzhafte Brennen am Fuß eines Kindes verschwand, das in Strandnähe geschwommen war. Oder wie *Hypericum* in wenigen Stunden die heftigen Schmerzen verringerte, die von einem zufälligen *Dornenstich ins Auge* eines Patienten herrührten, welcher an einem verregneten Nachmittag nach Weinbergschnecken gesucht hatte. Wie *Cantharis* rasch das Stechen und Brennen von *Sonnenbrand* oder Verbrühungen mit heißem Öl linderte. Und schließlich, wie *Arnica* erstaunlich rasch die mehrfachen *Rippenprellungen eines Bergsteigers im Himalaya* heilte, der dort auf mehr als 6000 Meter Höhe einen zwölf Meter tiefen Schacht hinabgestürzt war, drei Tage später aber zusammen mit den Anderen den Gipfel erreichte.

Die Themen dieses Buches haben allesamt mit Unfällen, Traumata und Verletzungen zu tun, die von einer zufälligen äußeren Einwirkung herrühren, gleichgültig ob physischer, chemischer, biologischer oder emotionaler Natur.

Je vertrauter man mit der Praxis der Ersten Hilfe und dem Einsatz homöopathischer Arzneien wird, desto offensichtlicher wird ihre Nützlichkeit und hohe Wirksamkeit auch in diesem Bereich. Dann wird eine homöopathische Erste-Hilfe-Apotheke zum unerläßlichen und vielseitig einsetzbaren Werkzeug bei jedem Notfall, gleich welcher Art.

Eine *Notfallapotheke* wie die in Kapitel C (S. 315) dieses Buches beschriebene sollte in jedem Haushalt, jeder Schule, am Arbeitsplatz und in Sportstätten zur Verfügung stehen und leistet auch auf Ausflügen und erst recht auf Abenteuerreisen und Expeditionen in die unwirtlichsten Gegenden unseres Planeten wertvolle Dienste. Durch geeignete Ausstattung läßt sie sich zu einem hochwirksamen kleinen Gesundheitszentrum ausbauen. Wie jedes andere richtig eingesetzte Werkzeug verleiht auch die homöopathische Reiseapotheke dem Hilfeleistenden große Handlungsfreiheit und kann in den Händen eines Fachmannes einem schwer Unfallverletzten sogar das Leben retten. Bei Reisen in tropische Gegenden sollte die Notfallapotheke durch homöopathische Gegengifte zur Behandlung von Bissen und Stichen sinnvoll ergänzt werden.

## Unfälle

Für die Betroffenen ist das *Überraschungsmoment* ein Kennzeichen der meisten Unfälle. Wer aber Erste Hilfe leistet, sollte stets auf solche Eventualitäten vorbereitet sein. Eine sichere Unterweisung in Wiederbelebungstechniken und das ständige Mitführen der Notfallapotheke als Vorsichtsmaßnahme (sowohl auf der Straße als auch bei Reisen in abgelegene Gegenden) können entscheidenden Einfluß auf den Verlauf und die Schnelligkeit der Gesundung eines Verletzten haben und im Extremfall über Leben und Tod entscheiden. Bei einem Unfall, auch in der Großstadt, kann einen leicht das Gefühl völligen Alleingelassenseins ereilen, wenn weit und breit kein Telefon da ist oder der Unfall sich in einem Autobahnstau ereignet. In einem solchen Fall stellt die homöopathische Notfallapotheke zusammen mit den richtigen Kenntnissen eine große Hilfe dar, denn so kann bereits Erste Hilfe geleistet werden, wenn Notarzt oder Ambulanz noch unterwegs sind.

### *Die Bedeutung von Unfällen aus psychosomatischer Sicht*

An dieser Stelle ist es angebracht, sich die Sichtweise der psychosomatischen Medizin zum Thema Unfall ins Gedächtnis zu rufen. Die folgenden Bemerkungen gelten nicht so sehr für durch Dritte oder durch höhere Gewalt hervorgerufene Unfälle. Sie helfen uns beim Begreifen des Unfalls und der Einsicht, daß es sich nicht einfach um „Pech“ handelt, sondern die Ursache in Wahrheit in überstürztem Handeln, mangelnder Aufmerksamkeit oder einer fixen Idee liegt, die uns die Verbindung zum angeborenen Schutzinstinkt hat abbrechen lassen. Wie Krankheitssymptome kann auch ein Unfall als eine Warnung, ein Alarmsignal aufgefaßt werden.

Selbst „zufällig“ anmutende Unfälle ereignen sich mit hoher Wahrscheinlichkeit nicht von ungefähr, sondern wurden von einem unbewußtem Motiv ausgelöst. In seinem Buch über die psychosomatische Symbolsprache des menschlichen Körpers schreibt Jack Lawson[261]:

> „Unfälle können dieselben positiven Impulse geben wie Krankheiten: sie können uns zum Anhalten bewegen, zu stärkerer Aufmerksamkeit uns selbst gegenüber." ... "Eine Verletzung ist immer ein Warnsignal, und ihre Schwere hängt von sehr verschiedenen Faktoren ab, die im allgemeinen so subjektiv sind, daß unser Bewußtsein nicht imstande ist, sie voll zu erfassen. Eine Verletzung ist eine nicht in Worte gefaßte Mitteilung, ähnlich wie ein Faustschlag auf den Tisch, der die Anderen zum Schweigen bringen soll, oder das Knurren des Hundes, das uns darauf aufmerksam macht, daß wir sein Revier betreten." ... "Wie schwere Erkrankungen so ziehen auch Unfälle immer eine Veränderung in unserem Leben nach sich. Damit zwingt uns oftmals unser Unterbewußtsein zu einer Veränderung, zu der wir uns bewußt nicht durchringen könnten."

Zur richtigen Auslegung eines Unfalls ist es nach psychosomatischer Auffassung von großer Bedeutung, welcher Körperteil betroffen ist. Man muß sich über die symbolische Bedeutung des verletzten Körperteils klarwerden. Die Bedeutung und die Schlußfolgerungen aus einer Verletzung von Kopf, Fußknöchel, eines Schnittes oder einer Verbrennung der Hand weichen stark voneinander ab. Wenn wir uns fragen, worin nun die Bedeutung eines Unfalls liegt, können wir, so Lawson,

> „... nach Herausfinden des Symbolcharakters der betroffenen Stelle unsere Detektivarbeit aufnehmen und uns fragen: 'Wer oder was hat aus diesem Unfall einen Nutzen davongetragen?'"

Haben wir einmal die Antwort auf diese Frage gefunden, liegt der Schlüssel zur Ursache des Unfalls in unserer Hand. Die Nützlichkeit dieser Antwort für die weitere Zukunft hängt von der therapeutischen Schulung des behandelnden Arztes ab und davon, wie tief dieser hier gehen kann oder will.

---

(261) Jack Lawson, *Como superar la enfermedad*, Barcelona: Oelisco, 1992.

## Was bedeutet „homöopathische“ Medizin?

Die Homöopathie beruht auf der Anerkennung der natürlichen Fähigkeit des menschlichen Organismus, sich durch Mobilisierung der ihm innewohnenden Lebensenergie gesund zu erhalten. Diese Energie reguliert die Körperfunktionen und übernimmt bei Angriffen von außen automatisch eine „Gegensteuerung“ die die Wiederherstellung der Gesundheit zum Ziel hat. Diese Fähigkeit heißt *vis natura medicatrix*; sie ist allen Lebewesen zueigen und ist Ausdruck der Heilkraft der Natur. Diese Fähigkeit hat aber auch Grenzen. Das homöopathische Arzneimittel unterstützt die natürlichen Gesundungsbestrebungen des Organismus, indem es mithilft, ihn zu organisieren, Blockaden zu überwinden und ihn zu einer wirksamen Wiederherstellung der Gesundheit anregt.

Die homöopathische Medizin hat an diesem heilungsfördernden Prozeß teil, indem sie die Abwehrreaktionen des Immunsystems und sämtlicher Steuerungszentralen unseres Nervensystems stärkt und *zugunsten* des Körpers, aber niemals *gegen* die Symptome wirkt, wie dies die Schulmedizin tut. Dadurch regt das homöopathische Arzneimittel die Selbstheilung des Lebewesens an, beschleunigt und ordnet sie.

## Das Ähnlichkeitsprinzip

Dieser dem Körper förderliche Anregungsprozeß kann durch Verschreibung des geeigneten Arzneimittels beeinflußt werden, wobei sich die Homöopathie das schlichte, aber geniale *Ähnlichkeitsprinzip* zunutze macht. Diesem Prinzip zufolge ist das geeignetste Arzneimittel jenes, das bei Verabreichung an gesunde Personen dieselben Symptome hervorruft, wie sie der gerade zu heilende Patient aufweist. Vor der Verabreichung eines Stoffes als homöopathisches Arzneimittel muß dieser also in sogenannten Prüfungen in geeignet niedriger homöopathischer Dosierung wiederholt an gesunden Personen „geprüft" werden.

Seit gut 200 Jahren sammelt man nun derartige Erfahrungen. Die einschlägige homöopathische Literatur kennt und beschreibt heute die Wirkungsweise von mehr als 1500, aus der Natur gewonnener Substanzen. Die von DR. CONSTANTINE HERING zusammengestellte Enzyklopädie *The Guiding Symptoms of Our Materia Medica*[262] besteht aus zehn Bänden zu je 500 Seiten. Mit wissenschaftlicher Akribie beschreibt HERING hier die einzelnen Wirkstoffe und ihre Anwendungsgebiete; das Werk gilt als eine *der* Informationsquellen der Homöopathie. Die grundlegenden therapeutischen Prinzipien der homöopathischen Medizin sind in SAMUEL HAHNEMANNS berühmtem Buch *Organon der Heilkunst*[263] niedergelegt.

## Das homöopathische Repertorium - ein unentbehrliches Hilfsmittel

Die Suche nach dem *ähnlichsten Arzneimittel* erfordert große Sorgfalt. Um sie durchführen zu können, stützt sich der Fachmann auf seine genaue Kenntnis der wichtigsten Arzneimittel und auf die sogenannten *Repertorien* (Symptomenverzeichnisse). In diesen ausführlichen und umfassenden Nachschlagewerken sind alle Arzneimittel aufgeführt, die die grundlegenden Symptome einer Krankheit sowohl hervorrufen als auch heilen können. Leidet beispielsweise ein Patient immer vor Gewittern an Kopfschmerzen, so sucht man unter „Kopf" das Symptom „Schmerzen vor Gewittern" und findet so folgende sieben Mittel gegen diesen Zustand (in der Reihenfolge ihrer Wichtigkeit): *Phosphorus*, *Natrium carbonicum*, *Rhododendrum*, *Sepia*, *Silicea*, *Bryonia* und *Lachesis*. Die Aus-

(262) Hering, Constantine, *The Guiding Symptoms of Our Materia Medica*, Philadelphia, 1879-1891, 10 Vol.
(263) Samuel Hahnemann, *Organon der Heilkunst*, Leipzig, 6. Auflage, 1921.

wahl des geeigneten Mittels wird dadurch wesentlich erleichtert.

Die wichtigsten homöopathischen Repertorien stammen von dem Amerikaner JAMES T. KENT, in der erweiterten Fassung der deutschen Autoren KÜNZLI und BARTHEL; über Computer zugänglich sind außerdem die ebenfalls erweiterten Fassungen der Repertorien *Synthesis* (über das *Radar*-Programm der belgischen Firma Archibel, Leitung: DR. FREDERIK SCHROYENS[264]) und *Complete Repertory* (Zugang über MacRepertory; Leitung: ROGER VAN ZANDVOORT, in Zusammenarbeit mit einer Gruppe amerikanischer Homöopathen unter D. WARKENTIN).

Es vergeht eine gewisse Zeit, bis der Arzt das für die jeweilige Anwendung geeignete Mittel gefunden hat. Die Auswahl erfordert eine äußerst genaue Beobachtungsgabe und einen guten Überblick darüber, welche Symptome im jeweiligen Fall als charakteristisch zu gelten haben. Zunächst jedoch bietet sich ein ganzes Spektrum therapeutischer Möglichkeiten an, die genau analysiert werden müssen, um das richtige Mittel herauszufinden. Viele Mittel weisen eine anscheinend ähnliche Symptomatologie auf, doch führt *nur das ähnlichste Mittel* zum Heilerfolg. Die Erfahrung zeigt, daß ein falsches Mittel für gewöhnlich keine Wirkung auf den Patienten hat oder seine Symptome höchstens zeitweilig ändert oder aufhebt, ohne aber einen wirklichen Heilungsprozeß einzuleiten.[265] Die Arbeit des Homöopathen erfordert daher eine gute Sinneswahrnehmung, einen klaren Verstand und die Bereitschaft, jeden einzelnen Patienten genauestens zu analysieren. Jeder Fall muß als neuer Fall betrachtet werden - die Erfahrung erweitert zwar stetig das dem Arzt zur Verfügung stehende Wissen, gestattet aber keinesfalls die unreflektierte

(264) Frederik Schroyens, Synthesis: Repertorium homoeopathicum syntheticum (dt.), Greifenberg: Hahnemann Institut, 1993 ff.
(265) Coulter, Harris L., *Homöopathische Wissenschaft & Moderne Medizin, Heilen mit Mikrodosen*, St. Gallen: Elephas Buchverlag, 1991, S. 18.

Anwendung bestimmter Kenntnisse. Der Homöopath soll stets ein offenes Auge für die Besonderheiten jedes Falles bewahren. Die damit verbundene Mühe macht die homöopathische Medizin schwierig, aber zugleich äußerst attraktiv, besonders wenn Patient und Arzt durch das positive Ansprechen eines Mittels belohnt werden.

## Das Chinarinden-Experiment und andere Beispiele

Das erste Experiment zur Erprobung der Wirkungsweise einer medizinischen Substanz führte Dr. Samuel Hahnemann im Jahr 1792 durch. Bei seiner Übersetzung der „Materia Medica" von William Cullen[266] waren ihm Cullens Ausführungen zur Wirkung der Chinarinde bei Wechselfieber aufgefallen. Cullen zufolge rührte deren Wirksamkeit von ihrer „tonischen und adstringierenden Wirkung auf den Magen" her. Hahnemann zweifelte dies an und kam auf die Idee, die Wirkung einzelner Mittel mit den Symptomen der Krankheiten, zu deren Heilung sie angewendet wurden, in Zusammenhang zu bringen. Vielleicht war es aufgrund dieser Beziehung im Experiment möglich, Symptome hervorzurufen, die denen der zu heilenden Krankheit nicht unähnlich sind. Der Biograph Richard Haehl zitiert aus Hahnemanns Schriften[267]:

> „Substanzen, welche eine Art von Fieber erregen (sehr starker Kaffee, Pfeffer, Wohlverleih, Ignazbohne, Arsenik) löschen die Typen des Wechselfiebers aus. - Ich nahm des Versuchs halber etliche Tage zweimal täglich jedesmal vier Quentchen gute China ein; die Füße, die Fingerspitzen usw. wurden mir erst kalt, ich ward matt und schläfrig, dann fing mir das Herz an zu klopfen, mein Puls ward hart und geschwind; eine unleidliche Ängstlichkeit, ein Zittern (aber ohne Schauder), eine Abgeschlagenheit durch alle Glieder; dann Klopfen im Kopfe, Röte der Wangen,

(266) Cullen, William, *A Treatise on the Materia medica*, Edinburgh, 1789.
(267) Haehl, Richard, *Samuel Hahnemann, Sein Leben und Werk*, Leipzig: Wilmar Schwabe, 1922, Bd 1, S. 43.

Durst, kurz alle mir sonst beim Wechselfieber gewöhnlichen Symptome erschienen nacheinander, doch ohne eigentlichen Fieberschauder. Mit kurzem: auch die mir bei Wechselfiebern gewöhnlichen besonders charakteristischen Symptome, die Stumpfheit der Sinne, die Art von Steifigkeit in allen Gelenken, besonders aber die taube widrige Empfindung, welche in dem Periostium über allen Knochen des ganzen Körpers ihren Sitz zu haben scheint - alle erschienen."

Es gibt zahlreiche Beispiele für eine ähnliche Wirkungsweise von Medikamenten, deren Anwendung in Schulmedizin und Homöopathie sich decken:

- Bei der *Immuntherapie* (Impfungen) und der Serumtherapie ist diese Anwendung so bekannt, daß nicht weiter darauf eingegangen werden braucht.
- Die *Allergologie* verwendet Extrakte aus Pollen, Staub und anderen allergenen Substanzen zur Hyposensibilisierung der Patienten und macht sich dabei eindeutig das Ähnlichkeitsprinzip zunutze.
- Nach dem gleichen Prinzip werden auch andere Medikamente eingesetzt: *Colchicum*, aus dem zur Gichttherapie Kolchizin hergestellt wird, ruft im homöopathischen Versuch eine Reihe von Gichtsymptomen hervor. Bei wiederholter Einnahme durch gesunde Patienten zeigen diese bald Symptome akuter Arthritis, die denen der Gicht sehr ähnlich sind[268]: „Ein Kribbeln in der großen Zehe, als würde sie einschlafen; Schmerzen im Ballen der großen Zehe des linken Fußes wie bei einer Entzündung..."
- *Digitalis purpurea* (Fingerhut), das seit beinah zwei Jahrhunderten zur Behandlung von Herzinsuffizienz eingesetzt wird, ruft im homöopathischen Experiment ebenfalls zahlreiche Symptome von Herzbeschwerden hervor[269]: „unregelmäßiger, kleiner Puls; sehr langsamer und schwa-

(268) Hering, C., *The Guiding Symptoms of Our Materia Medica*, Philadelphia, 1884, Vol. 4, S. 345.
(269) Hering, C., *The Guiding Symptoms of Our Materia Medica*, Philadelphia, 1887, Vol. 5, S. 115.

cher Puls; fadenförmiger, langsamer und intermittierender Puls".

- Von *Belladonna*, aus der das Tollkirschengift *Atropin* gewonnen wird, entdeckte man im Jahr 1920, daß sie - in kleinen Dosierungen - wirksam gegen die Koliken von Säuglingen eingesetzt werden kann. Auch im homöopathischen Experiment treten Koliksymptome auf, weshalb dieser Wirkstoff in der Homöopathie wiederholt zur Behandlung von Koliken bei Säuglingen und zur Behandlungen von Fieberdelirien eingesetzt wurde.
- **Nitroglycerin**, in der Homöopathie bekannt unter der Bezeichnung *Glonoinum*, wurde von DR. CONSTANTINE HERING für die Homöopathie entdeckt. Diesem war aufgefallen, daß *Glonoinum* im Versuch mit gesunden Personen eine Reihe von Symptomen am Herzen hervorruft, die zur Verwendung der Substanz bei der Behandlung von Angina pectoris und anderen Herzbeschwerden führte.

## Wie behandelt Homöopathie?

Bei der Vorbereitung einer medizinischen Gesprächsrunde zum Thema Fieber fand ich zu meiner Überraschung im „Harrison"[270] (das in den USA meistverbreitete Handbuch über Innere Medizin) „Fieber" definiert als „Abwehrmechanismus, der zu einer Steigerung der Immunität führt und die Vernichtung angreifender Mikroben erleichtert".

Ich sah frühere Auflagen des Werkes durch und fand heraus, daß dies die erste war, in der Fieber unter Anführung biochemischer und mikroskopischer Belege von diesem Standpunkt beurteilt wurde. Davon war ich ehrlich gesagt sehr überrascht, denn der „Harrison" ist ein Werk der Schulmedizin, die Fieber ja eher als zu bekämpfendes Symptom denn als Abwehrmechanismus betrachtet. Und nun kam man darauf, daß es auch nützlich sein könnte und begriff die kom-

(270) *Harrison's Principles of Internal Medicine*, New York: McGraw-Hill Book Company, 10. Aufl. 1983.

plizierten Mechanismen, die es in Gang setzt. Großartig! Der Anfang zum Verständnis einer Krankheit ist getan, wenn verstanden wird, daß die Symptome sozusagen die „Abwehrsprache" des Organismus angesichts eines vorliegenden Ungleichgewichts darstellen. Und genau hier liegt der Unterschied zwischen Schulmedizin und Homöopathie.

Während die Schulmedizin ein Symptom als Phänomen behandelt, das möglichst ausgemerzt werden muß, legt die Homöopathie eine bestimmte Symptomatik als Abwehrreaktion des Organismus aus.

Der Homöopath beobachtet Krankheitssymptome, analysiert aber auch die Reaktionen des Organismus auf sein spezifisches Umfeld sowie Charakterzüge und Konstitution des Patienten und möchte den emotionalen Ursachen, die den Ausbruch der Krankheit beeeinflußt haben könnten, auf den Grund kommen. Ein Beispiel: Ein Kind hat einen Asthmaanfall. Die Schulmedizin verschreibt hier Medikamente, die den Bronchialspasmus lösen und wird später mit hoher Wahrscheinlichkeit einen Allergietest durchführen. Die homöopathische Medizin wird die genaue Art des Anfalls und die Faktoren, die zu einer Verbesserung bzw. Verschlechterung führen, beobachten; sie wird festhalten, zu welchen Zeiten sich Anfälle ereignen, das Sputum analysieren, im besonderen aber auf Gefühlslage und mentale Einstellung des Patienten eingehen und herausfinden wollen, welche emotionalen, physischen oder klimatischen Ursachen gegebenenfalls als Anfallsauslöser fungieren.

Dem Asthma des jungen Patienten rückt die Schulmedizin mit bronchienerweiternden Aerosolsprays, manchmal einem starken entzündungshemmenden Antiasthmatikum (Kortison) und bei positiv ausfallendem Allergietest wahrscheinlich auch einer Reihe von Impfungen zu Leibe. Das Kind wird zeitweise beschwerdefrei sein, die eine oder andere Nebenwirkung verspüren, letzten Endes aber die oft sehr heftigen Rückfälle nicht vermeiden können und immer wieder ärztlich behandelt werden müssen. Allergie-Schutzimpfungen verändern den Krankheitsverlauf mit seltenen Ausnahmen, in denen das Asthma weniger dramatisch zutage tritt, meist nur wenig.

Die homöopathische Medizin verabreicht dem Kind ein sehr niedrig dosiertes Medikament, das beim Eindringen in das Nervensystem seine Heilwirkung zu entfalten beginnt. Auslöser dieser Reaktion ist ein Wirkstoff, der bei höherer Dosierung einen Asthmaanfall auslösen könnte. Deshalb müssen homöopathische Arzneien ja auch so niedrig dosiert sein, um gerade die umgekehrte Reaktion auszulösen als die, die bei einer hohen Dosis eintreten würde. Ein homöopathisches Arzneimittel ist *kein Impfstoff, funktioniert aber nach dem gleichen Anwendungsprinzip*: Schaffung und Anregung von Abwehrkräften durch die Einnahme von Substanzen, die eben diesem Prozeß förderlich sind. Wollte man diesen Vergleich weiterführen, müßte man allerdings von einer „maßgeschneiderten" Impfung sprechen, die der Konstitution jedes Patienten genau angepaßt ist und deren Gesamtwirkung über das Aufbauen von Abwehrkräften gegenüber Infektionen hinausgeht. Jeder Patient spricht auf ein anderes Mittel an, so wie auch kein Asthmatiker genau dieselbe Form von Anfall erleidet.

## Jeder Patient, jede Erkrankung sind verschieden

Hier liegt ein weiterer Unterschied zwischen beiden Behandlungsweisen: Die Schulmedizin bemüht sich, die Patienten nach Krankheitsgruppen einzuteilen, die dann automatisch nach einem vorgezeichneten Schema behandelt werden. Die Arbeit des Arztes besteht in der Analyse der Symptome, der Einordnung der Krankheit und der Verschreibung des entsprechenden Medikamentes oder der entsprechenden Therapie. Der Homöopath muß nach erfolgter Bestimmung der Erkrankung die Reaktionsweise des Patienten ergründen und einordnen, also die spezifische Erscheinungsform der Erkrankung beim jeweiligen Patienten bestimmen.

Bei *Angina* beispielsweise diagnostiziert also ein Schulmediziner: „Akute Mandelentzündung“. Allen Patienten mit dieser Diagnose dürfte er Penicillin - oral oder intramuskulär - verabreichen; Patienten mit Penicillinallergie dürften ein anderes Antibiotikum (wie Erithromycin) verschrieben bekommen.

Vom selben Patienten bestimmt der Homöopath zunächst die Art der Entzündung. Nachdem klar ist, daß es sich um eine akute Mandelentzündung handelt, erfolgt eine präzise Einordnung in eine bestimmte Untergruppe, wobei Faktoren wie die Reaktionsweise des Patienten, die Seite (links oder rechts), der Einfluß der Temperatur von Speisen und Getränken auf die Schmerzen, der Schmerztypus (Brennen, Stechen, Gefühl einer offenen Wunde usw.), die Art des Fiebers und seine Entwicklung im Tagesverlauf, eventuelle emotionale oder klimatische Ursachen sowie der mentale Zustand des Patienten im Verlauf der Krankheit berücksichtigt werden. Nach der Erfassung dieser Daten erfolgt aus der Gesamtheit der bereits an anderen erprobten Substanzen die Auswahl jenes Mittels, das am besten zur Gesamtsymptomatik paßt. Der Homöopath wählt also tatsächlich ein „maßgeschneidertes Mittel“, jenes, das sich am ehesten an die Erscheinungsform der Angina beim jeweiligen Patienten annähert. Denn nur mit dem passendsten Arzneimittel reagiert der Organismus rasch und ohne unnötige Komplikationen, nur so tritt nachhaltige Besserung ein.

Die Arbeit des Homöopathen ist umfassender und wesentlich komplexer. Er kann sich niemals gestatten, sozusagen den „Autopiloten“ zu betätigen und durch die Behandlung der anscheinend genau gleichen Krankheit mit demselben Medikament Routine aufkommen zu lassen. Täte er dies, wäre der Mißerfolg vorprogrammiert. Der Homöopath muß intensive Denkarbeit leisten. Einmal bei der allgemeinen Diagnose angelangt, muß er sich weiter zum jeweils geeigneten Mittel durcharbeiten. Dieser Prozeß ist deutlich komplexer und schwieriger, erfüllt ihn aber mit großer Zufriedenheit, wenn rasche und dauerhafte Erfolge erzielt werden.

## Regulieren statt Unterdrücken

Das Unterdrücken von Symptomen mit Hilfe von diesen entgegenwirkenden Arzneimitteln (*Ant*azida; *Anti*allergika, *Anti*arrhythmika, *Anti*depressiva, *Anti*pyretika, *Anti*biotika, *Anti*diarrhoika, *Anti*konvulsiva, *Anti*tussiva, *Anti*spasmodika usw.) läßt die Symptomatik anscheinend verschwinden, vertieft im Grunde aber nur die Krankheit, indem das Sich-Darstellen des körperlichem Ungleichgewichts auf den - weniger gefährlichen - äußeren Ebenen unterbunden wird. Die Erkrankung wird damit unfreiwillig in tiefere Ebenen abgedrängt, die allgemeine Störung verlagert sich auf lebenswichtige Organe. Die Bekämpfung einer Symptomatik mit derartigen Mitteln ohne Berücksichtigung des Organismus als Ganzem kann zur vorübergehenden Aufhebung der Symptome führen, die Störung oder die Ursache, von der sie herrühren, jedoch nicht beseitigen. Die Erkrankung wird damit nur verschlimmert, ihre Heilung erschwert, was bei langfristiger Unterdrückung der Symptome im Extremfall zur Unheilbarkeit führen kann. Hier ist also große Vorsicht angezeigt.

Dieser Unterdrückung steht die homöopathische Behandlung gegenüber, die die Symptome nicht wegretuschiert, sondern das funktionelle Gleichgewicht der Organe anregt und die Krankheit nach und nach auf völlig natürlichem Wege zum Verschwinden bringt, wobei die Wirkungsrichtung von innen nach außen geht, vom wichtigen zum weniger wichtigen Organ. Das sich allmählich einpendelnde Gleichgewicht und steigende Wohlbefinden des Patienten bestätigen, daß man sich mit der Behandlung auf dem richtigen Weg befindet.

Bei einer homöopathischen Therapie kann ein *alter, nie völlig ausgeheilter Hautausschlag wieder zum Vorschein* kommen. Dies ist Ausdruck dafür, daß der Verlauf der Erkrankung sich geändert hat, sie „nach außen“ kommt, um schließlich ganz zu verschwinden. Bei Beginn der Behandlung können gelegentlich Grippebeschwerden, erhöhte Temperatur, allgemeines Unwohlsein oder Kopfschmerz auftreten. Diese verschwinden aber bald wieder und signalisieren, daß der Organismus nunmehr in einem intensiven Heilungsprozeß begriffen ist. Dieser spiegelt sich in Reaktionen wider, wie sie gelegentlich auch nach Impfungen zu beobachten sind.

## Den Patienten als Ganzen sehen

Ein weiterer charakteristischer Zug der Homöopathie ist die ganzheitliche Sicht des Patienten. Selbst die kleinste Warze hat ihren Sinn und steht in Zusammenhang zum Ganzen, zur Konstitution, den körperlichen und emotionalen Besonderheiten des Patienten.

Dieser ganzheitliche Blick auf die Erkrankung und den menschlichen Körper ist freilich nicht neu. Schon seit dem Altertum bewegt sich die Menschheit zwischen zwei Sichtweisen des Daseins: der *materialistisch*-analytischen, die die Realität aufteilt und unter dem Mikroskop betrachtet, nur an das glaubt, was man sehen und anfassen kann, und der *dynamisch*-vitalistischen, die das Leben als Ganzes begreift, zusammengehalten und miteinander in Verbindung stehend durch die immaterielle Lebenskraft, die selbst mit Hilfe modernster Technik nicht sichtbar gemacht oder erfaßt werden kann. Diese Eigenschaft des Seins kann nur mit Abstraktionsvermögen, Intuition und Fähigkeit zur Synthese erfaßt werden.

Man muß verstehen lernen, daß beispielsweise eine Entzündung ihren *Sinn* haben kann. Auch Durchfall, die Ansammlung von Schleim, Erbrechen, der Schmerz, der ein Gelenk blockiert und so einer noch größeren Verletzung vorzubeugen hilft, oder eine Neuralgie, die als Zeichen für eine emotionale Spannung auftritt und das Nervensystem belastet, können durchaus *nützlich* sein.

Man muß die Ursachen einer Depression oder jeder Form geistiger Verwirrung zu ergründen suchen, indem man Umwelt und Gefühlsleben des Patienten (Arbeit, Kollegen, Familie, soziales Umfeld, Gefühlsschwankungen) erforscht. Verstehen, welches Mittel am besten mit seinen funktionellen, physischen und geistigen Charakteristiken übereinstimmt und seine angeborene Fähigkeit zu reagieren und sich selbst zu heilen am besten anregt.

Wir wollen das oben begonnene Beispiel der *Asthmaanfälle* weiterführen und sehen, wie drei verschiedene Fälle in Abhängigkeit von ihren spezifischen Charakteristiken behandelt werden:

> „Unser erster Patient erleidet seine Asthmaanfälle nach Mitternacht, gegen 2 Uhr morgens. Heftige Atemnot zwingt ihn dann zum Aufstehen. Aufgrund der Symptome - Husten, häufiger Durst nach kleinen Flüssigkeitsmengen, kalter Schweiß, starkes Ermattungsgefühl, Unruhe, Beklemmung, Aufgewühltheit und regelrechte Verzweiflung - wird dieser Patient nur auf *Arsenicum* positiv reagieren.
> Der zweite Patient erleidet seine Anfälle ebenfalls nachts, allerdings etwas später, zwischen 2 und 4 Uhr morgens. Er muß sich aufrichten, die Füße aus dem Bett strecken, den Kopf mit den Ellbogen auf die Knie stützen. Starkes Schwitzen, Mattheit, Angst vor dem Alleinsein und Wunsch nach Gesellschaft, Aufschrekken beim geringsten Geräusch oder wenn er berührt wird, ein flaues Gefühl im Magen und die charakteristische Schwellung der inneren Lidwinkel zeigen an, daß dieser Patient am besten auf *Kalium carbonicum* reagiert.
> Unsere dritte Patientin ist eine jugendliche Asthmatikerin mit sanftem, aber launischem Wesen, die sich ohne Murren an ihre Umwelt anpaßt, ihren Widerwillen hinunterschluckt, um die anderen nicht zu belasten und die dann Erkältungen mit erstickendem Husten bekommt. Darauf folgt pfeifende Atmung und Atemnot, vor allem im Liegen. Der Zustand der Patientin verschlechtert sich in warmen geschlossenen Räumen; bei offenem Fenster und unter freiem Himmel zeigt sich Besserung. Diese Patientin wird rasch auf *Pulsatilla* ansprechen."

Trotz derselben klinischen Diagnose „Bronchialasthma" ließen sich hier noch Dutzende verschiedener Fälle mit jeweils anderer Behandlungsart nennen. Alle geheilt ohne Einsatz von bronchienerweiternden Sprays, Kortison oder Impfungen, wie Dr. Anna Pla in ihrer brillanten Übersichtsstudie im *British Homoeopathic Journal* über 26 Fälle von homöopathisch behandeltem Bronchialasthma nachgewiesen hat. Für ihre Studie erhielt sie 1992 in den USA den 1. Preis für Klinische Forschung des *National Board of Homoeopathic Examiners.*

## Gibt es klinische Untersuchungen, die die Wirksamkeit beweisen?

Diese Ausführungen wären freilich unvollständig ohne den Nachweis der Wirksamkeit, Nützlichkeit, wesentlich höheren Sicherheit und Wirtschaftlichkeit der homöopathischen Behandlungsmethoden. Da ist zunächst einmal die Erfahrung aus zweihundert Jahren homöopathischer Praxis, bezeugt durch die Tätigkeit von Tausenden von Ärzten, die mit Homöopathie gearbeitet und ihre Ergebnisse in zahlreichen Veröffentlichungen beschrieben haben. Die *Erfahrungen* einiger dieser Ärzte und auch meine eigenen finden sich in einigen der Beispiele in diesem Buch wieder.

Darüber hinaus liegen kontrollierte *klinische Studien* vor, die die Wirksamkeit der therapeutischen Maßnahmen der Homöopathie belegen. Eine der bemerkenswertesten stammt aus dem Zweiten Weltkrieg. Im Jahr 1944 übersandte ein Unterausschuß der *British Homoeopathic Society* dem britischen Innenministerium (*Ministery of Home Security*) die Ergebnisse einer mit freiwilligen Testpersonen durchgeführten Untersuchungsreihe.[271] Daraus ging hervor, daß *Senfgas* (C 30) in homöopathischer Verdünnung gegen die Verbrennungen dieses als chemische Waffe eingesetzten Gases schützte. Tropfenweise in zehnprozentiger Verdünnung auf den Arm aufgetra-

(271) Report on Mustard Gas Experiments (Glasgow and London) by the Special Subcommittee of the British Homoeopathic Society to the Ministery of Home Security (January 25, 1943), *Journal of the American Institute of Homoeopathy* 1944; S. 37, 47-50, 88-92.

gen, beugte das homöopathische Gegenmittel bei 127 Freiwilligen einer Verletzung vor! Die andere Gruppe (113 Personen), der das Gegenmittel nicht verabreicht wurde, erlitt Verbrennungen.

Auch in letzter Zeit wurden sehr aufschlußreiche klinische Studien durchgeführt. In den Jahren 1978 und 1980 untersuchten Gibson und seine Mitarbeiter in der Homöopathischen Klinik von Glasgow[272] in Zusammenarbeit mit einem Rheumatologenteam vom Glasgower Zentrum für Rheumatologische Studien die Wirkung einer homöopathischen Therapie von 46 Patienten mit *rheumatoider Arthritis.* Die Hälfte dieser Personen nahmen entzündungshemmende Mittel und Placebos ein, während der anderen Hälfte ebenfalls entzündungshemmende Mittel und nach spezifischer Symptomenlage ausgewählte homöopathische Medikamente verabreicht wurden. Bei den homöopathisch behandelten Patienten war im Vergleich zu der Gruppe, die Placebos einnahm, eine wesentlich deutlichere Besserung zu verzeichnen. In einer zuvor durchgeführten Pilotstudie[273] hatte Gibson bereits nachweisen können, daß homöopathische Einzelgaben eine deutlich bessere Wirkung zeigen als Aspirin und darüber hinaus keine Nebenwirkungen hervorriefen. Diese Untersuchung war übrigens auch eine der ersten, in der Homöopathen und Rheumatologen an einem gemeinsamen wissenschaftlichen Forschungsprojekt zusammenarbeiteten.

Neun Jahre später veröffentlichte Dr. Peter Fisher (Professor an der Homöopathischen Fakultät London, Arzt an der Londoner Klinik für Homöopathie und Herausgeber des *British Homoeopathic Journal*) zusammen mit den Doktoren Greenwood, Huskisson (Chef der Abteilung für Rheumatologie am Universitätsklinikum St. Bartholomew), Turner

(272) R.G. Gibson et al., *Homoeopathic Therapy in Rheumatoid Arthritis: Evaluation by Double-Blind Clinical Therapeutic Trial*, in *Br J Clin Pharm* 1980, 9: 453-459.
(273) Gibson et al., *Salicylates and Homoeopathy in Rheumatoid Arthritis: Preliminary Observations*, in *Br J Clin Pharm* 1978, 6: 391-395.

(Professor für Klinische Pharmakologie im selben Klinikum) und BELON als Forschungsleiter im angesehenen *British Medical Journal* eine ähnliche Untersuchung. Die Studie wies die Besserung der Symptome und Anzeichen von Schmerzen der Bindegewebe und Muskeln bei Verabreichung von *Rhus toxicodendrum* an Patienten mit entsprechender Symptomatik nach. Der Unterschied zu Patienten, die zum Vergleich Placebos einnahmen, war „beträchtlich". Der Herausgeber von *Homoeopathic Research Reports* schrieb in einem Kommentar:[274]

> „Diese Veröffentlichung stellt einen Meilenstein für die Homöopathie dar, da das *British Medical Journal* das offizielle Organ der British Medical Association ist, einer Organisation, die nicht gerade für seine besondere Zuneigung gegenüber der Homöopathie bekannt ist. Erst 1986 veröffentlichte die British Medical Association einen Bericht über 'Alternative Heilmethoden' veröffentlicht, in dem sie die Homöopathie zusammen mit praktisch allen anderen von der Mainstream-Medizin abweichenden Behandlungsformen verurteilt. Es ist das erste Mal, daß das *British Medical Journal* etwas Positives über Homöopathie veröffentlicht hat."

In einer anderen klinischen Studie jüngeren Datums (1993) untersucht ein Ärzteteam von *Homeópatas sin fronteras* („Homöopathen ohne Grenzen") die Wirkung homöopathischer Arzneimittel bei der Behandlung der *Cholera-Epidemie* in Peru im Jahr 1991. DR. CATHERINE GAUCHER[275], D. JEULIN, D. PEYCRU, ANNA PLA und CARLOS AMENGUAL veröffentlichten die Studie gemeinsam im *British Homoeopathic Journal*. Die Untersuchungsdauer betrug acht Monate; die Behandlung der Cholera erfolgte mittels oraler Rehydrierung sowie homöopathischen Arzneimitteln. Wie die Ergebnisse zeigten, beschleunigt die Verwendung homöopathischer Mit-

(274) Der Herausgeber von *Homoeopathic Research Reports*, Oakland, Californien: „Foundation for Homoeopathic Education & Research", Winter 1989-90.
(275) C. Gaucher, et al., *Cholera and homoeopathic medicine. The Peruvian experience.* in *Br Hom* J, 1993, 82: 155-163.

tel die Genesung und verringert Anzahl und Menge der Darmentleerungen und des Erbrechens; auch Krämpfe treten seltener auf.

Es gibt noch zahlreiche andere klinische Studien mit Menschen, Tieren, Pflanzen und Laborkulturen, ebenso wie chemisch-physische Experimente, die die Wirksamkeit hoher homöopathischer Verdünnungen belegen. Man bezeichnet diese Verdünnungen als infinitesimal; sie überschreiten die durch die Avogadro-Zahl oder Loschmidt-Zahl (Anzahl der Moleküle in einem Mol einer Substanz = 6,023 x $10^{23}$) bezeichnete Verdünnungsgrenze, die bei einer Potenz von C 12 überschritten wird (was einer Verdünnung von $10^{-24}$ entspricht). Hier zwei bibliographische Hinweise auf weiterführende Literatur:

- Das Buch des amerikanischen Historikers Harris L. Coulter *Homöopathische Wissenschaft & Moderne Medizin, Heilen mit Mikrodosen*, St. Gallen: Elephas Buchverlag, 1991. Gut lesbar und auch für Nichtmediziner verständlich.
- Der Aufsatz *Wissenschaftliche Grundlagen der Homöopathie* von Resh und Gutman[276], ein tiefgehender und anspruchsvoller Text über die wissenschaftlichen, chemisch-physikalischen und medizinischen Grundlagen der Homöopathie.
- An dieser Stelle soll auch auf Dana Ullmans[277] „Update" zum jüngsten Forschungsstand der Homöopathie hingewiesen werden, das mit umfangreichen bibliographischen Hinweisen versehen in *Homoeopathic Research Reports* erschienenen ist (zu beziehen über die „Foundation for Homoeopathic Education & Research", 5916 Chabot Crest, Oakland, CA 94618, USA).

(276) Resch, G., Gutmann, V. *Wissenschafltiche Grundlagen der Homöopathie*, Berg, 3. Aufl. 1986.
(277) Autor von *Homeopathy: Medicine for the 21st Century*, Berkeley: North Atlantic Books, 1988..

## Wo liegt das Anwendungsgebiet der Homöopathie?

Eine homöopathische Behandlung ist angezeigt:

- **Bei chronischen Erkrankungen**: Hier liegt die größte Herausforderung für die Medizin und ein Anwendungsgebiet, in dem die Homöopathie ihre Wirksamkeit unter Beweis stellen kann. Chronische Erkrankungen, die die Schulmedizin als dauerhaft und unheilbar darstellt, können durch sorgfältig gewählte homöopathische Therapie allmählich geheilt werden. Für den Heilerfolg in diesem schwierigsten Anwendungsgebiet der Homöopathie ist besonders viel ärztliche Erfahrung nötig.
- **Bei akuten Erkrankungen:** Der Einsatz des richtigen Arzneimittels kann rasch und ohne Nebenwirkungen zur Heilung akuter Erkrankungen führen, von der Neuralgie, einer Migräne oder Angina bis hin zu größeren Komplikationen wie Lungenentzündungen oder schwerer Gastroenteritis, einer Infektionskrankheit von Magen und Darm. Ebenfalls möglich ist eine homöopathische Behandlung von Herzgefäß- oder Gehirnaffektionen (Infarkt, Hemiplegie) - die betroffenen Patienten müssen allerdings in Fachkliniken unter Aufsicht homöopathischer Fachärzte betreut werden.
- **Vorbeugung von Rückfällen:** Durch die Stabilisierung des emotionalen und biologischen Gleichgewichts trägt die homöopathische Behandlungsmethode zur Optimierung der Abwehrkräfte bei und beugt anderen Angriffen auf das Immunsystem durch Umwelteinflüsse, Epidemien und starken Gemütsbewegungen vor.
- **Als ergänzende Maßnahme zu chirurgischen Eingriffen und in der Traumatologie:** Machen eine Erkrankung, ein Unfall oder ein Trauma einen chirurgischen Eingriff nötig, kann Homöopathie behandlungsergänzend gegen Unruhe, Schock, Infektionsgefahr, Schmerzen und durch den Eingriff ausgelöste Komplikationen eingesetzt werden.

- **Erste Hilfe:** Auch in diesem am wenigsten bekannten Anwendungsgebiet sind die Einsatzmöglichkeiten der Homöopathie vielfältig. Viele Patienten setzen homöopathische Arzneimittel wie *Arnica* gegen Traumata, Schlagverletzungen und Muskelkater bei Überanstrengung ein, *Calendula* zur Narbenheilung und Wundreinigung, *Ledum* und *Urtica urens* gegen Insektenstiche, usw. Die Einsatzmöglichkeiten der Homöopathie in Unfallmedizin und Erster Hilfe sind aber noch wesentlich umfassender. In Stadt, Land, Gebirge, am Strand oder sogar im Dschungel und in der Wüste läßt sie sich mit großem Nutzen einsetzen. Die Auswahl des geeigneten Mittels und seine Anwendung ist deutlich einfacher als bei chronischen Erkrankungen und kann von jedermann vorgenommen werden. Daher auch das Interesse an der Vermittlung dieser Kenntnisse an einen möglichst großen Personenkreis, da eine richtig eingesetzte Notfallapotheke eine rasche und wirksame Unfallhilfe gewährleistet.

Meiner Meinung nach ist es an der Zeit, die Möglichkeiten der homöopathischen Medizin breiteren Schichten zugänglich zu machen. Im Laufe der letzten Jahrzehnte wurde die althergebrachte Fähigkeit zur Behandlung alltäglicher Unfälle und einfacher Krankheiten des Alltagslebens immer mehr in die Hände hochspezialisierter Fachleute abgegeben. Das Wiedererlangen dieser Kenntnisse würde dem modernen Menschen die teilweise verlorengegangene Fähigkeit zur Selbsthilfe bei einfachen Gesundheitsproblemen wieder zurückbringen.

## Homöopathische Arzneimittel

### *Wirkungsprinzip*

Homöopathische Arzneiemittel wirken anregend und beschleunigend auf die Heilungsprozesse und die Reaktionen des Organismus. Die Arzneimittel sind der Zusammensetzung nach den symptomauslösenden Substanzen *ähnlich* (griech. *homeios*) und würden in wesentlich höherer Dosierung *Krankheits*symptome (*pathos*) hervorrufen. In äußerst niedriger Dosierung entfalten sie jedoch ihre Heilwirkung.

### Herstellung der Arzneimittel

Das führt zur Frage, wie und woraus homöopathische Arzneimittel hergestellt werden. Dies geschieht mit Hilfe der verschiedensten natürlichen, aus Mineralien, Pflanzen oder Tieren gewonnenen Substanzen, deren Heilwirkung man zuvor an gesunden freiwilligen Testpersonen erprobt hat. Homöopathie darf deshalb aber nicht mit Kräuter- oder Naturheilkunde verwechselt werden, wie das leider häufig geschieht. Sie hat absolut nichts mit Phytotherapie - der Behandlung mit Heilkräutern - zu tun, auch nichts mit Naturheilkunde oder der Tätigkeit von Naturheilern, obgleich diese mit der Homöopathie manches hygienische Prinzip und die Sichtweise von Gesundheit gemein haben.

Die Homöopathie beruht auf einer konkreten, klar definierten pharmakologischen Technik: der Verabreichung von Medikamenten nach dem grundlegenden Ähnlichkeitsprinzip. Der medizinische Wirkstoff wird durch immer stärkere Verdünnung und Verschüttelung gleichzeitig unschädlicher, aber auch wirksamer gemacht und erlangt so die Eignung für seine Verwendung in der homöopathischen Therapie. Nehmen wir zum Beispiel das aus Quecksilber hergestellte *Mercurius*. Das Metall in Reinform wird immer stärker zerteilt, dann verdünnt (1 Tropfen *Mercurius* auf 9 Wassertropfen in der Dezimalskala, „D“, bzw. 1 Tropfen *Mercurius* auf 99 Wassertropfen in der Centesimalskala, „C“), wodurch man verschiedene Potenzen des Mittels erhält, dessen Heilwirkung mit jedem neuerlichen Verdünnen und Verschütteln des Präparats steigt. Dieser Vorgang - die sogenannte *Potenzierung* - wird so oft als nötig wiederholt. Die Potenz C 30 beispielsweise ist das Ergebnis dreißigfacher Verdünnung eines Tropfens *Mercurius* je 99 Tropfen Wasser, hundertfacher Verschüttelung jeder neuen Verdünnung und dreißigmaliger Wiederholung dieses ganzen Vorganges. „*Mercurius* C 30“ ist also das

Ergebnis einer dreißigmaligen Verdünnung eines Tropfens in 99 Tropfen Wasser und 3000 Schüttelbewegungen (wobei die Lösung jeweils 100-mal geschüttelt wird).

### *Einsatz der Potenzen*

Niedrige Potenzen (D/C 6-15) setzt man zur Behandlung lokaler Störungen ein; mittlere bis hohe Potenzen (C 30 - C 200 bzw. C 1000 - C 100.000) werden zur Behandlung schwerer oder tiefliegender Störungen eingesetzt.

Es gibt auch eine komplexer strukturierte spezielle Skala mit der Bezeichnung Q- oder LM-Potenzen (fünfzigtausendfache Verdünnung) mit kürzerer, aber tiefergehender Wirkung, die im Normalfall der Behandlung chronischer Erkrankungen vorbehalten ist und in Wasser gelöst verabreicht wird. Diese Potenz ist zur Behandlung von akuten Erkrankungen und bei Erster Hilfe genauso oder sogar noch mehr angezeigt; da sie aber in Wasser verdünnt und wiederholt verabreicht werden muß, sind ist die Herstellung aufwendiger und ein erhöhter Materialaufwand und größere Vorsicht nötig.

### *Wie können so niedrig dosierte Arzneimittel zum Behandlungserfolg führen?*

Dies ist eine der häufigsten Fragen, die Patienten stellen, wenn sie die kleinen homöopathischen Globuli verschrieben bekommen. Wenn dann eine rasche Besserung eintritt, heißt es nicht selten: „Kaum zu glauben, daß ein so kleines Medikament so große Wirkung haben kann...!“ Und doch liegt der Beweis auf der Hand. Homöopathische Arzneimittel schlagen dann an, wenn der von ihnen ausgelöste Reiz sich optimal auf die Empfangslage des jeweiligen Organismus eingestellt hat, nach dem Prinzip „je kleiner die Dosis, desto größer die Wirkung“. Die allgemein verbreitete Auffassung besagt zwar das Gegenteil - in der Biologie aber hat man festgestellt, daß auf eine Heilung angelegte organische Abläufe bei hoher Dosierung der Arznei das genaue Gegenteil bewirken können. Mittelgroße Dosierungen wirken hemmend, aber *sehr kleine Dosierungen wirken anregend*, und gerade dieses Prinzip macht man sich in der Homöopathie zunutze. Ein Beispiel[278]:

> An andere Tiere verabreichtes Schlangengift regt in niedrigen Konzentrationen (1:150.000) die Herzfrequenz an, während es bei hohen Konzentrationen (1:15.000) die Herzfrequenz bis hin zum völligen Herzstillstand verlangsamen kann.

VITHOULKAS[279] beschreibt die Wirkungsweise eines ähnlichen Arzneimittels auf den kranken Organismus als Ergebnis der gleichen „Resonanzfrequenz", also der Übereinstimmung der elektromagnetischen Vibrationen von Organismus und Arzneimittel. Bleibt diese Resonanz aufgrund mangelnder Ähnlichkeit aus, kann auch keine Reaktion erfolgen, die Heilung bleibt aus. DANA ULLMAN[280] erläutert den Sachverhalt mit einem Vergleich aus der Musik: die sich in verschiedenen Formen manifestierende Lebensenergie ist wie Musik in einer bestimmten Tonlage. Diese ist für eine ähnlichen Tonlage empfänglich, die in uns eine Schwingung hervorrufen kann. Beide können sich verbinden und schließlich im Gleichklang schwingen: „Wenn wir auf dem Klavier ein C anschlage, schwingen gleichzeitig auch die übrigen C-Saiten des Instruments mit." Ohne ähnliche Grundschwingung wäre dies nicht möglich. Die Schwingung des ähnlichen Arzneimittels löst in unserem Inneren also eine Resonanz aus, und in dieser liegt der Ursprung der heilenden Wirkung.

### *Wie steht es mit den Nebenwirkungen?*

In Potenz verabreichte homöopathische Arzneimittel haben keine Nebenwirkungen, die die Organe schädlich beein-

(278) W. Buecherl/E. Buckley, *Venomous Animals and their venoms*, Academic Press, NewYork/London, Vol. 2, S. 14.
(279) Vithoulkas, George, *Die wissenschafliche Homöopathie, Theorieund Praxis naturgesetzlichen Heilens*, Göttingen: Burgdorf Verlag, 1986.
(280) Ullman, Dana, *Homeopathy: Medicine for the 21st Century*, Berkeley: North Atlantic Books, 1988.

trächtigen könnten, wie dies bei hohen, als „materiell" bezeichneten Dosierungen in der Schulmedizin der Fall ist. Die Liste der Nebenwirkungen von Medikamenten der Schulmedizin ist äußerst umfangreich und macht den Schulmedizinern nach wie vor großes Kopfzerbrechen, denn sie stellt auch ein großes Hindernis in der Anwendung dieser Mittel dar. Die Arbeit an der Beseitigung dieser Nebenwirkungen beschäftigt ganze Forschungsabteilungen.

Ein homöopathisches Arzneimitttel kann Komplikationen nach der Einnahme nur auf funktioneller oder dynamischer Ebene hervorrufen, bei besonders empfindlichen Patienten oder wenn der Wirkstoff in zu großer Menge verabreicht wurde. Typisch sind Grippebeschwerden, Kopfschmerzen oder ein allgemeines Unwohlsein, die im allgemeinen eine Dauer von 48 Stunden jedoch nicht überschreiten. Diese anfänglichen Beschwerden werden von einigen Homöopathen als Zeichen dafür gedeutet, daß das richtige Medikament verschrieben wurde und es gut anschlägt. Ziel der Medizin ist aber eigentlich die Verschreibung von Mitteln, die beim Patienten keinerlei Verschlechterung des Gesundheitszustandes hervorrufen - die Potenz sollte also im Idealfall so dosiert sein, daß der Patient ohne unnötige Nebenwirkungen gesund wird.

## Homöopathische Arzneimittel und ihre Eigenschaften

- **Steigerung der körpereigene Abwehrkräfte (Immunstimulation):** Im Gegensatz zu den Arzneimittel der Schulmedizin, die lediglich die Auswirkungen der Erkrankung beseitigen, regen homöopathische Wirkstoffe die Abwehrmechanismen des Immun- und des Nervensystems an. Beispiel: Ein Antibiotikum zerstört die Krankheitskeime, die sich durch eine veränderte Situation der Abwehrkräfte in unserem Rachenraum stark vermehrt haben; ein homöopathische Mittel wirkt unmittelbar auf den Immunapparat und regt ihn zu bestmöglichem Funktionieren an.

- **Ausgleich der Organfunktion:** Sieht man eine Erkrankung als Störung des inneren Gleichgewichts des Organismus an, so zielt der Einsatz homöpathischer Arzneimitel auf die Wiederherstellung dieses Gleichgewichts ab, wobei der Mensch als in sich geschlossene Einheit mit fein aufeinander abgestimmten Abläufen angesehen wird. Die Verschreibungspraxis der Schulmedizin richtet sich ausschließlich auf das Symptom, den Krankheitskeim oder die Verletzung - weder das Ganze noch die verschiedenen konstitutionell bedingten Reaktionen der erkrankten Person werden in Betracht gezogen.
- **Ungiftigkeit:** Nimmt ein Kind ein ganzes Röhrchen *Arsenicum* C 30 ein (eine äußerst niedrige Arsen-Verdünnung), so löst dies keine nennswerten Störungen aus; der junge Patient benötigt weder eine Magenspülung noch spezielle Gegengifte. Die sehr hohen Verdünnungen homöopathischer Arzneimittel schließen die Möglichkeit einer toxischen Wirkung auf den Organismus beinahe gänzlich aus. Das Kind könnte höchstens mit geringfügigen Symptomen auf diese versehentlich eingenommene Gabe reagieren, die aber rasch nachlassen und von geringer Intensität sind. Wohlbekannt hingegen ist die toxische Wirkung herkömmlicher Arzneimittel und das damit verbundene Vergiftungsrisiko.
- **Wirtschaftlichkeit:** Die Gewinnung homöopathischer Arzneimittel auf der Grundlage von Verdünnungen und ihre niedrige Dosierung läßt bereits erahnen, daß trotz der kostspieligen Gewinnung der Ausgangsstoffes aus diesen große Mengen homöopathischer Arzneimittel gewonnen werden können, was die Kosten des Endprodukts beträchtlich verringert. Da in der Homöopathie darüber hinaus nur jeweils ein einziges Arzneimittel eingesetzt wird, wird die Behandlung als Ganzes - im Vergleich zu herkömmlichen Arzneimittel zur Behandlung desselben Krankheitsbildes - wesentlich kostengünstiger.

- **Unabhängigkeit:** Bei richtiger Verschreibung läßt sich die Gesundheit des Patienten und damit auch dessen Fähigkeit zu geeigneter Reation auf schädliche Einflüsse von außen zunehmend wiederherstellen. Der Patient erlangt Unabhängigkeit und kann dann auf die Einnahme von Arzneimittel verzichten. In der Schulmedizin erfordert die Behandlung chronischer Krankheiten eine lebenslängliche Einnahme von Arzneimittel (man denke z.B. an die dauernde Abhängigkeit von Patienten mit Bluthochdruck von ihren Medikamenten), und der Arzt wird entsprechend darauf hinweisen. Blutdrucksenkende Mittel jedoch halten den Blutdruck lediglich innerhalb eines gewissen Sicherheitsspielraums, führen aber zu keiner Heilung des Hochdrucks. Eine überlegt durchgeführte homöopathische Behandlung hingegen kann dieser Tendenz bis hin zur völligen Heilung entgegenwirken.
- **Zusammenfassend gesagt:** Homöopathische Arzneimittel sind wirksam, sicher, kostengünstig, ungiftig und fördern die Eigenständigkeit und Selbstheilungsfähigkeit des Patienten. Es wäre daher zu wünschen, daß Gesellschaft und Gesundheitswesen gemeinsam darauf hinwirken, daß diese sowohl im Hinblick auf Behandlung als auch Vorbeugung äußerst wirksame und zukunftsträchtige Heilmethode so gut als möglich erforscht und weiterentwickelt wird.

### *Wirken homöopathische Arzneimittel langsam?*

Gelegentlich wird behauptet, homöopathische Arzneimittel wirkten langsam. Dies behaupten mit hoher Wahrscheinlichkeit Patienten, die mit dem falschen Mittel behandelt wurden. Meine Erfahrung jedoch zeigt das genaue Gegenteil. Richtig verschriebene homöpathische Arzneimittel wirken deutlich schneller und dauerhafter als Medikamente der Schulmedizin. Wäre dem nicht so, hätte ich längst den Beruf gewechselt. Hier ein häufiges Beispiel: die äußerst schmerzhafte akute Ohrenentzündung bei Kleinkindern. Bei Anwendung von *Chamomilla* oder *Aconitum* (wenn im speziellen Fall angezeigt) konnte ich verfolgen, daß die Schmerzen in wenigen Minuten - schneller als bei Analgetika - wie weggezaubert waren. Vorteil: Der Schmerz wird nicht durch Betäubung „behandelt", sondern verschwindet, weil gleichzeitig der gesamte Heilungsprozeß beschleunigt wird. Ein anderes Beispiel - Zahnschmerzen. Bei *Bryonia* oder *Coffea cruda* konnte ich verfolgen, wie die Schmerzen innerhalb von zehn Minuten verschwanden, freilich vorausgesetzt, es handelte sich um das für den speziellen Patienten geeignete Mittel.

Wie bereits erwähnt, gibt es in der Homöopathie kein Mittel für jede Einzeldiagnose, sondern eines für die Gesamtheit der Symptome jeder Erkrankung. Bei Anwendung von *Pulsatilla* oder *Phosphorus* konnte ich feststellen, wie radiologisch nachgewiesene Fälle von Lungenentzündung schnell abklangen, innerhalb von 24 Stunden kein Fieber mehr meßbar war und der Allgemeinzustand sich erstaunlich verbesserte.

Es könnten hier noch viele Fälle ausgeführt werden - da wir aber speziell über Unfallbehandlung berichten wollen, soll nur erwähnt werden, wie *Arnica* innerhalb weniger Stunden Schmerzen und traumatisch bedingte Entzündungen zurückgehen läßt oder *Cantharsis* zusammen mit auf 60 Grad erwärmtem Alkohol die äußerst starken Schmerzen einer Verbrennung zweiten Grades lindern und nach Ablauf einer Stunde sogar ganz beseitigen kann. Das sind Erfahrungen, die man - und natürlich besonders die betroffene Person - nicht so leicht vergißt.

Eine andere Entwicklung zeigt sich bei den viel langwierigeren und schwerer zu heilenden chronischen Erkrankungen. Hierbei darf aber nicht vergessen werden, daß die Homöopathie Erkrankungen aus der Tiefe heraus heilen möchte, anstatt nur lindernd auf die Symptome einzuwirken, wie dies in der Schulmedizin nur allzuoft der Fall ist. Bei der nach Auffassung der Schulmedizin chronischen und unheilbaren Psoriasis (Schuppenflechte) beispielsweise will die Homöopathie die lokalen Symptome nicht mittels Kortison- und Teersalben oder UV-Bestrahlung unterdrücken, sondern den Organismus durch Verschreibung eines adäquaten Arzneimittels zur Wiederherstellung des verlorengegangenen Gleichgewichts bringen, denn dies ist die Ursache für die geschädigten Hautstellen. Gelingt das, so wird man sehen, wie der betroffene Patient im Laufe von Monaten (manchmal Jahren) nicht nur von seinen Beschwerden befreit wird, sondern sich auch sein Allgemeinzustand bessert. Um auch in einem solchen Fall eine Heilung von innen heraus bewirken zu können, muß eine längere Mindestgenesungszeit angesetzt werden. Von einem „langsamen" Gesundwerden kann aber angesichts der von der Schulmedizin postulierten Unheilbarkeit und deren Strategie des chronischen Linderns von Symptomen beim homöopathischen Verfahren keine Rede sein. Die Homöopathie macht somit neue Hoffnung zur erfolgreichen Behandlung auch bei chronischen Erkrankungen.

Anders liegt der Fall, wenn die chronische Erkrankung nicht angemessen - also mit dem homöopathischsten Mittel - behandelt wird. Dann heißt es zurecht, Homöopathie sei langsam, obwohl auch dies nicht ganz richtig ist, denn in einem solchen Fall hat der Arzt das falsche Mittel ausgewählt. Gerade chronische Erkrankungen bleiben daher die größte Herausforderung für den homöopathischen Mediziner.

### *Kann auch während der Schwangerschaft homöopathisch behandelt werden?*

Die Beipackzettel vieler Medikamente warnen oft vor der Einnahme eines Medikaments während der Schwangerschaft; auch Kleinkinder und alte Menschen gehören zu den Personengruppen, bei deren Behandlung besonders vorsichtig vorgegangen werden muß. Daß neben den angestrebten Wirkungen auch unerwünschte Nebenwirkungen eintreten können, ist in Anbetracht der hohen materiellen Dosierung dieser Arzneimittel nicht verwunderlich. Bei homöopathischen Mitteln hingegen taucht dieses Problem nicht auf. Wenn, wie bereits erwähnt, ein Kind beispielsweise ein Röhrchen *Arse-*

*nicum C 30* oder *Mercurius corrosivus C 30* einnimmt, tritt keine schädliche Wirkung auf, sondern allenfalls leichte Symptome, die aber von selbst wieder verschwinden. Homöopathische Dosierungen sind so niedrig, daß sie keine Organschäden hervorrufen. Die toxische Wirkung geht durch die wiederholten Verdünnungen praktisch gegen Null. Hat jemand unabsichtlich ein Röhrchen eines homöopathisch dosierten Arzneimittels eingenommen, braucht er keine Magenspülung; auch ein Selbstmordversuch mit homöopathischen Arzneimittel ist zwecklos.

Schwangeren Patientinnen können homöopathische Arzneimittel also bedenkenlos verschrieben werden. Da diese in Richtung auf die Selbstheilung des Organismus arbeiten und den eingeschlagenen Weg nur beschleunigen, ist keinerlei Gegenreaktion, Organschädigung oder gar Gefahr für das Ungeborene zu befürchten. Auch während der Schwangerschaft können Störungen oder Unfälle mit denselben positiven Wirkungen homöopathisch behandelt werden. Die homöopathische Heilkunde hat sich auch hier bewährt.

Das hier Gesagte gilt im gleichen Maße auch für Kinder, alte Menschen oder stark geschwächte Patienten: auch bei diesen besteht bei Verschreibung homöopathischer Arzneimittel kein höheres Nebenwirkungsrisiko.

### *Muß ein Patient mit chronischen Kopfschmerzen und akuten Verbrennungen am Arm zwei verschiedene Mittel einnehmen?*

Nein. Die Behandlung kann nach Dringlichkeit erfolgen: zunächst die akuten, dann die chronischen Beschwerden. Bei Verschreibung eines einzigen Arzneimittels kann außerdem der Besserungsverlauf klarer überblickt und nachgeprüft werden, ob das verabreichte Mittel geeignet ist oder nicht. Leidet ein und dieselbe Person unter zwei verschiedenen Beschwerden wie einer Erkrankung und den Folgen eines Unfalls, muß man abgewägen, welche dringlicher und stärker beeinträchtigend ist. Diese wird dann zuerst mit entsprechenden Arzneimitteln behandelt. Nach erfolgter Heilung wendet man sich dem nächsten Problem zu. So ist es zum Beispiel logisch, sich zunächst intensiv um die allgemeine und örtliche Behandlung einer Verbrennung zu kümmern und danach die Kopfschmerzen des Patienten zu behandeln.

Dasselbe Prinzip findet Anwendung, wenn ein Patient mit drei oder vier verschiedenen Beschwerden in die Sprechstunde kommt, wie z.B. nervösem Durchfall vor Prüfungen, Ekzem an den Hautfalten und gelegentlichem Sodbrennen. In einem solchen Fall muß das Mittel ausgewählt werden, daß alle charakteristischen Symptome des Patienten abdeckt. Ist diese Auswahl richtig erfolgt, stellt sich bei allen drei Beschwerden allmähliche Besserung ein. Kommt es im Lauf der Zeit bei einem oder zwei Symptomen zu einem Stillstand der Besserung, muß die Lage neu betrachtet und nach der veränderten Symptomenlage ein anderes Mittel verschrieben werden.

### Warum Homöopathie auch in der Unfallhilfe?

Der Einsatz homöopathischer Arzneimittel bei Unfällen und in der Ersten Hilfe eröffnet neue Möglichkeiten der Heilung und gibt dem Helfenden ein höchst wirksames Instrumentarium zur Behandlung der verschiedensten Unfallarten an die Hand.

Zur Beurteilung eines Falles müssen die verschiedenen für die Behandlung einer bestimmten Verletzung oder eines Unfalls zur Verfügung stehenden Mittel verglichen werden. *Cocculus* beispielsweise ist bei den meisten Formen von Reiseübelkeit sehr wirksam und doch keineswegs das einzige Mittel für diesen Zweck. Man muß also genau auf die Symptomenlage achten und dann entscheiden, ob *Petroleum*, *Tabacum*, *Nux vomica* oder sogar *Sepia* am geeignetsten sind. Selbst das für die Behandlung der meisten Traumata so geschätzte *Arnica* kann nach kurzer Zeit dem Einsatz von *Bellis perennis* oder *Sulphuricum acidum* weichen, je nach Entwicklung und Art der Symptome, Blutergüsse und Gewebeverletzungen.

Ein weiterer praktischer Grund für den Einsatz eines homöopathischen Erste-Hilfe-Koffers liegt in der Kompaktheit, der Erschwinglichkeit und der großen Wirksamkeit.

Am wichtigsten jedoch ist, auch in der Ersten Hilfe, die Fähigkeit der homöopathischen Medikamente zur Selbstheilung des Organismus. Während ein schmerzstillendes Entzündungsspray die Symptome sozusagen einschläfert und die (eigentlich nur eine Abwehrreaktion des Körpers darstellende) Entzündung bekämpft, fördert z.B. *Arnica* die Reabsorptionsfähigkeit von Blutergüssen, beschleunigt die Fasersynthese bei der Entzündung und verringert so auf natürliche Weise die Symptome, indem es die Ursachen behandelt und dem Organismus dabei hilft, die eigene Lebensenergie zur Lösung der Verletzung zu mobilisieren.

Sehr nützlich und lohnend ist die Anwendung der Homöopathie auch im Leistungssport. Die wohlbedachte Behandlung der Sehnenverletzung eines Fußballspielers mit *Ruta* beispielsweise kann zur Verkürzung des Heilungsprozesses beitragen, wobei das Verschwinden der Schmerzen ein Anzeichen für die bevorstehende Gesundung ist. Anästhetika, eine Kortisonspritze oder die Verschreibung von entzündungshemmenden Mitteln hingegen schwächen das Gewebe, kann Nebenwirkungen wie z.B. eine Schädigung des Magens hervorrufen und täuscht darüber hinaus den Sportler über seinen wahren Zustand hinweg, denn dieser setzt sich in dem Glauben, er sei wieder gesund, noch schwereren Verletzungen aus.

Der Körper heilt sich selbst - homöopathische Arzneimittel regen diesen Prozeß lediglich an. Andere Arzneimittel, wie z.B. entzündungshemmende Mittel, verzerren die Symptome nur und tragen nichts zu einer Beschleunigung des Heilungsprozesses bei. Soll also einem Achillessehnenriß vorgebeugt werden, wie ihn der Fußballer Ronald Koeman nach einer Reihe von Infiltrationen erlitt, ist es besser, Sportverletzungen mit Mitteln auszuheilen, die die dem Organismus eigenen Fähigkeiten zur Wundheilung, Wiederherstellung der Körperfunktionen fördern und ihm seine natürliche Immunabwehr zurückgeben. Nur so kann eine rasche, belastungs- und nebenwirkungsfreie Genesung erreicht werden.

## Empfehlungen

- Die **Wahl des Mittels** sollte nach der Symptomenlage des Patienten und den Unfallumständen erfolgen. In diesem Buch sind die für den jeweiligen Fall am häufigsten angezeigten Mittel beschrieben. Dies soll dem Benutzer zur ersten Orientierung dienen; im Zweifelsfalle ist ein Arzt zu befragen. Um die Eignung eines Mittels vor der Verabreichung zu überprüfen, empfiehlt sich ein Nachschlagen in der Materia Medica (siehe S. 328 ff.).
- Die **Richtlinien** für Dosierung und Häufigkeit der Arzneimittelgaben sind so formuliert, daß auch nicht homöopathisch geschulte Personen gut damit arbeiten können. Leichte Fälle werden mit mehreren Gaben einer niedrigen Potenz (C oder D 6-30) behandelt, entweder unverdünnt oder in Mineralwasser aufgelöst (2 Globuli auf 50-100 ml). Schwerere Fälle mit starker emotionaler oder mentaler Beeinträchtigung mit höheren Potenzen (C 200 bis 10 M) behandeln.
- In manchen Fälllen muß die **Häufigkeit der Arzneimittelgaben** zunächst sehr hoch sein (bei schweren Vergiftungen alle 1 bis 5 Minuten) und allmählich gesenkt werden. Mittelschwere bis leichte Fälle: am 1. Tag alle zwei bis acht Stunden, am 2. und 3. Tag dann ein- bis zweimal täglich.
- Je nach Intensität der Symptome muß man **sicherheitshalber abwarten** und die Reaktion des Patienten auf das Arzneimittel beobachten. Bei schwerem Durchfall beispielsweise kann man **das Arzneimittel wechseln**, wenn nach einer bis drei Stunden keine Besserung eintritt. Bei leichten Verletzungen können ein bis drei Tage abgewartet werden.

- Die verabreichten Arzneimittel und die erfolgte Unfallbehandlung müssen baldmöglichst **in die Hände eines Arztes übergeben** werden. Falls möglich, den Patienten nötigenfalls umgehend in ein Krankenhaus bringen.
- Wenn Besserung eintritt, **Einnahme des Arzneimittels einstellen**. Eine unnötig lange Behandlung mit homöopathischen Arzneimitteln kann beim Patienten zu Prüfungssymptomen führen, die aber ebenso rasch abklingen.
- Während der Behandlung die **Einnahme anderer pharmakologisch wirksamer Substanzen** wie Kaffee, Infusionen und Medikamente aus der Schulmedizin **meiden**, ebenso wie die Verwendung von Zahnpasta 2-3 Stunden vor und nach der Einnahme des Mittels. Bei gleichzeitiger Einnahme eines anderen Mittels mit dem Arzt Rücksprache halten.
- **Achtung!** Manche Medikamentengaben dürfen unter keinen Umständen eingestellt werden: Antiepileptika, Oral-Antidiabetika oder Insulin sowie andere Hormon-Ersatzgaben und Herz-Kreislauf-Mittel (Blutdrucksenker, Antiarrhythmika und Antikoagulanzien).
- Homöopathische Arzneifläschchen möglichst nicht in der Nähe flüchtiger chemischer Substanzen öffnen, vor allem wenn diese Kampfer enthalten (Mottenkugeln, Erkältungsmittel wie „Vaporub“ etc.). Arzneien an einem trokkenen, gemäßigt temperierten Ort aufbewahren und keiner direkten Sonnenbestrahlung aussetzen.
- Bei der Einnahme **Arzneimittel nicht mit den Fingern berühren**, sondern unmittelbar aus der Verschlußkappe einnehmen oder auf einen Löffel träufeln. Die Berührung der Arzneien mit den Fingern gefährdet ihre Stabilität und kann die medizinische Wirksamkeit negativ beeinträchtigen, wenn an den Fingern noch Reste von Parfum, chemischer oder anderer Substanzen haften.
- Die Namen einiger Patienten wurden aus Gründen des Datenschutzes weggelassen oder geändert.

Notizen

Notizen

# Notizen